护士执业资格考试同步辅导丛书
供护理、助产专业使用

内科护理学笔记

（第四版）

主　编　刘　辉
副主编　范亚平　张蔚蔚　叶永如
编　者（按姓氏汉语拼音排序）
范亚平（广东省潮州卫生学校）
李　春（广州卫生职业技术学院）
李　凤（揭阳市卫生学校）
李秋霞（广东省连州卫生学校）
梁晓雁（湛江中医学校）
刘　辉（广州卫生职业技术学院）
沈永利（桐乡市卫生学校）
吴东洪（梅州市卫生职业技术学校）
叶永如（九江学院护理学院）
张　弛（韶关学院医学院）
张蔚蔚（广州卫生职业技术学院）

科学出版社
北京

内 容 简 介

本书前三版在多年的使用中，受到广大参考护生好评。第四版以最新全国护士执业资格考试大纲为依据，针对护士执业资格考试主要知识点准确定位，对部分章节进一步完善，突显辅导用书“重点突出、不留死角”的特点。其编写结构承袭第三版“两栏一框”——考点提纲栏、模拟试题栏和锦囊妙“记”框的特色，增加了要点回顾框，使学生在复习时条理更清晰，重点更突出。模拟试题栏从专业实务、实践能力两方面对应考点提纲进行针对性练习，根据近五年执业资格考试题型分布情况，更贴近实战，突出考前模拟的热身作用。锦囊妙“记”框通过趣味歌诀、打油诗和顺口溜，帮助考生快速记忆知识点，力求简单易记。本书配套数字化教学资源，学生用手机扫描书页即可观看视频讲解，帮助理解和记忆。

本书为护士执业资格考试辅导用书，还可以作为护理专业自学考试、专升本考试、职称考试的辅导用书及在校护生学习期间同步学习的参考用书，以帮助学生掌握重点、难点和考点。对于护理专业教师，本书不失为一本方便的教学参考书。

图书在版编目（CIP）数据

内科护理学笔记 / 刘辉主编. —4版. —北京：科学出版社，2018.1

（护士执业资格考试同步辅导丛书）

ISBN 978-7-03-055458-1

Ⅰ. 内… Ⅱ. 刘… Ⅲ. 内科学－护理学－资格考试－自学参考资料

Ⅳ. R473.5

中国版本图书馆CIP数据核字（2017）第282958号

责任编辑：张　茵　孙岩岩 / 责任校对：张凤琴

责任印制：赵　博 / 封面设计：张佩战

科学出版社 出版

北京东黄城根北街16号

邮政编码：100717

http://www.sciencep.com

天津文林印务有限公司 印刷

科学出版社发行　各地新华书店经销

*

2010年1月第　一　版　开本：787×1092　1/16

2018年1月第　四　版　印张：20 1/2

2022年10月第四十三次印刷　字数：524 800

定价：49.50元

（如有印装质量问题，我社负责调换）

第四版前言

本书于2010年首次出版，今年将进行第四次修订和再版。在科学出版社的精心策划下，编者们以用书者的意见反馈为基础，以最新全国护士执业资格考试大纲为主线，发挥各自的专业智慧，齐心协力，于2017年金秋完成了本书的第四版编写工作。

本书仍然保留前三版笔记“两栏一框”的形式，主要变化可以归纳为四点。

第一，更加突出重点。改“两栏一框”为“两栏两框”，在考点提纲栏、模拟试题栏、锦囊妙“记”框的基础上增加了要点回顾框。要点回顾框列出每节内容的主要知识点，一般3～5个，位于每节内容之后；另外，文中所描述的重点知识点和考点均用蓝色印刷。两者结合，使重点更加突出。

第二，更加贴近护士执业资格考试的模拟试题。本次模拟试题的组题，参考了近5年护士执业资格考试真题的题量和知识点分布，尽量做到合理、科学、全面，既突出高频考点，又不遗漏某些非高频考点，真正体现辅导用书“考点突出、不留死角”的作用。

第三，更加人性化的学习体验。本书试题部分改变了以往整章正文后出题的形式，而是以节为单位组题，使复习与学习效果的检验基本同步；又因试题只针对此节内容，使高频考点以试题的形式呈现，加深学生的感性认识；重视难点试题的解析答疑作用，突显试题的示范作用，通过解析展示答题思路，训练正确的解题方法。每处解析都包含完整的分析过程，包括分析试题考查的知识点，分析题干并根据题干给出的问题做出完整的回答，分析答案，以帮助学生深刻理解知识点，并通过试题的设置串联起多个相关的知识点，扩大复习的范围，巩固学习效果。

第四，更加符合现代读者的需求。本版教材增加了数字化教学资源，让用书者在使用本书时，通过手机扫描观看难点知识的讲解和辅导视频，帮助理解和记忆。

本书为护士执业资格考试辅导用书，并可作为护理专业自学考试、专升本考试、职称考试的辅导用书及在校护生学习期间同步学习的参考用书，能够帮助学生掌握重点、难点和考点。对于护理专业教师，也不失为一本较好的教学参考书。

本书在编写过程中得到了各位编者所在学校的大力帮助，科学出版社给予了极大的支持，编写期间参阅大量其他同行出版的教材和辅导资料，在此一并深表感谢！全书编者都以高度负责的态度参与编写，但因水平限制，不当之处难免存在。殷切希望各位师生、临床护士在使用过程中，提出意见和建议，以求再版时改进和完善。

编　者

2017年10月

第一版前言

“护士执业资格考试同步辅导丛书”是以全国护士执业资格考试大纲为指导，以科学出版社及其他出版社出版的中、高等（包括本科、大专、中专）护理专业内科护理学、外科护理学、儿科护理学、妇产科护理学、基础护理学教材内容为基础，结合编者多年来全国护士执业资格考试辅导的成功经验组织编写，本着“在教材中提炼精华，从零散中挖掘规律，到习题中练就高分，从成长中迈向成功”的宗旨，为考生顺利通过护士执业资格考试助一臂之力。

“护士执业资格考试同步辅导丛书”包括《内科护理学笔记》、《外科护理学笔记》、《儿科护理学笔记》、《妇产科护理学笔记》、《基础护理学笔记》共5本。编写内容涵盖了考试大纲要求的知识点，采用“三栏一框”的编写格式：①护考目标栏：以国家护士执业资格考试大纲为依据，明确考点，使学生对需要掌握的内容做到心中有数。②考点提纲栏：以考试大纲为依据，采用提纲挈领、助记图表等形式，摒弃了一般教材和考试指导中烦琐的文字叙述，提炼教材精华，在重要的知识点前标注1～2个星号，凸显历年高频考点；常考的关键字词加黑标出，强化记忆。③模拟试题栏：涵盖考试大纲知识点，其中《内科护理学笔记》、《外科护理学笔记》、《儿科护理学笔记》、《妇产科护理学笔记》从基础知识、相关专业知识、专业知识三方面，《基础护理学笔记》围绕专业实践能力，对应考点提纲进行命题，避免一般教材章节后试题与实际考试题型脱节的情况，题型全面，题量丰富，帮助考生随学随测，强化记忆，提升应试能力。④锦囊妙“记”框：通过趣味歌诀、打油诗和顺口溜等形式，帮助考生巧妙、快速地记忆知识点。

根据国家最新颁布的《护士条例》及《护士执业资格考试办法》规定，护理专业毕业生在拿到毕业证当年即可参加国家护士执业资格考试。本丛书可以有针对性地帮助考生进行考前系统复习，有效地提高考生参加国家护士执业资格考试的通过率，是临床护士、社区护士顺利通过国家护士执业资格考试的好助手；同时，也可作为护理专业自学考试、专升本考试、成人高考及在校生学习期间的参考资料。特别需要提出的是，尽管目前的国家护士执业资格考试不考X型题，为保证本丛书覆盖知识点的完整性，再现往年真题的风貌，本丛书仍保留了X型题，供老师和同学们参考借鉴。

本丛书在编写、审定过程中，得到了广州医学院护理学院、广州医学院第三附属医院、新兴中药学校、江门中医药学校、南方医科大学南方医院、各位编者所在单位及科学出版社卫生职业教育出版分社的大力支持和帮助，在此深表感谢！编写期间参考了大量国内相关书籍和教材，一并向相关编者致以谢意。

由于编者水平所限，本丛书难免在内容上有所疏漏，在文字上有欠妥之处，恳请广大读者不吝赐教和指正，以促进本丛书日臻完善。

编　者

2009年9月

目　录

第1章 健康评估

考点提纲栏——提炼教材精华，突显高频考点

第1节 健康评估内容

健康评估内容包括问诊病史、身体评估（体格检查）、实验室检查、心电图检查、影像学检查、心理社会评估等。

主观资料：通过问诊所获得的资料，即患者的主诉，包括患者所感觉的、所经历的以及看到的、听到的、想到的内容的描述，如头晕、心悸、乏力等。

客观资料：是护士经观察、体格检查、实验室或其他辅助检查所获得的健康资料，如黄疸、发绀、心脏杂音、血常规检查、影像学检查等。

模拟试题栏——识破命题思路，提升应试能力

专业实务

A_1型题

1. 在下列信息中，属于客观资料的是（　　）

   A. 头痛2天　　B. 感到恶心

   C. 体温38.2℃　　D. 不易入睡

   E. 常有咳嗽

A_2型题

2. 患者，女，50岁，汉族，教师。以“心慌、气短、疲乏”为主诉入院。护士入院评估：P 122次/分，BP 80/50mmHg，脉搏细弱，呼吸急促，口唇发绀。此外还收集了患者的既往病史、家庭关系、排泄情况等资料。以下属于患者主观资料的是（　　）

   A. P 120次/分，心慌、气短

   B. 心慌、气短、脉搏细弱

   C. P 120次/分，BP 70/46mmHg，脉搏细弱

   D. 心慌、疲乏、口唇发绀

   E. 心慌、气短、疲乏

第2节 问　诊

考点提纲栏——提炼教材精华，突显高频考点

问诊是指护士通过对被评估对象或其亲属的系统询问和交谈获取病史资料，经过综合分析从而做出临床判断的过程。

症状是指个体患病时对机体功能异常和病理变化的主观感受，如头痛、乏力、恶心、心悸等。这种异常的感受常不能被客观地查出，只能通过问诊从患者的陈述中获得。

一、问诊的内容　问诊内容：一般资料、主诉、现病史、既往史、家族健康史等。

二、问诊的方法与技巧

1. 问诊前的准备与过渡性交谈。

2. 问诊过程与技巧

（1）选择适当的提问方法：①开放式提问，指必须用一段话叙述才能回答的问题。在问诊过程中尽可能采用开放式提问，开放性问题是以患者为中心，以了解完整背景和关系为目的的。因此，可使患者陈述的病史更客观、更全面。②闭合式提问，又称直接提问，是指用一两个字或“是”、“不是”回答提问，即一问一答的方式。

（2）循序渐进逐步深入，问诊要详细。提问应有系统性、目的性，转换话题用过渡语言。

（3）耐心倾听：当患者回答不确切时，要耐心启发；当患者陈述滔滔不绝离题太远时，可客气地将其引导到病史线索上来；避免诱导性提问与专业术语提问。

（4）核实健康史资料。

（5）问诊结束：结束时，应谢谢评估对象的合作，并说明下一步对评估对象的要求。

模拟试题栏——识破命题思路，提升应试能力

专业实务

A_1型题

1. 采集老人健康史时，正确的是(　　)
   A. 交谈一般从既往史开始
   B. 不宜提简单的开放性问题
   C. 当老人主诉远离主题时，不要打断
   D. 不宜触摸老人
   E. 一定要耐心倾听，不要催促
2. 下列属于开放式提问的是(　　)
   A. “您昨天呕吐了几次？”
   B. “您早餐后服过药了么？”
   C. “现在您头还痛吗？”
   D. “您需要吃点什么吗？”
   E. “您昨晚睡了几个小时？”
3. 属于开放式提问的是(　　)
   A. “您今天感觉怎么样？”
   B. “服药后，您还头痛吗？”
   C. “昨天的检查结果正常，您知道了吗？”
   D. “您今天吃药了吗？”
   E. “您是第一次住院吗？”
4. 下列护患沟通中，属于开放式提问的是(　　)
   A. “您今天中午饭后吃过药了吗？”
   B. “您为什么不同意手术治疗呢？”
   C. “您的学历是高中吧？”
   D. “您现在还有疼痛的感觉吗？”
   E. “您每天运动时间达到30min了吗？”
5. 需要护士进一步澄清的患者陈述是(　　)
   A. “我每天抽2包烟，已经8年了。”
   B. “我每天喝2两酒。”
   C. “我每天只吃2两米饭。”
   D. “我痰中有血丝已经有15天了。”
   E. “这次住院的费用比我的预算多出1000元。”

第3节 体格检查

考点提纲栏——提炼教材精华，突显高频考点

体格检查是指评估者运用自己的感官或借助简便的听诊器、血压计、体温计等检查工具了解和评估机体健康状况的方法。

体征：医护人员通过体格检查所发现的异常征象。

体格检查的基本方法：视诊、触诊、叩诊、听诊和嗅诊。

体格检查的内容：全身状态检查、皮肤、浅表淋巴结评估、头部、颈部、胸部、腹部、肛门及直肠和生殖器、脊柱与四肢、神经系统。

一、全身状态检查　全身状态检查是对评估对象全身情况的概括性观察，检查以视诊为主，需配合使用触诊或借助体温计、压舌板、听诊器等简单器具进行。全身状态检查内容包括：性别、年龄、生命体征、发育与体型、营养状态、意识状态、面容与表情、体位和步态。

1. 性别　正常成人性征明显，性别判断不难。某些疾病可引起性征改变，有些疾病与性别有一定的关系。例如，甲状腺疾病和系统性红斑狼疮多见于女性；胃癌、食管癌多见于男性，肾上腺皮质肿瘤或长期使用肾上腺皮质激素可致女性男性化；肝硬化可出现男性乳房发育等。

2. 年龄　与疾病的发生及预后有密切关系。佝偻病、麻疹、百日咳等多发生于儿童；结核病、风湿热多发生于青少年；动脉硬化性疾病、恶性肿瘤多发生于中老年人。

3. 生命体征　是评价生命活动存在与否及其质量的指标。包括体温、脉搏、呼吸、血压，为身体评估时必须检查的项目之一。
   - (1)体温
     - 1)体温过低：低于35℃，见于急性大出血、休克、慢性消耗性疾病、甲状腺功能减退、极度衰弱。
     - 2)体温升高：高于37.2℃称为发热，见于感染、无菌性炎症、内出血、恶性肿瘤、组织破坏等。

3. 生命体征是评价生命活动存在与否及其质量的指标。包括体温、脉搏、呼吸、血压，为身体评估时必须检查的项目之一。

- (2)脉搏：每次测量脉搏不少于1min，特别是在检查心血管疾病患者时。
  - 1)速脉：＞100次/分，见于发热、贫血、甲状腺功能亢进、心功能不全、周围循环衰竭、心肌炎等。
  - 2)缓脉：＜60次/分，见于颅内压增高、黄疸、甲状腺功能减退、病态窦房结综合征等。＜40次/分，可能为房室传导阻滞。
  - 3)水冲脉：脉搏骤起骤落、急促有力，见于主动脉瓣关闭不全、甲状腺功能亢进等。
  - 4)交替脉：脉搏一强一弱交替出现但节律正常，是左心衰竭的重要体征，见于高血压性心脏病、急性心肌梗死、心肌炎等。
  - 5)奇脉：又称吸停脉，吸气时脉搏明显减弱或消失，见于心包积液和缩窄性心包炎。
  - 6)不整脉：脉搏不规则，见于心律失常；若脉率少于心率，称为脉搏短绌，见于心房颤动、期前收缩。
- (3)呼吸：正常成年人静息时呼吸次数为12～20次/分，男性以腹式呼吸为主，女性以胸式呼吸为主，测量时注意其频率、节律、深度、气味的变化。
  - 1)呼吸频率改变
    - A. 呼吸＞20次/分为呼吸过速，见于体力活动、发热、严重贫血、甲状腺功能亢进等。
    - B. 呼吸＜12次/分为呼吸过缓，见于颅内压升高等。
  - 2)呼吸节律改变：以下两种呼吸节律改变均因呼吸中枢兴奋性降低所致，见于中枢神经系统疾病、中毒等。
    - A. 潮式呼吸，又名陈-施呼吸，特点是呼吸由浅慢逐渐变为深快，再由深快变为浅慢，继之暂停数秒，周而复始。
    - B. 间停呼吸，也称毕奥呼吸，是病情危急的征象，特点是呼吸次数显著减少，并且每隔一段时间出现呼吸暂停数秒钟。
  - 3)呼吸深度改变
    - A. 酸中毒深大呼吸，也称库斯莫呼吸，指代谢性酸中毒时呼吸加深、频率稍快，见于尿毒症、糖尿病酮症酸中毒患者。
    - B. 呼吸浅快见于肺气肿、呼吸衰竭患者。
  - 4)呼吸气味
    - A. 尿臭味见于尿毒症患者。
    - B. 恶臭味见于支气管扩张或肺脓肿患者。
    - C. 肝腥味见于肝性脑病患者。
    - D. 烂苹果味见于糖尿病酮症酸中毒患者。
    - E. 刺激性蒜味见于有机磷农药中毒患者。
- (4)血压
  - 1)正常血压：90mmHg≤收缩压＜140mmHg，60mmHg≤舒张压＜90mmHg。
  - 2)血压异常
    - A. 血压升高，收缩压≥140mmHg和(或)舒张压≥90mmHg。
    - B. 血压降低，收缩压＜90mmHg，舒张压＜60mmHg，见于休克、心功能不全、心肌梗死等。
    - C. 脉压，正常脉压为40～60mmHg。脉压增大见于原发性高血压、主动脉瓣关闭不全、主动脉粥样硬化、严重贫血、甲状腺功能亢进等；脉压减小见于低血压、主动脉瓣狭窄、心包积液、重度心功能不全、严重二尖瓣狭窄等。

4. 营养状态　是估计机体健康状况和疾病程度的重要标志之一，分为良好、不良两种。

5. 意识状态

- (1)意识清楚：思维合理、反应敏锐、语言清晰。
- (2)嗜睡：为程度最轻的意识障碍。患者处于持续睡眠状态，可被唤醒，醒后能正确回答问题和做出各种反应，当刺激停止后很快又入睡。
- (3)意识模糊：为程度深于嗜睡的一种意识障碍。患者能保持简单的精神活动，但对时间、地点、人物的定向能力发生障碍。
- (4)昏睡：为接近人事不省的意识状态。患者处于熟睡状态，不易唤醒，虽经压迫眶上神经、摇动身体等强烈刺激可被唤醒，但很快又入睡。醒时答话含糊或答非所问。

5. 意识状态
(5)昏迷：为严重意识障碍，按程度不同分为3个阶段。
1)轻度昏迷：意识大部分丧失，无自主运动，对声、光刺激无反应，对疼痛刺激尚可出现痛苦表情或肢体退缩等防御反应。角膜反射、瞳孔对光反射、眼球运动和吞咽反射可存在。
2)中度昏迷：对周围事物及各种刺激均无反应，对剧烈刺激可有防御反应。角膜反射、瞳孔对光反射迟钝，无眼球运动。
3)深度昏迷：意识完全丧失，全身肌肉松弛，对各种刺激全无反应，深、浅反射均消失。
(6)谵妄：一种以兴奋性增高为主的高级神经中枢急性功能失调状态。表现为意识模糊、定向力丧失、幻觉、错觉、躁动不安、言语杂乱等。

意识障碍程度也可按照Glasgow昏迷评分法从睁眼、运动和语言三个方面分别定出具体评分标准，以三者的积分表示意识障碍程度。总分范围为3～15分。14～15分为正常，8～13分表示已有程度不等的意识障碍，总分低于7分表示患者已呈现轻度昏迷状态，总分等于3分表示患者呈现深度昏迷(表1-1)。

表1-1　Glasgow昏迷评分表

评分项目	反应	得分
睁眼反应	自动睁眼	4
	呼唤睁眼	3
	刺痛睁眼	2
	无反应	1
运动反应	按指令动作	6
	疼痛定位	5
	疼痛刺激肢体回缩	4
	疼痛刺激时四肢过屈	3
	疼痛刺激时四肢过伸	2
	疼痛刺激无反应	1
语言反应	回答正确	5
	回答错误	4
	吐词不清	3
	有音无语	2
	无反应	1

6. 面容和表情　常见的有急性病容、慢性病容、病危面容、二尖瓣面容、甲状腺功能亢进面容、满月面容、肢端肥大症面容。

7. 体位　常见自动、被动、强迫三种体位。
(1)自动体位：活动自如。
(2)被动体位：不能变换或调整身体的位置，见于瘫痪、极度衰弱或昏迷患者。
(3)强迫体位：为减轻痛苦而采取的某种特殊体位，主要包括强迫坐位(端坐呼吸)、强迫卧位、强迫蹲位、辗转体位等。

8. 四肢、脊柱与步态　震颤麻痹患者呈慌张步态、小脑疾患患者呈醉酒步态。

二、皮肤黏膜、浅表淋巴结检查

1. 颜色
(1)苍白：可由贫血、末梢毛细血管痉挛或充盈不足所致。
(2)发红：可由毛细血管扩张充血、血流加速及红细胞量增多导致，见于情绪激动、运动、饮酒后等。病理情况下见于发热性疾病，如肺炎球菌性肺炎、肺结核、猩红热及阿托品、一氧化碳中毒等。
(3)发绀：皮肤黏膜呈青紫色，由血液中还原血红蛋白的绝对量超过50g/L所致。常见部位是舌、唇、耳郭、面颊、肢端。多见于先天性心脏病、心肺功能不全等。严重贫血患者一般不出现发绀。
(4)黄染：皮肤黏膜发黄，由血液中的胆红素浓度过高渗入皮肤所致，主要见于肝细胞损害、胆道阻塞、溶血性疾病。
(5)色素沉着：见于肝硬化、慢性肾上腺皮质功能减退等。

2. 湿度、温度、弹性
- (1)湿度:正常人皮肤比较湿润,在病理情况下出汗过多、过少或无汗则具有临床意义。多汗见于甲状腺功能亢进症、佝偻病;手脚皮肤发凉而大汗淋漓称冷汗,见于休克、虚脱;夜间睡后出汗称盗汗,见于结核病;皮肤干燥无汗见于维生素A缺乏、硬皮病、尿毒症、脱水。
- (2)温度:评估皮肤温度采用触诊的方法。
  - 1)全身皮肤发热,见于发热、甲状腺功能亢进症。
  - 2)局部皮肤发热,见于疖、痈等炎症。
  - 3)全身皮肤发冷,见于休克、甲状腺功能减退症。
  - 4)肢端发冷见于雷诺病。
- (3)弹性:皮肤弹性减退常见于老年人、严重脱水患者。

3. 皮下出血 为皮肤黏膜下出血,常见于造血系统疾病、重症感染、毒物或药物中毒等。
- (1)出血点:出血直径≤2mm,加压后不褪色。
- (2)紫癜:出血直径在3～5mm。
- (3)瘀斑:出血直径>5mm。
- (4)血肿:片状出血伴局部皮肤隆起。

4. 蜘蛛痣与肝掌
- (1)蜘蛛痣:皮肤小动脉末端分支扩张所形成的血管痣,形似蜘蛛,称为蜘蛛痣,多出现在上腔静脉分布的区域内,如面、颈、手背、上臂、前胸等,其产生与体内雌激素增高相关,见于急慢性肝炎、肝硬化患者及健康的妊娠期妇女。
- (2)肝掌:评估对象手掌大小鱼际肌常发红,加压后褪色,称为肝掌。发生机制与蜘蛛痣相同。

5. 水肿 分为轻、中、重三度。
- (1)轻度:仅见于眼睑、眶下软组织、胫骨前、踝部皮下组织,指压后轻度下陷,回复较快。
- (2)中度:全身组织明显水肿,指压后出现明显的或较深的组织下陷,平复缓慢。
- (3)重度:全身组织严重水肿,可有胸腔积液、腹水,外阴部也可见严重水肿。

6. 淋巴结检查 肺癌多向右侧锁骨上窝或腋窝淋巴结群转移;胃癌多向左侧锁骨上窝淋巴结转移;乳腺癌多向腋窝淋巴结群转移。

三、头部、面部和颈部检查

1. 头颅外形
- (1)小颅:为囟门过早闭合引起,常伴智力障碍,如先天愚型。
- (2)巨颅:头颅增大,颜面很小,头皮静脉充盈,双目下视,如脑积水。
- (3)方颅:头顶平坦呈方形,多见于佝偻病。

2. 眼
- (1)正常瞳孔:等大等圆,直径3～4mm,对光反射灵敏。
- (2)异常瞳孔
  - 1)瞳孔缩小,见于虹膜炎症、有机磷农药中毒、毒蕈中毒或吗啡、氯丙嗪等药物反应。
  - 2)瞳孔扩大,见于阿托品、可卡因等药物影响。
  - 3)瞳孔不等,提示颅内病变,如脑外伤、肿瘤与脑疝等。
  - 4)对光反射,迟钝或消失,见于昏迷患者;双侧瞳孔散大伴对光反射消失为濒死状态。

3. 甲状腺
- (1)检查方法:触诊为主,辅以视诊、听诊,配合吞咽。
  - 1)双手:站在患者背后,双手拇指置于患者颈后,其他手指在甲状腺软骨两侧进行触摸,嘱患者吞咽。
  - 2)单手:站在患者对面,用右手拇指和其他手指在甲状腺软骨旁进行触摸,同时嘱患者吞咽。
- (2)观察内容:肿大程度、质地、光滑、压痛、震颤等。听诊:将钟型听诊器置于肿大的甲状腺上,甲状腺功能亢进症患者可闻及低调的连续性血管杂音。
- (3)临床意义:肿大常见于单纯性甲状腺肿、甲状腺功能亢进症、甲状腺肿瘤。
- (4)甲状腺肿大分度:Ⅰ度,不能看出肿大但能触及者;Ⅱ度,既能看出又能触及,但在胸锁乳突肌以内者;Ⅲ度,超过胸锁乳突肌者。

4. 气管 肺实变、肺气肿患者气管居中,胸腔积液、气胸患者气管移向健侧。

四、胸部检查

1. 胸部体表标志
- (1)骨骼标志:胸骨角、剑突、肋间隙、脊柱棘突、肩胛骨、肋脊角。胸骨角与第2肋软骨相连,为前胸壁计数肋骨的重要标志;剑突为胸骨体下端;肩胛骨下角一般平第7肋水平或第7肋间隙,为后胸壁计数肋骨的重要标志。肋脊角为第12肋骨与脊柱构成的夹角,其前方为肾和上输尿管所在区域。
- (2)自然陷窝:胸骨上窝、锁骨上窝、锁骨下窝、腋窝。
- (3)人工划线:前正中线、锁骨中线、胸骨线、腋前线、腋后线、后正中线、肩胛线等。

2. 胸廓、胸壁与乳房

- (1)扁平胸：胸廓扁平，见于肺结核等。
- (2)桶状胸：胸廓呈桶状，多见于肺气肿患者。
- (3)佝偻病胸：胸廓前后径略长于左右径，其上下距离较短，胸骨中下段前突形似鸡胸。
- (4)局部异常隆起和凹陷：隆起可见于大量胸腔积液、气胸等，凹陷可见于肺不张、广泛胸膜粘连。
- (5)乳房
  - 1)视诊：对称性、皮肤、乳头。
  - 2)触诊
    - A. 方法：手指或手掌置于乳房上，指腹轻施压力，旋转或来回滑动、由浅入深触诊。
    - B. 顺序：外上象限—外下象限—内下象限—内上象限。
    - C. 观察要点：质地、弹性、压痛及包块等。包块注意其部位、大小、数量、质地、活动度、边缘及淋巴结等。
- (6)肺和胸膜
  - 1)视诊
    - A. 单侧呼吸运动减弱：患侧减弱，健侧代偿性呼吸运动增强。
    - B. 双侧对称性呼吸运动减弱：肺气肿的特点。
    - C. 吸气性呼吸困难：大气道部分阻塞时，气流进入肺内不畅，吸气时间明显延长，从而引起胸骨上窝、锁骨上窝、肋间隙向内凹陷，称为“三凹征”，见于气管阻塞和气管异物等。
    - D. 呼气性呼吸困难：见于小气道部分梗阻患者，如支气管哮喘、肺气肿患者。
    - E. 混合性呼吸困难：呼气吸气均费力，见于广泛性肺部病变如重症肺炎患者。
  - 2)触诊：肺气肿、气胸、胸膜腔积液时语颤减弱；肺实变时语颤增强。
  - 3)叩诊
    - A. 肺部正常叩诊音：呈清音，但与实质脏器重叠处呈浊音，左前胸第5、6肋间隙以下呈鼓音。
    - B. 肺部异常叩诊音：肺气肿呈过清音，气胸呈鼓音，肺炎、胸腔积液、肺肿瘤呈浊音或实音。
  - 4)听诊
    - A. 正常呼吸音：肺部绝大部分可听到肺泡呼吸音。
    - B. 异常呼吸音：肺气肿、气胸、胸腔积液等可听到肺泡呼吸音减弱或消失，肺实变可听到异常支气管呼吸音。
    - C. 啰音：干啰音常见于支气管哮喘、心源性哮喘、慢性支气管炎；湿啰音如局限于肺的某部，提示该部有炎症，若两肺布满湿啰音则提示急性肺水肿。
    - D. 胸膜摩擦音：胸膜脏层和壁层相摩擦的声音，多见于结核性胸膜炎。
- (7)心脏和血管
  - 1)视诊
    - A. 心尖搏动：①正常心尖搏动：胸骨左缘第5肋间锁骨中线内0.5～1.0cm，搏动范围直径2.0～2.5cm。②异常心尖搏动：心尖搏动向左下移位见于左心室增大，心尖搏动向左移位见于右心室增大。心尖搏动移向某侧，可见于此侧肺不张或对侧气胸、胸腔积液。心尖搏动上移可见于能使膈肌上抬的腹部疾病。
    - B. 颈静脉怒张和肝颈静脉回流征：①颈静脉怒张，提示上腔静脉回流受阻，静脉压增高，见于心包积液、右心衰竭等患者。②肝颈静脉回流征，阳性为右心功能不全的重要征象之一。
    - C. 颈动脉搏动：见于主动脉瓣关闭不全、甲亢及严重贫血。
    - D. 毛细血管搏动征：见于主动脉瓣关闭不全、甲亢及严重贫血。
  - 2)触诊
    - A. 心尖搏动及心前区搏动：对于心尖搏动的位置、强弱和范围触诊较视诊更准确。左心室肥大时触诊的手指可被强有力的心尖搏动抬起，称抬举样心尖搏动。
    - B. 震颤：心脏触诊时手掌感到一种细微震动感，又称猫喘，是器质性心血管疾病的特征性体征，多见于心脏瓣膜疾病。
    - C. 心包摩擦感：位于心前区，在胸骨左缘第3～4肋间，见于纤维蛋白性心包炎，前倾坐位或呼气末明显。当心包积液增多时，心包脏层和壁层分离，则摩擦感消失。
  - 3)叩诊：心脏叩诊用于确定心界，判断心脏大小、形状及其在胸腔内的位置。心前区叩诊为实音，心脏左右缘被肺覆盖叩诊呈浊音。叩心界是指心相对浊音界。
    - A. 左心室增大：心相对浊音界向左下扩大，心界呈靴形，最常见于主动脉关闭不全、高血压性心脏病。
    - B. 右心室显著增大：叩诊心相对浊音界向左右扩大，以向左扩大明显，常见于肺心病。

2. 胸廓、胸壁与乳房

(7)心脏和血管

(3)叩诊：心脏叩诊用于确定心界，判断心脏大小、形状及其在胸腔内的位置。心前区叩诊为实音，心脏左右缘被肺覆盖叩诊呈浊音。叩心界是指心相对浊音界。

C. 左心房增大：胸骨左缘第2、3肋间心浊音界向左扩大，心腰部饱满，心浊音界呈梨形，又称二尖瓣型心，常见于二尖瓣狭窄。

D. 心包积液：心包积液达一定量时，心界向两侧扩大，并随体位改变而变化。坐位时心浊音界呈三角形烧瓶样，仰卧位时心底部浊音区明显增宽呈球形，此种变化为心包积液特征性体征。

4)听诊：是心脏检查最重要和较难掌握的方法。

A. 心脏瓣膜听诊区：见表1-2。

B. 听诊内容：主要包括心率、心律、心音、心脏杂音及心包摩擦音。

a. 心率：正常成人为60～100次/分；>100次/分多为窦性心动过速，常见于剧烈运动、高热等；<60次/分为窦性心动过缓，常见于运动员、心肌炎等。

b. 心律：正常人心律规则。临床最常见的心律失常是期前收缩、心房颤动。

期前收缩：听诊特点是规律的节律中提前出现的心音，其后有一较长间歇，提前出现的心跳第一心音增强，第二心音减弱。每一次正常心搏后出现一次期前收缩，称为二联律。每两次正常心搏后出现一次期前收缩称为三联律。

心房颤动：听诊特点为心律快慢不一，心音强弱不一，心率与脉率不一(脉搏短绌)。常见于风湿性心脏病二尖瓣狭窄、甲状腺功能亢进等。

c. 心音：心尖部舒张期奔马律，提示左心室功能低下。常见于心肌炎、动脉粥样硬化性心脏病等重症心脏病患者。

d. 心脏杂音：在第一心音及第二心音之间的杂音为收缩期杂音，在第二心音之后的杂音为舒张期杂音，无论性质、程度如何，均为病理性杂音。

表1-2 心脏瓣膜听诊区部位

听诊区	心脏瓣膜听诊部位
二尖瓣区	心尖部，即第5肋间左锁骨中线稍内侧
肺动脉瓣区	胸骨左缘第2肋间
主动脉瓣区	胸骨右缘第2肋间
主动脉瓣第二听诊区	胸骨左缘第3、4肋间
三尖瓣区	胸骨下端左缘或右缘

五、腹部检查

1. 腹部分区：常用的是四区法和九区法。

(1)四区法：通过脐分别划一水平线和垂直线，将腹部分为四个区，左上腹、左下腹、右上腹和右下腹。

(2)九区法：由两条水平线和两条垂直线将腹部分成九个区，自上而下，正中的三区为上腹部、中腹部(脐部)和下腹部；两侧各三区，分别称为左、右季肋部(左、右上腹部)，左、右腰部(左、右侧腹部)，左、右髂部(左、右下腹部)。

2. 腹部视诊

(1)腹部外形：健康人仰卧时腹部平坦，或稍隆起，左右对称。若腹部明显膨隆或凹陷则为病态。腹部隆起呈蛙状腹，见于腹水；胃肠胀气，腹部呈球形，多见于肠梗阻、肠麻痹；严重脱水、极度消瘦者腹部凹陷，甚至呈"舟状腹"。

(2)腹壁静脉曲张：自脐部向四周蜿蜒的静脉曲张，是门静脉高压的体征之一。

3. 腹部触诊：正常人腹壁柔软、无抵抗感。
- (1)压痛、反跳痛及肌紧张：某些位置较固定的压痛点常反映特定的疾病。
  - 1)胆囊压痛征(Murphy)压痛：如位于右锁骨中线与肋缘交界处的胆囊点压痛为胆囊病变的标志。
  - 2)麦氏点(McBurney)压痛：位于脐与右髂前上棘连线的中、外1/3交界处的麦氏点(McBurney)压痛为阑尾病变的标志。
  - 3)腹膜刺激征：病变累及壁腹膜的征象是反跳痛；急性弥漫性腹膜炎时，全腹肌肉紧张显著，硬如木板，称"板状腹"；压痛、反跳痛、腹肌紧张为腹膜炎症病变三大体征，称腹膜刺激征。
- (2)肝脏触诊的内容：肝脏大小、质地、表面及边缘。正常人在右锁骨中线上肋缘下不能触及肝下缘，少数瘦长体型可触及。质地柔软，表面光滑，边缘规则，无压痛，无搏动。
- (3)脾脏触诊：正常脾脏位于左季肋区，肋缘下不能触及。脾大的分度及其临床意义：分为轻、中、高三度。深吸气时脾缘在肋缘下不超过3cm，质地较柔软，为轻度肿大，见于急、慢性肝炎和伤寒等；超过肋缘下3cm，但在脐水平线以上者，为中度肿大，见于肝硬化、慢性淋巴白血病等；超过脐水平线或向右超过前正中线，为高度肿大，又称巨脾，见于慢性粒细胞白血病、慢性疟疾等。
- (4)腹部包块：触及肿块时，应注意其大小、位置、形态、硬度、有无压痛与搏动、能否移动、与周围器官和腹壁的关系等。

4. 腹部叩诊：正常腹部叩诊呈鼓音；肝硬化腹水、结核性腹膜炎时可出现移动性浊音。

5. 腹部听诊
- (1)肠鸣音：正常人4～5次/分，脐周最明显；若＞10次/分称肠鸣音亢进，见于急性肠炎；如3～5min内听不到肠鸣音，称肠鸣音消失，见于肠麻痹。
- (2)胃振水音：正常人仅于饭后多饮时出现，若空腹或饭后6～8h，仍有振水音，提示胃排空不良，见于胃扩张、幽门梗阻等。

六、神经系统检查

1. 肌力评估　肌力是指肌肉做主动运动时的最大收缩力。肌力可分为6级：
- 0级：肌力完全丧失。
- 1级：仅见肌肉轻微收缩，无肢体运动。
- 2级：肢体可水平移动，但不能抬离床面。
- 3级：肢体能抬离床面，但不能拮抗阻力。
- 4级：能作拮抗运动，但肌力有不同程度的减弱。
- 5级：正常肌力。

2. 生理反射
- (1)浅反射：刺激皮肤或黏膜所致，包括角膜反射、腹壁反射、提睾反射、跖反射。角膜反射消失见于深昏迷患者；腹壁反射消失见于昏迷、锥体束或胸髓病损。
- (2)深反射：刺激肌腱或骨膜所致，包括肱二头肌反射、肱三头肌反射、桡骨骨膜反射、膝腱反射、跟腱反射及踝阵挛和髌阵挛。膝腱反射减弱或消失多为末梢神经炎、神经根炎等下运动神经元病变；膝腱反射亢进见于上运动神经元病变等。

3. 病理反射　包括巴宾斯基(Babinski)征、奥本汉姆(Oppenheim)征、戈登(Gordon)征、查多克(Chaddock)征、霍夫曼(Hoffmann)征。最常用的病理反射检查是巴宾斯基征，其阳性提示锥体束受损，见于脑出血等。

4. 脑膜刺激征　包括颈项强直、凯尔尼格(Kerning)征、布鲁津斯基(Brudzinski)征。见于各种脑膜炎、蛛网膜下隙出血、脑脊液压力增高等。

要点回顾

1. 体格检查的基本方法。
2. Glasgow昏迷评分法从哪几方面制订具体评分标准？
3. 异常瞳孔的临床意义。
4. 三凹征及其临床意义。
5. 脑膜刺激征及其临床意义。

模拟试题栏——识破命题思路，提升应试能力

专业实务

A_1型题

1. “三凹征”是指(　　)
   A. 锁骨上窝、胸骨上窝、纵隔在吸气时明显下陷
   B. 锁骨上窝、胸骨上窝、纵隔在呼气时明显下陷
   C. 锁骨下窝、胸骨上窝、纵隔在吸气时明显下陷
   D. 锁骨上窝、胸骨上窝、肋间隙在呼气时明显下陷
   E. 锁骨上窝、胸骨上窝、肋间隙在吸气时明显下陷
2. 意识完全丧失，生命体征不稳定，对各种刺激均无反应属于意识状态的(　　)
   A. 嗜睡　B. 意识模糊　C. 昏睡　D. 浅昏迷　E. 深昏迷
3. 二尖瓣面容的特征是(　　)
   A. 午后两颊潮红　B. 两颊部紫红，口唇轻度发绀　C. 面部毛细血管扩张　D. 两颊部蝶形红斑　E. 两颊黄褐色斑
4. 左心衰竭早期的体征是(　　)
   A. 奇脉　B. 平脉　C. 水冲脉　D. 脉搏短绌　E. 交替脉
5. 测量儿童皮下脂肪厚度常选用的部位是(　　)
   A. 面部　B. 上臂　C. 腹部　D. 臀部　E. 大腿
6. 心动过速是指安静状态下成人脉率每分钟大于(　　)
   A. 80次　B. 90次　C. 100次　D. 110次　E. 120次
7. 评估肝硬化患者有无腹水的最佳做法是(　　)
   A. 问诊　B. 视诊　C. 触诊　D. 叩诊　E. 听诊
8. 脉搏短绌常见于(　　)
   A. 心房颤动患者　B. 室性心动过速患者　C. 房室传导阻滞患者　D. 心动过缓患者　E. 心室颤动患者

A_2型题

9. 患者，男，68岁。有“慢支、肺气肿”病史15年，今晨咳嗽后突发胸痛2h，以自发性气胸诊断入院。查体：T 36.8℃，P 90次/分，R 22次/分；右侧胸部肋间隙增宽，语颤消失，叩诊鼓音。其肝浊音界的改变是(　　)
   A. 左移　B. 上移　C. 下移　D. 右移　E. 不变
10. 患者，男，36岁。因反复上腹痛1年加重3天入院。护士夜间巡视时，患者诉上腹痛加剧，大汗淋漓。此时护士应采取的最有意义的措施是(　　)
   A. 遵医嘱使用止痛剂
   B. 针灸或热敷
   C. 检查腹肌紧张度，是否有压痛及反跳痛
   D. 取半卧位
   E. 多饮水以减少体液流失
11. 患者，女，30岁。因肺炎收入院，持续发热3日，每日腋温波动在39.3～40.0℃，并伴有脉搏、呼吸明显增快。该患者的热型属于(　　)
   A. 间歇热　B. 弛张热　C. 波浪热　D. 稽留热　E. 不规则热
12. 患者，男，65岁。因“COPD、肺心病”入院治疗。护士对患者进行身体评估时发现下列症状，其中提示其右心功能不全的是(　　)
   A. 口唇发绀　B. 呼吸急促　C. 表情痛苦　D. 肝颈回流征阳性　E. 桶状胸
13. 患者，男，65岁。因突起意识障碍伴左侧肢体瘫痪入院。查体：呼之不应，压眶有痛苦表情，角膜反射及瞳孔对光反射存在。护士判断该患者意识状态为(　　)
   A. 嗜睡　B. 昏睡　C. 意识模糊　D. 浅昏迷　E. 深昏迷
14. 患者，男，62岁。肝硬化10年。近2日嗜睡，今日上午可被唤醒，醒后尚可应答，答非所问，肌张力增加，腱反射亢进。该患者的意识状态是(　　)
   A. 深昏迷　B. 浅昏迷　C. 嗜睡　D. 昏睡　E. 意识模糊
15. 患者，女，23岁。因车祸急诊入院。患者意识丧失，无自主动作，压迫眼眶有躲避反应，此时患者的意识障碍属于(　　)
   A. 深昏迷　B. 浅昏迷　C. 嗜睡　D. 昏睡　E. 谵妄
16. 患者，男，33岁。车祸后送来医院。查体：出现刺痛后睁眼，回答问题正确，能遵命令做动作，其Glasgow昏迷评分是(　　)
   A. 10　B. 11　C. 12　D. 13　E. 14
17. 患者，男，68岁。因“慢性阻塞性肺气肿”入院治疗，

今日上午7时护理查房时发现患者躁动不安，有幻觉，对自己所处的位置、目前的时间无法做出正确的判断。该患者目前的意识状态属于(　　)

A. 嗜睡　　B. 意识模糊　　C. 昏睡　　D. 浅昏迷　E. 深昏迷

18. 患者，女，55岁。因"甲状腺功能亢进、心房颤动"住院治疗，心率126次/分，脉搏快慢不均，心率与脉率不一致，此时护士测量脉搏与心率的方法是(　　)

A. 同一人先后分别测心率和脉率
B. 同一人先测脉率，后测心率
C. 两人分别测脉率和心率，同时起止
D. 两人分别测脉率和心率后求平均
E. 一人测心率，然后另一个人测脉率

19. 患者，男，42岁。诊断为"风湿性心脏病、二尖瓣狭窄"入院。患者今晨突然出现胸闷，心悸，心律不规则，心率快慢不一，心音强弱不等，心率102次/分，脉率78次/分，此脉搏属于(　　)

A. 交替脉　　B. 洪脉　　C. 间歇脉　　D. 奇脉　E. 脉搏短绌

20. 患者，女，40岁。哮喘持续发作3h，大汗淋漓，呼吸35次/分，吸气时脉搏明显减弱，此时该患者的脉搏属于(　　)

A. 奇脉　　B. 脉搏短绌　　C. 洪脉　　D. 交替脉　E. 水冲脉

21. 患者，男，50岁。因"风湿性心脏病、心房颤动"入院，护士为其测量脉搏时，错误的方法是(　　)

A. 应由两名护士同时测量心率和脉搏
B. 测量前使患者安静
C. 患者手臂放于舒适位置
D. 将手指指端按压在桡动脉搏动处
E. 计数30s，将所测得数值乘以2

22. 患者，男，69岁。今晨起床发现左侧肢体不能活动，伴头痛、恶心、呕吐，以"脑栓塞"收入院。今晨护士进行肌力评估时其左侧肢体可轻微收缩，但不能产生动作。按6级肌力记录法，该患者的肌力为(　　)

A. 0级　　B. 1级　　C. 2级　　D. 3级　E. 5级

23. 患者，男，39岁。咳嗽，咳痰4年余，经常午后发热，体温37.6℃左右，消瘦，四肢乏力。入院时患者面色晦暗，结核菌检查结果为阳性，诊断为肺结核。患者呈现的面容属于(　　)

A. 病危面容　　B. 慢性病容　　C. 急性病容　　D. 贫血面容　　E. 二尖瓣面容

24. 某11个月男婴，腹泻2天，大便每日13～16次，蛋花汤样。判断患儿脱水程度的评估指标不包括(　　)

A. 尿量　　B. 皮肤弹性　　C. 肠鸣音　　D. 精神状态　　E. 前囟

25. 患者，男，40岁。支气管扩张。今日劳作后出现胸闷，反复咯血，24h出血量约900ml。该患者的咯血程度属于(　　)

A. 痰中带血丝　　B. 微小量咯血　　C. 小量咯血　　D. 中等量咯血　　E. 大量咯血

26. 患者，男，33岁。1天前进食油腻的食物后出现上腹剧烈疼痛。查体：Murphy征(＋)，其压痛点位于(　　)

A. 左肋下　　B. 右肋下　　C. 右下腹　　D. 膈下　E. 脐周

27. 患者，女，19岁。因患痤疮3年入院，经实验室和影像学检查后需要首先评估的是(　　)

A. 营养状态　　B. 意识状态　　C. 皮肤黏膜状态　　D. 心理状态　　E. 心率、心律

A_3型题

(28、29题共用题干)

患者，男，28岁。以发热待查入院，主诉寒战、咳嗽、胸痛，持续数日体温不退，体温单如图1-1所示。

28. 该患者的热型属于(　　)

A. 不规则热　　B. 弛张热　　C. 稽留热　　D. 间歇热　E. 回归热

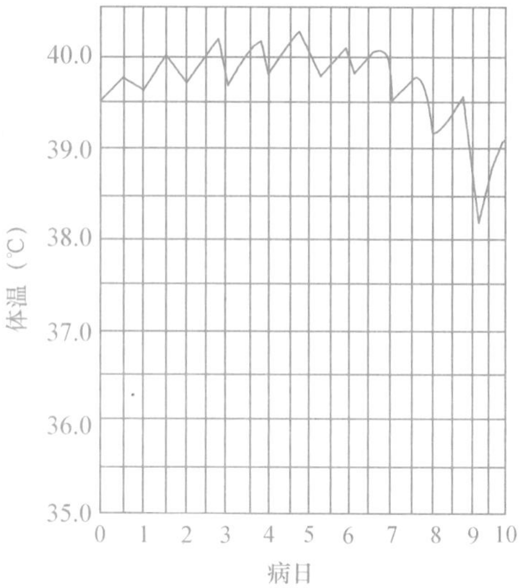

图1-1　体格检查体温单

29. 该热型常见于(　　)
A. 败血症　B. 风湿热　C. 疟疾　D. 肺炎球菌肺炎　E. 流行性感冒

第4节 实验室检查

考点提纲栏——提炼教材精华，突显高频考点

一、血液检查

1. 红细胞检查

(1)红细胞(RBC)计数和血红蛋白(Hb)测定
1)标本采集：紫色管帽真空采血管静脉采血，或毛细血管采血。
2)红细胞计数和血红蛋白参考值，见表1-3。
3)临床意义
A. 红细胞及血红蛋白减少称贫血。病理性减少可由造血原料不足、造血功能障碍或红细胞丢失、破坏过多等原因引起。
B. 红细胞及血红蛋白增多：相对性增多见于连续呕吐、频繁腹泻、多汗多尿、大面积烧伤等。绝对性增多见于缺氧，如高原生活、剧烈的体力活动、严重的肺气肿、肺源性心脏病和某些先天性心脏病等。

(2)网织红细胞(Ret)计数
1)标本采集：紫色管帽真空采血管静脉采血，或毛细血管采血。
2)参考值：成人0.5%～1.5%，新生儿3%～6%；绝对值：$(24～84)\times10^9/L$。
3)临床意义：根据网织红细胞的多少，可以判断骨髓红细胞系统造血情况。
A. 增多：见于各种贫血，如溶血性贫血、出血性贫血、缺铁性贫血及巨幼红细胞性贫血经补充有关物质后。
B. 网织红细胞减少见于再生障碍性贫血、急性白血病、使用抗肿瘤药物等使红细胞增生受到抑制。典型的再生障碍性贫血<$15\times10^9/L$。

(3)红细胞沉降率(ESR)：简称血沉，是指红细胞在一定条件下沉降的速率。
1)标本采集：黑色管帽真空采血管静脉采血，静脉血与3.2%枸橼酸钠抗凝剂按4∶1混匀后送检。
2)参考值(魏氏法)：成年男性0～15mm/h，成年女性0～20mm/h。
3)临床意义：炎症性疾病，如急性细菌性炎症、结核病、风湿热等，ESR明显增快。

表1-3　红细胞计数和血红蛋白参考值

人群	红细胞计数($\times10^{12}/L$)	血红蛋白(g/L)
成年男性	4.0～5.5	120～160
成年女性	3.5～5.0	110～150
新生儿	6.0～7.0	170～200

2. 白细胞计数及白细胞分类计数

(1)白细胞(WBC)计数
1)标本采集：紫色管帽真空采血管静脉采血，或毛细血管采血。
2)白细胞计数参考值，见表1-4。
3)临床意义：白细胞总数成人高于$10\times10^9/L$，称为白细胞增多，低于$4\times10^9/L$称为白细胞减少。

(2)白细胞分类计数
1)标本采集：紫色管帽真空采血管静脉采血，或毛细血管采血。
2)白细胞分类计数参考值，见表1-5。

表1-4　白细胞计数参考值

	成年人	新生儿	6个月至2岁	儿童
白细胞计数($\times10^9/L$)	4.0～10.0	15～20	11～12	8～10

表1-5 白细胞分类计数参考值

细胞类型	百分数(%)	绝对值($\times 10^9$/L)
中性粒细胞	50～70	2～7
嗜酸粒细胞	0.5～5	0.05～0.5
嗜碱粒细胞	0～1	0～0.1
淋巴细胞	20～40	0.8～4
单核细胞	3～8	0.12～0.8

2. 白细胞计数及白细胞分类计数
- (2)白细胞分类计数
  - 3)临床意义
    - A. 中性粒细胞:增多可分为生理性、病理性。生理性增多见于新生儿、妊娠5个月以上、剧烈运动或劳动后。病理性增多见于急性感染,特别是化脓菌感染,如肺炎球菌性肺炎、败血症、严重的组织损伤、急性心肌梗死、急性中毒等。病理性减少常见于伤寒、再生障碍性贫血,应用氯霉素、抗肿瘤药物,慢性理化损伤,脾功能亢进等。
    - B. 嗜酸粒细胞:增多见于过敏性疾病,如支气管哮喘、荨麻疹;寄生虫病,如血吸虫病等。减少见于伤寒、副伤寒及长期应用糖皮质激素时。
    - C. 淋巴细胞:增多见于某些病毒感染、慢性淋巴细胞性白血病、组织器官移植术后的排斥反应等。

3. 血小板计数及出凝血时间测定
- (1)血小板计数(PLT,或BPC)
  - 1)标本采集:紫色管帽真空采血管静脉采血,或毛细血管采血。
  - 2)参考值:(100～300)$\times 10^9$/L
  - 3)临床意义:血小板减少见于以下几方面。①生成障碍,如再生障碍性贫血、急性白血病、放射性损伤等。②血小板破坏或消耗增多,如特发性血小板减少性紫癜、免疫性血小板减少症、脾功能亢进、弥散性血管内凝血等。
- (2)出血时间(bleeding time,BT):是指人工将毛细血管刺破后,血液自然流出至自然停止所需的时间。
  - 1)参考值(Duke法):1～3min,超过4 min为异常。
  - 2)临床意义
    - A. 出血时间延长,见于血小板减少性紫癜、血小板无力症、过敏性紫癜、血友病、DIC,以及药物影响,如服用阿司匹林、双嘧达莫等。
    - B. BT缩短,主要见于血栓前状态或血栓性疾病等。
- (3)凝血时间(clotting time,CT):是指离体血液发生凝固所需要的时间,是内源性凝血系统的一项筛选试验。
  - 1)参考值:玻璃管法6～12min;硅管法15～32min。
  - 2)临床意义:CT延长主要见于血友病、严重肝病、DIC、无纤维蛋白原血症、血液中存在抗凝物质等。CT缩短主要见于血栓前状态或血栓性疾病等,如DIC、心脑血管疾病等。

二、尿液检查

1. 尿液一般性状检查
- (1)尿量:正常成人为(1000～2000)ml/24h。多尿:24h尿量>2500ml。少尿:尿量<400ml/24h或<17ml/h。无尿:<100ml/24h。
- (2)颜色和透明度:淡黄色透明液体。
- (3)酸碱度:为弱酸性至中性。
- (4)比重:1.015～1.025;正常人尿液比重最大的波动范围:1.003～1.030。

2. 化学检查
- (1)蛋白质定性检查:正常为阴性。

  临床意义:蛋白质定性检查呈阳性,分为生理性、病理性蛋白尿。生理性蛋白尿:见于剧烈运动后、劳累、寒冷等,为暂时性。病理性蛋白尿:见于肾实质性病变、肾淤血、药物中毒等。
- (2)尿糖定性试验:测定尿中葡萄糖,尿糖定性测定正常为阴性。

  临床意义:尿糖定性实验阳性,称糖尿。

3. 显微镜检查 用显微镜主要观察新鲜尿液中有形成分，如细胞、管型和结晶。
- (1)红细胞：正常人尿内无或偶见红细胞。
  - 1)镜下血尿：每高倍视野中平均见到3个以上红细胞。
  - 2)临床意义：见于急慢性肾炎、肾结核、泌尿道结石、肿瘤。
- (2)白细胞及脓细胞：如每高倍视野中超过5个为增多，称镜下脓尿，见于肾肿瘤、泌尿系统炎症如肾盂肾炎等。
- (3)管型：正常人尿内无或偶见，尿内出现多量管型时为肾实质病变。红细胞管型提示急性肾小球肾炎；白细胞管型提示肾盂肾炎；肾小管上皮管型提示急性肾小管坏死等。颗粒管型见于慢性肾小球肾炎；蜡样管型提示肾衰竭。

4. 尿液其他检查
- (1)尿酮体检查：糖尿病酮症患者，尿酮呈阳性。
- (2)1h尿细胞排泄率：肾盂肾炎白细胞排出增多，肾炎红细胞排出增多。

三、粪便检查

1. 显微镜检查 寄生虫卵、原虫为诊断寄生虫病的重要依据。
2. 粪便潜血试验 正常人呈阴性，全消化道各种出血均可呈阳性。用化学检查法查粪便潜血试验前3天需限制饮食，禁止摄入动物血、肉类、肝类、含铁丰富的药物及绿色蔬菜等。

四、常用肾功能检查

1. 内生肌酐清除率
- (1)标本采集法
  - 1)试验前和试验日摄低蛋白饮食共3天，禁食肉类，避免剧烈运动。
  - 2)试验日晨8时排尽尿液弃去，此后至次日晨8时的24h尿液放入加有甲苯的标本瓶内。
  - 3)试验日采静脉血2～3ml，注入抗凝管内，充分混匀。
  - 4)血、尿标本同时送验；必要时测身长、体重，以计算体表面积。
- (2)临床意义：降低说明肾小球滤过功能减退，见于慢性肾小球肾炎、慢性肾衰竭。

2. 血清肌酐(Cr)和血尿素氮(BUN)测定 血尿素氮和肌酐是蛋白质代谢的终末产物，其生成量取决于饮食中蛋白质摄入量、组织蛋白质的分解代谢及肝功能状态。当肾实质受损时，肾小球滤过率降低，血中的尿素氮升高，所以血尿素氮能反映肾小球滤过功能。
- (1)标本采集方法：使用红色盖帽真空管采集静脉血3ml，及时送检。
- (2)参考值：见表1-6。
- (3)临床意义：血清肌酐和血尿素氮均增高见于以下两方面。
  - 1)肾脏疾病引起肾功能不全、肾前或肾后因素致尿量显著减少等。
  - 2)血肌酐明显增高时，表示肾功能已严重损害，提示预后差。

表1-6 血清肌酐和血尿素氮参考值

	血清肌酐(μmol/L)	血尿素氮(mmol/L)
成年男性	53～106	3.2～7.1
成年女性	44～97	

3. 尿浓缩与稀释功能试验
- (1)标本采集方法：试验日患者正常进食，每餐含水量不宜超过600ml，此外不再饮水。晨8时排尿弃去，10时、12时、14时、16时、18时、20时及次晨8时各留尿液1次，分别测定尿量和密度。
- (2)参考值：24h尿量1000～2000ml，昼尿量多于夜尿量，夜尿量小于750ml。昼尿量与夜尿量之比不应小于(3～4)：1。尿液最高比重大于1.020，最高比重与最低比重之差大于0.009。
- (3)临床意义
  - 1)多尿、低比重尿、夜尿增多，或比重固定在1.010，提示肾小管浓缩功能差，见于慢性肾炎、慢性肾盂肾炎、慢性肾衰竭等。
  - 2)少尿伴高比重尿，见于血容量不足所致的肾前性少尿。
  - 3)尿量大于4L/24h，尿比重低于1.006，见于尿崩症。

五、常用肝功能检查

1. 蛋白质代谢功能
- (1)血清总蛋白和清蛋白、球蛋白比值(A/G)测定：血清总蛋白包括清蛋白和球蛋白。90%以上的血清总蛋白由肝合成。清蛋白为正常人体血清中的主要蛋白，球蛋白是多种蛋白质的混合物，包括免疫球蛋白、补体、糖蛋白、脂蛋白等。血清总蛋白和清蛋白含量是反映肝功能的重要指标。
  - 1)标本采集：真空采血管空腹采血。
  - 2)参考值：血清总蛋白60～80g/L，清蛋白40～55g/L，球蛋白20～30g/L，清蛋白/球蛋白(A/G)为(1.5～2.5)：1。
  - 3)临床意义
    - A. 清蛋白显著降低，见于肝细胞严重损伤，如严重肝炎、晚期肝硬化；肝外疾患，如营养不良及消耗性疾病、肾炎、肾病综合征。
    - B. 球蛋白增高，见于慢性肝炎、肝硬化。
    - C. A/G降低、倒置，见于慢性肝炎、肝硬化等。

1. 蛋白质代谢功能
 - (2)血氨测定：大部分氨在肝被合成尿素，经肾排出体外。当肝受损时，合成尿素减少，血氨增高。
   - 1)标本采集：空腹静脉血2ml，用肝素抗凝，采血后标本密封，立即送检。
   - 2)临床意义：血氨生理性升高，见于进食高蛋白饮食或运动后；病理性血氨升高，见于严重肝损害(如肝硬化、肝癌、重症肝炎)、上消化出血、尿毒症和肝外门静脉系统分流形成。

2. 胆红素代谢功能
 - (1)血清总胆红素、结合胆红素和非结合胆红素测定：血液中的胆红素在进入肝细胞前为非结合胆红素(间接胆红素、UCB)，非结合胆红素被肝细胞摄取并与葡糖醛酸结合后形成结合胆红素(直接胆红素，CB)，结合胆红素随胆汁排入肠道。血清总胆红素(STB)是UCB和CB的总和。
   - 1)标本采集：真空采血管，空腹采血，避免阳光照射。
   - 2)参考值：STB，3.4～17.1μmol/L；CB，0～6.8μmol/L；UCB，1.7～10.2μmol/L。
   - 3)临床意义
     - A. 判断黄疸程度：总胆红素在17～34.2μmol/L为隐性黄疸；>34.2μmol/L为显性黄疸。
     - B. 判断黄疸类型：阻塞性黄疸的直接胆红素最高，肝细胞性黄疸次之。
 - (2)尿胆红素及尿胆原测定
   - 1)参考值：正常人尿胆红素定性为阴性，定量≤2mg/L；尿胆原定性为阴性或弱阳性，定量≤10mg/L。
   - 2)临床意义
     - A. 尿胆红素阳性：阻塞性黄疸、肝细胞性黄疸。尿胆红素阴性：溶血性黄疸。
     - B. 尿胆原增加：溶血性黄疸(呈强阳性)、肝细胞性黄疸(呈轻度升高)。尿胆原降低：完全阻塞性黄疸。

3. 血清酶学　用于肝脏疾病检查的氨基转移酶主要是谷丙转氨酶(GPT)和谷草转氨酶(GOT)。
 - (1)参考值[连续测量法(37℃)]：GPT＜40U/L，GOT＜40U/L。GPT/ GOT≤1。
 - (2)临床意义
   - 1)GPT是肝脏特异性酶，仅存在于肝细胞胞质中，血清中升高表明肝细胞胞膜存在着渗漏并退化，升高程度与受累细胞数量有关。当肝细胞受损时，GPT释放入血，导致血液中GPT升高，是判断肝细胞损害的重要指标。见于急慢性肝炎、急性重症肝炎、肝硬化等。
   - 2)GOT存在于大量的组织中，诊断肝胆疾病敏感性为71%，诊断心肌梗死的灵敏度为96%。

六、常用生化检查

1. 血清电解质测定
 - (1)血钾、血钠、血氯化物、血钙、血磷
   - 1)参考值：血钾，3.5～5.5mmol/L；血钠，135～145mmol/L；血氯化物，95～105mmol/L；血钙，2.25～2.58mmol/L；血磷，0.97～1.61mmol/L。
   - 2)临床意义
     - A. 血钾增高见于尿少、尿闭、肾上腺皮质功能减退、肾衰竭。
     - B. 血钾降低见于呕吐、腹泻、大量利尿及应用胰岛素时。
     - C. 血钙高于2.58mmol/L为高钙血症，见于钙摄入过多、甲状旁腺功能亢进、肾功能损害等。血钙低于2.25mmol/L为低钙血症，见于钙摄入不足或吸收不良、甲状腺功能减退、肾脏疾病、坏死性胰腺炎等。

2. 血清脂类测定　血脂包括胆固醇、甘油三酯、磷脂、游离脂肪酸、高密度脂蛋白、低密度脂蛋白等。
 - (1)血清总胆固醇：增高见于冠状动脉粥样硬化、高血压、重症糖尿病、肾病综合征等。
 - (2)血清甘油三酯测定：增高是冠状动脉粥样硬化的重要因素。
 - (3)高密度脂蛋白：增高提示冠心病发生的危险性小。
 - (4)低密度脂蛋白：增高提示冠心病发生的危险性大。

3. 葡萄糖及其代谢产物的检查
 - (1)空腹血糖(FBG)测定
   - 1)标本采集：清晨空腹静脉血1ml，注入干燥试管中立即送检。患者采血前8h内禁止饮食、吸烟，停用胰岛素和降血糖药物。
   - 2)参考值及临床意义：①空腹血糖正常值，3.9～6.1mmol/L；②空腹血糖≥7.0mmol/L为糖尿病；③空腹血糖受损(IFG)，6.1～7.0mmol/L；④血糖减低，2.8～3.9mmol/L，＜2.8mmol/L为低糖血症。
 - (2)口服葡萄糖耐量试验(OGTT)
   - 1)标本采集：试验前3日正常饮食，并停用胰岛素及其他影响糖代谢的药物。实验前1日正常晚餐后禁食10～16h，8h内禁止吸烟、饮酒或咖啡等刺激性饮料。次晨抽取空腹血2ml，然后口服75g葡萄糖(300ml水溶解，5min内饮完)，服糖后0.5h、1h、2h、3h分别用灰色管帽真空采血管采血，每次抽血均留取尿标本，分别测定血糖和尿糖。

3. 葡萄糖及其代谢产物的检查
- (2)口服葡萄糖耐量试验(OGTT)
  - 2)结果及意义
    - A. 正常:服糖后30min～1h血糖达峰值,峰值一般为7.8～9.0mmol/L,<11.1mmol/L;2h血糖<7.8mmol/L;3h内血糖恢复至空腹水平。
    - B. 异常:①糖耐量减低(IGT):餐后2h血糖7.8～11.1mmol/L。②餐后2h血糖≥11.1mmol/L为糖尿病。
    - C. 诊断糖尿病:①有临床症状,随机血糖≥11.1mmol/L;②有临床症状,空腹血糖≥7.0mmol/L;③无临床症状,餐后2h血糖≥11.1mmol/L,需改日重新做OGTT予以证实,但不能做第三次OGTT。

七、血气分析 多采用血气分析仪直接测出pH、动脉氧分压、动脉血二氧化碳分压3项指标,再由此计算出其他酸碱平衡指标。

1. 标本采集
- (1)采血前使患者处于安静状态。
- (2)选择易触及、表浅和相对固定的动脉血管采血。
- (3)采血时先将2ml注射器用1000U/ml浓度的肝素充分湿化抗凝,推出多余的肝素,然后排尽注射器内的空气。
- (4)进针,抽取动脉血1～2ml,再将注射器和针头从血管处抽出,并立即将针头插入小橡皮塞以杜绝空气混入标本,随后双手搓动注射器,使肝素与血液充分混匀。
- (5)标本立即冰浴送检。

2. 参考值
- (1)pH:动脉血pH 7.35～7.45。
- (2)动脉血氧分压(PaO_2):95～100mmHg。
- (3)动脉血二氧化碳分压($PaCO_2$):35～45mmHg。

3. 临床意义
- (1)pH>7.45为失代偿性碱中毒;pH<7.35为失代偿性酸中毒。
- (2)PaO_2是机体缺氧的敏感指标,其测定是判断机体有无缺氧及其程度。PaO_2低于60mmHg,为诊断呼吸衰竭的标准。
- (3)$PaCO_2$可用于判断
  - 1)$PaCO_2$<35mmHg提示通气过度,存在呼吸性碱中毒;$PaCO_2$>50mmHg提示存在呼吸性酸中毒;代谢性酸中毒时$PaCO_2$降低,代谢性碱中毒时$PaCO_2$增高。
  - 2)判断肺泡通气状况:$PaCO_2$增高提示肺泡通气不足,降低提示肺泡通气过度。

要点回顾

1. RBC、Hb、WBC、BPC正常值。
2. 管型尿的临床意义。
3. 血氨升高的临床意义。
4. 血钾、血钙正常值及其临床意义。
5. 血糖测定、OGTT相关概念及糖尿病的诊断标准。

模拟试题栏——识破命题思路,提升应试能力

专业实务

A_1型题

1. 禁止食用肉类、肝类、含铁丰富的药物及绿色蔬菜的试验饮食为(　　)
   A. 大便潜血试验饮食　B. 肌酐试验饮食
   C. 尿浓缩试验饮食　D. 甲状腺^{131}I试验饮食
   E. 肝囊造影饮食
2. 24h尿标本收集需要加入甲醛作为防腐剂的检查项目是(　　)
   A. 艾迪计数　B. 尿糖定量
   C. 17-酮类固醇　D. 肌酐定量
   E. 尿蛋白定量
3. 怀疑急性胰腺炎时,首选的检查项目是(　　)
   A. 血肌酐　B. 血钾
   C. 血淀粉酶　D. 血白细胞计数
   E. 血钙
4. 亚急性心内膜炎血培养标本采血量应为(　　)
   A. 1～3ml　B. 4～6ml
   C. 7～9ml　D. 10～15ml
   E. 16～25ml

5. 采集24h尿标本时，其正常的采集时间是(　　)
A. 晨8时至次日晨8时　B. 晨9时至次日晨9时
C. 11时至次日9时　D. 19时至次日19时
E. 23时至次日23时

6. 护士在采集血气分析标本时，错误的操作是(　　)
A. 使用2ml无菌干燥注射器
B. 抽取经过稀释的肝素溶液，充盈注射器后弃去
C. 无菌操作下抽取动脉血1ml
D. 将血迅速注入无菌试管内并用软木塞塞住
E. 立即冰浴送检

7. 检测血中电解质钾、钠、氯、钙应使用的容器是(　　)
A. 抗凝试管　B. 干燥试管
C. 血培养瓶　D. 液状石蜡试管
E. 乳酸钠试管

8. 低钾性碱中毒最可能出现于(　　)
A. 慢性肾衰竭　B. 胃、十二指肠手术后
C. 大量输血　D. 手术后少尿
E. 严重创伤

A_2型题

9. 患者，女，50岁。需做大便潜血试验，护士指导其在采集标本前3天内可食用的食物为(　　)
A. 动物血　B. 绿叶蔬菜
C. 动物肝　D. 豆制品　E. 肉类

10. 患者，男，20岁。以急性肾小球肾炎入院，医嘱做Addis计数检查，护士应准备的防腐剂是(　　)
A. 浓盐酸　B. 40%甲醛
C. 10%甲醛　D. 0.5%～1%甲苯
E. 1%～2%甲苯

11. 患者，女，45岁。患甲状腺功能亢进症5年，医嘱行^{131}I治疗，护士指导该患者在服药期间应禁食的食物有(　　)
A. 芹菜　B. 紫菜
C. 白菜　D. 西兰花　E. 西红柿

12. 患者，女，25岁。尿频，尿急，尿痛伴有低热，间歇性发作持续约8月余，以“慢性尿路感染”在门诊应用抗生素治疗，需进行尿细菌培养检查，应嘱患者停用抗生素(　　)
A. 1天　B. 2天
C. 3天　D. 4天　E. 5天

13. 患者，女，5岁。突然高热，体温40℃，腹痛、腹泻，大便为黏液脓血便，进行性呼吸困难入院，考虑为中毒性细菌性痢疾，护士在为患者采集粪便标本时应注意(　　)
A. 多次采集标本，集中送检
B. 选择有黏液、血液部分的粪便送检
C. 留取部分成形粪便送检
D. 在抗菌治疗后留取标本
E. 患者无大便时，用导泻剂后留取标本

14. 患者，男，35岁。原有胆囊炎病史，今日中午饱餐饮酒后出现上腹部持续性剧痛并向左肩、腰背部放射，伴恶心、呕吐8h，拟诊为急性胰腺炎，为明确诊断最重要的辅助检查是(　　)
A. 胰腺B超　B. 腹腔穿刺
C. 外周血血象　D. 血淀粉酶
E. X线胸腹联合透视

15. 患者，男，60岁。心绞痛3年。4h前出现胸骨中段后剧烈疼痛，舌下含服硝酸甘油不能缓解。查体：心率增快，心尖部可闻及舒张期奔马律。心电图ST段弓背抬高。该患者的检查结果最可能出现(　　)
A. 血糖减低
B. 白细胞减少　C. 血清心肌酶CK-MB升高
D. C反应蛋白降低　E. 红细胞沉降率正常

16. 患者，男，65岁。诊断为2型糖尿病6年，坚持口服降糖药治疗，血糖控制效果较好。患者测得空腹血糖低于哪个值时应注意低血糖发生(　　)
A. 3.9mmol/L　B. 4.9mmol/L
C. 5.9mmol/L　D. 6.9mmol/L
E. 7.9mmol/L

17. 患者，女，50岁。因慢性肾炎、肾衰竭住院。护士观察其24h尿量为360ml，该患者的排尿状况是(　　)
A. 正常　B. 尿量偏少
C. 无尿　D. 少尿　E. 尿潴留

18. 患者，男，28岁。因车祸外伤收入院行手术治疗。5日18时至6日18时护士记录患者尿袋中尿量如下：

5日	18:00	170ml
	21:00	210ml
6日	8:00	380ml护士清空尿袋
	12:00	60ml
	18:00	100ml

经询问确认家属未自行清空尿袋后，护士应判断患者排尿状态为(　　)
A. 无尿　B. 少尿
C. 尿量正常　D. 多尿　E. 尿崩

19. 患者，男，20岁。初步诊断为“阿米巴痢疾”收住院，按医嘱留取粪便做阿米巴原虫检查。护士应为患者准备的标本容器是(　　)
A. 清洁容器　B. 无菌容器

C. 干燥容器　　D. 装有培养基的容器
E. 加温的清洁容器

20. 患者，女，30岁。外伤后昏迷伴尿路感染，按医嘱做尿培养，采集尿培养标本的正确方法是（　　）
A. 导尿术留取　　B. 留取晨尿
C. 留取前段尿　　D. 留取12h尿
E. 留取24h尿

21. 患者，男，40岁。左肩背部急性蜂窝组织炎伴畏寒、发热，体温达39.6℃，需采血做血培养及抗生素敏感试验。最佳的采血时间应是在患者（　　）
A. 寒战时　　B. 发热间歇期
C. 高热时　　D. 抗生素使用后
E. 静脉滴注抗生素时

22. 患者，男，60岁，农民。患2型糖尿病10年，坚持服用格列本脲每日3次，每次1片，很少去医院查血糖、尿糖。近1个月来乏力明显，下肢出现水肿，血压130/95mmHg，为早期判断有无糖尿病肾病，下列哪项化验最有价值（　　）
A. 血肌酐（Cr）　　B. 血尿素氮（BUN）
C. 24h尿蛋白定量　　D. 尿微量白蛋白（UAER）
E. 尿肌酐清除率

23. 患者，男，30岁。不明原因持续高热1周，医嘱：血培养，该检查的目的是（　　）
A. 测定血尿素氮　　B. 测定肝功能
C. 测定血清酶　　D. 查找血液中的致病菌
E. 测定电解质

24. 患者，男，20岁。疑患甲状腺功能亢进症，行基础代谢率测定时间宜在（　　）
A. 8时、餐后和静卧　　B. 清晨、空腹和静卧
C. 15时、静卧　　D. 12时、餐后和静卧
E. 17时、餐前和静卧

A_3型题

（25～27题共用题干）

患者，女，18岁。1周来体温持续在39～40℃。查体：面色潮红，呼吸急促，口唇轻度发绀，意识清楚。

25. 该患者发热的热型是（　　）
A. 弛张热　　B. 不规则热
C. 稽留热　　D. 间歇热　E. 午后热

26. 为明确诊断，需查血培养、心肌酶及红细胞沉降率。应选用的红细胞沉降率标本容器是（　　）
A. 无菌试管　　B. 干燥试管
C. 血培养瓶　　D. 抗凝试管
E. 液状石蜡试管

27. 采集上述血液标本后，注入容器的先后顺序应是（　　）
A. 抗凝试管、干燥试管、血培养瓶
B. 干燥试管、血培养瓶、抗凝试管
C. 干燥试管、抗凝试管、血培养瓶
D. 血培养瓶、干燥试管、抗凝试管
E. 血培养瓶、抗凝试管、干燥试管

第5节 心电图检查

考点提纲栏——提炼教材精华，突显高频考点

一、心电图导联体系

1. 肢体导联　包括标准导联Ⅰ、Ⅱ、Ⅲ和加压单极肢体导联aVR、aVL、aVF。
2. 胸导联　反映的是电极所在部位的电位变化，属于单极导联。常用的胸导联包括V_1～V_6导联，特殊情况也会使用V_7～V_9导联，电极放置具体位置参见表1-7。

心电图导联连接方式见图1-2。

二、正常心电图各波特点、正常值及临床意义见图1-3

1. P波　心房除极波，由心房激动产生。振幅＜0.25mV，时间≤0.11s。
2. P-R间期　反映电活动从心房到心室的传导时间，0.12～0.20s。
3. QRS波群　心室除极波，由心室激动所产生。Q波振幅深度小于同导联R波的1/4，时间＜0.04s；QRS波群时间为0.06～0.10s。
4. ST段　心室除极刚结束到复极前的一段短暂时间。ST段抬高表示心肌损伤，压低表示心肌缺血。
5. T波　心室复极时的电位变化和时间，其方向直立，aVR倒置；振幅应大于同导联R波的1/10。T波低平或倒置表示心肌缺血。

表1-7　胸导联电极放置位置

导联名称	电极放置位置
V_1	胸骨右缘第4肋间
V_2	胸骨左缘第4肋间
V_3	位于V_2、V_4导联连线中点
V_4	左锁骨中线第5肋间
V_5	左腋前线与V_4导联同一水平
V_6	左腋中线与V_4导联同一水平
V_7	左腋后线与V_4导联同一水平
V_8	左肩胛线与V_4导联同一水平
V_9	左脊旁线与V_4导联同一水平

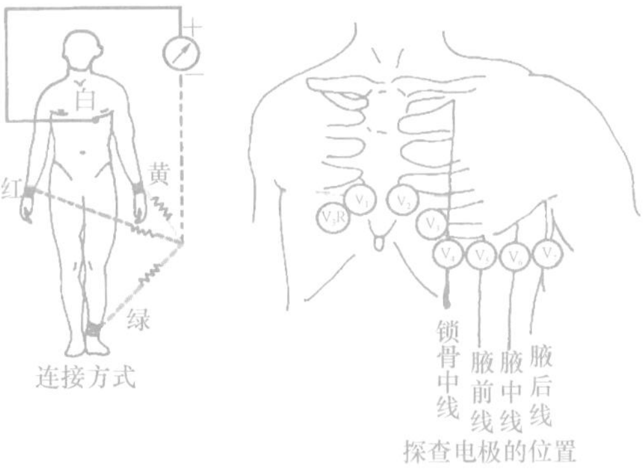

图1-2　心电图导联连接位置图

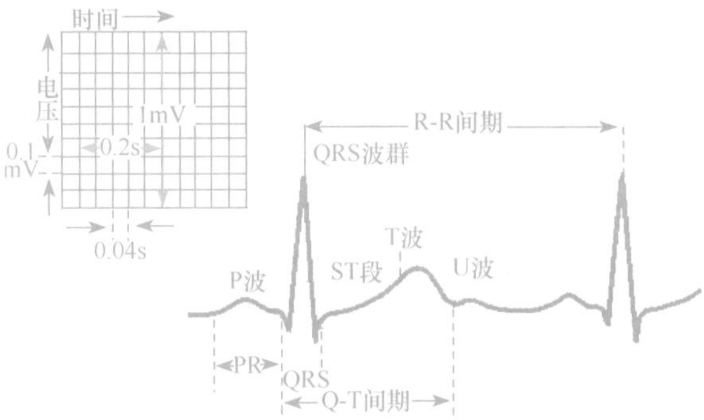

图1-3　常规心电图的波形

6. Q-T间期　心室除极、复极的总时间。Q-T间期为0.32～0.44s，心率快则Q-T间期缩短，心率慢则Q-T间期延长。Q-T间期延长见于心肌梗死、奎尼丁中毒、胺碘酮过量等；Q-T间期缩短见于洋地黄中毒、高血钙等。

7. U波　是出现在T波之后0.02～0.04s时出现的一个低平小波，其方向与T波一致。U波倒置见于冠心病，U波增高见于低血钾。

要点回顾

1. 胸导联电极放置位置。
2. 正常心电图各波特点及临床意义。

模拟试题栏——识破命题思路，提升应试能力

专业实务

A_1型题

1. 正常心脏窦性心率的起搏点在(　　)
   A. 左心室　　B. 窦房结
   C. 希氏束　　D. 心房
   E. 房室结

2. 诊断心律失常最有效的最常用检查方法是(　　)
   A. 心电图　　B. 心尖搏动图
   C. 心电向量图　　D. 心脏磁共振
   E. 超声心动图

3. 如图1-4所示，该心电图显示的心律失常类型是(　　)
   A. 心室颤动　　B. 室性期前收缩呈二联律
   C. 房室传导阻滞　　D. 窦性心动过速
   E. 阵发性室性心动过速

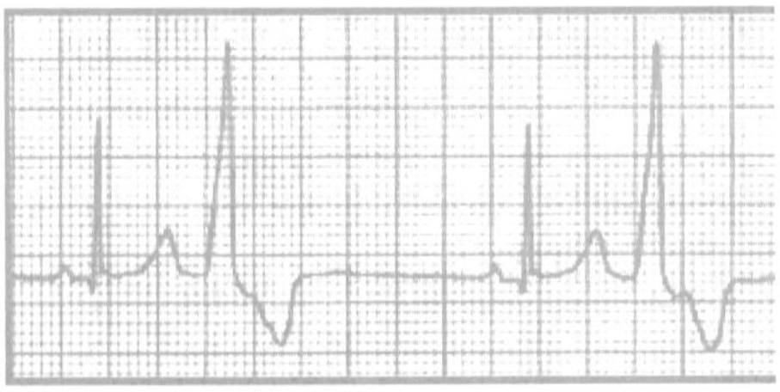

图1-4　异常心电图

A_2型题

4. 患者，男，68岁。行12导联心电图检查。其中V_4导联电极的安放位置应为图1-5中的(　　)
   A. ⑤　　B. ④
   C. ③　　D. ②
   E. ①

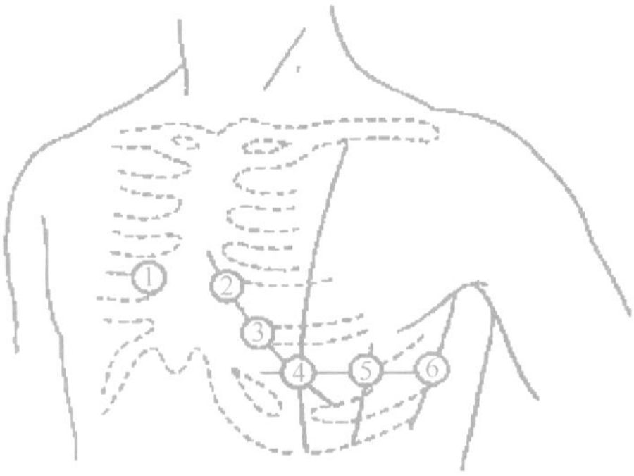

图1-5　心电图胸导联放置位置

5. 患者，男，38岁。诉心悸不适来诊，医嘱行心电图检查，护士在给该患者做心电图检查时单极胸导联V_2，电极应放在(　　)
   A. 胸骨右侧第4肋间　　B. 胸骨左侧第4肋间
   C. 左腋前线第4肋间　　D. 左腋中线第5肋间
   E. 左锁骨中线与第5肋间相交点

6. 患者，男，55岁。疑诊急性心肌梗死。最有价值的心电图特征是(　　)
   A. T波倒置　B. ST段弓背向上抬高
   C. P波高尖　D. 出现小Q波
   E. QRS波群增宽
7. 患者，男，50岁。因呕吐、腹泻入院，心电图Q-T间期延长，ST段水平压低，T波倒置，U波增高，最可能的病因是(　　)
   A. 高钾血症　B. 低钾血症
   C. 高钙血症　D. 低钙血症
   E. 洋地黄中毒

第6节 影像学检查

考点提纲栏——提炼教材精华，突显高频考点

一、X线检查

1. X线检查前准备
   - (1)透视检查前准备：简短解释、尽量除去厚层衣物及影响X线穿透的物品，如发夹、金属饰物、膏药、敷料等。
   - (2)X线摄片检查前准备：摄片时需屏气；除急腹症外，腹部摄片前应先清理肠道，以免气体或粪便影响摄片质量。
   - (3)造影检查前准备
     - 1)禁忌证：严重心、肾疾病或过敏体质等。
     - 2)碘过敏试验：用碘造影剂1ml作缓慢的静脉注射，15min内观察患者有无胸闷、心悸、恶心、呕吐、呼吸急促、头晕、头痛、荨麻疹症状。

2. 新技术的应用
   - (1)计算机体层摄影(CT)：胸腹部扫描前禁食6～8h，指导患者呼吸和屏气要领；盆腔扫描前3天进食少渣、少胀气饮食。
   - (2)磁共振成像(MRI)：检查前需去除患者随身携带的任何可干扰磁场的金属物件，包括义齿、起搏器、节育环等体内金属性异物。

二、超声检查　超声检查前一般无须特殊准备，腹部、盆腔检查除外。

1. 腹部检查　包括肝、脾、胆囊、胰腺及胃肠的检查。
   - (1)禁食12h。
   - (2)胆囊超声前24～48h禁食脂肪餐。
2. 盆腔检查　包括子宫、附件、膀胱、前列腺等检查；检查前需要多饮水，保持膀胱充盈。

要点回顾

1. 腹部超声检查内容及检查前的准备。
2. 盆腔检查内容及检查前的准备。

模拟试题栏——识破命题思路，提升应试能力

专业实务

A_1型题

1. 确诊扩张型心肌病的最可靠的辅助检查是(　　)
   A. 心电图　B. 胸部X线片
   C. 超声心动图　D. 心导管检查
   E. CT
2. 胸部X线检查心影呈梨形提示(　　)
   A. 二尖瓣关闭不全　B. 三尖瓣关闭不全
   C. 主动脉瓣关闭不全　D. 二尖瓣狭窄
   E. 主动脉瓣狭窄
3. 诊断癫痫最重要的检查方法是(　　)
   A. 头颅CT　B. 脑电图
   C. 头颅DSA　D. 头颅MRI
   E. 头颅X线
4. 明确蛛网膜下隙出血病因的最有价值的检查方法是(　　)
   A. 头颅CT　B. 头颅磁共振
   C. 头部彩超　D. 脑脊液检查
   E. 头颅DSA
5. 诊断膀胱癌最可靠的方法是(　　)
   A. B超　B. 膀胱CT
   C. 双合诊　D. 尿脱落细胞学检查

E. 膀胱镜和活组织检查

A_2型题

6. 患者，男，23岁。活动后出现口唇发绀，听诊闻及心尖部舒张期低调的隆隆样杂音，考虑为风湿性心脏病。最具有诊断价值的检查是(　　)
A. 超声心动图　B. X线检查
C. 心电图　D. 血常规检查
E. 心肌标志物检查

7. 患者，男，在家突然倒地，随后出现四肢痉挛性抽搐，牙关紧闭，两眼上翻，疑为癫痫发作急诊，以下哪种检查对帮助诊断最有意义(　　)
A. 脑血管造影头部　B. 脑磁共振
C. 脑电图　D. CT
E. 脑多普勒彩色超声

第7节 心理社会评估

考点提纲栏——提炼教材精华，突显高频考点

一、心理评估

1. 心理评估的目的和方法
   - (1)心理评估的目的：评估个体的心理活动、心理特征，尤其是性格特征，评估个体的压力源、压力反应及其应对方式等，从而发现个体心理方面存在的或潜在的健康问题，以便制订相应的心理干预措施，提高个体心理应对能力。
   - (2)心理评估方法：包括会谈法、观察法、心里测量学方法及医学检查法等。

2. 心理评估内容
   - (1)认知功能评估：感知功能、思维功能、注意力、语言能力和定向力。
   - (2)自我概念评估
     - 1)自我概念分类：真实自我、期望自我、自我表现。
     - 2)自我概念的组成：体像、社会认同、自我认同和自尊。
   - (3)情绪和情感评估：焦虑、抑郁是临床患者最常见也是最需要护理干预的情绪状态。情绪和情感的评估方法：会谈、观察与测量、量表评定法。
   - (4)个性评估：性格是个性的核心成分，性格可分为，①内、外倾向型；②功能类型；③场独立型和场依存型。
   - (5)压力与压力应对评估
     - 1)常见压力源：包括躯体性、心理性、社会性和文化性压力源。
     - 2)压力反应：生理反应、认知反应、情绪反应和行为反应。
     - 3)压力应对：情感式应对和问题式应对方式。

二、社会评估

1. 社会评估的目的和方法
   - (1)社会评估的目的：评估个体的角色功能、文化背景、家庭和环境。
   - (2)社会评估方法：观察、会谈、量表评定，环境评估时应进行实地观察和抽样检查。

2. 社会评估的内容
   - (1)角色与角色适应
     - 1)角色的分类
       - 第一角色：称为基本角色，由性别和年龄决定，如男人、女人、儿童、老年人等。
       - 第二角色：又称一般角色，是个体为完成每个生长发育阶段特定任务所必须承担的、由所处社会情形和职业所确定的角色，如母亲、学生、护士等。
       - 第三角色：又称独立角色，是个体为完成某些暂时性发展任务而临时承担的角色，如护士长、护理部主任等，此类角色可自由选择。
     - 2)角色的形成：角色认知和角色表现是角色形成经历的两个阶段。
     - 3)角色适应不良：包括角色冲突、角色模糊、角色匹配不当、角色负荷不足、角色负荷过重。
     - 4)患者角色适应不良：当个体患病时就进入了患者角色，当个体从其他角色向患者角色过渡时常发生角色适应不良。包括：患者角色冲突、患者角色缺如、患者角色强化、患者角色消退。
   - (2)文化评估
     - 1)文化要素：价值观、信念与信仰、习俗等。
     - 2)文化评估的方法与内容：价值观的评估、健康信念的评估、习俗的评估。

2. 社会评估的内容
- (3)家庭评估
  - 1)家庭评估内容
    - A. 家庭结构:人口结构(核心家庭、主干家庭、单亲家庭、重组家庭、无子女家庭、同居家庭、老年家庭)、权利结构(传统权威型、工具权威型、分享权威型、感情权威型)、角色结构、家庭沟通过程、家庭价值观等。
    - B. 家庭生活周期:新婚期、有婴幼儿期、有学龄前儿童期、有学龄儿童期、有青少年期、有孩子离家创业期、空巢期、老年期。
    - C. 家庭功能:情感功能、经济功能、生育功能、健康照顾功能、社会化功能等。
    - D. 家庭危机:当家庭压力超过家庭资源,导致家庭功能失衡状态。家庭压力来源主要为家庭经济收入低下或减少、家庭成员关系改变与终结、家庭成员角色改变、家庭成员行为违背家庭期望或损害家庭荣誉、家庭成员患病残障等。
    - E. 家庭资源:可分为家庭内部资源(经济支持、精神与情感支持、信息支持、结构支持等)和家庭外部资源(社会资源、文化资源、医疗资源、宗教资源、精神支持等)。
  - 2)家庭评估方法:交谈、观察、量表评估方法。
- (4)环境评估
  - 1)环境的组成:物理环境(空间、空气、声音、温度、湿度、采光、通气、气味等)、社会环境(社会物质和精神条件的总和)。
  - 2)环境对健康的影响:物理环境和社会环境对健康的影响。
  - 3)环境的评估方法:交谈、环境考察、量表评估方法。

要点回顾

1. 心理评估方法。
2. 心理评估内容。
3. 社会评估内容。
4. 患者角色适应不良。

模拟试题栏——识破命题思路,提升应试能力

专业实务

A_1型题

1. 慢性心力衰竭患者的心理社会状况评估内容不包括(　　)
   A. 家庭角色和家庭关系的变化
   B. 经济问题　　C. 社会孤立
   D. 失业问题　　E. 治疗方案
2. 下列不属于患者家属角色特征的是(　　)
   A. 患者生活照顾者
   B. 患者护理计划实施者
   C. 患者的心理支持者
   D. 患者原有社会功能的替代者
   E. 患者病痛的共同承受者

A_2型题

3. 患者,女,因糖尿病住院治疗,治疗期间得知自己女儿因患白血病住院需要照顾,就立即放弃自己的治疗去照顾女儿,这种情况属于(　　)
   A. 患者角色行为缺如
   B. 患者角色行为消退
   C. 患者角色行为适应
   D. 患者角色行为冲突
   E. 患者角色行为强化
4. 患者,女,50岁。患有肥厚型心肌病6年。近1个月来常有心绞痛发作及一过性晕厥,患者因此非常紧张,整日卧床、不敢活动。该患者出现的角色行为改变属于(　　)
   A. 角色行为缺如　　B. 角色行为模糊
   C. 角色行为冲突　　D. 角色行为强化
   E. 角色行为消退

(叶永如)

第2章 呼吸系统疾病患者的护理

考点提纲栏——提炼教材精华，突显高频考点

第1节 常见症状护理

一、咳嗽、咳痰　咳嗽是一种保护性的反射动作，借以排出呼吸道内的分泌物或异物。

1. 护理评估
   - （1）健康史评估
     - 1）了解有无呼吸系统疾病、胸膜疾病。
     - 2）了解有无心血管疾病。
     - 3）了解有无理化因素刺激。
   - （2）身体评估
     - 1）咳嗽的性质
       - A. 干咳。
       - B. 湿咳。
     - 2）痰的性状
       - A. 无色透明痰—支气管炎、支气管炎哮喘。
       - B. 黄色脓痰—有化脓菌感染。
       - C. 粉红色泡沫样痰—急性肺水肿。
       - D. 持续血性痰—要警惕肺癌。
       - E. 痰液有恶臭—提示厌氧菌感染。
       - F. 铁锈色痰—肺炎链球菌肺炎或肺梗死。
       - G. 砖红色胶冻样痰—克雷伯菌肺炎。
       - H. 绿色脓痰—铜绿假单胞菌感染。
       - I. 果酱样痰—肺吸虫病。
     - 3）痰量
       - A. 一般24h＞100ml定为大量痰。痰量增减可反映病情进展，量多提示感染加重。
       - B. 骤然减少而体温升高，应考虑排痰不畅。
     - 4）咳嗽出现时间及音色
       - A. 刺激性呛咳—支气管肺癌。
       - B. 夜间阵发性咳嗽—左心功能不全。
       - C. 咳嗽声音嘶哑—压迫喉返神经。
       - D. 咳嗽、咳痰在变换体位时加重—支气管扩张。
       - E. 金属音咳嗽—纵隔肿瘤、主动脉瘤或支气管肺癌压迫气管。
     - 5）伴随症状及并发症
       - A. 咳嗽伴发热常提示感染。
       - B. 咳嗽伴胸痛应警惕病变累及胸膜。
       - C. 剧烈咳嗽可引起气胸等并发症。

2. 护理诊断/问题　清理呼吸道无效　与痰液黏稠、胸痛、意识障碍导致咳嗽无效等有关。

3. 护理措施
   - （1）改善环境
     - 1）保持室内空气流通，温湿度适宜，避免尘埃等刺激。
     - 2）注意保暖，避免受凉。
   - （2）补充营养与水分
     - 1）给予高蛋白、高维生素饮食。
     - 2）多饮水，每日饮水量保持在1500ml以上，以利于稀释痰液。
   - （3）促进排痰
     - 1）指导有效咳嗽：适用于神志清醒尚能咳嗽的患者。
     - 2）湿化呼吸道：适用于痰液黏稠不易咳出者。
     - 3）拍背与胸壁震荡：适用于长期卧床、久病体弱、排痰无力的患者。
     - 4）体位引流：适用于痰量较多、呼吸功能尚好的支气管扩张、肺脓肿等患者。
     - 5）机械吸痰：适用于痰量较多而咳嗽反射弱的患者，尤其是昏迷和已行气管切开、气管插管的患者。

3. 护理措施
- (4)预防并发症
  - 1)对咳痰者加强口腔护理。
  - 2)及时排痰防窒息。

二、咯血　咯血指喉以下呼吸道或肺组织的出血，经口腔咯出。

1. 护理评估
- (1)健康史
  - 1)了解有无呼吸系统疾病、心血管疾病及血液病、系统性红斑狼疮等。
  - 2)引起咯血最常见的病因为肺结核、支气管扩张。
- (2)身体评估
  - 1)咯血者常有胸闷、喉痒和咳嗽等先兆。
  - 2)咯出的血色多数鲜红，伴泡沫样痰，呈碱性。
  - 3)根据咯血量分为
    - A. 痰中带血。
    - B. 小量咯血（＜100ml/d）。
    - C. 中量咯血（100～500ml/d）。
    - D. 大量咯血（＞500ml/d或＞300ml/次或发生窒息）。
  - 4)出血部位可有呼吸音减弱和湿啰音。
  - 5)窒息是咯血最危险的并发症，也是致死主要原因。
    - A. 窒息先兆：大口咯血突然停止的同时伴胸闷、气急、烦躁不安，指甲青紫等呼吸困难表现。
    - B. 窒息表现：出现表情恐怖、张口瞪目、两手乱抓、抽搐、大汗淋漓、牙关紧闭或神志丧失。

2. 护理诊断/问题
- (1)恐惧　与突然咯血或咯血反复发作有关。
- (2)有窒息的危险　与大咯血引起气道阻塞有关。

3. 护理措施
- (1)心理安慰：守在患者身边，使之有安全感，并做必要的解释。
- (2)安静休息：①宜卧床休息，保持安静。②大咯血患者应绝对卧床休息，减少翻动，协助取患侧卧位，头偏向一侧。避免屏气，以防引起喉头痉挛。
- (3)用药护理
  - 1)止血药：咯血量较大者常用垂体后叶素止血，该药有收缩血管和子宫平滑肌的作用，冠心病、心力衰竭、高血压患者及妊娠者应禁用。
  - 2)镇静剂：地西泮5～10mg肌内注射。禁用吗啡、哌替啶，以免抑制呼吸。
  - 3)镇咳剂：大咯血伴剧烈咳嗽时遵医嘱应用小剂量止咳剂，但年老体弱、肺功能不全者慎用，以免抑制咳嗽反射。
- (4)饮食
  - 1)大咯血者暂禁食。
  - 2)小量咯血者进少量温凉流质饮食。
  - 3)避免刺激性食物。
- (5)窒息时紧急处理
  - 1)立即置患者于头低足高俯卧位，头偏一侧。
  - 2)清除呼吸道内积血
    - A. 轻叩其背部，促使气管内淤血排出。
    - B. 效果不佳者迅速用手指抠出口、鼻、咽部血块或负压机械吸引。
  - 3)给高流量吸氧（4～6ml/min）或按医嘱应用呼吸中枢兴奋剂。
  - 4)必要时使用机械通气。
- (6)窒息后护理：严密观察病情变化，监测血气分析和凝血机制，警惕再次窒息。

三、肺源性呼吸困难　肺源性呼吸困难指因呼吸系统疾病引起患者自感空气不足、呼吸费力，并伴有呼吸的频率、深度与节律异常。

1. 护理评估
- (1)健康史评估：见表2-1。
- (2)身体评估
  - 1)依据呼吸困难与活动的关系，分为
    - A. 轻度：仅在重体力活动时出现呼吸困难。
    - B. 中度：呼吸困难表现为轻微体力活动（如走路、日常活动等）即出现呼吸困难。
    - C. 重度：即使在安静休息状态下也出现呼吸困难。
  - 2)呼吸频率、深度、节律的改变
    - A. 慢性阻塞性肺气肿时呼吸加快、变浅。
    - B. 肺性脑病时呼吸变浅、变慢，可出现潮式呼吸、间断呼吸。
    - C. 呼吸中枢抑制时呼吸减慢；酸中毒时呼吸加深且稍快称库氏呼吸。

表2-1　呼吸困难的类型及病因

鉴别点	吸气性呼吸困难	呼气性呼吸困难	混合性呼吸困难
受阻部位	大气道	小气道	肺部广泛病变
表现	吸气困难;吸气时间延长;喘鸣;三凹征:吸气时胸骨、锁骨上窝及肋间隙凹陷	呼气困难,呼气时间延长,伴有哮鸣音	吸气、呼气均困难,呼吸表浅、频率增加
常见疾病	喉、气管狭窄,如炎症、喉头水肿、异物和肿瘤等	支气管哮喘和阻塞性肺疾病	重症肺炎、肺纤维化、大量胸腔积液、气胸等

2. 护理诊断/问题
- (1)气体交换受损　与呼吸道痉挛、呼吸面积减少及换气功能障碍有关。
- (2)活动无耐力　与呼吸功能受损导致机体缺氧有关。

3. 护理措施
- (1)环境
  - 1)保持病室空气新鲜,温湿度适宜,避免刺激性气体。
  - 2)严重呼吸困难者尽量减少不必要的谈话,以减少耗氧量。
- (2)调整体位:患者取半坐位或端坐位,必要时设置跨床小桌,以便患者伏桌休息,减轻体力消耗。
- (3)保持呼吸道通畅:气道分泌物多者,协助患者充分排出。
- (4)心理护理:增加巡视次数,进行必要的解释,以缓解其紧张情绪。
- (5)吸氧:氧气疗法是纠正缺氧、缓解呼吸困难最有效的方法。
  - 1)方式:①缺氧严重而无CO_2潴留者,可用面罩给氧。②缺氧而有CO_2潴留者,可用鼻导管或鼻塞法给氧。
  - 2)浓度
    - A. 单纯严重缺氧者(Ⅰ型呼吸衰竭)给予高浓度吸氧。
    - B. 缺氧合并二氧化碳潴留者(Ⅱ型呼吸衰竭)给予低流量(1~2L/min)、低浓度(<29%)持续给氧。

四、胸痛

1. 护理评估
- (1)健康史评估:了解有无胸部疾病。
- (2)身体评估
  - 1)胸膜炎所致的胸痛,以腋下为明显,且可因咳嗽和深呼吸而加剧。
  - 2)自发性气胸的胸痛,在剧咳或劳动中突然发生且较剧烈。
  - 3)肋间神经痛沿肋间神经呈带状分布,为刀割样、触电样或灼痛。
  - 4)冠心病的胸痛位于心前区,呈压榨样痛。

2. 护理诊断/问题　疼痛:胸痛　与病变累及胸膜或肋骨、胸骨及肋间神经等有关。

3. 护理措施
- (1)注意休息:调整情绪,转移注意力,可减轻疼痛。
- (2)调整体位
  - 1)采取舒适的体位,如半坐位、坐位,以防疼痛加重。
  - 2)胸膜炎患者取患侧卧位,以减少局部胸壁与肺的活动,缓解疼痛。
- (3)止痛
  - 1)如因胸部活动引起剧烈疼痛者,可在呼气末用15cm宽胶布固定胸廓。
  - 2)亦可采用冷湿敷或肋间神经封闭疗法止痛。
  - 3)疼痛剧烈影响休息时,可按医嘱适当使用镇痛剂和镇静剂。

要点回顾

1. 咯血的主要病因。
2. 促进排痰的方法,各排痰方法的适用人群。
3. 呼吸困难的类型,不同类型呼吸困难的表现。

模拟试题栏——识破命题思路,提升应试能力

一、专业实务

A_1型题

1. 左、右主支气管分叉水平对应的解剖部位是(　　)

A. 颈静脉切迹　B. 胸骨柄
C. 胸骨角　D. 胸骨体
E. 剑突

2. 不能进行气体交换的部位是(　　)
A. 终末细支气管　B. 呼吸性细支气管
C. 肺泡管　D. 肺泡囊
E. 肺泡

A_2型题

3. 患儿，女，8岁。诊断“喉头异物”入院。查体：面色青紫，气促，呼吸费力，伴明显的三凹征，其呼吸类型属于(　　)
A. 深度呼吸　B. 潮式呼吸
C. 吸气性呼吸困难　D. 呼气性呼吸困难
E. 混合性呼吸困难

二、实践能力

A_1型题

4. 大咯血是指24h咯血量超过(　　)
A. 100ml　B. 200ml
C. 300ml　D. 400ml
E. 500ml

5. 护士指导肺炎患儿家长痰液引流的方法，其拍背的顺序应是(　　)
A. 由下向上，由外向内　B. 由上向下，由外到内
C. 由下向上，由内向外　D. 由下向上，由左向右
E. 由上向下，由右向左

A_2型题

6. 患者，男，62岁。支气管肺癌手术后3天。目前一般情况尚可，但有痰不易咳出。最适宜采取的排痰措施是(　　)
A. 指导深呼吸咳嗽　B. 给予叩背
C. 给予机械震荡　D. 给予体位引流
E. 给予吸痰

7. 患者，女，65岁。因慢性支气管炎加重3天，咳嗽、咳痰、痰液黏稠，难以咳出入院。清理该患者呼吸道道首先应选用的方法是(　　)
A. 继续鼓励患者咳嗽排痰
B. 少量多次饮水　C. 体位引流
D. 负压吸痰　E. 超声雾化吸入

A_3型题

(8、9题共用题干)

患者，男，89岁。患慢性支气管炎17年，近两周来急性发作入院，患者入院后出现频繁咳嗽咳痰，痰稠不易咳出，2min前夜班护士发现患者剧烈咳嗽，突然呼吸极度困难，喉部有痰鸣音，表情恐怖，两手乱抓。

8. 护士应判断患者最可能发生了(　　)
A. 急性心肌梗死　B. 患者从噩梦中惊醒
C. 出现急性心力衰竭　D. 呼吸道痉挛导致缺氧
E. 痰液阻塞气道导致窒息

9. 此时患者最恰当的处理是(　　)
A. 立即通知医师　B. 给予氧气吸入
C. 应用呼吸兴奋剂　D. 立即清除呼吸道痰液
E. 立即配合医师行气管插管

第 2 节　急性呼吸道感染

一、概述

1. 急性上呼吸道感染是鼻腔、咽部或喉部急性炎症的总称。
2. 急性气管-支气管炎是气管-支气管黏膜的急性炎症性疾病。

二、病因

1. 急性上呼吸道感染
   (1)病毒：70%～80%。
   (2)细菌：20%～30%，以溶血性链球菌最常见。
2. 急性气管-支气管炎
   (1)感染：是主要病因，包括细菌感染和病毒感染。
   (2)理化因素刺激：过冷空气、粉尘、刺激性气体。
   (3)过敏反应：花粉、真菌孢子、寄生。
   (4)常见诱因：过度劳累和受凉。

三、发病机制

各种导致机体免疫功能降低的原因(如受凉、淋雨、气候突变、过度疲劳)可使原已存在或从外界侵入的病毒或细菌迅速繁殖而发病。

四、临床表现

1. 普通感冒
   (1)俗称“伤风”，又称急性鼻炎或上呼吸道卡他。
   (2)成人以鼻病毒感染多见，起病较急，可有喷嚏、鼻塞、流清水样鼻涕等症状。2～3天后鼻涕变稠，常伴咽痛、流泪、味觉减退、呼吸不畅、声音嘶哑等，全身症状轻。
   (3)体检可见鼻腔黏膜充血、水肿、有分泌物，咽部轻度充血。

2. 病毒性咽炎或喉炎
- （1）病毒性咽炎
  - 1）临床特点为咽部发痒或灼热感；腺病毒咽炎可伴有眼结膜炎。
  - 2）体检：咽部明显充血水肿，颌下淋巴结肿大且触痛。
- （2）急性病毒性喉炎
  - 1）临床特点为声音嘶哑、讲话困难、咳嗽伴咽痛，常有发热。
  - 2）体检可见喉部充血水肿，局部淋巴结轻度肿大和触痛，可闻及喉部的喘息声。

3. 急性疱疹性咽峡炎
- （1）常由柯萨奇病毒A引起，表现为明显咽痛、发热，病程约1周，夏季好发，儿童多见。
- （2）体检：咽充血，软腭、悬雍垂、咽及扁桃体表面有灰白色疱疹及浅表溃疡，周围有红晕。

4. 急性咽结膜热
- （1）常由腺病毒引起，临床特点有发热、咽痛、畏光、流泪等。体检可见咽及结膜明显充血。
- （2）常发生于夏季，儿童多见，游泳者易于传播，病程4～6天。

5. 急性细菌性咽-扁桃体炎
- （1）多由溶血性链球菌引起，起病急，明显咽痛、畏寒、发热，体温可达39℃以上。
- （2）体检可见咽部明显充血，扁桃体肿大、充血，表面有黄色脓性分泌物，颌下淋巴结肿大、压痛。

6. 急性气管-支气管炎
- （1）好发于寒冷或气候突变时，起病急，常先有上呼吸道感染的症状，临床表现为咳嗽和咳痰。
- （2）体检两肺呼吸音粗，可闻散在干、湿啰音，啰音部位不固定，咳嗽后可减少或消失。支气管痉挛时可闻及哮鸣音。

五、辅助检查

1. 血常规
- （1）病毒性感染时，白细胞计数多正常或偏低，淋巴细胞比例升高。
- （2）细菌感染时，白细胞计数、中性粒细胞常增多，核左移。

2. X线胸片　多无异常，或仅有肺纹理增粗。

六、治疗原则　去除病因与诱因，以对症治疗为主，确定有细菌感染者可选择敏感抗生素治疗。

七、护理诊断/问题

1. 体温过高　与感染有关。
2. 急性疼痛：头痛、咽痛　与鼻、咽、喉部感染有关。
3. 潜在并发症：鼻窦炎、中耳炎、肺炎、风湿热、肾小球肾炎、病毒性心肌炎。

八、护理措施

1. 一般护理
- （1）环境
  - 1）注意呼吸道隔离。
  - 2）室内空气流通，温湿度适宜。
- （2）饮食护理
  - 1）多饮水。
  - 2）给予清淡、高蛋白、高维生素、充足热量、易消化饮食，避免刺激性食物。

2. 病情观察
- （1）观察生命体征变化。
- （2）观察有无并发症。
  - 1）下呼吸道感染：咳嗽加重、咳脓性痰、体温进一步升高。
  - 2）中耳炎：耳鸣、耳痛、听力下降、外耳道流脓。
  - 3）鼻窦炎：头疼加重、流脓鼻涕、鼻窦压痛。
  - 4）病毒性心肌炎：心悸、胸闷、乏力、期前收缩。
  - 5）肾小球肾炎：水肿、血尿、高血压。

3. 对症护理
- （1）注意保暖，高热时给予物理降温。
- （2）咽痛、声音嘶哑、痰多黏稠时给予雾化吸入，有痰及时咳出，防止痰液淤积。

4. 用药护理　遵医嘱用药，并告知药物的名称、作用、剂量、用法及不良反应。

5. 心理护理

九、健康指导

1. 避免诱因　年老体弱易感者应注意防护，避免在人多的公共场合出入。
2. 增强体质　适度运动，提高机体免疫力与耐寒能力是预防本病的主要方法。
3. 免疫调节药物和疫苗
- （1）对于经常、反复发生本病以及老年免疫力低下的患者，可酌情应用免疫增强剂。
- （2）定期可接种流感疫苗和肺炎疫苗。

要点回顾

1. 急性上呼吸道感染的病因。
2. 急性上呼吸道感染常见的类型。
3. 急性上呼吸道感染的并发症。

模拟试题栏——识破命题思路，提升应试能力

一、专业实务

A_1型题

1. 急性上呼吸道感染最常见的病原体是(　　)
   A. 细菌　　B. 病毒
   C. 支原体　　D. 衣原体
   E. 幽门螺杆菌

A_2型题

2. 患儿，女，2岁。因上呼吸道感染入院，目前出现高热、声音嘶哑、犬吠样咳嗽、吸气性喉鸣音。为迅速缓解其症状，首选的处理方法是(　　)
   A. 地塞米松雾化吸入　　B. 静脉滴注抗生素
   C. 静脉滴注泼尼松　　D. 口服化痰药
   E. 呼吸机行机械通气

二、实践能力

A_1型题

3. 急性细菌性咽-扁桃体炎有别于其他上呼吸道感染的突出表现是(　　)
   A. 起病急　　B. 发热
   C. 咽痛明显　　D. 鼻黏膜充血肿胀
   E. 颌下淋巴结肿大

4. 患儿，男，3岁。4天前出现频繁干咳，伴有胸骨后不适，乏力，未予重视。昨日出现咳嗽、咳吐黏液脓痰，痰中偶有血丝。体检：肺部散在干湿啰音，X线示肺纹理增粗。该患者最可能的诊断是(　　)
   A. 普通感冒
   B. 急性病毒性支气管炎
   C. 急性气管-支气管炎
   D. 肺结核
   E. 支气管肺癌

A_2型题

5. 患儿，男，2岁。因上呼吸道感染出现咳嗽、发热入院。现体温39.3℃，半小时前突发抽搐，持续约1min后停止，呈嗜睡状。为避免再发抽搐，护理的重点是(　　)
   A. 多晒太阳　　B. 按时预防接种
   C. 加强体格锻炼　　D. 居室定期食醋熏蒸
   E. 体温过高时应及时降温

A_4型题

(6～9题共用题干)

患者，女，25岁。淋雨后打喷嚏、咳嗽、鼻塞、流涕，开始为清水样，3天后变稠，伴有咽痛，轻度畏寒、头疼。

6. 该患者最可能的诊断是(　　)
   A. 普通感冒　　B. 病毒性咽炎
   C. 病毒性支气管炎　　D. 急性支气管炎
   E. 急性肺炎

7. 此病一般的病程是(　　)
   A. 3天　　B. 5天
   C. 1周　　D. 半个月
   E. 1个月

8. 对该患者的护理措施正确的是(　　)
   A. 绝对卧床休息　　B. 注意隔离，不能探视
   C. 限制水分摄入　　D. 给予高蛋白、低盐饮食
   E. 咽痛时可以给予消炎含片

9. 如果患者原有症状未缓解，又出现了头疼、发热，伴有脓痰、鼻窦压痛等情况，考虑患者出现了(　　)
   A. 鼻窦炎　　B. 中耳炎
   C. 病毒性咽炎　　D. 病毒性支气管炎
   E. 急性肺炎

第3节　肺　　炎

一、概述　肺炎是指终末气道、肺泡和肺间质的炎症，可由多种病原微生物、理化因素、免疫损伤等引起。其中以细菌性肺炎最多见。

二、分类及特点

1. 按解剖学分类
   - (1)大叶性肺炎
     - 1)致病菌多为肺炎链球菌。
     - 2)炎症从肺泡开始，经肺泡间孔向其他肺泡扩散，至肺段、肺叶发生炎症改变。
     - 3)典型者表现为肺实质炎症，通常不累及支气管。
     - 4)X线胸片显示肺叶或肺段的实变阴影。
   - (2)小叶性肺炎
     - 1)病原体多为肺炎链球菌、葡萄球菌、病毒、肺炎支原体及军团菌等。
     - 2)病原体经支气管侵入，引起细支气管、终末细支气管及肺泡的炎症。
     - 3)常继发于其他疾病。
     - 4)X线胸片显示沿肺纹理分布的不规则斑片状阴影，无实变征象。

1. 按解剖学分类
- (3)间质性肺炎
  - 1)病原体有支原体、衣原体、细菌、病毒或肺孢子菌。
  - 2)以肺间质炎症为主,累及支气管壁、支气管周围及肺泡壁。
  - 3)呼吸道症状较轻。
  - 4)X线胸片显示一侧或双侧肺下部的不规则条索状阴影。

2. 按病因学分类
- (1)细菌性肺炎
  - 1)最为常见。
  - 2)最常见病原菌是肺炎链球菌。
  - 3)其他:金黄色葡萄球菌、肺炎克雷伯菌、溶血性链球菌等。
- (2)病毒性肺炎:冠状病毒、流感病毒、麻疹病毒、腺病毒等。
- (3)非典型病原体肺炎:支原体、衣原体、军团菌。
- (4)真菌性肺炎:白念珠菌、放线菌。
- (5)理化因素所致肺炎
  - 1)放射性肺炎:放射线损伤所致。
  - 2)化学性肺炎:吸入刺激性气体、液体所致。
  - 支原体、立克次体、衣原体、真菌、原虫均可引起肺炎。

3. 按患病环境分类
- (1)社区获得性肺炎:指在医院外获得的感染性肺实质炎症。常见病原体为肺炎链球菌、肺炎支原体等。
- (2)医院获得性肺炎:指患者入院时不存在肺炎,也不处于潜伏期,而于入院48h后在医院内发生的肺炎。常见的病原体是革兰阴性杆菌。

4. 几种不同病原体所致肺炎特点　见表2-2。

表2-2　不同病原体所致肺炎特点

肺炎类型	致病菌	主要临床表现	X线特点	治疗
金黄色葡萄球菌肺炎	金黄色葡萄球菌	中毒重,易并发脓胸、脓气胸	多发性浸润病变,常有空洞和液平面	万古霉素
肺炎球菌肺炎	肺炎链球菌	寒战、高热、铁锈色痰、胸痛	肺实变,大片致密阴影	青霉素
肺炎杆菌	肺炎克雷伯杆菌	红色胶冻样痰	肺叶实变,尤其右上叶间隙下坠,常有脓肿形成	头孢菌素和氨基糖苷类
流感嗜血杆菌肺炎	流感嗜血杆菌	临床表现与肺炎球菌肺炎相似	可呈粟粒状阴影	第二、三代头孢及β-内酰胺类
铜绿假单胞菌肺炎	铜绿假单胞菌	翠绿色脓性痰	结节状浸润阴影及细小脓肿,可融合成大脓肿	β-内酰胺类、氨基糖苷类、喹诺酮类
支原体肺炎	支原体	刺激性干咳为突出表现	肺门阴影增浓突出	大环内酯类(红霉素)
腺病毒肺炎	腺病毒	稽留热,肺部体征出现较晚	可见大小不等的片状阴影或融合成大病灶,肺气肿多见	抗病毒药物治疗
呼吸道合胞病毒肺炎	呼吸道合胞病毒	喘憋为突出表现	两肺可见小点片状、斑片样阴影,有不同程度肺气肿	抗病毒药物治疗

肺炎链球菌肺炎

一、概述

1. 肺炎球菌肺炎是由肺炎链球菌引起的肺实质炎症。典型病变呈大叶性分布。
2. 以冬春季节多见。
3. 多见于既往健康的青壮年男性和抵抗力低下者。

二、病因及发病机制

1. 病因　肺炎链球菌。
2. 诱因　发病前常有淋雨、受凉、疲劳、醉酒等。

3. 机制
- (1)各种诱因导致机体免疫功能降低。
- (2)定植在上呼吸道的或外来的肺炎链球菌侵入下呼吸道、肺泡，引起整个肺叶或肺段的炎症。
- (3)典型病理改变
  - 1)充血期。
  - 2)红色肝变期。
  - 3)灰色肝变期。
  - 4)消散期。

三、临床表现

1. 症状
- (1)全身症状：起病急骤，寒战、高热，体温39～40℃，呈稽留热型。头痛、全身肌肉酸痛、食欲缺乏。
- (2)呼吸道症状：咳嗽、咳痰，典型者咳铁锈色痰，患侧胸痛，咳嗽或深呼吸时加重。

2. 体征
- (1)急性病容，部分患者口角和鼻周出现单纯性疱疹。
- (2)典型肺实变者出现患侧呼吸动度减弱，语颤增强，叩诊呈浊音，可闻管状呼吸音和湿啰音。

3. 并发症　严重感染可出现感染性休克(中毒型或休克型肺炎)，以周围循环衰竭表现为主。

四、辅助检查

1. 血常规检查　白细胞计数升高，伴核左移，可见中毒颗粒。

2. 细菌学检查　痰、血涂片和细菌培养可见肺炎链球菌。

3. 胸部X线检查
- (1)早期仅见肺纹理增粗。
- (2)典型表现为与肺叶、肺段分布一致的片状、均匀、致密的阴影。

巧妙速"记"

肺炎链球菌肺炎

充血水肿红色变，灰色肝变溶解散，胸痛咳嗽铁锈痰，呼吸困难肺实变。

五、治疗要点

1. 首选青霉素，疗程一般为5～7天，或退热后3天停药。
2. 青霉素过敏或耐药者，可用红霉素、林可霉素、头孢菌素。
3. 并发感染性休克时，应在抗感染过程中积极抗休克。

六、护理诊断/问题

1. 体温过高　与细菌引起肺部炎症有关。
2. 清理呼吸道无效　与气道分泌物多、痰液黏稠、胸痛、咳嗽无力等有关。
3. 急性疼痛：胸痛　与肺部炎症累及胸膜有关。
4. 气体交换受损　与肺部广泛病变引起有效呼吸面积减少有关。
5. 潜在并发症：休克型肺炎(中毒性肺炎)。

七、护理措施

1. 一般护理
- (1)休息、体位：急性期应卧床休息，胸痛者采取患侧卧位，可减低患侧肺活动度，减轻不适。
- (2)饮食护理：给予高蛋白质、高热量、易消化的流质或半流质饮食，并鼓励多饮水，每日饮水量为1500～2000ml。

2. 病情观察
- (1)密切观察生命体征及面色、神志、尿量等变化。
- (2)观察休克型肺炎的可能
  - 1)出现精神症状。
  - 2)体温不升或过高。
  - 3)血压逐步下降或突然下降到80/50mmHg(最突出的表现)。
  - 4)脉搏细弱、四肢厥冷、冷汗多、发绀等周围循环衰竭的症状。

3. 对症护理
- (1)寒战时注意保暖。高热时首选物理降温，不宜使用阿司匹林或其他解热药物，以防患者大量出汗引起虚脱。
- (2)剧咳胸痛者，可取患侧卧位或用胶布固定胸壁，严重者可遵医嘱使用止痛药。
- (3)促进排痰，改善呼吸：吸氧、痰黏稠者鼓励多饮水，给予雾化吸入，或服用祛痰剂并配合翻身拍背。

4. 休克型肺炎的抢救配合
- （1）一般处理
  - 1）中凹卧位。
  - 2）保暖。
  - 3）给氧。
- （2）抗休克治疗
  - 1）抗休克治疗是休克型肺炎最主要的治疗措施。与抗感染同时进行。
  - 2）迅速建立两条静脉通道，及时扩容。
  - 3）输液速度不宜过快。以免发生心力衰竭和肺水肿，可根据中心静脉压调整输液速度。
- （3）病情观察
  - 1）注意T、P、R、BP及神志变化，记录24h出入量。
  - 2）当患者神志逐渐清醒、表情安静、皮肤转红、脉搏慢而有力、呼吸平稳有规则、血压回升、尿量增多、四肢转暖时，表示病情已好转。
  - 3）如血容量已补足而24h尿量仍少于400ml，应考虑有肾功能不全。

5. 用药护理　严格遵医嘱使用抗菌药物，注意药物浓度、配伍禁忌、滴速用药间隔时间及不良反应。

6. 心理护理

八、健康指导

1. 告知患者生活起居要有规律，锻炼身体增强体质，预防上呼吸道感染。避免受凉、淋雨、过劳等诱因。
2. 加强营养，保证高热量、高蛋白、高维生素的摄入，以增加抗病能力。
3. 了解抗生素的用法和不良反应，遵医嘱用药。

要点回顾

1. 肺炎的分类。
2. 肺炎链球菌肺炎主要的临床表现。
3. 肺炎链球菌肺炎严重感染时常出现的并发症，当发生并发症时的抢救配合方法。
4. 治疗肺炎链球菌肺炎的首选用药，用药的疗程。

模拟试题栏——识破命题思路，提升应试能力

一、专业实务

A_1型题

1. 不属于肺炎链球菌肺炎的病理分期是（　　）
   A. 充血期　B. 红色肝变期　C. 溃疡期　D. 灰色肝变期　E. 消散期

A_2型题

2. 患者，男，27岁。因高热，咳嗽，胸痛入院。初步诊断：肺炎链球菌肺炎，其辅助检查中血象值哪项变化明显（　　）
   A. 嗜酸粒细胞增加　B. 淋巴细胞增加　C. 中性粒细胞增加　D. 大单核细胞增加　E. 嗜碱粒细胞增加
3. 患者，男，20岁。因突发寒战、高热、咳嗽、胸痛入院。诊断：肺炎链球菌性肺炎。该疾病最好发的人群是（　　）
   A. 新生儿　B. 婴幼儿　C. 妇女　D. 青壮年　E. 老年人
4. 患者，男，19岁。患肺炎链球菌肺炎入院4天，无家属探视。近3日来咳嗽、胸痛加重。患者情绪激动，入睡困难，坐立不安，对待医师、护士态度不耐烦。患者目前最主要的心理问题是（　　）
   A. 紧张　B. 恐惧　C. 依赖　D. 焦虑　E. 悲观

A_3型题

（5～7题共用题干）

患者，男，34岁。以发热待查入院，主诉寒战、咳

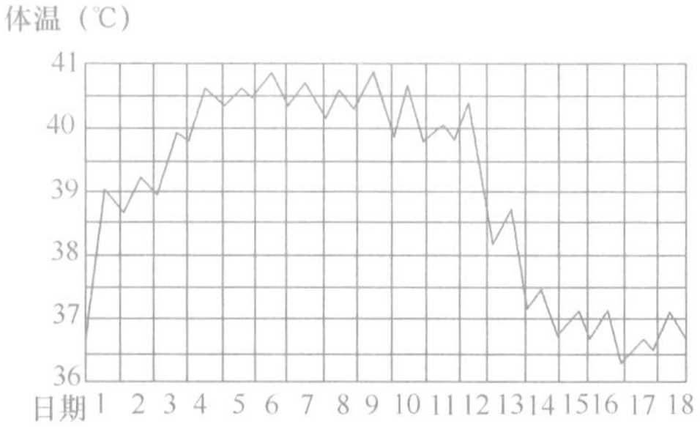

嗽、胸痛，持续数日体温不退，体温单如下图所示。

5. 该患者的热型属于(　　)
   A. 回归热　　B. 弛张热
   C. 间歇热　　D. 稽留热　E. 不规则热
6. 该热型常见于(　　)
   A. 疟疾　　B. 败血症
   C. 风湿热　　D. 流行性感冒
   E. 肺炎链球菌肺炎
7. 对该高热患者进行体温观察，正确的是(　　)
   A. 每日测温4次　　B. 每日测温2次
   C. 每隔4h测温1次　　D. 每隔2h测温1次
   E. 每隔1h测温1次

二、实践能力

A_1型题

8. 肺炎球菌肺炎患者的典型临床症状不包括(　　)
   A. 寒战、高热　　B. 咳嗽
   C. 咳铁锈色痰　　D. 胸痛　E. 腹胀
9. 休克型肺炎的患者应用抗生素和补液治疗。提示患者病情好转、血容量已补足的体征不包括(　　)
   A. 口唇红润　　B. 肢端温暖
   C. 尿量＞30ml/h　　D. 收缩压＞90mmHg
   E. 心率120次/分

A_2型题

10. 患者，男，20岁。3天前因淋雨受凉后，出现畏寒，发热，体温40℃，并有右侧胸痛，咳嗽，咳铁锈色痰。入院诊断：肺炎链球菌肺炎。治疗该患者首选的抗生素是(　　)
    A. 青霉素　　B. 氨苄西林
    C. 头孢噻肟　　D. 庆大霉素
    E. 红霉素
11. 某链球菌性肺炎患者，在应用常规青霉素治疗作用下，病程延长且退热后，又发冷发热，白细胞增高，应首先考虑的是(　　)
    A. 青霉素剂量不足　　B. 支持疗法不利
    C. 机体抵抗力差　　D. 发生了并发症
    E. 细菌产生耐药性
12. 患儿，女，8个月。因发热、咳嗽伴气促来诊，诊断为肺炎入院。为防止患儿发生并发症，护士应重点观察(　　)
    A. 睡眠状况　　B. 进食量
    C. 大、小便次数　　D. 心率、呼吸的变化
    E. 咳嗽频率及轻重
13. 患者，男，49岁。重症肺炎并发感染性休克入院。护士配合抢救时实施静脉输液的过程中错误的是(　　)
    A. 尽快建立两条静脉通道
    B. 妥善安排输液顺序
    C. 输液量宜先少后多
    D. 输入血管活性药物时应根据血压随时调整滴速
    E. 保持输液通畅，防止药液外渗

A_3型题

（14～16题共用题干）

患者，男，28岁。外出活动时遇暴雨，淋湿全身，当晚出现全身乏力，全身肌肉酸痛，测体温39.8℃，自服“抗病毒冲剂”后效果不佳，凌晨开始感胸痛并咳嗽，咳铁锈色痰。

14. 目前该患者最主要的护理问题是(　　)
    A. 疼痛　　B. 清理呼吸道无效
    C. 自理能力下降　　D. 体温过高
    E. 知识缺乏
15. 护士应首先采取的护理措施是(　　)
    A. 药物止痛　　B. 物理降温
    C. 协助生活护理　　D. 雾化吸入促进排痰
    E. 鼓励多饮水
16. 给该患者降温时，不宜采用(　　)
    A. 温水擦浴　　B. 乙醇擦浴
    C. 退热药　　D. 大血管区放置冰袋
    E. 多饮水

第 4 节　支气管扩张

一、概述　定义：支气管扩张（简称支扩）是由支气管（2mm以下）及其周围组织的慢性炎症损坏管壁，导致支气管管腔扩张和变形的慢性化脓性炎症。

二、病因

1. 支气管-肺组织感染　婴幼儿时期支气管-肺组织感染是支气管扩张最常见的原因，如婴幼儿麻疹、百日咳、支气管肺炎等。
2. 支气管-阻塞　肿瘤、异物、感染、支气管周围肿大的淋巴结等使支气管阻塞导致肺不张。
3. 支气管先天发育缺陷和遗传因素。
4. 后天机体免疫功能失调　风湿性关节炎、溃疡性结肠炎、SLE等。

三、发病机制

1. 支气管-肺组织的感染和支气管阻塞两者互为因果。

2. 破坏支气管管壁，削弱管壁支撑作用，发生支气管扩张。

3. 扩张发生的部位
- (1)支气管扩张通常发生在有软骨的支气管近端分支。
- (2)继发于支气管肺组织感染性病变者多见于肺下叶，以左下肺多见。
- (3)肺结核引起的支气管扩张多发生在肺上叶。

四、临床表现

1. 慢性咳嗽
- (1)病程呈慢性经过：多数患者童年患麻疹、百日咳，以后反复发生呼吸道感染。
- (2)咳嗽多为阵发性，咳嗽、痰量与体位变动有关，晨起及晚上临睡时咳嗽、咳痰尤多。

2. 大量脓痰
- (1)每日可达数百毫升。
- (2)病情严重程度可用痰量估计
  - 1)轻度：少于10ml/d。
  - 2)中度：10～150ml/d。
  - 3)重度：超过150ml/d。
- (3)如伴有厌氧菌感染时，可有恶臭味。
- (4)痰液静置可分三层
  - 1)上层：泡沫黏液。
  - 2)中层：浆液。
  - 3)下层：脓性物和坏死组织。

3. 反复咯血
- (1)咯血量与病情严重程度、病变范围不一致。
- (2)部分病变部位在上叶的“干性支气管扩张”患者以咯血为唯一症状。

4. 反复肺部感染
- (1)同一肺段反复发生肺炎且迁延不愈。
- (2)因扩张的支气管清除分泌物的功能丧失、引流差导致反复感染。

5. 体征
- (1)早期肺部可无明显异常。
- (2)随病情发展可在肺下部位闻及固定而持久的局限性湿啰音为本病特征性病变。
- (3)结核引起的支气管扩张，湿啰音多位于肺尖部。
- (4)慢性重症支气管扩张肺功能严重障碍时，出现杵状指(趾)、贫血。

五、辅助检查

1. 胸部X线检查　典型X线表现为粗乱肺纹理中有多个不规则的蜂窝状透亮阴影，或沿支气管的卷发状阴影，感染时阴影内出现液平面。
2. 胸部CT检查　显示管壁增厚的柱状扩张，或成串成簇的囊样改变。为支气管扩张症的主要确诊方法。
3. 支气管造影　确定病变部位、性质、范围、严重程度，为治疗或手术切除提供重要参考依据，现在已经被胸部CT取代。
4. 纤维支气管镜检查　明确出血、扩张或阻塞部位，还可进行局部灌洗、局部止血，取冲洗液做微生物学检查。

六、治疗原则

1. 控制呼吸道感染　急性感染期的主要治疗措施。
2. 保持呼吸道引流通畅。
3. 必要时手术治疗。

七、护理诊断/问题

1. 清理呼吸道无效　与痰多黏稠、咳嗽无力、咳嗽方式无效有关。
2. 有窒息的危险　与痰液黏稠、大咯血有关。
3. 营养失调：低于机体需要量　与感染导致机体消耗量增多有关。
4. 恐惧　与突然或反复大咯血有关。

八、护理措施

1. 一般护理
- (1)环境：保持室内空气流通，维持适宜的温度、湿度，注意保暖。
- (2)饮食护理：高蛋白、高热量、富含维生素饮食。
- (3)保持口腔清洁，勤漱口，以减少感染并增进食欲。

2. 病情观察
- (1)窒息先兆:咯血不畅、情绪紧张、面色灰暗、胸闷气促、喉头痰鸣音等。
- (2)窒息表现:表情恐怖、张口瞪目、大汗淋漓、唇指发绀、意识丧失等,应立即抢救。

3. 对症护理
- (1)体位引流
  - 1)根据患者肺部病变部位,将其安置于适当的体位,患侧肺处于高处,引流支气管开口向下,利用重力作用促使呼吸道分泌物流入气管、支气管排出体外。
  - 2)对痰液黏稠者,引流前15min遵医嘱先用生理盐水超声雾化吸入,可加入庆大霉素、α-糜蛋白酶等药物,降低痰液黏稠度,避免支气管痉挛。
  - 3)引流时间15～20分钟/次,引流1～3次/日,宜在饭前1h进行,时间安排在早晨起床时、晚餐前及睡前效果最好。如需在餐后进行,应在餐后1～2h进行,以免饭后引流导致呕吐。
  - 4)患者间歇做深呼吸后用力咳痰,同时用手轻拍患部以提高引流效果。
  - 5)引流过程中,注意观察患者情况,如有面色苍白、发绀、呼吸困难,咯血等异常表现,应立即停止引流,并协助医生处理。患有高血压、心力衰竭及高龄患者禁止体位引流。
  - 6)引流完毕,协助患者漱口,并记录排出的痰量和性质,必要时送检。
- (2)咯血的护理
  - 1)饮食:①大咯血禁食。②小量咯血进少量温凉流质饮食。
  - 2)休息与体位:①大咯血者绝对卧床休息,患侧卧位或平卧位头偏向一侧。②咯血时避免屏气,以免诱发喉头痉挛。
  - 3)窒息的抢救配合:①立即置患者头低足高45°俯卧位,轻拍背部利于血块排出。必要时用吸痰管进行负压吸引。②给予高浓度吸氧。做好气管插管或气管切开的准备与配合工作,如需要遵医嘱使用呼吸兴奋剂。

4. 用药护理
- (1)遵医嘱使用抗生素、祛痰剂、支气管舒张药物和止血药。
- (2)大咯血用垂体后叶素止血。
- (3)使用垂体后叶素注意事项。
  - 1)应缓慢静脉滴注,用药过程中注意观察患者有无面色苍白、心悸、恶心、便意感、腹痛及腹泻等不良反应。
  - 2)高血压、冠心病、心力衰竭患者和妊娠妇女禁用。

5. 心理护理

九、健康指导

1. 疾病预防知识指导　开展麻疹、百日咳等呼吸道传染性疾病的预防接种工作,增强体质,避免感染诱因。积极防治支气管肺炎、肺结核等呼吸道感染。

2. 生活保健知识指导
- (1)指导患者和家属掌握有效咳嗽、雾化吸入和体位引流的方法。
- (2)加强营养,教会患者及其家属学习自我监测病情,识别疾病变化发展的征象,一旦症状加重,及时就诊。

要点回顾

1. 支气管扩张发生的常见病因。
2. 支气管扩张的典型症状,支气管扩张患者的典型体征。
3. 咯血的定义,咯血量的分度。
4. 咯血的护理方法。
5. 咯血窒息的临床表现,抢救咯血窒息患者的方法。

模拟试题栏——识破命题思路,提升应试能力

一、专业实务

A_1型题

1. 支气管扩张的早期病理改变是(　　)

A. 柱状扩张　　B. 气管扭曲

C. 气管坏死　　D. 气管穿孔

E. 空洞形成

A_2型题

2. 患者，男，25岁。患支气管扩张症，间断咯血。近日来因受凉咳大量黄色脓痰入院治疗。导致本患者发生支气管扩张的可能因素是幼年时患过(　　)

A. 百日咳　　B. 猩红热

C. 水痘　　D. 腮腺炎

E. 风疹

二、实践能力

A_1型题

3. 为减少支气管扩张患者肺部继发感染和全身中毒症状，最关键的措施是(　　)

A. 加强痰液引流　　B. 选择广谱抗生素

C. 使用呼吸兴奋剂　　D. 使用支气管扩张剂

E. 注射流感疫苗

A_2型题

4. 患者，男，45岁。多于晨起及晚间躺下时咳大量脓痰，伴少量鲜血，痰液静置后可分三层，该患者可能是(　　)

A. 支气管扩张症　　B. COPD

C. 肺结核　　D. 肺癌

E. 慢性支气管炎

5. 患者，男，59岁。患右肺中叶支气管扩张。现患者痰多不易咳出。该患者可能存在的体征是(　　)

A. 消瘦、贫血

B. 呼吸运动减弱

C. 局限性哮鸣音

D. 固定且持久的局限性湿啰音

E. 两肺底满布湿啰音

6. 患者，男，23岁。患支气管扩张症，间断咯血。近日来因受凉咳大量黄色脓痰入院治疗。医嘱体位引流。护士指导患者做体位引流时，错误的是(　　)

A. 在饭后半小时进行

B. 引流前做生理盐水超声雾化

C. 引流同时作胸部叩击

D. 引流后可给予治疗性雾化吸入

E. 每次引流15～20min

7. 患者，男，60岁。支气管扩张20年。近年来手指末端增生、肥厚，指甲从根部到末端拱形隆起呈杵状。该患者出现这种变化的主要原因是(　　)

A. 慢性缺氧　　B. 营养不良

C. 反复感染　　D. 睡眠不足

E. 运动过量

A_3型题

（8、9题共用题干）

患者，男，65岁。支气管扩张。今日劳作后出现恶心、胸闷，反复咯血，24h出血量约900ml。

8. 该患者的咯血程度属于(　　)

A. 痰中带血丝　　B. 微小量咯血

C. 小量咯血　　D. 中等量咯血

E. 大量咯血

9. 目前患者饮食应(　　)

A. 禁食　　B. 流质饮食

C. 半流质饮食　　D. 软质饮食

E. 普通饮食

第5节　支气管哮喘

一、概述　支气管哮喘（简称哮喘）是由嗜酸粒细胞、肥大细胞等多种炎症细胞参与的气道慢性炎症，使易感者对各种激发因子具有气道高反应性，通常出现广泛多变的可逆性气流受限，引起反复发作性喘息、气急、胸闷或咳嗽等症状，常在夜间或清晨发作或加剧，多数可自行缓解或治疗后缓解。

二、病因

1. 遗传因素。

2. 环境因素。

3. 激发因素

- （1）变应原：以吸入性为主，如花粉、尘螨、动物皮毛等。
- （2）感染：呼吸道感染（尤其病毒感染）是哮喘急性发作常见的诱因。
- （3）其他：环境、气候、某些食物（鱼、虾等）、药物（阿司匹林、普萘洛尔等）、精神因素、剧烈运动等。

三、发病机制

1. 本质　气道炎症。

2. 机制　环境因素作用于遗传易感个体，发生气道炎症；炎症引起气道高反应性；支气管平滑肌痉挛导致广泛多变的可逆性气流受限，出现喘息、胸闷。

四、临床表现

1. 症状和体征
- (1)哮喘发作先兆：干咳、打喷嚏、流泪等。
- (2)典型表现：发作性呼气性呼吸困难、咳嗽和哮鸣，夜间和凌晨发作或加重是哮喘的特征之一。
- (3)体征
  - 1)发作时双肺呈过度充气状态，叩诊呈过清音。
  - 2)双肺闻及广泛哮鸣音，呼气延长。
  - 3)若无哮鸣音为寂静胸，提示病情严重。
  - 4)发作缓解后可无症状及体征。

2. 哮喘的分期
- (1)急性发作期：哮喘突然发生或加剧。以呼气流量降低为特征。
  - 1)轻度发作
    - A. 哮喘发作时自觉症状轻，无呼吸困难，一般活动不受影响。
    - B. 胸部体检正常或轻度哮鸣音。
    - C. 去除诱发因素后，哮喘可以缓解。
    - D. 口服支气管解痉药，如氨茶碱、异丙肾上腺素、沙丁胺醇或喷雾吸入平喘药后，哮喘可缓解。
    - E. 缓解后症状和体征完全恢复。
  - 2)中度发作
    - A. 哮喘发作时自觉呼吸困难，有缺氧的表现，部分活动受限。
    - B. 胸部检查两肺均有哮鸣音。
    - C. 去除诱发因素后部分哮喘可缓解。
    - D. 口服支气管扩张药效果不十分满意，需要更强有效的药物。
  - 3)重度发作
    - A. 发作时呼吸困难症状明显，端坐呼吸甚至发绀，行动困难。
    - B. 两肺广泛哮鸣音。
    - C. 动脉血气分析氧分压明显下降，甚至二氧化碳分压上升，病情较重。
    - D. 一般支气管扩张药不能消除哮喘。
  - 4)哮喘持续状态
    - A. 若哮喘重度发作持续24h以上不缓解，经一般支气管扩张剂治疗不缓解者即为哮喘持续状态。
    - B. 诱因：变应原未消除；感染未控制；失水；精神紧张；治疗不当或突然停用激素。
    - C. 表现：患者表现为极度呼吸困难，烦躁不安、端坐呼吸，明显发绀，大汗淋漓，严重可昏迷。
- (2)慢性持续期：无急性发作，但在相当长的时间内仍有不同程度和(或)频度的哮喘症状出现(咳嗽、喘息、胸闷等)。
- (3)缓解期：症状、体征消失，肺功能恢复并维持4周以上。

3. 并发症
- (1)发作时可并发自发性气胸、纵隔气肿及肺不张。
- (2)长期反复发作和感染者可并发慢性支气管炎、肺气肿和慢性肺源性心脏病等。

五、辅助检查

1. 血常规检查　发作时嗜酸粒细胞升高，血清IgE在外源性哮喘时增高。
2. 痰液检查　可见大量嗜酸粒细胞和黏液栓。
3. 呼吸功能检查　发作时，有关呼气流速的全部指标显著下降。
4. X线检查　发作时胸部可见两肺透亮度增加，缓解期无明显异常。
5. 特异性变应原的检测

六、治疗要点

1. 防治原则　消除病因、控制发作及预防复发。

2. 治疗措施
- (1)脱离变应原是防治哮喘最有效的方法。
- (2)药物治疗
  - 1)缓解哮喘发作用药
    - A. β_2受体激动剂：是控制哮喘急性发作的首选药物，也是轻度哮喘首选药，代表药物沙丁胺醇(舒喘灵)。用药方法首选吸入法。
    - B. 茶碱类：氨茶碱，静脉用药速度过快或浓度过高，可引起头晕、心悸、心律失常、血压剧降，严重者可致心搏骤停，故必须稀释后缓慢静脉注射。急性心肌梗死及血压降低者禁用。常口服，必要时静脉滴注。
    - C. 抗胆碱能类：异丙托溴铵。
  - 2)控制或预防哮喘发作用药
    - A. 糖皮质激素：主要作用是控制气道炎症，是目前控制哮喘发作最有效的药物，用于中、重度哮喘。
    - B. 其他：白三烯调节剂(孟鲁司特)、色甘酸钠(对预防运动和变应原诱发的哮喘最有效)、酮替酚等对哮喘也有一定作用。
- (3)哮喘持续状态处理
  - 1)吸入短效β_2受体激动剂，通常用雾化法，20min吸入一个剂量，共1h。
  - 2)吸氧：保持氧饱和度大于90%(儿童95%)。
  - 3)症状不能缓解，或近期已服用糖皮质激素，或急性发作症状严重，可全身使用糖皮质激素。
  - 4)禁用镇静剂。

七、护理诊断/问题

1. 低效性呼吸型态　与支气管痉挛、气道炎症、气道阻力增加有关。
2. 清理呼吸道无效　与无效性咳嗽、痰液多而黏稠、支气管痉挛、疲乏有关。
3. 潜在并发症：自发性气胸、肺气肿、慢性肺源性心脏病。

八、护理措施

1. 一般护理
- (1)环境
  - 1)病室内环境力求简洁、安静。
  - 2)避免放置一切可疑变应原。
  - 3)病室温湿度适宜。
- (2)休息、体位
  - 1)发作期卧床休息。
  - 2)对于呼吸困难者协助取半坐卧位或端坐卧位。
- (3)饮食
  - 1)避免进食可能诱发哮喘的食物。
  - 2)给予营养丰富、高维生素的清淡流质或半流质饮食。
  - 3)多饮水以稀释痰液。

2. 病情观察
- (1)观察有无哮喘发作的先兆症状，如鼻咽痒、喷嚏、流涕、眼痒等黏膜过敏症状。
- (2)哮喘发作时，注意观察患者意识及呼吸频率、节律、深度，监测呼吸音、哮鸣音的变化，监测血气分析和肺功能情况。
- (3)夜间和凌晨应加强巡视和观察。

3. 改善通气、缓解呼吸困难
- (1)协助排痰。
- (2)给氧
  - 1)多采用鼻导管法中、低流量给氧。
  - 2)明显缺氧伴二氧化碳潴留时，应予低流量(1～2L/min)持续吸氧。
  - 3)吸氧时，注意湿化。
  - 4)不宜用超声雾化吸入，因雾液刺激可使支气管痉挛导致哮喘症状加重。

4. 用药护理
- (1)遵医嘱使用支气管解痉药物和抗炎药物，注意药物不良反应。禁用吗啡和大量镇静剂，以免抑制呼吸。
- (2)指导患者正确使用定量雾化吸入器(MDI)、干粉吸入器。
- (3)定量雾化吸入器(MDI)的使用方法
  - 1)打开MDI盖子，摇匀药液。
  - 2)深呼气至不能再呼时张口，将MDI喷嘴置于口中，双唇包住咬口。
  - 3)以慢而深的方式经口吸气，同时以手指按压喷药，至吸气末屏气10s，使雾粒沉降在气道远端，然后缓慢呼气。
  - 4)对于不易掌握吸入方法的儿童或者重症患者可在MDI上加储药罐。

5. 心理护理　陪伴患者身边，解释病情，使其放松身心，消除紧张情绪。

九、健康指导

1. 避免诱因，避免接触变应原和进食可能诱发哮喘的食物、药物。预防感染，一旦哮喘发作及时就医。
2. 指导患者使用峰流速仪检测最大呼气峰流速（PEFR），并做好哮喘日记，是判断早期哮喘发作最简单易行的方法，还能判断哮喘控制的程度和选择治疗措施。如果PEFR在80%～100%，为安全区；PEFR在50%～80%，为警告区，说明哮喘加重，需要调整治疗方案；PEFR＜50%为危险期，说明哮喘严重，需要立即就诊。
3. 向患者及家属阐明所用的每一种药物的名称、用法、使用注意事项和不良反应。

要点回顾

1. 诱发或加重哮喘的刺激因素。
2. 支气管哮喘发作的典型表现，支气管哮喘可引起的并发症。
3. 哮喘持续状态的定义，哮喘持续状态时的表现，哮喘持续状态发生的常见诱因。
4. 目前控制哮喘最有效的抗炎药物，缓解哮喘急性发作症状的首选药物。

模拟试题栏——识破命题思路，提升应试能力

一、专业实务

A_1型题

1. 哮喘发生的本质是（　　）
   A. 交感神经兴奋　B. 迷走神经兴奋
   C. 气道反应性降低　D. 免疫介导气道慢性炎症
   E. β-肾上腺素受体功能低下
2. 糖皮质激素用于治疗哮喘的主要作用是（　　）
   A. 降低痰液黏稠度
   B. 抑制气道炎症反应
   C. 舒张支气管平滑肌
   D. 抑制咳嗽中枢
   E. 兴奋呼吸中枢

A_2型题

3. 患者，男，56岁。支气管哮喘发作，胸闷气促、呼吸困难。此时护士应协助患者采取的体位是（　　）
   A. 半坐卧位　B. 端坐位
   C. 中凹卧位　D. 头高足低位
   E. 头低足高位
4. 患者，男，50岁。因支气管哮喘发作到某医院就诊，因护士操作不当，快速推注某药后，患者出现头晕，心悸，心律失常，血压剧降，此类药物可能是（　　）
   A. 沙丁胺醇　B. 氨茶碱
   C. 异丙托溴铵　D. 地塞米松
   E. 色甘酸钠

A_3型题

（5～7题共用题干）

患者，女，56岁。支气管哮喘10余年，因受凉后憋喘加重，呼吸困难，夜间不能平卧，自行吸入β_2受体激动剂效果不佳，患者紧张不已。血气分析：PaO_2 50mmHg，$PaCO_2$ 65mmHg。

5. 患者可能出现了（　　）
   A. 吸气性呼吸困难　B. 呼气性呼吸困难
   C. 混合性呼吸困难　D. 心源性呼吸困难
   E. 神经精神性呼吸困难
6. 患者目前哮喘程度为（　　）
   A. 轻度　B. 中度
   C. 重度　D. 危重
   E. 极危重
7. 首先应采取的处理措施是（　　）
   A. 给予镇静药　B. 给予支气管舒张药
   C. 低流量吸氧　D. 给予抗生素
   E. 静脉使用糖皮质激素

二、实践能力

A_1型题

8. 支气管哮喘的主要临床表现是（　　）
   A. 吸气性呼吸困难伴三凹征
   B. 发作性呼吸困难伴窒息感
   C. 反复发作带哮鸣音的呼气性呼吸困难
   D. 带哮鸣的混合性呼吸困难
   E. 呼吸困难伴哮鸣音
9. 某急性发作重度的支气管哮喘者，其首选药物是（　　）
   A. 氨茶碱　B. 地塞米松
   C. 沙丁胺醇　D. 色甘酸钠
   E. 异丙托溴铵

A_2型题

10. 患者，女，41岁，毛绒玩具车间工人。有哮喘史5年，防止哮喘发作最有效的方法是（　　）

A. 脱离变应原　　B. 药物治疗
C. 免疫治疗　　D. 对症治疗
E. 长期治疗

11. 患者，女，48岁。哮喘持续发作，呼吸36次/分，吸气时脉搏明显减弱，此时该患者的脉搏属于(　　)
A. 奇脉　　B. 短绌脉
C. 洪脉　　D. 交替脉
E. 水冲脉

12. 患者，女，58岁。因发作性胸闷、咳嗽就诊，诊断为支气管哮喘。医嘱予糖皮质激素吸入治疗，下列用药指导中正确的是(　　)
A. 吸入激素的主要作用是快速缓解症状
B. 如果哮喘症状缓解，即可停止用药
C. 吸入激素不会有任何副作用
D. 吸入激素后要漱口
E. 如果您要进行运动，可在此前预防性吸入激素

13. 患者，男，45岁。患有支气管哮喘史15余年，每年急性发作数次，经用药治疗后可以缓解。患者在与护士交流时询问：自觉症状消失后即停止服药，因此下次发作时是否可以先自行服用上次剩余的药物。护士首先要向患者重点说明的是(　　)
A. 应每天定时口服支气管扩张剂
B. 需认识到要长期规范治疗哮喘，不得自行停药
C. 鼓励多作运动，锻炼身体
D. 应当寻求医师帮助，及时解决用药问题
E. 应当寻找发病原因，避免复发，以减少用药

A_4型题

（14～17题共用题干）

患者，女，38岁。哮喘病史12年。近日感冒后病情加重，夜间咳嗽频繁，痰量多。查体：神志清，口唇轻度发绀；桶状胸；双肺叩诊呈过清音，呼吸音低，有干、湿啰音。经定量雾化吸入治疗后病情缓解，但PaO_2仍低(55mmHg)。

14. 为防止病情进一步加重，最有效的措施是(　　)
A. 做腹式呼吸加强膈肌运动
B. 保持情绪稳定
C. 进行家庭氧疗
D. 坚持步行或慢跑等全身运动
E. 每日坚持用药

15. 对该患者进行健康教育旨在提高(　　)
A. 健康意识　　B. 疾病的处理方法
C. 自我管理技能　　D. 生活的规律性
E. 适应工作节奏

16. 护士鼓励患者记哮喘日记，其监测内容不包括(　　)
A. 吸氧时间及次数　　B. 症状发作程度
C. 所应用的药物　　D. 每日症状发作次数
E. 上次住院时间

17. 经治疗，患者状况好转。患者应注意避免各种诱发因素，其中不包括(　　)
A. 避免摄入引起过敏的食物
B. 避免吸入刺激性气体
C. 避免接触外界人员
D. 避免呼吸道感染
E. 避免剧烈运动

第6节　慢性阻塞性肺疾病

一、概述

1. 慢性阻塞性肺疾病(COPD)　是一种具有气流受限不完全可逆特征、呈缓慢进行性发展的肺部疾病。与慢性支气管炎和肺气肿密切相关。

2. 慢性支气管炎(简称慢支)
(1)气管、支气管黏膜及其周围组织的慢性非特异性炎症。
(2)每年咳嗽、咳痰达3个月，连续2年或以上，并排除其他心肺疾病。

3. 慢性阻塞性肺气肿　终末细支气管远端(呼吸性细支气管、肺泡管、肺泡囊和肺泡)的气道弹性减退，出现异常持久扩张，并伴有气道壁的破坏。

4. 慢支或肺气肿检查出现气流受限且不能完全可逆时，则诊断为COPD。

二、病因

1. 吸烟是最危险因素。
2. 感染是COPD发生、发展的重要因素。
3. 职业性粉尘和化学物质刺激、空气污染、蛋白酶-抗蛋白酶失衡。

三、发病机制

1. 病因导致黏膜下腺体增生、分泌增加及黏液纤毛运动障碍，导致黏膜出现充血、水肿、增厚。
2. 慢性炎症导致肺泡壁弹性蛋白被破坏失去弹性，肺泡腔扩大，同时毛细血管损伤使组织营养障碍而发展为肺气肿。

四、临床表现

1. 症状
   - (1)慢性咳嗽：晨起明显，白天较轻。
   - (2)咳痰：清晨排痰较多，痰液多为白色黏液泡沫状。
   - (3)气短或呼吸困难是COPD标志性症状。
   - (4)重度患者或急性加重时喘息或胸闷。
2. 体征
   - (1)视诊：桶状胸，胸部呼吸运动减弱。
   - (2)触诊：语颤减弱。
   - (3)叩诊：过清音。
   - (4)听诊：呼吸音减弱。
3. COPD严重程度分级　见表2-3。

表2-3　COPD严重程度分级

分级	分级标准
Ⅰ级：轻度	$FEV_1/FVC<70\%$，$FEV_1\geq 80\%$预计值
Ⅱ级：中度	$FEV_1/FVC<70\%$，$50\%\leq FEV_1<80\%$预计值
Ⅲ级：重度	$FEV_1/FVC<70\%$，$30\%\leq FEV_1<50\%$预计值
Ⅳ级：极重度	$FEV_1/FVC<70\%$，$FEV_1<30\%$预计值或$FEV_1<50\%$预计值，伴慢性呼吸衰竭

4. 病程分期　分为急性加重期和稳定期。
5. 并发症　可并发慢性呼吸衰竭、肺源性心脏病、自发性气胸等。

五、辅助检查

1. 肺功能检查是判断气流受限的主要客观指标。
   - (1)第1秒用力呼气量占用力肺活量比值(FEV_1/FVC)是评价气流受限的敏感指标。
   - (2)第1秒用力呼气量占预计值百分比($FEV_1\%$预计值)是评估COPD严重程度的良好指标。
   - (3)当$FEV_1/FVC<70\%$，$FEV_1<80\%$预计值者，可确定为不能完全可逆的气流受限。
2. 胸部X线检查　可见肺纹理增多及紊乱。肺气肿时，两肺透亮度增加，肋间隙增宽。
3. 血液检查　继发细菌感染时，白细胞总数及中性粒细胞比例增多。在阻塞性肺气肿感染加重期，还可有PaO_2下降及$PaCO_2$升高。

六、治疗要点

1. 稳定期治疗
   - (1)避免诱因，增强体质，预防和控制症状。
   - (2)进行家庭氧疗
     - 1)适用指征
       - A. $PaO_2<55mmHg$和(或)$SaO_2<88\%$，有或没有高碳酸血症。
       - B. PaO_2 55～70mmHg和(或)$SaO_2<89\%$，并有肺动脉高压、心力衰竭、水肿或红细胞增多症。
     - 2)目的：使患者在海平面，静息状态下，$PaO_2>60mmHg$和(或)$SaO_2>90\%$。
     - 3)方法：一般使用鼻导管吸氧，氧流量为1～2L/min，吸氧持续时间>15h/d。
2. 急性加重期治疗　控制感染、祛痰止咳、解痉平喘及合理用氧。

七、护理诊断/问题

1. 气体交换受损　与气道阻塞、分泌物过多、呼吸肌疲劳和肺泡呼吸面积减少有关。
2. 清理呼吸道无效　与分泌物过多、痰液黏稠及咳嗽无效有关。
3. 焦虑　与病程长、疗效差、家庭经济负担重有关。
4. 潜在并发症：肺源性心脏病、自发性气胸。

八、护理措施

1. 一般护理
- (1)休息、体位
  - 1)发作期卧床休息。
  - 2)呼吸困难严重者，取半卧位或坐位。
- (2)饮食
  - 1)给予高热量、高蛋白质、高维生素饮食。
  - 2)少吃甜食或产气食品，多饮水。

2. 病情观察
- (1)观察患者生命体征、咳嗽、咳痰情况。
- (2)密切观察患者有无烦躁、昼睡夜醒等肺性脑病表现。

3. 对症护理 改善呼吸状况。
- 1)保持呼吸道通畅
- 2)合理用氧
  - A. 如患者缺氧伴二氧化碳潴留，应持续(家庭氧疗>15h/d)、低流量(1～2L/min)、低浓度(25%～29%)给氧，睡眠期间不停氧。
  - B. 严重呼吸困难者，通过面罩加压呼吸机辅助呼吸，必要时建立人工气道。
- 3)呼吸功能训练
  - A. 缩唇呼气：用鼻吸气，经口呼气，吸与呼之例为1∶2或1∶3。可采用吹蜡烛、吹气球，玻璃瓶吹水泡等方式进行训练，其作用是提高支气管内压，防止呼气时小气道过早陷闭，以利气体排出。
  - B. 腹式呼吸训练：取立位或坐位，半卧位、膝半屈曲最适宜。吸气时腹肌放松，腹部鼓起；呼气时腹肌收缩，腹部下陷。每日训练两次，每次10～15min，每分钟呼吸7～8次。

4. 用药护理 遵医嘱用药，注意药物的不良反应。

5. 心理护理 由于长期呼吸困难，患者容易丧失信心，多有焦虑、抑郁等心理障碍，应聆听患者的叙述，疏导其心理压力。

九、健康指导

1. 戒烟，增强体质，改善营养状况，防止急性呼吸道感染。
2. 坚持进行呼吸功能训练。
3. 家庭氧疗的指导。

要点回顾

1. 慢性支气管炎的诊断标准，主要的临床表现。
2. 阻塞性肺气肿主要的症状，该病最常继发于何种疾病。
3. 导致COPD发生最危险的因素，促进COPD发生和发展的最重要因素。
4. 如何进行腹式呼吸和缩唇呼气训练，这些呼吸功能训练的作用。
5. COPD患者的氧疗原则，如何进行长期家庭氧疗。

模拟试题栏——识破命题思路，提升应试能力

一、专业实务

A_1型题

1. 慢性阻塞性肺疾病发生气流阻塞的主要原因是(　　)
   A. 呼吸面积减少，肺血流量减少
   B. 大气道阻塞，三凹征
   C. 肺纹理增粗，阻塞
   D. 胸部呈桶状胸
   E. 肺小气道阻塞，残气量增多

2. 慢性阻塞性肺气肿的病理改变不包括(　　)
   A. 肺过度膨胀　B. 外观苍白或灰白
   C. 镜检可见肺大疱　D. 肺血供增多
   E. 弹力纤维网破坏

A_2型题

3. 患者，男，67岁。反复咳嗽、咳痰10年，每年冬季症状加重。诊断：慢性支气管炎。该患者起病、加重和复发的基本原因是(　　)
   A. 呼吸道感染　B. 大气污染
   C. 吸烟　D. 自主神经功能失调
   E. 气候变化

4. 患者，男，60岁。吸烟31年，慢性咳嗽、咳痰10余年。近3年来症状逐渐加重，出现气促，喘息，怀疑进展为COPD。为明确诊断，判断是否出现气流受限，最该做的检查是(　　)

A. 纤维支气管镜　B. 胸部X线检查
C. 痰培养　D. 肺功能检查
E. 血气分析

5. 患者，男，65岁。吸烟20年，慢性咳嗽、咳痰伴喘息反复发作10余年，入院诊断为慢性支气管炎，其诊断标准是在排除其他心肺疾病后(　　)
A. 咳嗽、咳痰持续半年以上
B. 咳嗽、咳痰伴喘息持续半年以上
C. 咳嗽、咳痰伴喘息反复发作每年2个月，连续2年或2年以上
D. 咳嗽、咳痰伴喘息反复发作每年至少3个月，连续2年或2年以上
E. 咳嗽、咳痰伴喘息反复发作连续2年或2年以上

A_3型题

(6、7题共用题干)

患者，男，65岁。诊断为慢性阻塞性肺疾病。经过积极对症、抗感染治疗后，病情好转，但仍有胸闷气短。

6. 上述疾病可出现的胸部阳性体征为(　　)
A. 扁平胸　B. 语颤减弱
C. 语颤增强　D. 心浊音界扩大
E. 胸部呼吸运动增强

7. 对上述患者首选的检查是(　　)
A. 心电图　B. 胸部X线检查
C. 痰液检查　D. 动脉血气分析
E. B超

A_4型题

(8、9题共用题干)

患者，男，72岁。因慢性阻塞性肺气肿入院治疗，今晨护理查房时发现患者躁动不安、有幻觉，对自己所处的位置、目前的时间无法做出正确的判断。

8. 医嘱给予吸氧，最适合该患者的流量为(　　)
A. 2L/min　B. 4L/min
C. 6L/min　D. 8L/min
E. 10L/min

9. 该患者目前的意识状态属于(　　)
A. 嗜睡　B. 意识模糊
C. 昏睡　D. 浅昏迷
E. 深昏迷

二、实践能力

A_1型题

10. 慢性支气管炎并发阻塞性肺气肿患者，主要是在原有症状的基础上又出现(　　)
A. 经常感染发热
B. 逐渐加重的呼吸困难，以活动后为重
C. 剧烈咳嗽
D. 咳多量脓痰
E. 反复发绀

A_2型题

11. 患者，男，75岁。患慢性阻塞性疾病多年，加重1周入院，现痰多咳不出，昼夜惊醒，头痛，烦躁，神志恍惚，晨间护理时发现患者神志淡漠，应考虑为(　　)
A. 呼吸性碱中毒　B. 痰液阻塞
C. 肺性脑病先兆　D. 休克早期
E. 脑疝先兆

12. 患者，女，80岁。慢性阻塞性肺疾病20余年。今因“咳嗽，咳痰加重”住院，夜间因烦躁难以入眠，自服地西泮5mg后入睡，晨起呼之不应，呼吸浅促。出现上述表现的最可能原因是(　　)
A. 地西泮的镇静作用
B. 地西泮过敏
C. 地西泮抑制呼吸中枢
D. 地西泮中毒
E. 地西泮的镇咳作用

13. 患者，女，68岁。慢性阻塞性肺疾病病史10余年。近年来多次在冬季发生肺炎，为减少患病概率，可以嘱患者在易发病季节(　　)
A. 注射免疫球蛋白　B. 接种卡介苗
C. 接种流感疫苗　D. 服用抗生素
E. 在家中不要外出

A_3型题

(14～16题共用题干)

患者，男，61岁。诊断COPD 6年。近来气促、呼吸困难加重，医师建议患者进行居家长期氧疗。护士给予健康教育。

14. 不符合长期家庭氧疗指征的是(　　)
A. PaO_2 56mmHg　B. $PaCO_2$ 56mmHg
C. SaO_2 93%　D. 肺动脉高压
E. 有心力衰竭、水肿

15. 在指导其如何进行家庭氧疗时，不正确的是(　　)
A. 每天吸氧时间超过15h
B. 夜间不间断吸氧
C. 鼻导管给氧
D. 氧疗目标为SaO_2达90%以上
E. 氧疗中可随意调节氧流量

16. 指导COPD患者作腹式呼吸锻炼，下列不正确的是(　　)
A. 取立位，吸气时尽力挺腹，胸部不动

B. 呼气时腹部内陷，尽量将气呼出
C. 呼与吸时间之比为1∶2或1∶3
D. 用鼻吸气，用口呼气，要求深吸缓呼，不可用力
E. 每日锻炼2次，每次10～20min，每分钟呼吸保持在7、8次

A_4型题

（17、18题共用题干）

患者，女，68岁。慢性阻塞性肺疾病10年。因咳嗽、咳痰加重，伴发热、喘息3天入院，给予氨茶碱等治疗。

17. 对该患者进行胸部评估时，可发现的体征是（　　）
A. 胸廓不对称隆起　B. 呼吸时间延长
C. 呼吸频率减慢　D. 支气管偏向一侧
E. 可闻及湿啰音

18. 应用氨茶碱治疗的目的是（　　）
A. 控制细菌感染　B. 减少支气管分泌物
C. 稀释痰液　D. 松弛支气管平滑肌
E. 降低体温

第7节　慢性肺源性心脏病

一、概述　慢性肺源性心脏病是由于肺组织、胸廓或肺动脉系统的病变，引起肺循环阻力增高，导致肺动脉高压及心脏负荷增加、右心扩大、右心功能不全的心脏病。

二、病因　慢性阻塞性肺疾病是导致肺源性心脏病的主要原因。

三、发病机制

1. 肺动脉高压形成（发病的关键环节）　缺氧是肺动脉高压形成的最重要因素。
2. 右心室肥大和右心功能不全　主要是肺动脉高压导致右心负荷增加所致。

四、临床表现

1. 肺、心功能代偿期
    - （1）支气管、肺及胸廓原发病表现，如慢性咳嗽、咳痰、气急、喘息，活动后感心悸、乏力、呼吸困难。
    - （2）肺动脉瓣区第二心音亢进提示肺动脉高压；三尖瓣区出现收缩期杂音或剑突下见心尖搏动，提示右心室肥大。
2. 肺、心功能失代偿期
    - （1）多因呼吸道感染而诱发。
    - （2）主要表现
        - 1）呼吸衰竭：发绀、呼吸困难加重，是失代偿期最突出表现。常有肺性脑病的出现。
        - 2）心力衰竭：以右心衰竭为主。表现为明显气促、心悸、厌食、恶心、少尿等。体征有颈静脉怒张、肝大有压痛、肝颈静脉回流阳性、下肢水肿等。
3. 并发症　可并发肺性脑病、自发性气胸、酸碱失衡、电解质紊乱、心律失常及休克等。

锦妙藏“记”

慢性肺心病并发症：肺脑酸碱心失常，休克出血DIC。

五、辅助检查

1. 血液检查　红细胞和血红蛋白可增高。合并感染时白细胞总数增加或核左移。
2. 血气分析　低氧血症、高碳酸血症，早期pH正常，重症时pH下降。
3. 心电图　主要表现为右心肥大、肺型P波。
4. 胸部X线　右下肺动脉干扩张、肺动脉段凸出和右心肥大征象。

六、治疗要点

1. 急性加重期
    - （1）治疗原则：保持呼吸道畅通，改善通气，纠正缺氧和二氧化碳潴留。
    - （2）治疗措施
        - 1）控制感染：以控制感染作为最主要的治疗。
        - 2）氧疗：通常采用低流量、低浓度持续给氧。
        - 3）控制心力衰竭：经过积极抗感染后心力衰竭不缓解者，可适当应用利尿剂，以缓慢、小量、间歇为原则。但需避免大量利尿引起血液浓缩、痰液黏稠，加重气道阻塞及低钾血症。
        - 4）当感染控制和呼吸功能改善后，心力衰竭控制仍不满意可加用强心药。洋地黄类药物应快速、小剂量为原则，避免中毒。

2. 缓解期　主要积极治疗原发病，减少急性发作，改善心肺功能。

七、护理诊断/问题

1. 气体交换受损　与气道阻塞、分泌物过多、呼吸肌疲劳和肺泡呼吸面积减少有关。
2. 体液过多　与体循环淤血有关。
3. 清理呼吸道无效　与呼吸道感染、痰多而黏稠有关。
4. 活动无耐力　与心肺功能减退有关。
5. 焦虑　与病程长、疗效差、家庭经济负担重有关。
6. 潜在并发症：肺性脑病、酸碱失衡及电解质紊乱。

八、护理措施

1. 一般护理
   - （1）休息、活动
     - 1）心肺功能代偿期鼓励活动，以不感觉疲劳、症状加重为宜。
     - 2）心肺功能失代偿期应卧床休息，保证睡眠时间。
   - （2）饮食
     - 1）应摄入高蛋白、高维生素、高热量、易消化食物。
     - 2）避免高糖和产气食物。
2. 病情观察
   - （1）观察患者意识、生命体征、24h出入量。
   - （2）密切观察动脉血气分析变化情况，及时发现有无心力衰竭、肺性脑病等表现。
   - （3）如有异常，立即报告医师并协助处理。
3. 对症护理
   - （1）及时清除痰液，保持呼吸道通畅。
   - （2）氧疗
     - 1）低浓度（25%～29%）、低流量（1～2L/min）持续给氧。
     - 2）由于呼吸中枢对CO_2刺激敏感性降低，高浓度氧可使呼吸受抑制，CO_2潴留加剧，诱发肺性脑病。
   - （3）水肿护理
     - 1）宜抬高下肢，做好皮肤护理。
     - 2）限制水、盐摄入，正确记录24h出入液量。
     - 3）按医嘱应用利尿剂，注意观察水肿消长情况。
   - （4）缓解期应鼓励患者进行呼吸功能锻炼及全身运动，以不加重症状为宜。
4. 用药护理
   - （1）慎用镇静剂：避免呼吸中枢抑制。
   - （2）遵医嘱使用呼吸兴奋剂（尼可刹米），注意观察不良反应，如恶心、呕吐、烦躁、面部潮红、皮肤瘙痒及肌肉震颤等，说明药物过量。
   - （3）利尿剂尽可能白天使用，避免患者夜间因排尿频繁而影响睡眠。应用利尿剂之后易出现低钾、低钠性碱中毒而加重缺氧，过度脱水引起血液浓缩、痰液黏稠不易排出等不良反应，应注意观察及预防。使用排钾利尿剂时，可适当补钾。
   - （4）因肺源性心脏病患者长期处于缺氧状态，加之利尿剂的使用可导致低钾血症，使机体对洋地黄药物的耐受性低，容易中毒。用药前要积极纠正缺氧和低钾血症。
5. 心理护理

九、健康指导

1. 积极防治支气管、肺部疾病。
2. 根据肺、心功能状况，指导患者进行呼吸功能训练和全身运动锻炼。
3. 指导患者合理用药和家庭氧疗。

锦妙囊"记"

呼吸系统疾病关联：吸烟→慢性支气管炎→肺气肿→肺源性心脏病→右心衰竭。

要点回顾

1. 慢性肺源性心脏病的常见病因，该病发生的关键环节。
2. 肺源性心脏病失代偿期时主要的临床表现，失代偿期的发生的常见原因。
3. 肺源性心脏病首要的致死原因，该原因发生时的表现。

模拟试题栏——识破命题思路，提升应试能力

一、专业实务

A_1型题

1. 导致肺源性心脏病肺动脉高压形成的最主要因素是(　　)
   A. 缺氧　B. 血容量增加
   C. 血液黏稠度增加　D. 继发性红细胞增多
   E. 肺部毛细血管微小栓子形成

A_2型题

2. 患者，男，65岁。诊断为慢性肺源性心脏病。患者的动脉血气分析显示pH 7.31，$PaO_2$52mmHg，$PaCO_2$ 65mmHg，目前该患者呼吸运动的维持主要依靠(　　)
   A. 缺氧对外周化学感受器的刺激
   B. H^+对外周化学感受器的刺激
   C. H^+对中枢化学感受器的刺激
   D. CO对外周化学感受器的刺激
   E. CO_2对中枢化学感受器的刺激
3. 患者，男，66岁。COPD病史6年。近半年来出现发绀、呼吸困难加重。查体：颈静脉怒张、肝颈静脉回流征阳性、水肿，考虑为慢性肺源性心脏病。为明确诊断进行了各项检查，其结果不符合诊断的是(　　)
   A. X线胸片双肺透亮度增加
   B. 心电图检查有肺型P波
   C. 血红蛋白下降
   D. 血气分析可有PaO_2降低，$PaCO_2$升高
   E. 超声心动图显示右心室肥厚

二、实践能力

A_1型题

4. 慢性肺源性心脏病患者肺、心功能失代偿期最突出的表现是(　　)
   A. 呼吸困难加重，夜间更甚
   B. 疲倦乏力，头晕心悸　C. 贫血
   D. 多食多饮　E. 多尿

A_2型题

5. 患者，男，65岁。因慢性肺源性心脏病并发肺炎、右心衰竭住院治疗。护士核对医嘱时，应提出质疑的是(　　)
   A. 一级护理
   B. 持续吸氧6L/min
   C. 头孢美唑2.0g＋5%葡萄糖100ml，静脉滴注，12h 1次
   D. 沐舒坦30mg＋0.9%氯化钠100ml，静脉滴注，3次/日
   E. 氢氯噻嗪25mg，口服，2次/日
6. 患者，男，65岁。以“肺心病”收入院治疗。护士对患者进行身体评估发现下列症状，其中提示其右心功能不全的是(　　)
   A. 口唇发绀　B. 呼吸急促
   C. 表情痛苦　D. 肝颈回流征阳性
   E. 双肺底可闻及散在湿啰音

A_3型题

（7～9题共用题干）

患者，男，70岁。有肺心病病史。痰量增多，气急加重3天。体检：发绀，颈静脉怒张，下肢水肿，两肺干、湿啰音，心率120次/分，肺动脉瓣第二心音亢进。

7. 下列治疗不适宜的是(　　)
   A. 持续低流量吸氧　B. 控制呼吸道感染
   C. 早期应用利尿剂　D. 解痉祛痰
   E. 保持呼吸道通畅
8. 为降低肺动脉高压，减轻右心负荷，首要的治疗是(　　)
   A. 地高辛　B. 呋塞米
   C. 改善通气、吸氧　D. 异丙肾上腺素吸入
   E. 尼可刹米静脉滴注
9. 经过治疗，患者的病情好转。为预防肺心病的加重，以下指导不正确的是(　　)
   A. 提倡戒烟　B. 增强免疫力
   C. 减少有害物质的吸入
   D. 预防感染　E. 多睡少动

第8节　肺结核

一、概述

1. 肺结核　是由结核分枝杆菌引起的慢性呼吸道传染病，是最常见的一种结核病。
2. 病理改变　肺结核主要病理改变是结核结节、干酪坏死和空洞形成。

二、病因

1. 病原体　结核菌。属抗酸分枝杆菌。
2. 传播途径　呼吸道传播。
3. 传染源　排菌的结核患者是重要传染源。

三、发病机制　感染结核菌后是否发病，取决于人体的免疫状态、变态反应或感染细菌的数量、毒力。主要是细胞免疫、结核病变态反应、免疫反应是同时存在的。人只有受大量毒力强的结核菌入侵而人体免疫力低下时才发病。

四、临床表现

1. 临床类型
   - （1）Ⅰ型原发型肺结核
     - 1）人体初次感染结核菌后在肺内形成的病灶，并引起淋巴管炎和淋巴结炎。肺内原发病灶、淋巴管炎和肺门淋巴结炎，统称为原发综合征。
     - 2）多见于儿童或偏远山区的成人。本型大多数预后良好。
   - （2）Ⅱ型血行播散型肺结核
     - 1）急性粟粒性肺结核：由一次大量结核菌侵入血液循环引起。
     - 2）亚急性或慢性血行播散型肺结核：由多次少量结核菌入血所致。
   - （3）Ⅲ型继发型肺结核：包括浸润性肺结核（成人最常见类型）、空洞性肺结核（慢性纤维空洞型肺结核为最常见传染源）、结核球、干酪样肺炎、纤维空洞性肺结核。
   - （4）Ⅳ型结核性胸膜炎。
   - （5）Ⅴ型其他肺外结核：如骨关节结核、肠结核、肾结核等。
   - （6）菌阴肺结核：为三次痰涂片及一次培养阴性的肺结核。
2. 症状与体征
   - （1）症状
     - 1）全身毒性症状：表现为午后低热、乏力、食欲减退、消瘦、盗汗等。
     - 2）呼吸系统症状
       - A. 咳嗽、咳痰：早期干咳或带少量黏液痰，发展时痰量增多；继发感染时，痰呈黏液脓性。
       - B. 咯血：1/3～1/2患者有咯血，咯血量与病情轻重无关。咯血后常伴数天低热，常因小支气管内血液吸收引起，高热则往往提示病灶播散。
       - C. 胸痛：病灶累及壁胸膜时有刺痛，随呼吸及咳嗽而加重。
       - D. 呼吸困难：合并气胸或大量胸腔积液时，可突然出现明显的呼吸困难；慢性重症肺结核，常有渐进性呼吸困难，甚至缺氧发绀。
   - （2）体征
     - 1）早期可无阳性体征或仅在肩胛间区闻及湿啰音。病变范围大而浅表者可有实变体征，语颤增强，叩诊浊音，听诊闻及支气管呼吸音、湿啰音。
     - 2）纤维空洞性肺结核可有胸廓塌陷，纵隔、气管向患侧移位。结核性胸膜炎早期有局限性胸膜摩擦音，有渗出后出现典型胸腔积液体征。
     - 3）因肺结核好发于肺上叶尖后段及下叶背段，故锁骨上下、肩胛间区叩诊略浊，咳嗽后偶可闻及湿啰音，对诊断有参考意义。

五、辅助检查

1. 痰结核菌检查　确诊肺结核最特异的方法。痰菌阳性表明其病灶是开放性的，具有传染性。
2. 胸部X线检查　早期发现肺结核的主要方法，也是肺结核分型的重要依据，且可观察病情变化及治疗效果。
3. 结核菌素试验　诊断结核感染的参考指标，用以测定人体是否受过结核菌感染。有旧结核菌素（OT）试验和纯结核菌素（PPD）试验两种，现多采用后者。
   - （1）方法：取PPD 0.1ml（5IU）在左侧前臂屈侧中、上部1/3交界处皮内注射。48～72h观察和记录皮肤硬结直径，平均直径=（横径＋纵径）/2。
   - （2）结果：皮下硬结<5mm为阴性；5～9mm为弱阳性；10～19mm为阳性；>20mm以上或局部出现水疱与坏死者为强阳性。
   - （3）临床意义
     - 1）阳性
       - A. 仅表示曾有结核感染，并不一定现在患病。
       - B. 强阳性常表示为活动性结核病。
       - C. 3岁以下强阳性反应者，视为有新近感染的活动性结核病，有必要治疗。

3. 结核菌素试验　诊断结核感染的参考指标，用以测定人体是否受过结核菌感染。有旧结核菌素（OT）试验和纯结核菌素（PPD）试验两种，现多采用后者。
- （3）临床意义
  - 2）阴性
    - A. 提示没有结核菌感染。
    - B. 注意存在假阴性情况：结核菌感染尚未到4～8周，变态反应尚未完全建立；应用糖皮质激素或免疫抑制剂、人免疫缺陷病毒（HIV）感染等免疫力低下患者；严重结核病和危重患者。
    - C. 由于免疫力下降和变态反应暂时受抑制，在病情好转后转为阳性。

六、治疗要点

1. 抗结核化学药物治疗（简称化疗）　合理化疗指对活动性结核病坚持早期、联用、适量、规律和全程使用敏感药物的原则。
- （1）常用药物
  - 1）杀菌剂有异烟肼、利福平、链霉素、吡嗪酰胺。
  - 2）抑菌剂有乙胺丁醇、对氨基水杨酸。
- （2）使用方法
  - 1）分两阶段治疗，强化治疗阶段2～3个月；接着巩固治疗阶段。
  - 2）短程化疗总疗程6～9个月，标准化疗总疗程12～18个月。
  - 3）如有高热等严重毒性症状时，应该在有效抗结核治疗的基础上短期慎用糖皮质激素。
- （3）常用抗结核药物的不良反应和注意事项，见表2-4。

表2-4　常用抗结核药物的不良反应和注意事项

药名	不良反应	注意事项
异烟肼（H，INH）	周围神经炎、消化道反应，偶有肝功能损害	避免与抗酸药同时服用，注意消化道反应、肢体远端感觉及精神状态；监测肝功能
利福平（R，RFP）	肝损害、过敏反应	服药后体液及分泌物呈橘黄色；与对氨基水杨酸钠、乙胺丁醇合用可加重肝毒性和视力损害；监测肝功能
链霉素（S，SM）	听力障碍、眩晕、口周麻木、肾损害、过敏反应	用药前和用药后每1～2个月进行听力检查，注意有无平衡失调；监测尿常规
吡嗪酰胺（Z，PZA）	胃肠道不适、肝损害、高尿酸血症、关节痛	警惕肝脏毒性，监测肝功能；注意关节疼痛，监测血清尿酸；孕妇禁用
乙胺丁醇（E，EMB）	球后视神经炎、胃肠道反应、偶有肝损害	用药后1～2个月进行1次视力和辨色力检查；幼儿禁用
对氨基水杨酸钠（P，PAS）	胃肠道反应、过敏反应、肝损害	饭后服药，减轻消化道不适，监测肝功能

2. 对症处理
- （1）休息、补充足够营养。
- （2）做好咯血护理，防止窒息。
- （3）胸腔穿刺抽液
  - 1）结核性胸膜炎的胸腔积液中蛋白含量高，易引起胸膜粘连，故原则上应尽快抽尽胸腔积液，且可缓解症状。一般每次抽液不超过1000ml。
  - 2）抽液时，患者出现头晕、出汗、面色苍白、心悸、脉细、四肢发凉等“胸膜反应”应立即停止抽液，让患者平卧，必要时皮下注射0.1%肾上腺素0.5ml。
  - 3）密切观察血压变化，预防休克发生。抽液过多可使纵隔复位太快，引起循环障碍；抽液过快可发生肺水肿。

七、护理诊断/问题

1. 活动无耐力　与活动性肺结核有关。
2. 营养失调：低于机体需要量　与结核病变致机体消耗增加和食欲减退有关。
3. 知识缺乏　缺乏有关肺结核传播及化疗方面的知识。
4. 潜在并发症：呼吸衰竭、胸腔积液、自发性气胸。

八、护理措施

1. 一般护理

(1)环境、休息与体位

1)若是开放性结核患者则进行呼吸道隔离，病室保持良好通风，每日用紫外线照射消毒，或用0.1%过氧乙酸1～2ml加入空气清洁剂溶液内做空气喷雾消毒。

2)依据病情安排患者休息，活动性肺结核患者增加休息时间，重症患者卧床休息，恢复期患者可适当增加户外活动。

3)呼吸困难患者可给予半卧位或高枕卧位；胸痛、咯血患者取患侧卧位。

(2)饮食护理

1)宜高热量、高蛋白、富含维生素饮食。

2)多饮水，每日不少于1500ml，以补充水分，必要时遵医嘱静脉输液。

(3)生活护理

1)指导患者注意个人卫生，外出戴口罩，严禁随地吐痰，咳嗽和打喷嚏时不要面对他人，应以双层纸巾掩住口鼻，然后将纸巾焚烧灭菌；痰菌培养阳性的患者，痰液吐在有盖的痰杯内加消毒液浸泡1h后方可倒掉。

2)不要和家人共同进餐，如同桌共餐使用公筷，患者用过的食物/食具先煮沸5min后再丢弃/洗涤。

3)勤在烈日下暴晒被褥、睡枕及厚重衣物等，暴晒时间6h以上。

2. 病情观察

(1)注意观察患者发热、盗汗、消瘦、贫血等全身症状，如若出现高热、气促、发绀，提示病情严重。

(2)观察咳嗽、咳痰、咯血情况，注意痰液的颜色、气味、量的变化，警惕咯血窒息。

3. 对症护理

(1)发热：卧床休息，多饮水，必要时给予物理降温或小剂量解热镇痛药。

(2)盗汗：防止受凉，及时用温毛巾擦干身体和更换汗湿衣服、被单等，保持衣物、床单的干燥清洁。

(3)咳嗽：指导患者进行有效咳嗽、咳痰，若患者干咳剧烈，可适当给予止咳祛痰剂，如复方甘草合剂等。

4. 用药护理

(1)告知患者及家属不规则服药或过早停药是治疗失败的主要原因，应遵医嘱坚持规律、全程使用药物。

(2)告知患者所用抗结核药物的主要不良反应，如巩膜黄染、肝区疼痛、听力减退、眩晕、胃肠道反应等，用药期间一旦出现，应及时就诊，请医师处理。

5. 心理护理　肺结核病程长、恢复慢，且病情易反复，使患者产生急躁、惧怕心理，应耐心向患者讲解疾病的知识，并给予患者帮助与支持。

九、健康指导

1. 疾病预防知识指导

(1)控制传染源：对结核患者做到早发现、早隔离、早治疗。

(2)切断传播途径：加强社区人群知识预防宣传；注意个人卫生，勤洗手、不随地吐痰，外出就餐实行分餐制或使用公筷；不饮未消毒的牛奶；患者外出或探视患者均应戴口罩。

(3)保护易感人群：对未受过结核菌感染，如新生儿和结核菌素试验阴性的儿童及时接种卡介苗，以获得特异性免疫力。

2. 生活保健知识指导

(1)告知患者生活要有规律，戒烟戒酒，加强营养，增强机体的抗病能力。

(2)督促患者按医嘱坚持规则、合理、全程的抗结核治疗，定期随诊，报告用药的反应，接受X线胸片检查，以便医师及时调整用药，继续巩固治疗至痊愈。

要点回顾

1. 肺结核的主要传染源，结核病主要的传播途径。
2. 肺结核的临床表现。
3. 结核菌素试验的判断方法。
4. 抗结核化学药物的治疗原则，常用的抗结核药物，这些常用的抗结核药物的不良反应。
5. 预防肺结核发生。

模拟试题栏——识破命题思路，提升应试能力

一、专业实务

A_1型题

1. 肺结核化学治疗原则描述错误的是(　　)

A. 早期使用抗结核药

B. 联合使用两种以上药物

C. 间断使用抗结核药

D. 严格遵照适当的药物剂量

E. 坚持完成规定疗程

A_2型题

2. 患者，男，35岁。既往无结核病史。与肺结核患者密切接触后出现低热、乏力、干咳、咯血等症状。该患者初次感染结核分枝杆菌后出现的是(　　)

A. 原发型肺结核　B. 浸润型肺结核

C. 血行播散型肺结核　D. 慢性纤维空洞型肺结核

E. 结核性胸膜炎

3. 患者，女，16岁。消瘦，2天前体温突然增高至39℃，气紧发绀，胸部X线示：两肺野布满大小一致、密度均匀的粟粒状阴影，结核菌素试验阳性。半年前由边远山区进入工厂工作，每日工作12h，以前从未做过预防接种，该患者可能发生了(　　)

A. 原发型肺结核　B. 急性血行播散型肺结核

C. 浸润型肺结核　D. 慢性纤维空洞型肺结核

E. 结核性胸膜炎

4. 患者，男，23岁。反复咳嗽咳痰1周，自服止咳药症状未见减轻，胸片未见明显异常。父亲3年前曾患肺结核，现已治愈。患者询问结核菌试验，可以判断结果在注射后的时间为(　　)

A. 4～6h　B. 8～10h

C. 12～18h　D. 24～36h

E. 48～72h

A_4型题

（5、6题共用题干）

患者，男，30岁。2个月来出现午后低热，盗汗，乏力，消瘦，食欲缺乏，近1周高热，咳嗽，咳痰，痰中带血，痰结核分枝杆菌检查结果阳性，应用链霉素抗结核治疗。

5. 链霉素长期应用可出现以下哪种不良反应(　　)

A. 周围神经炎　B. 肝损害

C. 眩晕、听力障碍　D. 高尿酸血症

E. 视神经炎

6. 对患者的痰液简单有效的处理方法是(　　)

A. 深埋　B. 焚烧

C. 阳光下暴晒　D. 用开水煮沸

E. 过氧化氢浸泡

二、实践能力

A_1型题

7. 具有杀菌作用，能透过血-脑屏障，在胸腔积液、干酪性病灶中浓度较高的抗结核药物是(　　)

A. 利福平　B. 异烟肼

C. 乙胺丁醇　D. 链霉素

E. 吡嗪酰胺

A_2型题

8. 患者，男，35岁。咳嗽4个月，咳白色黏痰，内带血丝，午后低热，面颊潮红，疲乏无力，常有心悸、盗汗，较前消瘦。痰结核菌素试验阳性。对该患者的护理措施正确的是(　　)

A. 不需要隔离　B. 常到室外晒太阳

C. 服药至症状消失即可　D. 加强活动锻炼，增强体质

E. 做好用具、餐具、病室和痰的消毒

9. 患者，男，35岁。3个月来发热，乏力，盗汗，食欲缺乏。查体：体重减轻，一般状况尚可。实验室检查：痰结核分枝杆菌阳性，初步诊断为肺结核收入院，医嘱行PPD试验，试验结果阳性的判定标准为皮肤硬结直径(　　)

A. ≤4mm　B. 5～9mm

C. 10～19mm　D. ≥20mm

E. ≥25mm

10. 患者，男，40岁。近日来咳嗽，食欲减退，四肢乏力。入院时患者面色晦暗，消瘦，结核菌检查结果为阳性，诊断为肺结核。患者呈现的面容属于(　　)

A. 急性病容　B. 慢性病容

C. 病危面容　D. 二尖瓣面容

E. 贫血面容

11. 患儿，男，2岁。曾接种卡介苗，结核菌素试验呈强阳性反应提示(　　)

A. 机体反应差　B. 需要接种卡介苗

C. 有活动性肺结核　D. 曾有结核菌感染

E. 严重营养不良

A_4型题

（12～14题共用题干）

患者，女，33岁。干咳伴乏力、低热、夜间盗汗、体重减轻2月余。胸部X线片示右上肺阴影。疑诊肺结核收入院。

12. 为明确诊断应进行的检查是(　　)

A. 结核菌素试验　B. 痰结核菌检查

C. 呼吸功能检查　D. 腹部B超

E. 纤维支气管镜检查

13. 经检查确诊为肺结核，拟行异烟肼、利福平和吡嗪酰胺化疗。利福平的药物副作用是可以引起(　　)

A. 周围神经炎　B. 听力障碍

C. 球后视神经炎　D. 胃肠道反应

E. 肝损害

14. 应采取的隔离措施是(　　)

A. 消化道隔离　B. 呼吸道隔离

C. 保护性隔离　D. 接触隔离

E. 床边隔离

第9节 原发性支气管肺癌

一、定义 原发性支气管肺癌（简称肺癌）指原发于支气管黏膜或腺体的肺部恶性肿瘤。常有区域性淋巴结和血行转移。

二、病因

1. 吸烟 是重要危险因素。
2. 其他 职业因素、空气污染、电离辐射、饮食与营养、病原微生物感染、家族遗传等。

三、分类

1. 按解剖学部位分类
   - （1）中央型肺癌：指发生在段支气管至主支气管的癌肿。约占3/4，以鳞癌及小细胞癌较多见。
   - （2）周围型肺癌：指发生在段支气管以下的癌肿。约占1/4，以腺癌较为多见。
2. 按细胞分化程度和形态特征分类
   - （1）鳞状上皮细胞癌（鳞癌）：最常见。多见于老年男性，与吸烟关系密切。鳞癌生长缓慢，转移较晚，手术治疗的机会相对多；但对放疗、化疗不敏感。
   - （2）小细胞未分化癌（小细胞癌）：恶性程度最高。多发生于肺门附近的大支气管，癌细胞生长快，侵袭力强，远处转移早。对放疗、化疗均敏感。
   - （3）大细胞未分化癌（大细胞癌）：恶性程度较高。可发生在肺门附近或肺边缘的支气管。大细胞癌转移较小细胞未分化癌晚，手术切除机会较大。
   - （4）腺癌：女性及不吸烟者中多见，以周围型肺癌多见，易向管外生长，局部浸润和血行转移较早，易转移至肝、脑、骨及胸膜。对放疗、化疗敏感性较差。

四、临床表现

1. 原发肿瘤引起的症状和体征
   - （1）咳嗽：常以刺激性干咳为早期首发症状。随肿瘤肿大，咳嗽可呈高金属音。
   - （2）咯血：以中央型肺癌多见，多为持续性痰中带血或间断血痰。
   - （3）局限性喘鸣、胸闷、气短：肿瘤引起支气管狭窄、阻塞，可引起胸闷、气急，并发肺炎、肺不张及胸腔积液时，呼吸困难加重。
   - （4）体重下降：食欲减退，晚期表现为消瘦、恶病质。
   - （5）发热：多为持续性癌性低热。
2. 肿瘤局部扩展引起的症状和体征
   - （1）胸痛：肿瘤累及胸膜、胸壁时，出现持续、固定、剧烈的胸痛，于呼吸、咳嗽时加重；肋骨受侵犯时与咳嗽、呼吸无关。
   - （2）呼吸困难：肿瘤压迫大气道时，引起吸气性呼吸困难。
   - （3）吞咽困难：肿瘤侵犯或压迫食管。
   - （4）声音嘶哑：癌肿压迫喉返神经，以左侧多见。
   - （5）上腔静脉阻塞综合征：癌肿侵犯纵隔，压迫上腔静脉。头面部、颈部和上肢水肿，胸前部淤血和静脉曲张可有头痛、头晕、眩晕。
   - （6）Horner综合征：肺上沟癌（肺尖部）压迫颈部交感神经，引起病侧眼睑下垂、瞳孔缩小、眼球内陷，同侧额部与胸壁无汗或少汗，感觉异常。
   - （7）臂丛神经压迫综合征：由肿瘤压迫臂丛交感神经引起。患侧上肢麻木、无力、火灼样疼痛，夜间重。
3. 肺外转移引起的症状和体征 肺癌可转移至脑、骨、肝、淋巴结等部位，引起相应组织器官的临床表现，如右锁骨上及腋下淋巴结肿大。
4. 癌作用于其他系统引起的肺外表现（副癌综合征） 如肥大性肺性骨关节病、男性乳房发育、库欣综合征、稀释性低钠血症、神经肌肉综合征、高钙血症。

五、辅助检查

1. 胸部X线检查 是发现肺癌最主要的一种方法。中央型肺癌可见单侧类圆形阴影或肺门不规则肿块；周围型肺癌见到边界毛糙的结节状或团块状阴影。
2. 痰脱落细胞检查 是简单有效的早期诊断肺癌的方法之一。
3. 纤维支气管镜检查 可获取组织作组织学诊断。
4. 其他检查 经胸壁针刺活检、纵隔镜、胸腔镜、开胸肺活检、肿瘤标志物等有助于确诊。

六、治疗要点

1. 手术治疗　非小细胞肺癌早期以手术为主。手术效果为鳞癌＞腺癌＞大细胞癌＞小细胞癌。
2. 化学药物治疗　小细胞肺癌以化疗为主，辅以手术和（或）放疗。鳞癌次之，腺癌效果最差。常用药物有环磷酰胺、氮芥、多柔比星、长春新碱、顺铂等。
3. 放射治疗　小细胞肺癌＞鳞癌＞腺癌。常用的射线有^{60}钴、γ射线、电子束β射线和中子加速器。不良反应为放射性肺炎。
4. 其他　包括局部介入治疗、生物调节治疗、中医药治疗。

七、护理诊断/问题

1. 恐惧　与肺癌的确诊、不了解治疗计划以及感到治疗对机体功能的影响和死亡威胁有关。
2. 慢性疼痛：胸痛、骨痛、头痛　与癌细胞浸润、肿瘤压迫或转移有关。
3. 营养失调：低于机体需要量　与癌肿致机体过度消耗、压迫食管致吞咽困难难、化疗反应致食欲下降、摄入量不足有关。
4. 潜在并发症：肺部感染、呼吸衰竭、化疗药物毒副作用、放射性食管炎及放射性肺炎。

八、护理措施

1. 一般护理
   - （1）休息、体位：安排患者卧床休息，对有胸痛或骨骼、肝区疼痛者，指导采取舒适体位，减轻不适。
   - （2）饮食护理：给予高热量、高蛋白、高维生素清淡、易消化饮食，不能进食者给予鼻饲或肠外营养。
2. 病情观察　注意观察有无肿瘤转移的症状；化疗、放疗者注意观察其不良反应。
3. 对症护理　提高晚期肺癌患者的生活质量，肺癌患者晚期最突出的病症是疼痛和呼吸困难。
   - （1）疼痛：如采取舒适的体位、避免剧烈咳嗽、局部按摩、局部冷敷、使用放松技术、分散注意力等，或遵医嘱使用止痛药物，晚期采用自控镇痛法（PCA）。
   - （2）呼吸困难：给予患者高斜坡卧位，遵医嘱吸氧，据病情鼓励患者下床活动，以增加肺活量。大量胸腔积液者，协助医师进行胸腔穿刺，抽出胸腔积液。
4. 放疗护理
   - （1）放疗前应做好患者的思想工作，使患者对放疗有所了解，避免紧张、恐惧情绪。
   - （2）协助患者取舒适体位，嘱其不要随意移动身体，以免损伤其他部位皮肤。
   - （3）在放疗过程中，注意经常观察血象变化，如白细胞低于3.0×10^9/L，血小板低于8.0×10^9/L，应及时查找原因，或暂停放疗，给予综合治疗。
   - （4）放疗后患者应穿着宽松柔软衣服，保持照射部位的干燥、清洁，避免物理和化学刺激，不能让日光暴晒、风吹和热敷；不能用刺激性强的洗涤用品；不能涂抹保湿性药物与含有金属离子的药物。
5. 心理护理　根据患者的年龄、职业、文化程度及性格等情况，给予不同的沟通和支持。

九、健康指导

1. 在人群中宣传肺癌的预防保健知识，以减少肺癌的发生，或争取早期诊断及治疗。大力宣传吸烟对机体的危害，提倡不吸烟或戒烟。
2. 治理大气污染、加强环境卫生和劳动保护、改善工矿劳动条件是减少肺癌发病的重要措施。防治肺部慢性疾病，如慢性支气管炎、肺结核等。
3. 组织肺癌普查。
4. 40岁以上吸烟者，有不明原因的咳嗽、咯血等症状要及时就医，以早发现、早治疗。

要点回顾

1. 与肺癌发生有关的因素。
2. 肺癌的分类方法。
3. 肺癌早期的常见症状。
4. 肺癌胸外转移常见部位，最常见的转移部位。

模拟试题栏——识破命题思路，提升应试能力

一、专业实务

A_1型题

1. 原发性支气管肺癌的起源部位是（　　）

A. 毛细支气管　B. 支气管腺体或黏膜
C. 主支气管　D. 纵隔黏膜
E. 肺泡黏膜

A_2型题

2. 患者，男，65岁。支气管肺癌，给予环磷酰胺化疗。护士需要密切观察该患者的不良反应是(　　)
   A. 心脏损害　　B. 脱发
   C. 胃肠道反应　　D. 出血性膀胱炎
   E. 口腔溃疡
3. 患者，男，48岁。确诊为支气管肺癌后，患者表现为沉默，食欲下降，夜间入睡困难，易怒，护理工作中最应重视的问题是(　　)
   A. 继续加强与患者的沟通交流
   B. 鼓励患者自我表达，宣泄情绪
   C. 可利用治疗效果好的患者现身说法，正面宣教
   D. 防自杀，防出走
   E. 家属加强支持与安慰

A_4型题

（4、5题共用题干）

患者，男，75岁。近数月来出现刺激性呛咳、咳白色黏痰，偶尔痰中有血丝。诊断为原发性支气管肺癌，为手术治疗入院。

4. 护士对患者进行评估时，发现下面因素与患肺癌最有关系的是(　　)
   A. 体重过重　　B. 母亲有高血压
   C. 吸烟30年　　D. 发现糖尿病
   E. 退休前是司机
5. 护士采集患者的痰液标本做细胞学检查，目的是为了确定痰中是否有(　　)
   A. 红细胞　　B. 黏液管型
   C. 癌细胞　　D. 致病菌
   E. 白细胞

二、实践能力

A_1型题

6. 支气管肺癌常见的呼吸系统早期症状是(　　)
   A. 声音嘶哑　　B. 胸痛
   C. 气促　　D. 刺激性呛咳
   E. 发热
7. 表示肺癌已有全身转移的表现是(　　)
   A. 痰中带血　　B. 持续性胸痛
   C. 股骨局部破坏　　D. 间歇性高热
   E. 持续性胸腔积液

A_2型题

8. 患者，女，63岁。20年前曾患肺结核，近2个月来出现刺激性咳嗽，痰中带血丝，伴左胸痛、发热，X线片示右上肺4cm×3.5cm大小的阴影，边缘模糊，周围毛刺，痰液找癌细胞为阳性。应考虑的诊断为(　　)
   A. 肺结核　　B. 肺囊肿
   C. 非良性肿瘤　　D. 肺脓肿
   E. 肺癌
9. 患者，男，72岁。诊断为中期肺癌，对于此中度癌性疼痛患者应选用下列止痛药物中的(　　)
   A. 布洛芬　　B. 吗啡
   C. 哌替啶　　D. 曲马多
   E. 阿司匹林
10. 患者，男，70岁。诊断为左上肺腺癌，患者出现左眼下垂，左瞳孔缩小，球结膜充血，此时患者可能出现(　　)
   A. 脑转移　　B. 上腔静脉综合征
   C. Horner综合征　　D. 异位内分泌综合征
   E. 库欣综合征

A_3型题

（11～14题共用题干）

患者，男，50岁。支气管肺癌。病理组织报告为“鳞状细胞癌”。

11. 按解剖学部位分类，该癌肿最常见的类型是(　　)
   A. 周围型　　B. 混合型
   C. 边缘型　　D. 中央型
   E. 巨块型
12. 患者进行肿瘤切除术后，需要进行化疗，输注化疗药前与患者沟通，最重要的注意事项是(　　)
   A. 健康教育　　B. 评估血管
   C. 保护血管　　D. 血液检验指标正常
   E. 告知患者，并要求签署化疗同意书
13. 患者在输注化疗药过程中，突然感觉静脉穿刺处疼痛，紧急处理措施是(　　)
   A. 安慰患者
   B. 检查有无回血，如有回血继续输注
   C. 拔掉液体
   D. 立即停止输液，做进一步处理
   E. 通知医师
14. 患者治疗过程中，白细胞低于多少时应停止化疗或减量(　　)
   A. $6.5\times10^9/L$　　B. $5.5\times10^9/L$
   C. $4.5\times10^9/L$　　D. $3.0\times10^9/L$
   E. $2.5\times10^9/L$

第10节 慢性呼吸衰竭

一、概述

1. 呼吸衰竭指各种原因引起的肺通气和(或)换气功能严重障碍，导致缺氧和(或)二氧化碳潴留，从而引起一系列病理、生理改变和相应临床表现的综合征。
2. 静息条件下呼吸大气压空气时，PaO_2＜60mmHg和(或)$PaCO_2$＞50mmHg即为呼吸衰竭。可分为急性呼吸衰竭和慢性呼吸衰竭。
3. 根据血气的变化将呼吸衰竭分为
   - (1)缺氧性呼吸衰竭(Ⅰ型)：仅有PaO_2下降，$PaCO_2$正常。
   - (2)高碳酸性呼吸衰竭(Ⅱ型)：既有PaO_2下降，同时$PaCO_2$升高。
4. 慢性呼吸衰竭指一些慢性疾病造成呼吸功能损害逐渐加重，经过较长时间发展为呼吸衰竭。

二、病因和发病机制　支气管-肺疾病是引起慢性呼吸衰竭最常见的原因，其中又以COPD最常见。

三、发病机制

- 1. 肺泡通气不足。
- 2. 通气/血流比例失调，是低氧血症最常见的原因。
- 3. 气体弥散障碍，以低氧血症为主。

四、临床表现　除原发病症状外，其临床表现主要与缺氧和高碳酸血症有关。

1. 呼吸困难　最早、最突出的表现。呼吸中枢受损时，呼吸频率变慢且常伴节律的异常。
2. 发绀　缺氧的典型表现，可见口唇、指甲等处发绀。
3. 精神神经症状
   - (1)轻度缺氧出现注意力分散，智力定向力减退；缺氧程度加重，出现烦躁不安、神志恍惚、嗜睡、昏迷。
   - (2)轻度CO_2潴留表现为兴奋症状，如多汗、烦躁、嗜睡、失眠；潴留加重抑制中枢神经系统，表现为神志淡漠，间歇抽搐、昏睡、昏迷等现象，称肺性脑病。
4. 循环系统症状　早期血压升高，心率加快，晚期心率减慢、血压下降、心律失常甚至心脏停搏。CO_2潴留者出现静脉充盈、皮肤潮红、温暖多汗、血压升高等症状，部分患者因脑血管扩张出现搏动性头痛。

五、辅助检查　动脉血气分析(是诊断呼吸衰竭的主要依据)显示PaO_2＜60mmHg和(或)$PaCO_2$＞50mmHg，动脉血氧饱和度＜90%；血pH常降低。

六、治疗要点　呼吸衰竭治疗的基本原则是迅速纠正严重缺氧和CO_2潴留，积极处理原发病或诱因，维持心、脑、肾等重要脏器的功能，预防和治疗并发症。

七、护理诊断/问题

- 1. 气体交换受损　与肺泡通气不足、通气与血流比例失调、肺泡弥散障碍有关。
- 2. 清理呼吸道无效　与呼吸道分泌物多而黏稠、咳嗽无力、意识障碍或人工气道有关。
- 3. 意识障碍　与缺氧和二氧化碳潴留所致中枢神经系统抑制有关。
- 4. 焦虑　与病情危重、死亡威胁及需求未能满足有关。

八、护理措施

1. 一般护理
   - (1)休息、体位：尽量减少活动，卧床休息，取半卧位或坐位。
   - (2)饮食护理：给予高热量、高蛋白、高维生素清淡、易消化的流质或半流质饮食，不能进食者给予鼻饲或肠外营养。
2. 病情观察　密切观察生命体征、呼吸困难程度；注意观察有无发绀、球结膜充血、皮肤温暖、湿润等缺氧和二氧化碳潴留的表现，有无肺性脑病症状，一旦发现，立即报告医师并协助处理。
3. 对症护理
   - (1)氧疗护理
     - 1)氧疗适应证：慢性呼吸衰竭患者PaO_2＜60mmHg，是氧疗的绝对适应证。
     - 2)氧疗方法：鼻导管、鼻塞或面罩给氧(面罩给氧一般用于低氧血症比较严重的Ⅰ型呼吸衰竭和ARDS的患者)。
       - A. 对Ⅰ型呼吸衰竭患者，短时间内间歇给予高浓度(＞50%)或高流量(4～6L/min)吸氧。
       - B. 对Ⅱ型呼吸衰竭患者，应持续给予低浓度(25%～29%)、低流量(1～2L/min)吸氧，以免缺氧纠正过快引起呼吸中枢抑制。

3. 对症护理
- (1)氧疗护理
  - 3)氧疗疗效观察
    - A. 若吸氧后呼吸困难缓解、心率减慢、发绀减轻、尿量增多,表示氧疗有效。
    - B. 若发绀消失,神志清楚,精神好转,PaO_2>60mmHg、$PaCO_2$<50mmHg,可考虑终止氧疗。
    - C. 若呼吸过缓或意识障碍加深,须警惕二氧化碳潴留。
- (2)清理呼吸道,保持呼吸通畅
  - 1)及时清除痰液。
  - 2)按医嘱应用支气管扩张剂,对病情重或昏迷患者行气管插管或气管切开,使用人工机械呼吸机。

4. 用药护理
- (1)使用呼吸兴奋剂(如尼可刹米、洛贝林等),必须保持呼吸道通畅。
- (2)注意观察用药后反应,使用药物过程中如出现恶心、呕吐、颜面潮红、烦躁、肌肉抽搐、心律失常、皮肤瘙痒、皮疹等现象提示呼吸兴奋剂过量,应立即报告医师;对烦躁不安、夜间失眠患者,慎用镇静剂,以防引起呼吸抑制。

5. 心理护理

九、健康指导

1. 指导患者和家属学会合理家庭氧疗的方法及注意事项。鼓励患者做缩唇腹式呼吸以改善通气。
2. 预防上呼吸道感染,保暖,季节交换和流感季节少外出,少去公共场所。
3. 劝告戒烟酒,定时专科门诊复查,如出现发热、气促、发绀等请立即就医。

要点回顾

1. 呼吸衰竭的分类方法。
2. 呼吸衰竭最主要的诊断依据,呼吸衰竭患者主要的临床表现,其中最早出现、最突出的临床表现。
3. Ⅱ型呼吸衰竭的患者应采取低流量给氧原则的原因。

模拟试题栏——识破命题思路,提升应试能力

一、专业实务

A_1型题

1. 呼吸衰竭的患者,呼吸中枢兴奋性下降,应使用的药物是(　　)
   A. 沙丁胺醇　B. 酚妥拉明　C. 头孢曲松　D. 尼可刹米　E. 卡托普利

A_2型题

2. 患者,男,69岁。18岁开始吸烟,反复发生咳嗽、咳痰30多年,近几年来呼吸困难逐渐加重,体检发现患者呈桶状胸。要判断该患者气道阻塞的最重要指标是第一秒用力呼气容积占用力肺活量比值(FEV_1/FVC)低于(　　)
   A. 50%　B. 60%　C. 70%　D. 80%　E. 90%
3. 患者,女,70岁。患肺心病20余年,两周前咳嗽、咳痰加重入院,今晨呼吸困难加重,烦躁不安,神志恍惚。查体:T 37.4℃, P 110次/分, R 36次/分,节律不整,口唇发绀。动脉血$PaCO_2$ 65mmHg, PaO_2 50mmHg。此患者产生二氧化碳潴留的最主要的机制是(　　)
   A. 通气不足　B. 通气/血流比例失调　C. 肺动-静脉分流　D. 弥散障碍　E. 氧耗量增加

A_3型题

(4～6题共用题干)

患者,男,71岁。吸烟40多年,反复咳嗽、咳痰、气喘30年,近1周来咳黄痰且黏稠不易咳出,白天嗜睡,夜间不眠,今晨被发现唤之不醒而来急诊。查体:BP 148/90mmHg,昏睡状,瞳孔等大,球结膜水肿,桶状胸,双肺可闻及较多干、湿啰音, P 120次/分,心律不齐,双下肢凹陷性水肿,未引出病理反射。

4. 护士发现患者上述情况,除立即通知医师外,同时采取的护理措施是(　　)
   A. 使用利尿剂　B. 使用祛痰药物　C. 持续低浓度吸氧　D. 使用支气管扩张剂　E. 气管插管或气管切开
5. 该患者昏睡最可能的原因是(　　)
   A. 脑出血　B. 脑血栓

C. 脑梗死　　D. 肺性脑病
E. 代谢性碱中毒

6. 为进一步确定昏睡原因,最有意义的首选检查是(　　)
A. 心脏超声波检查　　B. 胸部X线检查
C. 动脉血气分析　　D. 脑部CT检查
E. 心电图检查

二、实践能力

A_1型题

7. 呼吸衰竭发生时,最早因缺氧发生损害的组织器官是(　　)
A. 大脑　　B. 心脏
C. 肝　　D. 肾
E. 肺

8. 慢性呼吸衰竭患者最早、最突出的临床表现是(　　)
A. 发绀　　B. 发热
C. 咳嗽　　D. 神经精神症状
E. 呼吸困难

A_2型题

9. 患者,男,78岁。COPD病史5年。因受凉并发肺部感染咳嗽、咳痰入院。血气分析:PaO_2 50mmHg,$PaCO_2$ 55mmHg,pH 7.35。该患者最可能的诊断是(　　)
A. 支气管哮喘　　B. 支气管肺炎
C. 支气管扩张　　D. Ⅰ型呼吸衰竭
E. Ⅱ型呼吸衰竭

10. 患者,男,65岁。诊断为COPD,Ⅱ型呼吸衰竭,肺性脑病。护理人员应避免使用以下哪项处理措施(　　)
A. 持续低流量给氧　　B. 静脉滴注抗生素
C. 肌内注射呋塞米　　D. 烦躁时使用镇静剂
E. 口服解痉平喘类药物

11. 患者,男,67岁。因呼吸衰竭入院,住院期间应用呼吸兴奋剂。患者出现了何种情况时提示药物过量(　　)
A. 烦躁不安　　B. 面色苍白
C. 呼吸深快　　D. 四肢湿冷
E. 高热不退

12. 患者,男,62岁。因慢性阻塞性肺疾病合并慢性呼吸衰竭入院治疗,现病情缓解准备出院。在进行出院指导时,以下不妥的是(　　)
A. 应适当散步做操
B. 坚持腹式呼吸锻炼
C. 定时进行深呼吸咳嗽
D. 长期规则服用抗生素
E. 预防受凉感冒

A_4型题

(13～15题共用题干)

患者,男,65岁。患COPD 12年,近3年来出现下肢水肿,2天前感冒后病情加重,口唇发绀,神志恍惚,双下肺闻及湿啰音,P 120次/分。

13. 护士观察此患者时提示病情危重的是(　　)
A. 呼吸频率加快　　B. 呼吸频率减慢
C. 间歇呼吸　　D. 库氏呼吸
E. 浅快呼吸

14. 护士针对此患者的护理措施中,不妥的是(　　)
A. 取半卧位　　B. 保持呼吸道通畅
C. 保持口鼻清洁　　D. 快速补充水分
E. 立即给予低流量氧气吸入

15. 该患者血气分析当前结果:pH 7.30,PaO_2 40mmHg,$PaCO_2$ 80mmHg。护士判断患者的酸碱平衡为(　　)
A. 代谢性酸中毒代偿期
B. 代谢性酸中毒失代偿期
C. 呼吸性酸中毒代偿期
D. 呼吸性酸中毒失代偿期
E. 呼吸性酸中毒合并代谢性碱中毒

第11节　急性呼吸窘迫综合征

一、定义

1. 急性呼吸窘迫综合征(ARDS)是指由心源性以外的各种肺内、外致病因素导致的急性、进行性呼吸衰竭。为急性肺损伤(ALI)的严重阶段。
2. 主要病理特征为肺毛细血管通透性增加所致的高蛋白渗出性肺水肿和透明膜形成,可致肺间纤维化。

二、病因

1. 肺内因素
   - (1)化学性因素:吸入烟雾、化学性物质、胃内、氧中毒等。
   - (2)物理性因素:肺损伤、放射性损伤。
   - (3)生物性因素:重症肺炎,是我国ARDS的最主要病因。

2. 肺外因素　严重休克、败血症等。

三、发病机制　发病机制仍不清楚，目前认为是除各种危险因素对肺泡膜造成直接损失外，还激发了机体产生系统性严重反应综合征，导致多种严重细胞及其释放的炎性介质和细胞因子间接介导肺炎症反应，致使肺毛细血管通透性增加，导致肺广泛充血、水肿和肺泡内透明膜形成。

四、临床表现　除原发病症状与体征外，主要表现为顽固的低氧血症和进行性呼吸窘迫（一般在受到发病因素攻击后12～48h内出现）。

1. 症状
   - （1）最早出现的症状是呼吸困难，为进行性加重的呼吸困难，伴严重低氧血症。
   - （2）表现：呼吸深快，费力，胸部紧束，呼吸窘迫，用普通的吸氧疗法不能改善。

2. 体征　早期无异常，或仅在双肺闻及少量湿啰音，后期闻及水泡音，可有管状呼吸音。

五、辅助检查

1. 动脉血气分析　以低PaO_2、低$PaCO_2$和高pH为典型表现。氧合指数降低是诊断ARDS必备条件，正常值为400～500，ALI时≤300，而ARDS≤200。
2. X线摄片　早期可无异常，随着病情进展，出现弥漫性肺泡浸润，可在双肺出现点片状阴影。后期可出现肺间质纤维化的改变。
3. 床边肺功能监测。

六、治疗要点　积极治疗原发病，及时纠正缺氧，保护重要脏器功能。

1. 纠正缺氧　迅速纠正低氧血症是抢救ARDS最重要的措施。
2. 维持有效血容量
   - （1）输血：失血过多者给予输新鲜血，滴速不宜过快，切忌过量。
   - （2）利尿：遵医嘱合理使用利尿剂，减轻肺水肿。ARDS患者除低蛋白血症外，早期不宜给胶体液。
3. 控制感染　非感染性引起的ARDS，早期可以应用激素。ARDS伴有败血症或严重呼吸道感染忌用激素。
4. 营养支持治疗　提倡全胃肠营养。

七、护理问题

1. 气体交换受损　与肺毛细血管损伤、肺水肿、肺泡内透明膜形成有关。
2. 潜在并发症：多脏器功能衰竭。

八、护理措施

1. 一般护理
   - （1）环境：安置于呼吸监护病房，专人专护。
   - （2）饮食护理：通过鼻饲或静脉高营养及时补充热量和高蛋白、高脂肪。
   - （3）生活护理：加强皮肤和口腔护理，防止继发感染。
2. 病情观察
   - （1）观察生命体征，呼吸频率、节律、深浅度，发绀发生的部位、程度，有无烦躁、呼吸困难等，准确记录出入量。
   - （2）如发现吸气时肋间隙和胸骨上窝下陷明显，呼吸频率由快变慢，节律不整，经大流量吸氧后，发绀仍进行性加重，提示病情危重，及时通知医师抢救。
   - （3）如出现皮肤、黏膜、呼吸道、阴道等处出血，提示弥散性血管内凝血，及时通知医师抢救。
3. 对症护理
   - （1）氧疗护理：给予高浓度（＞50%）、高流量（4～6L/min）吸氧；如PaO_2＜50mmHg，需机械通气，并使用呼气末正压通气（PEEP）。
   - （2）做好呼吸道护理。
4. 心理护理　使用机械通气的清醒患者，注意加强沟通，缓解患者的紧张和焦虑。

九、健康指导

1. 积极预防上呼吸道感染，避免受凉和过度劳累。
2. 适当锻炼身体，劳逸结合，保持生活规律，心情愉快，增强机体抵抗力。
3. 进食营养丰富、易消化的食物，戒烟酒。

锦囊妙“记”

ARDS早期“三无”表现：肺部无啰音；口唇无发绀；X线无变化。

要点回顾

1. ARDS常在原发疾病发生后多久发生？
2. ARDS的主要临床表现。
3. 诊断ARDS的必备条件。
4. ARDS发生时最重要的措施。

模拟试题栏——识破命题思路，提升应试能力

一、专业实务

A_1型题

1. 急性呼吸窘迫综合征最主要的病理改变是（　　）
   A. 低氧血症
   B. 肺间质和肺泡水肿
   C. 肺泡Ⅱ型上皮细胞受损
   D. 肺血管通透性增强
   E. 通气/血流比值失调

A_4型题

（2～4题共用题干）

患者，男，28岁。因车祸入院，今晨起呼吸困难，鼻导管吸氧未见好转。查体：T 39℃，P 115次/分，R 32次/分，BP 110/70mmHg。双肺闻及细、湿啰音及管状呼吸音。动脉血气分析：$PaO_2$50mmHg，$PaCO_2$45mmHg。胸部X线：双肺可见大片阴影。诊断为急性呼吸窘迫综合征（ARDS）。

2. 对ARDS的诊断和病情的判断有重要意义的检查是（　　）
   A. 呼吸功能监测　B. 动脉血气分析
   C. 血流动力学监测　D. X线检查
   E. 心电图检查
3. 患者此时最主要的护理问题是（　　）
   A. 气体交换受损　B. 清理呼吸道无效
   C. 活动无耐力　D. 焦虑
   E. 知识缺乏
4. 关于患者护理措施的叙述错误的是（　　）
   A. 安置患者于重症监护室
   B. 维持体液的正平衡
   C. 可用利尿剂促进水肿的消退
   D. 提倡全胃肠营养
   E. 主张早期、大剂量、短疗程使用糖皮质激素

二、实践能力

A_1型题

5. ARDS患者在使用人工呼吸机时，若通气过度可出现（　　）
   A. 皮肤潮红出汗　B. 表浅静脉充盈消失
   C. 呼吸浅快　D. 呼吸性酸中毒
   E. 呼吸性碱中毒

A_2型题

6. 患者，女，28岁。剖宫产术后3天突发气促、大汗，立即给予面罩氧气吸入（吸入氧浓度50%），不能改善而转科。查体：BP 90/60mmHg，R 38次/分。端坐呼吸，口唇发绀，双肺满布湿啰音和少量哮鸣音，白细胞11.3×10^9/L、中性粒细胞87%。可能的诊断是（　　）
   A. 急性呼吸窘迫综合征
   B. 重症肺炎　C. 腹腔感染
   D. 失血性休克　E. 急性左心衰竭
7. 患者，男，37岁。因感染性休克入院。护士在观察病情时，下列哪项症状提示其发生急性呼吸窘迫综合征的可能（　　）
   A. 呼吸音减弱　B. 肺部湿啰音
   C. 躁动不安　D. 动脉氧分压下降
   E. 呼吸困难迅速加重

A_4型题

（8、9题共用题干）

患者，男，40岁。急性胰腺炎5天，今晨起突发呼吸困难，面罩吸氧未见好转。查体：T 39℃，P 117次/分，R 32次/分，BP 116/70mmHg，双肺闻及细、湿啰音及管状呼吸音。动脉血气分析：PaO_2 55mmHg，$PaCO_2$ 50mmHg。胸部X线：双肺可见密度增高的大片状阴影。临床诊断为急性呼吸窘迫综合征。

8. 该患者抢救措施最重要的是（　　）
   A. 鼻导管吸氧　B. 机械通气
   C. 维持酸碱平衡　D. 营养支持
   E. 维持液体平衡
9. 最有效的通气方式是（　　）
   A. 间歇正压通气　B. 间歇指令通气
   C. 间歇负压通气　D. 呼气末正压通气（PEEP）
   E. 面罩法给氧

（梁晓雁）

第3章 循环系统疾病患者的护理

考点提纲栏——提炼教材精华，突显高频考点

第1节 常见症状护理

一、心源性呼吸困难 心源性呼吸困难是指由于各种心血管疾病引起自觉呼吸费力，并有呼吸频率、深度与节律的异常。最常见的病因是左心衰竭，亦见于右心衰竭、心包积液、心脏压塞。

发生机制：左心衰竭引起呼吸困难的病理基础是肺循环淤血，右心衰竭引起呼吸困难的病理基础是体循环淤血。

1. 护理评估
   - (1)健康史评估
     - 1)了解既往心血管病史，如高血压、冠心病等。
     - 2)了解呼吸困难发生与发展的特点、诱因、缓解方式。
     - 3)了解伴随症状以及对日常生活的影响。
   - (2)身体评估
     - 1)劳力性呼吸困难
       - A. 特点：体力活动时发生，休息即缓解，是左心衰竭最早的症状。
       - B. 机制：体力活动时回心血量增加，肺循环淤血加重。
     - 2)夜间阵发性呼吸困难
       - A. 特点：常发生在夜间，平卧时肺淤血加重，于睡眠中突然憋醒，被迫坐起，大多于端坐休息后缓解。重者可出现哮鸣音，称为“心源性哮喘”，是心源性呼吸困难的典型表现。甚至咳粉红色泡沫痰，发生急性肺水肿，急性肺水肿是最严重的心源性呼吸困难。
       - B. 机制：睡眠平卧时血压重新分配使肺血流量增加，膈肌高位肺活量减少。夜间迷走神经张力增高，使小支气管收缩。
     - 3)端坐呼吸
       - A. 特点：休息时发生，不能平卧，被迫采取坐位或半卧位，以减轻呼吸困难，是严重心力衰竭的表现。
       - B. 机制：坐位时回心血量减少，膈肌下降，呼吸困难减轻。
   - (3)心理社会评估：呼吸困难逐渐加重，明显影响日常生活和睡眠，可导致紧张、焦虑、恐惧和悲观情绪。
   - (4)辅助检查
     - 1)评估血氧饱和度(SaO_2)、血气分析，判断患者缺氧的程度及酸碱平衡状况。
     - 2)胸部X线检查及心电图检查，判断有无心脏病变和肺淤血程度。
2. 护理诊断/问题
   - (1)气体交换功能受损 与肺淤血、肺水肿或伴肺部感染有关。
   - (2)活动无耐力 与组织供氧不足有关。
3. 护理措施
   - (1)一般护理
     - 1)环境：温湿度适宜，衣着宽松，避免憋闷感。
     - 2)休息与体位
       - A. 卧床休息，减轻心脏负担，利于心功能恢复。
       - B. 明显呼吸困难时，取坐位或半卧位休息，夜间亦同。减少回心血量，缓解呼吸困难。
       - C. 急性肺水肿者迅速给予双腿下垂坐位，减少回心血量，改善呼吸困难。
   - (2)氧疗
     - 1)一般氧流量为2～4L/min。
     - 2)急性左心衰竭时给予高流量(6～8L/min)鼻导管给氧或面罩加压给氧。
     - 3)急性肺水肿时，高流量(6～8L/min)加乙醇(20%～30%)湿化。
     - 4)肺心病时给予低流量(1～2L/min)持续给氧。

3. 护理措施
- （3）病情观察
  - 1）加强夜间巡视和床边安全监护。
  - 2）注意观察呼吸困难有无改善、发绀有无减轻、血气分析结果是否正常等。
  - 3）活动时或活动后是否出现心悸、心前区不适、呼吸困难、出汗等，一旦出现，立即停止活动，卧床休息，吸氧，通知医师。
- （4）治疗配合
  - 1）严格控制输液滴速40滴/分以下。老年人、心力衰竭患者30滴/分以下，防止加重心脏负担。
  - 2）根据心功能分级确定活动量、时间和频度，循序渐进。
  - 3）活动范围可遵循床上—床边—病室内—科室内—上下楼梯—户外的活动顺序。
- （5）心理护理：多巡视、多关心，稳定情绪。

二、心源性水肿　心源性水肿是指由于心功能不全引起体循环静脉淤血，致使机体组织间隙有过多的液体积聚。最常见的病因是右心衰竭或全心衰竭，亦可见于渗出性心包炎或缩窄性心包炎。

发生机制：右心功能不全→体循环静脉淤血→有效循环血量减少→肾血流量减少→继发性醛固酮分泌增多→钠水潴留—水肿；静脉淤血→静脉压升高→毛细血管静脉端静水压增高→组织液生成增加→回吸收减少→水肿。

1. 护理评估
- （1）健康史评估
  - 1）了解导致水肿的病因和诱因。
  - 2）了解水肿发生的时间、部位、发生与发展的特点。
  - 3）了解水肿与饮食、活动体位的关系。
  - 4）了解饮水量、摄盐量、尿量及用药情况等。
- （2）身体评估
  - 1）水肿特点
    - A. 心源性水肿首先从身体下垂部位开始出现，以踝内侧、胫前部明显。卧床者见于骶尾部及会阴部。
    - B. 常为凹陷性、对称性，逐渐波及全身。严重时出现胸腔积液、腹水。
    - C. 活动后加重，休息后减轻或消失。
  - 2）伴随症状
    - A. 水肿部位因长期受压和营养不良→水肿液外渗、皮肤破溃、软组织损伤→压疮。
    - B. 尿量减少，近期体重增加。
- （3）心理社会评估：是否因水肿久不消退或其形象改变而出现焦虑、烦躁，或因病情反复而失去信心。
- （4）辅助检查：血常规、血生化检查可了解有无低蛋白血症及电解质紊乱等。

2. 护理诊断/问题
- （1）体液过多　与体循环淤血和钠水潴留有关。
- （2）有皮肤完整性受损的危险　与水肿、卧床过久、营养不良有关。

3. 护理措施
- （1）一般护理
  - 1）休息与活动
    - A. 多卧床休息，下肢抬高，伴胸腔积液或腹水者宜取半卧位。
    - B. 原因：休息可增加肾血流量，提高肾小球滤过率，增加尿量，减轻肾脏负担。
  - 2）饮食护理
    - A. 给予低盐、高蛋白、清淡易消化饮食。
    - B. 限盐，摄盐量＜5g/d，限制含盐食物如腌熏制品、干海货、香肠、罐头、苏打饼干、含钠的饮料和调味品等。
    - C. 限水，一般每日入液量限制在1500ml以内，严重水肿者为前一天尿量＋500ml。
  - 3）皮肤护理
    - A. 保持床褥柔软、平整、干燥，加用海绵垫，严重水肿者使用气垫床。
    - B. 保持皮肤清洁，嘱患者穿柔软、宽松的衣服和鞋袜。
    - C. 定时协助或指导患者更换体位。
    - D. 发生会阴部水肿时，应保持局部皮肤清洁、干燥，男患者可用托带支托阴囊部。

3. 护理措施
- (2)病情观察
  - 1)观察水肿消长情况，记录24h液体出入量，定期测体重、腹围。
  - 2)观察有无肝大、颈静脉充盈、肺部啰音等右心衰竭体征。
- (3)治疗配合
  - 1)监测有无电解质紊乱。
  - 2)控制输液速度，一般以20～30滴/分为宜。
  - 3)遵医嘱使用利尿剂，注意有无低血钾等不良反应。

三、心前区疼痛　心前区疼痛是指由于各种原因所引起的心前区或胸骨后疼痛。心绞痛、心肌梗死是引起心前区疼痛最常见的原因，其次是心包炎、胸膜炎等。

1. 护理评估
- (1)健康史评估
  - 1)了解既往心血管病史，如有无心绞痛、心肌梗死、心包炎、主动脉夹层、高脂血症等。
  - 2)有无心血管疾病家族史。
  - 3)疼痛发作是否与情绪、活动、精神因素有关。
- (2)身体评估
  - 1)疼痛特点
    - A. 典型心绞痛：位于胸骨后和心前区，阵发性压榨样，持续3～5min，一般不超过15min，于体力活动或情绪激动时诱发，就地休息或含服硝酸甘油可缓解。
    - B. 急性心肌梗死：程度较心绞痛重，常伴濒死感，持续时间长，多无明显诱因，休息或含服硝酸甘油不能缓解疼痛。
    - C. 急性主动脉夹层：疼痛位于胸骨后或心前区，撕裂样剧痛或烧灼痛，可向背部放射。
    - D. 急性心包炎：疼痛可随呼吸或咳嗽加重，呈刺痛，持续时间较长。
  - 2)伴随症状
    - A. 急性心肌梗死、急性主动脉夹层等伴有面色苍白、大汗、血压下降等。
    - B. 急性心包炎伴有咳嗽、呼吸困难等表现。
- (3)心理社会评估
  - 1)疼痛剧烈时，可引起紧张、恐惧。
  - 2)反复发生时，严重影响日常生活，可产生焦虑、抑郁心理。
- (4)辅助检查：心电图检查、超声心动图、心肌酶谱等检查可协助判断疼痛原因。

2. 护理诊断/问题
- (1)疼痛：心前区疼痛　与心肌缺血、缺氧或心肌坏死有关。
- (2)恐惧　与剧烈疼痛伴濒死感有关。

3. 护理措施
- (1)一般护理
  - 1)发作时，协助患者立即安静卧床休息，急性心肌梗死应绝对卧床休息，取平卧位或舒适体位。
  - 2)减少探视，避免用力排便、情绪激动、饱餐、寒冷及过度劳累，以免诱发疼痛发作。
- (2)病情观察
  - 1)观察疼痛部位、性质、程度、持续时间、诱发及缓解因素。
  - 2)观察有无面色苍白、皮肤湿冷、血压下降等休克体征。
  - 3)动态心电监测，及时了解病情变化。
- (3)治疗配合
  - 1)含服硝酸甘油，遵医嘱给予止痛镇静药物，减少心肌耗氧量。
  - 2)间断或持续中流量给氧，改善心肌缺血。
- (4)心理护理
  - 1)发作时陪伴、安慰，缓解紧张。
  - 2)指导患者采用行为疗法及放松技术，如深呼吸、静坐、肌肉放松等。
  - 3)必要时遵医嘱给予镇静剂。

四、心悸　心悸是指患者自觉心跳或心慌的不适感。最常见病因是心律失常，其次是各种器质性心脏病、甲状腺功能亢进症、严重贫血、高热、低血糖反应等。某些生理性因素如精神高度紧张或服用某些药物如阿托品等也可引起。

1. 护理评估
- (1)健康史评估
  - 1)了解既往有无心律失常、各种器质性心脏病、严重贫血等病史。
  - 2)了解有无明显诱因，如强体力活动、精神高度紧张、大量饮酒、饮浓茶和咖啡、使用某些药物（如阿托品、咖啡因、氨茶碱、肾上腺素等）。
  - 3)了解既往发作情况及缓解方式，对日常生活的影响等。

1. 护理评估
- (2)身体评估
  - 1)严重程度并不一定与病情成正比。
  - 2)初发、敏感者、夜深人静或注意力集中时明显,久病适应后反而减轻。
  - 3)心悸时,心率或快或慢或心律失常。
- (3)心理社会评估:初发者不适感明显,容易造成紧张甚至焦虑。
- (4)辅助检查:心电图、超声心动图、心肌酶谱检查可协助判断病因。

2. 护理诊断/问题
- (1)活动无耐力 与心悸有关。
- (2)焦虑 与心悸反复发作有关。

3. 护理措施
- (1)一般护理
  - 1)休息与活动
    - A. 发作时适当卧床休息,避免左侧卧位。
    - B. 严重心律失常时,应绝对卧床休息,必要时予中流量吸氧。
  - 2)生活护理
    - A. 饮食清淡,作息规律。
    - B. 避免剧烈运动、过饱、饮浓茶、饮酒和咖啡等。
- (2)病情观察
  - 1)监测心律、心率、血压等变化,必要时心电监护。
  - 2)发现严重心律失常或晕厥、抽搐时,立即报告医师并协助抢救。
- (3)心理护理
  - 1)告知患者严重程度并不一定与病情成正比,缓解紧张。
  - 2)告知紧张等情绪可导致交感神经兴奋,加重心悸,学会自我调适。
  - 3)告知散步、读书等可以转移注意力,改善心悸症状。
  - 4)严重心律失常者遵医嘱服药,出现异常及时与医务人员联系。

五、心源性晕厥 心源性晕厥是指心脏疾病引起的心排血量骤减或中断,使脑组织一时性缺血、缺氧而导致的突发短暂意识丧失。最严重的表现为阿-斯综合征,先兆症状不明显,持续时间极短。常由严重心律失常、主动脉瓣狭窄、急性心肌梗死引起。

1. 护理评估
- (1)健康史评估
  - 1)了解既往有无器质性心脏病病史。
  - 2)了解是否有诱因及先兆症状。
  - 3)了解发作时的体位、晕厥持续时间、伴随症状等。
- (2)身体评估
  - 1)心源性晕厥的特点
    - A. 多在用力活动、奔跑时发生,一般1～2min内恢复。
    - B. 反复发生晕厥是病情严重和危险的先兆。
    - C. 心脏供血暂停2～4s产生黑矇,5～10s出现晕厥,10s以上除意识丧失外还可出现抽搐。
  - 2)伴随症状
    - A. 血管舒缩性晕厥一般伴有面色苍白、冷汗、恶心、乏力等症状。
    - B. 常伴有心率和心律明显改变。
- (3)心理社会评估:晕厥反复发作影响日常生活,易造成患者紧张、恐惧。
- (4)辅助检查:心电图检查、超声心动图等查找晕厥原因。

2. 常用护理诊断/问题
- (1)有受伤的危险 与晕厥发作有关。
- (2)恐惧 与晕厥反复发作、疗效欠佳有关。

3. 护理措施
- (1)休息与活动:发作频繁者应卧床休息,避免单独外出,防止意外。
- (2)生活护理
  - 1)避免剧烈运动、情绪激动或紧张、快速改变体位等。
  - 2)一旦出现头晕、黑矇等先兆时立即平卧,以防摔伤。
- (3)发作处理
  - 1)立即置于空气流通处,取头低脚高位,注意保暖,松解衣领。
  - 2)有条件时立即给予中流量吸氧,改善组织缺氧。
  - 3)备好急救用物,做好抢救准备。
  - 4)密切观察生命体征,一旦出现意识丧失、大动脉波动消失、呼吸停止及抽搐,立即配合抢救。

要点回顾

1. 心源性呼吸困难的特点。
2. 心源性水肿的机制。
3. 心源性水肿的特点。

模拟试题栏——识破命题思路，提升应试能力

一、专业实务

A_1型题

1. 下述循环系统疾病，哪项出现呼吸困难、咳粉红色泡沫痰的可能最小(　　)
   A. 心脏压塞　　B. 高血压性心脏病
   C. 急性右心衰竭　　D. 急性心肌梗死
   E. 急性左心衰竭
2. 下列哪项符合端坐呼吸的护理评估表现(　　)
   A. 睡眠中憋醒，咳嗽、咳痰，坐起后缓解
   B. 常发生在体力活动时，休息可缓解
   C. 体力活动时发生，含服硝酸甘油可缓解
   D. 休息时有呼吸困难，不能平卧，被迫取坐位或半卧位
   E. 常出现在夜间，睡眠中突然憋醒
3. 下列哪项不符合心源性晕厥的叙述(　　)
   A. 由暂时性广泛脑组织缺血、缺氧引起
   B. 主动脉瓣狭窄可引起心源性晕厥
   C. 引起心源性晕厥的心律失常均为严重缓慢性心律失常
   D. 如无脉搏，可立即叩击心前区1～2次
   E. 为可逆性意识丧失

二、实践能力

A_1型题

4. 长期卧床的心源性水肿患者，水肿一般最先发生于(　　)
   A. 胸部　　B. 眼睑
   C. 腹部　　D. 腰骶
   E. 踝部

A_2型题

5. 王先生，68岁，因心前区不适来院就诊。护士发现王先生心悸非常明显，不正确的护理措施是(　　)
   A. 卧床休息　　B. 安慰患者，缓解焦虑
   C. 不能用镇静剂　　D. 避免剧烈运动
   E. 清淡饮食
6. 李女士，心源性水肿2年，下列护理措施中，不妥的是(　　)
   A. 保持皮肤清洁干燥
   B. 观察尿量和体重的变化
   C. 输液一般以20～30滴/分为宜
   D. 每日入液量500ml左右
   E. 钠盐的限制应根据心功能情况而定

第 2 节　心功能不全

一、概述

1. 心功能不全是指各种心脏疾病引起心肌收缩力下降，心排血量不能满足机体代谢需要，出现器官、组织血液灌注不足，肺循环和体循环淤血为主要特征的一种临床综合征。又称充血性心力衰竭。
2. 根据解剖部位，分为左心衰竭、右心衰竭、全心衰竭；按发病缓急，可分为急性和慢性心力衰竭。临床类型以慢性心力衰竭为多见。

二、慢性心力衰竭

是多数心血管疾病的最终归宿，也是最主要的死亡原因。在我国引起慢性心力衰竭的基础心脏病多为高血压和冠心病。

1. 病因
   - (1)原发性心肌损害
     - 1)缺血性心脏病：冠心病、心肌梗死等。
     - 2)心肌代谢障碍性疾病：糖尿病、心肌病等。
   - (2)心脏负荷过重
     - 1)前负荷(容量负荷)过重：二尖瓣、主动脉瓣关闭不全、全身性血容量增多、甲状腺功能亢进症、慢性贫血等。
     - 2)后负荷(压力负荷)过重
       - A. 左室压力负荷过重：高血压、主动脉瓣狭窄等。
       - B. 右室压力负荷过重：肺动脉高压、肺动脉瓣狭窄、肺栓塞等。

2. 诱因
- (1)感染：最常见、最重要的是呼吸道感染。
- (2)严重心律失常：特别是快速心律失常，如心房颤动。
- (3)循环血量增加或锐减：如输液过多过快、摄入高盐食物、妊娠及大量失血、严重脱水等。
- (4)过度劳累或情绪激动：妊娠及分娩过程。
- (5)治疗不当：如洋地黄过量或用量不足、利尿剂使用不当等。
- (6)其他：水、电解质、酸碱平衡紊乱，合并甲状腺功能亢进、贫血等。

3. 临床表现
- (1)左心衰竭：主要表现为肺循环淤血。主要特征为
  - 1)呼吸困难
    - A. 劳力性呼吸困难：最早出现。
    - B. 阵发性夜间呼吸困难：最典型。
    - C. 急性肺水肿：最严重。
    - D. 端坐呼吸：晚期。
  - 2)咳嗽、咳痰、咯血
    - A. 咳嗽、咳痰早期即可出现，多发生在夜间，坐位、立位可减轻。
    - B. 为白色泡沫样痰。发生急性肺水肿，为粉红色泡沫痰，为肺泡和支气管淤血所致。
  - 3)心排血量降低，脑缺氧导致倦怠、乏力、头昏、失眠、嗜睡、烦躁等。
  - 4)体征
    - A. 心率加快、第一心音减弱，可出现交替脉，为左心衰竭早期特征性体征。
    - B. 两肺底湿啰音，急性肺水肿时出现哮鸣音。
    - C. 慢性左心衰竭可有心脏扩大。
- (2)右心衰竭：主要表现为体循环淤血。
  - 1)症状：因胃肠道及肝淤血引起食欲缺乏、恶心、呕吐、少尿、夜尿和肝区胀痛等。
  - 2)水肿：早期出现在下垂部位，呈凹陷性水肿；重者可波及全身，出现胸腔积液、腹水等。
  - 3)颈静脉怒张和肝颈静脉回流征阳性(后者更具特征性)。
  - 4)肝大和压痛。
  - 5)发绀：体循环静脉淤血，血流缓慢，血中还原血红蛋白增多所致。
- (3)全心衰竭：右心衰竭时心排血量减少，致左心衰竭的肺循环淤血症状减轻。

4. 辅助检查
- (1)X线检查：心影大小及外形可为病因诊断提供重要依据；有无肺淤血及其程度直接反映心功能状态。
- (2)超声心动图：射血分数可反映心脏收缩功能，正常射血分数＞50%。
- (3)有创性血流动力学检查。
- (4)放射性核素检查：帮助判断心室腔大小等。

5. 治疗原则
- (1)治疗病因、消除诱因
  - 1)控制高血压。
  - 2)改善冠心病心肌缺血。
  - 3)积极控制感染。
  - 4)积极治疗严重贫血、甲亢。
  - 5)对于心室率较快的心房颤动，及时复律或控制心室率。
- (2)减轻心脏负担
  - 1)休息：限制体力活动，减轻心脏负荷。
  - 2)饮食：限盐，＜5g/d为宜，少食多餐。水肿明显时限水摄入。
  - 3)吸氧：持续吸氧，流量2～4L/min。增加血氧饱和度，改善呼吸困难。
  - 4)应用利尿剂
    - A. 目的：排出体内潴留的体液，减轻心脏前负荷，改善心功能。
    - B. 常用的利尿剂见表3-1。
- (3)正性肌力药物
  - 1)治疗心力衰竭的主要药物，具有增强心肌收缩力作用，适于治疗以收缩功能异常为特征的心力衰竭，尤其对心腔扩大引起的低心排血量心力衰竭，伴快速心律失常的患者作用最佳。

表3-1 常用利尿剂副作用及注意事项

类型	代表药物	副作用	注意事项
排钾利尿剂	噻嗪类利尿剂（如双氢克尿噻）袢利尿剂（如呋塞米即速尿）	引起低钠、低钾、低氯血症性碱中毒	应同时补充氯化钾或与保钾利尿剂同用
保钾利尿剂	螺内酯（安体舒通）、氨苯蝶啶	引起高钾血症	常与排钾利尿剂合用以防止低血钾的发生；高血钾时不宜用

5. 治疗原则
- （3）正性肌力药物
  - 2）洋地黄类药物是临床最常用的强心药物。增加心肌收缩力的同时，不增加心肌耗氧量。
  - 3）常用洋地黄类制剂
    - A. 地高辛，为口服制剂，适用于中度心力衰竭的维持治疗。
    - B. 毛花苷丙，为静脉制剂，适用于急性心力衰竭或慢性心力衰竭加重时，尤其适用于心力衰竭伴快速心房颤动者。
  - 4）洋地黄类药物适应证：充血性心力衰竭，尤其对伴有心房颤动和心室率增快者。对室上性心动过速、心房颤动和心房扑动有效。
  - 5）洋地黄类药物禁忌证：洋地黄中毒或过量（绝对禁忌）、严重房室传导阻滞、急性心肌梗死24h内不宜使用。
  - 6）洋地黄类药物毒性反应
    - A. 各种心律失常：是较严重的毒性反应，常出现各种心律失常，以室性期前收缩二联律最常见。
    - B. 胃肠道反应：食欲下降、恶心、呕吐等。
    - C. 神经系统反应：头痛、头晕、视物模糊、黄绿色视等。
    - D. 长期心房颤动患者使用洋地黄后心律变得规则，心电图ST段出现鱼钩样改变，提示有发生洋地黄中毒的危险。
- （4）扩血管药物
  - 1）扩张小动脉，减轻心脏后负荷：如血管紧张素转化酶（ACEI）卡托普利、贝那普利；α_1受体阻滞剂等。
  - 2）扩张小静脉，减轻心脏前负荷：以硝酸酯剂为主，如硝酸甘油。
- （5）β受体抑制剂：卡维地洛、美托洛尔。支气管哮喘、心动过缓、二度以上包括二度房室传导阻滞患者禁用。

6. 护理诊断/问题
- （1）气体交换受损　与左心衰竭致肺循环淤血有关。
- （2）体液过多　与右心衰竭致体循环淤血、水钠潴留、低蛋白血症有关。
- （3）活动无耐力　与心功能不全、心排血量下降有关。
- （4）潜在并发症：洋地黄中毒。

7. 护理措施
- （1）休息与活动
  - 1）休息可以减轻心脏负荷，尽量取半卧位或端坐卧位安静休息。
  - 2）长期卧床者防止静脉血栓形成、肺栓塞、便秘、压疮等发生。
  - 3）根据心功能情况决定活动和休息原则，见表3-2。
- （2）氧疗护理
  - 1）一般给予中流量持续性吸氧，肺心病宜1～2L/min。
  - 2）保持氧疗通畅，观察口唇、四肢末梢发绀情况，及时调整氧流量。
- （3）饮食护理
  - 1）低热量、低盐低钠、高蛋白、高维生素、易消化清淡饮食。
  - 2）少食多餐，避免过饱，避免饮浓茶、咖啡或进食产气、辛辣刺激性食物。
  - 3）限制水、钠摄入，限制含钠量高的食品，每日食盐摄入量＜5g。
- （4）输液护理：严格控制输液量和速度，以防诱发急性肺水肿。
- （5）病情观察
  - 1）观察水肿消长情况。定期测量体重和腹围，准确记录出入量。
  - 2）观察呼吸困难、发绀有无减轻，及时发现心功能变化情况。
  - 3）监测体温、咳嗽咳痰、呼吸音的变化，预防和及时发现肺部感染。
  - 4）定期监测电解质和酸碱平衡情况：防止低血钾诱发洋地黄中毒或加重心力衰竭。
  - 5）注意并发症：压疮、下肢静脉血栓等。

表3-2　心功能分级表现、活动和休息原则

心功能	临床表现	活动和休息原则
Ⅰ级	体力活动不受限制	不限制体力活动,但避免剧烈运动和重体力劳动
Ⅱ级	体力活动轻度受限制,日常活动可引起气急、心悸	适当从事轻体力工作和家务劳动,但需增加活动的间歇时间和睡眠时间
Ⅲ级	体力活动明显受限制,稍事活动即引起气急、心悸,有轻度脏器淤血体征	日常生活可以自理或在他人协助下自理,严格限制一般体力活动
Ⅳ级	体力活动重度受限制,休息时亦气急、心悸,有重度脏器淤血体征	绝对卧床休息,生活需他人照顾

7. 护理措施

(6)用药护理

1)利尿剂
- A. 以口服氢氯噻嗪类利尿剂为首选。
- B. 原则上小剂量、间歇或交替性使用。
- C. 严密监测电解质,尤其是血钾测定。
- D. 出现乏力、腹胀、肠鸣音减弱属于低血钾表现。应鼓励摄入含钾食物及补充钾盐。
- E. 使用螺内酯时需注意有无胃肠道反应、嗜睡、乏力、皮疹等高血钾表现。
- F. 尽量避免夜间用药,以免影响休息。

2)洋地黄
- A. 治疗剂量与中毒剂量接近,易发生中毒,应严格遵医嘱用药。
- B. 个体差异大。老年人、心肌缺血缺氧、重度心力衰竭、低钾血症、高钙血症及肝肾功能不全等,易发生中毒。以上人群用药时需谨慎,加强巡视。
- C. 不与奎尼丁、普罗帕酮(心律平)、维拉帕米(异搏定)、钙剂、胺碘酮等药物合用,以免增加药物毒性。
- D. 用药前监测脉搏。如脉搏<60次/分或节律不规则时应暂停给药并通知医师。
- E. 静脉给药时应稀释后缓慢静脉注射(不少于15min),同时监测心率、心律及心电图变化。
- F. 观察用药后毒性反应,必要时监测血清地高辛浓度。
- G. 洋地黄类药物毒性反应的处理:立即停洋地黄类药;停用排钾利尿剂,观察血钾,适当补钾;快速纠正心律失常,对快速型心律失常者,可使用利多卡因或苯妥英钠治疗,禁用电复律;对缓慢心律失常者,可使用阿托品0.5～1.0mg治疗。

3)血管扩张剂
- A. 应用硝酸酯制剂应注意观察和预防不良反应发生,如头痛、面红、心动过速、血压下降等。
- B. 硝酸甘油静脉滴注时要严格控制滴速,监测血压变化,如血压下降超过原有血压的20%或每分钟心率增加20次应停药。
- C. 应用ACEI药物时谨防直立性低血压、皮炎、蛋白尿等不良反应。

(7)心理护理
- 1)焦虑、抑郁能加重心脏负担,应关心体贴、指导患者自我调适,保持情绪稳定。
- 2)对高度焦虑、情绪不稳者可遵医嘱使用小剂量镇静药物。

锦囊妙记

Ⅰ级:活动不喘;Ⅱ级:剧动才喘;Ⅲ级:稍动则喘;Ⅳ:不动也喘

一正二轻三受限,四级卧床是关键。

8. 健康指导
- (1)知识指导
  - 1)介绍病因:积极治疗原发病。
  - 2)诱因:积极预防呼吸道感染,避免过度劳累、情绪激动等诱因。
  - 3)树立康复的信心,保持情绪稳定。
  - 4)心功能Ⅰ或Ⅱ级的育龄妇女应在医师指导下妊娠,并做好妊娠期保健监护。
- (2)生活指导
  - 1)休息与活动:合理作息,劳逸结合。根据心功能情况制订安全、实用的活动计划,可选择平地散步、太极拳、瑜伽、气功等。
  - 2)饮食:清淡、富有营养,少食多餐,避免过饱,限制钠盐,多食蔬菜、水果,避免便秘。
  - 3)预防感染。
- (3)用药指导
  - 1)严格遵医嘱用药,不得随意增减或撤换药物。出现漏服时不应补服,以免药物中毒。
  - 2)服用洋地黄制剂时,应学会自测脉率和识别洋地黄中毒反应。如心率小于60次/分,立即停服并就诊。
  - 3)服用血管扩张剂时,改变体位动作不宜过快,防止直立性低血压。
- (4)自我监测指导
  - 1)定期监测体重变化。
  - 2)观察气急、水肿、咳嗽、夜尿、厌食等症状是否出现或加重。

三、急性心力衰竭 以急性左心衰竭最常见。多表现为急性肺水肿。

1. 病因
- (1)心脏解剖或功能的突发异常:急性广泛心肌梗死、高血压急症、急性感染、严重心律失常、输液过多过快等。
- (2)体力及精神负荷的突然增加:排便用力、情绪激动等。

2. 临床表现
- (1)急性左心衰竭病情发展极为迅速且危重。
- (2)特征性表现为突发严重呼吸困难,频率达30~40次/分,咳嗽、咳大量粉红色泡沫痰,极度烦躁不安、大汗淋漓、口唇青紫、面色苍白。被迫采取坐位,两腿下垂,双臂支撑以助呼吸。
- (3)体征:心率和脉率增快,两肺满布湿啰音和哮鸣音,心尖区可闻及舒张期奔马律。

3. 治疗原则
- (1)体位:立即取端坐位,双腿下垂,减少静脉回流。
- (2)吸氧:高流量(6~8L/min)吸氧,乙醇(20%~30%)湿化(目的:降低肺泡及气管内泡沫的表面张力,使泡沫破裂,改善肺通气)。加压给氧。
- (3)镇静:吗啡可镇静、减慢心率,扩张小血管。严重肝功能不全、肺源性心脏病、支气管哮喘及颅脑损伤等禁用。
- (4)快速利尿:静脉注射呋塞米20~40mg。
- (5)血管扩张剂:硝普钠缓慢静脉滴注,为动静脉血管扩张剂,不宜连续应用超过24h。硝酸甘油静脉滴注可扩张小静脉,减少回心血量,严密监测血压。
- (6)强心剂:以毛花苷丙缓慢静脉注射,重度二尖瓣狭窄患者禁用,急性心肌梗死24h内一般不宜使用。
- (7)平喘:静脉滴注氨茶碱,可缓解支气管痉挛,并兼有正性肌力和扩血管利尿作用。警惕过量,肝肾功能减退患者及老年人应减量。
- (8)糖皮质激素:地塞米松静脉滴注,可降低外周阻力,减少回心血量,减少肺毛细血管通透性从而减轻肺水肿。

4. 常见护理诊断/问题
- (1)气体交换受损 与肺水肿有关。
- (2)恐惧 与呼吸困难有关。
- (3)清理呼吸道无效 与肺淤血、呼吸道内大量泡沫痰有关。
- (4)潜在并发症:心源性休克、呼吸道感染、下肢静脉血栓形成。

5. 护理措施
- (1)充分休息:端坐位,双下肢下垂,以利于呼吸和减少静脉回心血量,从而减轻心脏负担,注意防止静脉血栓形成和皮肤损伤的发生。

5. 护理措施
(2)吸氧:高流量(6~8L/min)吸氧,乙醇(20%~30%)湿化,病情严重者加压给氧。
(3)保持呼吸道通畅:注意排痰。
(4)饮食:应摄取高营养和高热量饮食,饮食宜少盐、易消化、清淡。
(5)病情监测:呼吸频率、深度,意识,精神状态,皮肤颜色、温度和血压变化等。
(6)心理护理:严重呼吸困难、濒死感导致焦虑、恐惧,加强床旁监护,给予精神安慰和心理支持,增加安全感。
(7)用药护理
1)遵医嘱用药,控制输液滴速20~30滴/分。
2)用吗啡时注意观察有无呼吸抑制、心动过缓。
3)用利尿剂时要严格记录尿量,注意水、电解质变化和酸碱平衡情况。
4)用血管扩张剂,注意输液滴速,防止低血压。
5)用硝普钠时,注意现配现用,避光滴注。
6)用毛花苷丙时,要稀释,推注速度宜慢,同时观察心电图变化。

6. 健康指导
(1)介绍诱发因素。
(2)控制输液量和速度。
(3)定期复查,学会观察病情。

锦妙囊"记"

急性左心衰竭记忆口诀:左心衰,呼吸快;泡沫痰,粉红色;听诊肺,湿啰音;端坐位,腿下垂;快给氧,高流量;酒湿化,泡沫消。

要点回顾

1. 心力衰竭的基本病因和诱因。
2. 心脏负荷加重的常见疾病。
3. 心力衰竭的机制与表现。
4. 洋地黄类药物中毒的表现及处理。
5. 急性左心衰竭的表现及抢救要点。

模拟试题栏——识破命题思路,提升应试能力

一、专业实务

A_1型题

1. 临床治疗心力衰竭时,应用洋地黄的主要目的是(　　)
A. 增强心肌收缩力　B. 减慢心室率
C. 调节心肌耗氧量　D. 抑制心脏传导系统
E. 提高异位起搏点的自律性

2. 右心功能不全主要临床症状出现的病理生理基础是(　　)
A. 肺循环淤血　B. 体循环淤血
C. 心肌损害　D. 心室重构
E. 血流动力学改变

A_2型题

3. 黄先生,患慢性心力衰竭10年,长期服用利尿剂(呋塞米),护士最应当关注的不良反应是(　　)
A. 低血压　B. 低血钾
C. 低血钠　D. 脱水
E. 发热

4. 患者,70岁,因慢性心力衰竭入院。入院后服用下列药物时,需常规测量脉搏或心率的是(　　)
A. 普萘洛尔　B. 地西泮
C. 洋地黄　D. 泼尼松
E. 氯丙嗪

5. 患者,女,64岁。因呼吸困难、水肿入院,诊断为心功能Ⅱ级。患者应表现为(　　)
A. 不能从事任何体力活动
B. 日常活动后出现呼吸困难,休息后缓解
C. 轻微活动后出现呼吸困难,休息后不易缓解
D. 一般活动不引起疲乏、呼吸困难
E. 休息时即可有呼吸困难

6. 患者,男,46岁。最近因劳累后出现咳嗽、咳痰、胸闷、呼吸困难、尿少等症状。入院后诊断为心力衰

竭。心力衰竭最常见的诱因是(　　)
A. 劳累　B. 循环血量增多
C. 摄入盐过多　D. 洋地黄应用不当
E. 感染

7. 患者，女，因咳嗽、咳痰、呼吸困难加重入院。医师考虑为急性左心衰竭，其咳痰的性质是(　　)
A. 白色浆液痰　B. 粉红色泡沫痰
C. 铁锈色痰　D. 脓臭痰
E. 痰中带血丝

二、实践能力

A_1型题

8. 慢性左心功能不全患者最主要的临床表现是(　　)
A. 咳嗽　B. 心悸
C. 下肢水肿　D. 肝大
E. 呼吸困难

9. 慢性左心功能不全最早出现的症状是(　　)
A. 劳力性呼吸困难　B. 心源性哮喘
C. 水肿　D. 咳粉红色泡沫痰
E. 食欲降低

A_2型题

10. 患者，男，55岁。因心力衰竭使用洋地黄进行治疗。治疗期间的下列医嘱中，护士应对哪项提出质疑和核对(　　)
A. 氯化钾溶液静脉滴注
B. 生理盐水静脉滴注
C. 5%葡萄糖溶液静脉滴注
D. 葡萄糖酸钙溶液静脉滴注
E. 乳酸钠溶液静脉滴注

11. 慢性心力衰竭患者经保守治疗，病情好转出院。患者做出以下哪项陈述，表明其还没有充分了解出院指导(　　)
A. "如果我睡不好觉，只能坐起来才能睡着，我应当来复诊。"
B. "如果我呼吸越来越短，越来越急，我应当来复诊。"
C. "如果我饮食没变化，但体重越来越重，我应当来复诊。"
D. "如果我把开的药都吃完了，病情没什么变化，就来复诊继续开药。"
E. "如果我咳嗽、发热，应当先把剩下的抗生素吃掉，然后来复诊。"

12. 为慢性心力衰竭患者进行输液治疗时，输液速度宜控制在(　　)
A. 10～20滴/分　B. 20～30滴/分
C. 30～40滴/分　D. 40～50滴/分
E. 50～60滴/分

13. 患者，男，55岁。因心力衰竭收入院。采用地高辛治疗，护士查房时，患者主诉食欲明显减退，视物模糊，护士测心率为50次/分，心律不齐，上述症状最可能的原因是(　　)
A. 心力衰竭加重　B. 颅内压增高
C. 心源性休克　D. 低钾血症
E. 洋地黄中毒

A_3型题

（7、8题共用题干）

患者，男，62岁。患高血压10年。夜间睡眠中突然憋醒，大汗淋漓，被迫坐起。喘息，咳粉红色泡沫痰。双肺闻及广泛哮鸣音。给予乙醇湿化吸氧。

14. 采用乙醇湿化吸氧的目的是(　　)
A. 湿化气道　B. 净化气道
C. 降低通气阻力　D. 降低肺泡表面张力
E. 降低肺泡内泡沫的表面张力

15. 乙醇的浓度是(　　)
A. 20%～30%　B. 30%～40%
C. 40%～50%　D. 50%～60%
E. 60%～80%

A_4型题

（16～18题共用题干）

患者，女，65岁。患风湿性心脏病8年余，近日上呼吸道感染后出现乏力，稍事活动就心悸、气急，伴有乏力，食欲缺乏，肝区胀痛，双下肢轻度水肿。查体：双肺底湿啰音，肝大，肝颈静脉回流征阳性，心率128次/分。

16. 护士为患者制订的休息活动计划是(　　)
A. 活动不受限制
B. 从事轻体力活动
C. 可在床上做轻微活动
D. 卧床休息，限制活动量
E. 严格卧床休息，半卧位

17. 护士对患者进行饮食指导应采取(　　)
A. 低脂肪、高蛋白、高维生素饮食
B. 低盐、高蛋白、高维生素饮食
C. 高热量、低蛋白、高维生素饮食
D. 高脂肪、低蛋白、高维生素饮食
E. 高热量、高蛋白、高维生素饮食

18. 治疗过程中患者突然出现心悸、气促，咳粉红色泡沫痰而来急诊。查体：BP 195/90mmHg，P 136次/分。护士应首先备好的药物是(　　)
A. 毛花苷丙，硝酸甘油，肾上腺素

B. 硝普钠，毛花苷丙，呋塞米

C. 利多卡因，酚妥拉明，毛花苷丙

D. 毒毛花苷K，硝普钠，普萘洛尔

E. 硝酸甘油，毛花苷丙，多巴酚丁胺

第3节 心律失常

一、概述

1. 定义 各种原因引起心脏冲动起源或冲动传导的异常均可引起心脏活动规律紊乱，称为心律失常。

2. 分类
- (1)按发作时心率快慢
  - 1)快速性心律失常。
  - 2)缓慢性心律失常。
- (2)按发生机制
  - 1)冲动形成异常
    - A. 由窦房结发出的冲动频率过快、过慢或有明显不规则形成的心律失常，如窦性心动过速、窦性心动过缓、窦性心律不齐。
    - B. 起源于窦房结以外(异位)的冲动，则形成期前收缩、阵发性心动过速、扑动、颤动、逸搏心律等。
  - 2)冲动传导异常
    - A. 传导阻滞，如窦房传导阻滞、房室传导阻滞、房内传导阻滞、室内传导阻滞。
    - B. 房室间传导途径异常，如预激综合征。

二、窦性心律失常 心脏的正常起搏点位于窦房结，其冲动产生的频率是60～100次/分。产生的心律为窦性心律。

1. 窦性心动过速
- (1)成人窦性心律频率>100次/分。
- (2)病因：多属生理现象，某些疾病也可发生，如甲亢、贫血等。
- (3)治疗：一般不需要特殊治疗。去除诱因即可，必要时可用β受体阻滞剂美托洛尔减慢心律。

2. 窦性心动过缓
- (1)成人窦性心律频率<60次/分。
- (2)病因：多见于健康的青年人、运动员、睡眠状态，与迷走神经张力增高有关。也可见于颅内高压、严重缺氧等疾病。
- (3)治疗
  - 1)无症状不需要治疗。
  - 2)出现症状者可用阿托品、异丙肾上腺素等，不宜长期使用。
  - 3)症状不能缓解者，考虑心脏起搏治疗。

3. 窦性心律不齐 窦性心律频率60～100次/分，快慢不规则。

三、期前收缩 窦房结以外的异位起搏点兴奋性增高，过早发出冲动引起的心脏搏动称为期前收缩，又称早搏。

1. 分类
- (1)根据异位起搏点部位
  - 1)房性期前收缩。
  - 2)房室交界性期前收缩。
  - 3)室性期前收缩。
- (2)根据异位起搏点多寡
  - 1)单源性：一个异位起搏点。
  - 2)多源性：多个异位起搏点。
- (3)根据异位起搏发生频率
  - 1)偶发性：偶尔出现期前收缩。
  - 2)频发性：超过5次/分。
- (4)根据出现异位起搏与窦性心律的关系
  - 1)二联律：每1个窦性搏动后出现1个期前收缩。
  - 2)三联律：每2个窦性搏动后出现1个期前收缩。
  - 3)成对期前收缩：每1个窦性搏动后出现2个期前收缩。

2. 病因
- (1)生理现象：情绪激动、饮浓茶咖啡、过度劳累、饮酒吸烟等。
- (2)器质性心脏病：冠心病、心肌炎、风心病等。
- (3)其他：电解质紊乱、服用某些药物。

3. 临床表现
- (1)偶发：期前收缩大多无症状，可有心悸或有心跳暂停感。
- (2)频发：早搏使心排血量降低，引起乏力、头晕、胸闷等。
- (3)脉搏检查可有脉搏不齐、脉搏短细。
- (4)听诊心律不齐，期前收缩的第一心音增强，第二心音相对减弱甚至消失。

4. 心电图主要特征 见表3-3。

表3-3 各类期前收缩心电图特征

类型	心电图特征
房性期前收缩	提早P′波；P-R间期≥0.12s QRS波群形态正常 期前收缩后有不完全代偿间歇
房室交界性期前收缩	QRS波群（T波常与QRS波群的主波方向相反）提前出现，形态正常 QRS波群的前、中、后有逆行P′波 期前收缩后的代偿间歇大多完全
室性期前收缩	QRS波群（T波常与QRS波群的主波方向相反）提前出现，形态宽大畸形、QRS时限>0.12s；其前无相关的P波；期前收缩后有完全代偿间歇

5. 治疗
- （1）频发房性、房室交界性期前收缩：维拉帕米（异搏定）、β受体阻滞剂如普萘洛尔等。
- （2）室性期前收缩：利多卡因、美西律（慢心律）、胺碘酮等。
- （3）洋地黄中毒引起的室性期前收缩：立即停用洋地黄，并给钾盐和苯妥英钠治疗。

四、阵发性心动过速 见表3-4。

表3-4 阵发性心动过速

分类	室上性心动过速		室性心动过速
	房性心动过速	房室交界性心动过速	
病因	常见于无器质性心脏病的患者		常见于器质性心脏病的患者，冠心病最常见
临床表现	突发突止，持续数秒至数小时或数天不等 发作时有心悸、胸闷、乏力、头痛等 心脏听诊：心率快而规则，常达150～250次/分		发作持续时间长于30s，不能自行终止 可出现呼吸困难、心绞痛、血压下降和晕厥 心脏听诊：心率增快，心律可有轻度不齐，第一心音强弱不一
ECG主要特征	QRS波群形态正常 连续3次或以上快而规则的房性或房室交界性期前收缩；频率150～250次/分		QRS波群宽大畸形（T波常与QRS波群主波方向相反） 连续3次或3次以上室性期前收缩>0.12s 心室率100～250次/分，节律略不规则
治疗	首选兴奋迷走神经的方法，如刺激悬雍垂，按压眼球，按压颈动脉窦等		首选利多卡因（静脉注射） 洋地黄中毒引起的室性心动过速，不宜应用电复律

五、扑动与颤动 当异位搏动的频率超过阵发性心动过速的范围时，形成的心律称为扑动或颤动。重点描述颤动。心房颤动是心房内产生极快冲动，心房内肌纤维乱颤，心房丧失有效收缩，是十分常见的心律失常；心室颤动是心室内肌纤维发生快而不协调的乱颤，心室完全丧失射血功能，是最严重的心律失常，相当于心室停搏。

1. 心房颤动
- （1）病因
  - 1）器质性心脏病：最常见于风湿性心瓣膜病，尤其是二尖瓣狭窄，如冠心病、高血压性心脏病、甲亢等。
  - 2）生理现象：情绪激动、手术后、急性酒精中毒、运动后心房颤动。
- （2）临床表现
  - 1）心室率<150次/分，可表现为心悸、气促、心前区不适等。
  - 2）心室率>150次/分，可因心排血量降低出现晕厥、急性肺水肿、心绞痛或休克。
  - 3）持久性房颤，易形成左心房附壁血栓，脱落易引起肺栓塞。二尖瓣狭窄或二尖瓣脱垂合并房颤更易发生脑栓塞。
  - 4）心脏听诊第一心音强弱不等，心律绝对不规则；脉搏快慢不均、强弱不等；发生脉搏短绌现象。

1. 心房颤动
- (3)心电图特征
  - 1)窦性P波消失,代之以大小、形态及规律不一的f波,频率350～600次/分。
  - 2)QRS波群形态正常。
  - 3)R-R间隔完全不规则,心室率极不规则,通常在100～160次/分。
- (4)治疗要点
  - 1)急性期首选同步直流电复律治疗。
  - 2)心室率不快、发作时间短,无须特殊治疗。
  - 3)心室率快、发作时间长,可用维拉帕米、地尔硫䓬等药物除颤。
  - 4)持续房颤者,可同步直流电复律或药物复律,也可射频消融治疗。

2. 心室颤动
- (1)病因:常见于急性心肌梗死,洋地黄中毒、严重低血钾、心脏手术、电击伤等。是器质性心脏病和危重患者临终前发生的心律失常。
- (2)临床表现:突发意识丧失,呼吸停止,瞳孔散大。心音消失,脉搏触不到,血压测不到。
- (3)心电图特征:QRS波群与T波消失,呈形状、频率、振幅高低各异、完全无规则的波浪状曲线。
- (4)治疗要点:发生心搏骤停应立即作非同步直流电除颤,配合胸外心脏按压、口对口人工呼吸、经静脉注射复苏和抗心律失常药物等抢救措施。

六、护理诊断/问题

1. 活动无耐力　与严重心律失常引起的心排血量减少有关。
2. 有受伤的危险　与严重心律失常导致的晕厥有关。
3. 焦虑　与严重心律失常导致的躯体及心理不适有关。
4. 潜在并发症:心力衰竭、猝死、脑栓塞。

七、护理措施

1. 休息与活动
- (1)影响心脏排血的心律失常者应绝对卧床休息。
- (2)血流动力学改变不大者,应注意劳逸结合,避免劳累、感染等。

2. 饮食护理
- (1)给予低脂、易消化、营养饮食。
- (2)不宜饱食,少吃多餐。
- (3)避免吸烟、酗酒、刺激性或含咖啡因的饮料或饮食。

3. 病情观察
- (1)观察脉搏、呼吸、血压、心率、心律及神志面色的变化。
- (2)严重心律失常者应行心电监护,观察有无引起猝死的危险先兆,如频发性、多源性、成联律及R on T(R波落在前一搏动的T波之上)的室性期前收缩,二度Ⅱ房室传导阻滞等。
- (3)室性阵发性心动过速、心室扑动、心室颤动、三度房室传导阻滞随时有猝死危险,如发现,应立即抢救,报告医师进行处理。

4. 用药护理
- (1)利多卡因须注意静脉注射不可过快、过量。
- (2)奎尼丁使用前须测血压、心率,用药期间监测血压和心电图,如出现血压明显下降、心率减慢或不规则,心电图Q-T间期延长,须暂停给药,并报告医师。

5. 心脏电复律护理
- (1)适应证
  - 1)非同步:心室颤动、持续性室性心动过速。
  - 2)同步:有R波存在的各种快速异位心律失常(心房颤动、室性心动过速)。
- (2)禁忌证
  - 1)病史长、心脏明显扩大,同时伴二度Ⅱ型、三度房室传导阻滞的心房颤动和心房扑动。
  - 2)洋地黄中毒和低血钾患者。
- (3)处理配合
  - 1)准备用物如除颤器、氧气、心电监护仪、急救车等。
  - 2)安排患者仰卧于绝缘床上、心电监护、建立静脉通路、遵医嘱静脉注射地西泮。电极板须用盐水纱布包裹或均匀涂导电糊,放电过程中医护人员避免直接接触铁床和患者,以防电击意外。
- (4)复律后护理
  - 1)观察心律、心率、呼吸、血压,每半小时测量并记录1次直至平稳。
  - 2)观察电击局部皮肤有无烧伤,及时处理。
  - 3)遵医嘱给予抗心律失常药物,观察不良反应。

6. 心脏起搏器安置术后护理
- (1)心电监护24h。
- (2)绝对卧床1～3天。
- (3)遵医嘱应用抗生素，观察伤口有无渗血及感染。
- (4)术后宣教
  - 1)指导如何观察起搏器工作情况和故障。
  - 2)说明定期复查的必要性。
  - 3)日常生活中要随身携带“心脏起搏器卡”。

锦囊妙“记”

房性心律失常与室性心律失常的心电图容易混淆，房性心律失常的心电图应关注P波的变化情况，室性心律失常的心电图应关注QRS波群的变化情况。

要点回顾

1. 房性期前收缩与室性期前收缩的心电图特征。
2. 室性心动过速心电图特征及处理方法。
3. 心房颤动的典型体征。
4. 心室颤动的心电图特征及抢救。
5. 如何选择直流电复律。

模拟试题栏——识破命题思路，提升应试能力

一、专业实务

A_1型题

1. 下列因素中，可能引起窦性心动过缓的是(　　)
   A. 缺氧　B. 发热　C. 失血性贫血　D. 甲亢　E. 高钾
2. 心脏正常窦性心率的起搏点是(　　)
   A. 心房　B. 窦房结　C. 希氏束　D. 左心室　E. 房室结
3. 通过解除紧张情绪能缓解的心律失常是(　　)
   A. 窦性静止　B. 房性期前收缩　C. 心室颤动　D. 室性期前收缩　E. 三度房室传导阻滞
4. 频发早搏的心律失常患者，不可饮用浓茶的目的主要是避免(　　)
   A. 影响铁的摄入　B. 过多液体的摄入　C. 过多咖啡因的摄入　D. 过多K^+的摄入　E. 过多Ca^{2+}的摄入

A_2型题

5. 患者，男，60岁。因“风湿性心脏病”入院，住院期间患者曾出现心房颤动。护士为其测量脉搏时，错误的方法是(　　)
   A. 应由两名护士同时测量心率和脉搏
   B. 测量前使患者安静
   C. 患者手臂放于舒适位置
   D. 将手指指端按压在桡动脉搏动处
   E. 计数30s，将所测得数值乘以2
6. 患者，男，70岁。因冠心病并发室性心律失常，护士为其解释预防室性心律失常的最佳方法是(　　)
   A. 适宜的锻炼　B. 保持情绪稳定　C. 良好的饮食习惯　D. 经常进行健康体检　E. 控制器质性心脏病病情
7. 患者，男，59岁。感觉心慌入院，经检查医师诊断为心房颤动。引起心房颤动最常见的原因是(　　)
   A. 酗酒　B. 剧烈运动　C. 缩窄性心包炎　D. 风湿性心脏瓣膜病　E. 情绪激动
8. 患者，男，60岁。入院后突然意识丧失，ECG示QRS波群与T波消失，呈完全不规则的波浪曲线，属于(　　)
   A. 窦性心律失常　B. 房性期前收缩　C. 室性期前收缩　D. 心室颤动　E. 心房颤动

二、实践能力

A_2型题

9. 患者，男，62岁。因心房颤动住院治疗，心率114次/分，心率与脉率不一致，此时护士测量脉搏与心率的方法是(　　)
A. 同一人先测心率，后测脉率
B. 同一人先测脉率，后测心率
C. 两人分别测脉率和心率，同时起止
D. 两人分别测脉率和心率后求平均值
E. 一人测心率，然后另一个人测脉率

10. 患者，男，30岁。触电后在心肺复苏过程中，由心电图发现患者有心室颤动，应采取的措施是(　　)
A. 用阿托品　B. 置心脏起搏器
C. 除颤　D. 用肾上腺素
E. 用利多卡因

11. 某心脏病患者出现心悸，心率30～40次/分，律齐，首选的措施是(　　)
A. 加强巡视　B. 心电监护
C. 安慰患者　D. 立即报告医师
E. 做好生活护理

12. 患者，男，70岁。使用洋地黄类药物，发生频发室性期前收缩，每隔1个正常搏动后出现1次过早搏动，应采取的措施是(　　)
A. 不宜使用β受体阻滞药
B. 减少洋地黄的用量
C. 停用洋地黄
D. 洋地黄维持原量
E. 停用洋地黄并处理洋地黄中毒反应

A_3型题

(13～15题共用题干)

患者，男，28岁。自诉突然心悸、胸闷，听诊心率200次/分，心律齐，血压正常。

13. 考虑患者是(　　)
A. 窦性心动过速　B. 室上性心动过速
C. 室性心动过速　D. 心房颤动
E. 心室颤动

14. 若该患者病情发作持续时间较久，病史尚不清楚，你应采取何种较简便有效的措施(　　)
A. 刺激呕吐反射或嘱屏气
B. 静脉注射毛花苷丙
C. 静脉注射去氧肾上腺素
D. 静脉注射利多卡因
E. 口服阿托品

15. 若用心电示波监护该患者时，荧光屏上突然出现完全不规则的大波浪状曲线，且QRS波与T波消失。你考虑下列哪项处理措施不妥(　　)
A. 严密观察病情变化
B. 可于心内注射利多卡因
C. 可施行同步直流电除颤
D. 可施行非同步直流电除颤
E. 立即做胸外心脏按压和口对口人工呼吸

A_4型题

(16～20题共用题干)

患者，男，72岁。心前区压榨性疼痛2h急诊入院。入院后出现呼吸困难、心悸。护士查体：BP 85/50mmHg，P 160次/分，心电图示QRS波群宽大畸形，QRS时限>0.12s，R-R间期不绝对相等，刺激迷走神经时心率无变化。

16. 该护士首先考虑患者出现的心律失常是(　　)
A. 室上性心动过速　B. 室性心动过速
C. 心房颤动　D. 窦性心动过速
E. 心室颤动

17. 护士应首先备好的急救设备是(　　)
A. 呼吸机　B. 准备安装心脏起搏器
C. 体外反搏器　D. 除颤器
E. 心电图机

18. 护士如果为患者行心脏电复律，则电极板的位置是(　　)
A. 胸骨左缘第2、3肋间和心尖部
B. 胸骨右缘第2、3肋间和心尖部
C. 胸骨右缘第4、5肋间和心尖部
D. 胸骨两侧第2、3肋间
E. 剑突下和心尖部

19. 应首选的药物治疗是(　　)
A. 苯妥英钠　B. 毛花苷丙
C. 利多卡因　D. 多巴胺
E. 胺碘酮

20. 护士在用药过程中，应注意观察患者(　　)
A. 房室传导阻滞、眩晕、色视
B. 头晕、黄视、胸闷
C. 心动过缓、低血压、房室传导阻滞
D. 兴奋、嗜睡、眩晕、抽搐
E. 心脏毒性、耳鸣失听、血小板减少、皮疹

第4节 心脏瓣膜病

一、概述

1. 由于炎症、黏液样变、退行性变等多种原因导致的单个或多个瓣膜的结构异常和功能异常，导致瓣口狭窄和（或）关闭不全，称为心脏瓣膜病。
2. 与A族乙型溶血性链球菌反复感染引起的风湿发作后所遗留的心脏瓣膜病，简称风心病，最常见。
3. 最常受累的瓣膜为二尖瓣，其次为主动脉瓣。

二、临床类型及表现 见表3-5。

表3-5 心瓣膜狭窄及关闭不全临床类型、机制及表现

临床类型	机制	症状	体征
二尖瓣狭窄	左房压↑→肺静脉压↑→肺淤血→肺动脉压↑→右室压力负荷↑→右心肥厚→右心衰竭	早期：左心衰竭表现 后期：右心衰竭表现	（1）最重要：心尖部可闻及舒张期隆隆样杂音 （2）二尖瓣面容
二尖瓣关闭不全	左心房压↑→左心室压↑（左室容量负荷↑）→左心衰竭→肺水肿→肺动脉压→右心衰竭→全心衰竭	早期：左心衰竭表现 后期：右心衰竭表现、全心衰竭表现	最重要：心尖区全收缩期粗糙吹风样杂音是最重要的体征，心尖搏动向左下移位
主动脉瓣关闭不全	1）左心室压↑→（左室容量负荷↑）→左心衰竭→排血量↓冠脉血流↓→心肌缺血→心绞痛 2）左心室压↑→左心衰竭→肺动脉压↑→右心衰竭→全心衰竭	早期：左心衰竭表现 后期：右心衰竭表现、全心衰竭表现	最重要：主动脉瓣第二听诊区可听到舒张早期叹气样杂音 心尖搏动向左下移位，脉压增大，周围血管症常见
主动脉瓣狭窄	左心室压↑（左室压力负荷↑）→左心衰竭	左心衰竭表现	最重要：主动脉瓣区可听到粗糙、响亮、喷射性收缩期杂音 典型三联症：劳力性呼吸困难、心绞痛、晕厥
联合瓣膜病		以二尖瓣狭窄伴主动脉瓣关闭不全最常见	

三、并发症

1. 充血性心力衰竭
   - （1）首要并发症，也是就诊和致死的主要原因。
   - （2）诱因：感染、风湿活动、心律失常、洋地黄使用不当、劳累和妊娠。
2. 心律失常 以心房颤动最多见。
3. 亚急性感染性心内膜炎
   - （1）易发生于主动脉瓣关闭不全者。
   - （2）致病菌为草绿色链球菌。
   - （3）常表现为发热、寒战、皮肤黏膜瘀点、进行性贫血等。
   - （4）心内膜赘生物脱落可引起周围动脉栓塞。
4. 栓塞
   - （1）多见于二尖瓣狭窄伴有心房颤动者。
   - （2）以脑动脉栓塞最为常见。

四、辅助检查

1. 超声心动图 是诊断心脏瓣膜疾病的可靠方法。
2. X线
   - （1）二尖瓣狭窄可见左心房及右心室增大，心影呈梨形，肺淤血征象。
   - （2）二尖瓣关闭不全可见左心房及左心室增大。
   - （3）主动脉瓣关闭不全可见左心室增大，心影呈靴形。
   - （4）主动脉瓣狭窄可见左心室增大和主动脉瓣钙化影。

3. 心电图
- (1)二尖瓣狭窄时，出现二尖瓣P波。
- (2)二尖瓣关闭不全致左心室肥厚，出现非特异性ST-T改变。

五、治疗要点

1. 非手术治疗
- (1)目的是预防风湿热和感染性心内膜炎，改善心功能，减轻症状。
- (2)有风湿活动者，应长期坚持使用苄星青霉素。
- (3)无症状者注意预防感染，避免重体力活动，定期复查。

2. 手术治疗　为有效的治疗方法，如二尖瓣交界分离术、人工心脏瓣膜置换术等。

六、常见护理诊断/问题

1. 活动无耐力　与心排血量减少、冠状动脉灌注不足、脑供血不足有关。
2. 有感染的危险　与长期肺淤血、抵抗力下降及风湿活动有关。
3. 知识缺乏　与缺乏用药知识、对治疗手段缺乏认识有关。
4. 潜在并发症：心力衰竭、栓塞、心律失常等。

七、护理措施

1. 休息与活动
- (1)根据心功能分级安排活动。
- (2)出现呼吸困难时取半卧位。
- (3)风湿活动时卧床休息，病变关节制动、保暖，避免受压、碰撞。
- (4)左房内有巨大附壁血栓者应绝对卧床休息。
- (5)长期卧床者协助生活护理，预防压疮，防止静脉血栓形成。

2. 饮食护理
- (1)高热量、高蛋白、低胆固醇、富含维生素及易消化饮食。
- (2)每餐不宜过饱，保持大便通畅。
- (3)心力衰竭者限钠。

3. 病情观察
- (1)监测生命体征及意识变化。
- (2)观察风湿活动表现：皮下红斑、皮下结节、关节肿痛等。
- (3)观察心力衰竭征象：呼吸困难、乏力、食欲减退、尿少等。
- (4)观察栓塞征象
  - 1)脑栓塞：偏瘫。
  - 2)四肢动脉栓塞：肢体剧痛、动脉搏动消失、局部皮肤苍白发凉。
  - 3)肾动脉栓塞：剧烈腰痛。
  - 4)肺动脉栓塞：突然剧烈胸痛和呼吸困难、发绀、咯血、休克等。
- (5)一旦发生栓塞，立即报告医师，配合抢救。

4. 防止栓塞发生
- (1)避免长时间盘腿或蹲坐、勤换体位、肢体保持功能位，腿部常活动以保持肌肉张力，防止下肢静脉血栓形成。
- (2)合并心房颤动者可服阿司匹林，以防附壁血栓形成。
- (3)已有附壁血栓者，避免剧烈运动和突然改变体位，以免脱落导致动脉栓塞。

八、健康指导

1. 避免呼吸道感染，一旦发生，立即就诊用药。
2. 避免诱发因素。协助患者做好休息及活动安排，避免重体力劳动、过度劳累和剧烈运动。
3. 反复扁桃体炎者，风湿活动控制后2～4个月可手术切除。
4. 在拔牙、内镜检查、导尿、分娩、人工流产等手术前，应告诉医师自己有风湿性心脏病病史，便于预防性使用抗生素。
5. 育龄妇女在医生指导下，根据心功能情况选择妊娠和分娩时机。

要点回顾

1. 风心病最常累及的瓣膜。
2. 各瓣膜狭窄及关闭不全的最重要体征。
3. 风心病患者的健康指导。

模拟试题栏——识破命题思路，提升应试能力

一、专业实务

A_1型题

1. 二尖瓣的解剖位置是(　　)
   A. 左心房与左心室之间
   B. 右心房与右心室之间
   C. 右心室与肺动脉之间
   D. 左心室与主动脉之间
   E. 左心房与肺静脉之间
2. 治疗风湿性二尖瓣狭窄药物中，苄星青霉素的作用是防止(　　)
   A. 风湿热　B. 心力衰竭
   C. 动脉栓塞　D. 心律失常
   E. 心绞痛
3. 风湿性心脏病患者容易发生晕厥的病变基础是(　　)
   A. 二尖瓣狭窄　B. 二尖瓣关闭不全
   C. 主动脉瓣狭窄　D. 主动脉瓣关闭不全
   E. 三尖瓣关闭不全

A_2型题

4. 患者，男，58岁。诊断为风湿性心脏病入院，突然出现胸闷，胸痛，心律不规则，心率快慢不一，心音强弱不等，心率102次/分，脉率78次/分，此脉搏属于(　　)
   A. 洪脉　B. 奇脉
   C. 间歇脉　D. 交替脉
   E. 脉搏短绌
5. 患者，男，49岁。因风湿性心瓣膜病入院。给予抗感染和抗心衰治疗后好转，拟于今日出院，护士在指导中应强调，预防链球菌感染最重要的措施是(　　)
   A. 坚持锻炼，防止呼吸道感染
   B. 减少运动，多休息
   C. 坚持限制钠盐饮食
   D. 减轻心理压力，增强康复信心
   E. 定期复查，必要时做细菌培养
6. 患者，女，30岁。风湿性心脏病二尖瓣狭窄10年。近1个月常于夜间憋醒，呼吸深快，伴有哮鸣音，端坐后可稍缓解，对夜间易发生喘憋的机制，正确的叙述是(　　)
   A. 平卧回心血量增加　B. 膈肌抬高/下降
   C. 交感神经张力增加　D. 小支气管舒张
   E. 全身小动脉痉挛
7. 患者，女，50岁。患风心病合并二尖瓣狭窄。与此病发病有密切关系的细菌是(　　)
   A. 乙型溶血性链球菌
   B. 金黄色葡萄球菌　C. 表皮葡萄球菌
   D. 革兰阴性杆菌　E. 大肠埃希菌

二、实践能力

A_1型题

8. 二尖瓣面容的特点是(　　)
   A. 两颊部蝶形红斑
   B. 两颊部紫红，口唇轻度发绀
   C. 两颊黄褐斑
   D. 午后两颊潮红
   E. 面部毛细血管扩张
9. 确诊二尖瓣狭窄最可靠的辅助检查是(　　)
   A. 心电图　B. 胸部X线
   C. 超声心动图　D. 心导管检查
   E. CT
10. 风湿性心脏病二尖瓣狭窄患者，最常见的心律失常是(　　)
    A. 室性早搏　B. 心房颤动
    C. 窦性心动过速　D. 房室传导阻滞
    E. 室上性心动过速
11. 预防风湿性心瓣膜病的根本措施是(　　)
    A. 长期服用抗风湿药物
    B. 积极防治链球菌感染
    C. 防止复发，卧床休息
    D. 增加营养，避免过劳
    E. 居室要防寒避湿
12. 胸部X线检查心影呈梨形提示(　　)
    A. 心包积液　B. 三尖瓣关闭不全
    C. 二尖瓣关闭不全　D. 二尖瓣狭窄
    E. 主动脉瓣狭窄

A_2型题

13. 患者，女，43岁。有风湿性心脏瓣膜病史。患者于户外运动时，突然出现右侧肢体无力，站立不稳，并有口角歪斜。该患者最可能并发了(　　)
    A. 脑栓塞　B. 短暂性脑缺血发作
    C. 颅脑肿瘤　D. 蛛网膜下隙出血
    E. 颅内动静脉瘤破裂
14. 患者，女，27岁。患风湿性瓣膜病，二尖瓣狭窄伴关闭不全2年。1周前因感冒后病情加重入院治疗，

不正确的护理措施是(　　)
A. 空腹服用阿司匹林
B. 定时测体温,注意热型
C. 卧床休息,减少活动
D. 进高热量、高蛋白、清淡、易消化饮食
E. 保持口腔清洁

15. 李女士,有主动脉瓣狭窄病史,患者最可能出现的突出临床表现是(　　)
A. 胸痛伴眩晕　B. 乏力、下肢水肿
C. 呼吸困难、心绞痛伴晕厥
D. 乏力、水肿、黑矇　E. 咯血伴声音嘶哑

16. 患者,女,34岁。因风心病合并二尖瓣狭窄入院。二尖瓣狭窄最早出现的症状是(　　)
A. 咯血　B. 水肿
C. 劳力性呼吸困难　D. 端坐呼吸
E. 咳嗽

17. 患者,男,51岁。有风心病病史。入院后出现心力衰竭,护士告诉患者应低盐饮食,其原因是(　　)
A. 提高心肌收缩力　B. 减轻肾脏负荷
C. 减轻肺水肿　D. 减少水钠潴留
E. 避免肝脏受损

第5节 冠状动脉粥样硬化性心脏病

一、概述

1. 定义　冠状动脉粥样硬化性心脏病是冠状动脉硬化后造成管腔狭窄、阻塞和(或)冠状动脉功能性痉挛,导致心肌缺血、缺氧引起的心脏病,简称冠心病,又称缺血性心脏病。是最常见的死亡原因之一。

2. 临床分型
- (1)1979年WHO分型
  - 1)无症状型。
  - 2)心绞痛型。
  - 3)心肌梗死型。
  - 4)缺血性心肌病型。
  - 5)猝死型。
- (2)近年临床医学专家分型
  - 1)急性冠脉综合征(ACS)。
  - 2)慢性冠脉病(CAD)。

二、危险因素

1. 主要危险因素
- (1)高血压:切应力增加、缩血管物质增加导致血管内皮受损。是粥样硬化的启动因素。
- (2)血脂异常:总胆固醇(TC)、甘油三脂(TG)、低密度脂蛋白(LDL)或极低密度脂蛋白(VLDL)增高,高密度脂蛋白(HDL)降低等状况在内皮受损的基础上,易发生脂质浸润,形成粥样斑块。是最主要的危险因素。
- (3)高血糖:糖化LDL,形成泡沫细胞,易于黏附、沉积在血管壁。
- (4)吸烟:焦油、尼古丁等造成血管内皮损伤;动脉管壁缺氧加重内皮损伤。
- (5)年龄、性别:随着年龄的增长,血管壁弹性下降,血管内皮调节能力下降;40岁以上男性、绝经后的女性,雌激素对血管内皮的保护作用逐渐消失,发病明显增多。

2. 次要危险因素
- (1)肥胖。
- (2)缺少体力活动。
- (3)进食过多的胆固醇、脂肪、食盐和糖。
- (4)遗传因素。
- (5)A型性格。

心　绞　痛

一、定义　在冠状动脉粥样硬化的基础上,由于心肌负荷增加,发生冠状动脉供血不足,导致心肌急剧暂时缺血、缺氧所引起的临床综合征。

二、病因
- 1. 基本病因　冠状动脉粥样硬化。
- 2. 诱因　心脏负荷突然增加如体力劳动、情绪激动、饱餐、寒冷、吸烟、心动过速、休克等。

三、发病机制　冠状动脉粥样硬化→冠脉管腔狭窄和痉挛→冠状动脉供血不足→心肌短暂、急剧缺血、缺氧→心绞痛。

四、临床表现

1. 发作性胸痛或胸部不适是典型的心绞痛特点。
   - (1)疼痛部位：以胸骨体中段或上段之后常见，其次为心前区，有放射痛，可放射至左肩、左臂内侧，甚至左右环指和小指。
   - (2)持续时间：多在3～5min内，很少超过15min。
   - (3)疼痛性质：紧缩感、压迫感、发闷或烧灼感。
   - (4)诱发因素：多于体力劳动时或情绪激动、饱餐、受冷、吸烟、心动过速时诱发等。
   - (5)缓解因素：就地休息或含服硝酸甘油后3～5min内缓解。

2. 心率增快、暂时性血压升高。

五、辅助检查

1. 心电图检查
   - (1)是发现心肌缺血、诊断心绞痛最常用的方法。
   - (2)发作期心肌缺血性改变ST段压低≥0.1mV，T波低平或倒置。
   - (3)缓解期可无任何改变。

2. 冠状动脉造影
   - (1)可发现冠脉堵塞的范围和程度，是诊断冠心病的“金标准”。
   - (2)冠脉狭窄超过75%以上，将严重影响心肌供血。

3. 运动负荷试验
   - (1)运动中出现典型心绞痛。
   - (2)ST段压低≥0.1mV，持续2min即为阳性。

六、治疗原则

1. 发作期
   - (1)发作时立即就地休息。
   - (2)硝酸酯类药物是最有效、作用最快的终止发作的药物。
   - (3)舌下含服硝酸甘油0.3～0.6mg，1～2min起效，作用持续30min左右；或舌下含化硝酸异山梨醇酯(消心痛)5～10mg，2～5min起效，作用持续2～3h。

2. 缓解期
   - (1)避免诱因。
   - (2)去除易患因素：积极治疗高血压、血脂异常、糖尿病、肥胖等。
   - (3)药物治疗：包括硝酸酯类药物、β受体阻滞剂、钙通道阻滞剂(地尔硫䓬)；抗凝和抗血小板药物(低分子量肝素、阿司匹林、波立维)。
   - (4)冠状动脉介入治疗。
   - (5)其他：冠脉搭桥等。

七、护理诊断/问题

1. 疼痛：胸痛　与冠状动脉供血不足导致心肌缺血、缺氧有关。
2. 活动无耐力　与心肌氧的供需失调有关。
3. 焦虑　与心绞痛反复发作有关。
4. 潜在并发症：心肌梗死。

八、护理措施

1. 休息
   - (1)发作时应立即停止活动，同时舌下含服硝酸甘油。
   - (2)缓解期适当活动。

2. 饮食
   - (1)低热量、低脂肪、低胆固醇、少糖、少盐饮食。
   - (2)少食多餐，不宜过饱，不饮浓茶、咖啡，避免辛辣刺激性食物。
   - (3)多食富含维生素、粗纤维的易消化食物，保持排便通畅，避免排便用力。

3. 病情观察
   - (1)了解本次发作的诱因。
   - (2)应警惕可能是急性心肌梗死的先兆表现。

4. 观察药物不良反应
   - (1)舌下含服硝酸甘油后，注意观察是否出现头晕、头痛、面红、心悸等不良反应。
   - (2)含药后应平卧，以防低血压的发生。

九、健康指导

1. 控制危险因素　积极治疗高血压、血脂异常、糖尿病。

2. 避免诱发因素　避免过度劳累、情绪激动、饱餐、寒冷等。

3. 自救指导
- (1)硝酸甘油的保管方法
  - 1)避光保存。开封后每6个月更换一次。确保有效。
  - 2)随身携带。确保随时使用。
- (2)发作时的缓解方法
  - 1)一旦发作，立即停止一切活动，就地休息，舌下含服1片硝酸甘油。一般3～5min缓解。
  - 2)如发作频繁、程度加重、持续时间长、硝酸甘油效果差，应警惕心肌梗死。应立即呼叫120或就近就诊。

急性心肌梗死

一、定义　在冠状动脉硬化的基础上，冠状动脉血供应急剧减少或中断，使相应的心肌发生严重持久的缺血导致心肌坏死。

二、病因　冠状动脉粥样硬化是基本病因。

三、发病机制
1. 冠状动脉粥样硬化基础上→冠脉管腔狭窄→冠状动脉供血不足。
2. 在冠状动脉供血不足基础上→一旦心肌需氧猛增或冠脉血供锐减→心肌缺血达20～30min以上→即可发生急性心肌梗死。
3. 多数是因不稳定斑块破溃出血、管腔内形成急性血栓，导致血管闭塞。
4. 少数是粥样斑块内发生出血或血管持续痉挛，也可致血管闭塞。

四、临床表现

1. 先兆表现
- (1)多数患者发病前数日出现乏力、胸部不适、活动时心悸、气急、烦躁等。
- (2)表现为新发心绞痛或原有心绞痛发作频繁、程度加重、持续较久、硝酸甘油疗效差，诱发因素不明显等。
- (3)心电图ST段暂时性明显抬高或压低，T波倒置或低平。
- (4)及时处理先兆症状，可使部分患者避免发生心肌梗死。

2. 主要症状
- (1)胸痛
  - 1)为最早出现、最突出的症状。
  - 2)与心绞痛异同：性质相似，程度更剧烈，有恐惧及濒死感；部位相似；持续时间可长达数小时或数天；经休息、口服硝酸甘油不缓解。
- (2)心源性休克
  - 1)起病数小时至1周内发生。
  - 2)系心肌广泛坏死致心排血量急剧下降所致。
  - 3)表现为收缩压＜80mmHg，尿量减少，意识模糊甚至昏迷。
- (3)心律失常
  - 1)多发生在病后1～2天内，24h内发生率最高，也最危险。
  - 2)是急性心肌梗死最严重的临床表现和主要死因。
  - 3)以室性心律失常最多见。如频发室性期前收缩，成对出现或呈短阵室性心动过速，常为心室颤动先兆。心室颤动常是急性心肌梗死患者早期死亡原因。
- (4)心力衰竭
  - 1)多在起病最初几天内发生，或疼痛、休克好转阶段发生。
  - 2)主要是急性左心衰竭，严重者出现急性肺水肿。
- (5)全身症状
  - 1)一般发生在疼痛24～48h之后。
  - 2)系坏死物质吸收所致。
  - 3)发热，体温38℃左右；心动过速、白细胞增高及红细胞沉降率增快。
- (6)胃肠反应
  - 1)疼痛剧烈时常伴恶心、呕吐、上腹胀痛。
  - 2)系迷走神经受坏死心肌刺激和心排血量降低，组织灌注不足所致。
  - 3)下壁心肌梗死多见。

3. 体征　心尖部第一心音减弱、可闻舒张期奔马律，血压下降。

4. 并发症
- (1)乳头肌功能失调或断裂
  - 1)发生率高达50%,造成二尖瓣脱垂及关闭不全。
  - 2)轻者可恢复,重者可严重损害左心功能,在数日内死亡。
- (2)心脏破裂:少见。
- (3)栓塞
  - 1)见于起病后1～2周。
  - 2)如系左心室附壁血栓脱落所致,则引起脑、肾、脾或四肢等动脉栓塞。
  - 3)由下肢静脉血栓所致,则产生肺动脉栓塞。
- (4)心室壁瘤:主要见于左心室。
- (5)心肌梗死综合征
  - 1)梗死后数周至数月内出现,可反复发生,表现为心包炎、胸膜炎或肺炎等。
  - 2)可能系机体对坏死物质的过敏反应。

五、辅助检查

1. 心电图
- (1)特征性改变
  - 1)坏死区:宽而深的异常Q波(病理性Q波)。
  - 2)损伤区:ST段抬高,呈弓背向上型。
  - 3)缺血区:T波倒置。
- (2)动态性改变
  - 1)起病数小时后ST段弓背向上抬高。
  - 2)2天内出现病理性Q波。
  - 3)数日后ST段恢复基线水平，T波低平、倒置或双向。
  - 4)数周后T波逐渐恢复,病理性Q波永久存在。
- (3)ST段抬高性心肌梗死定位诊断
  - 1)V_1～V_5导联示广泛前壁心肌梗死。
  - 2)V_1、V_2、V_3导联示前间壁心肌梗死。
  - 3)V_3～V_5导联示局限前壁心肌梗死。
  - 4)Ⅱ、Ⅲ、aVF导联示下壁心肌梗死。
  - 5)Ⅰ、aVL导联示高侧壁心肌梗死。
  - 6)V_7～V_8导联示正后壁心肌梗死。

2. 心肌坏死标志物
- (1)增高水平与心肌坏死范围和预后明显相关。
- (2)肌钙蛋白(cTn)I或T起病3～4h升高，cTnI一般持续7～9日，cTnT一般持续10～14日。如出现或增高,被认为是诊断急性心肌梗死最具敏感性和特异性的生化指标。
- (3)肌红蛋白在心肌梗死后2h即出现,出现最早,敏感性高,有助于早期诊断,但特异性差。

3. 血清心肌酶测定　出现谷草转氨酶、肌酸磷酸激酶、肌酸磷酸激酶同工酶、乳酸脱氢酶升高,其中肌酸磷酸激酶同工酶(CK-MB)是出现最早、恢复最早的酶。敏感性及特异性不如肌钙蛋白和肌红蛋白。

六、治疗要点

1. 治疗原则
- (1)保持和维护心功能。
- (2)尽快恢复心肌的血液灌注:到达医院后30min内开始溶栓或90min内行PCI。
- (3)有效止痛,及时处理各种并发症,防止猝死。

2. 一般治疗
- (1)休息;监护;吸氧。
- (2)抗凝治疗:无禁忌证者嚼服肠溶阿司匹林150～300mg,连续3日,以后改为75～150mg,长期服用。

3. 解除疼痛
- (1)哌替啶50～100mg肌内注射,吗啡5～10mg皮下注射,或罂粟碱30～90mg肌内注射。
- (2)舌下含服或静脉滴注硝酸甘油。

4. 心肌再灌注
- (1)应在发病12h内,最好在3～6h内进行。
- (2)方法
  - 1)PCI
    - A. 直接PCI:ST段抬高,出现左束支传导阻滞或并发休克;非ST段抬高,但梗死动脉严重狭窄;有溶栓禁忌证但适宜再灌注治疗的患者。
    - B. 补救PCI:溶栓治疗后仍有胸痛,抬高的ST段降低不明显者。
  - 2)溶栓治疗
    - A. 原则:对于不能及时行PCI者,在无禁忌证情况下,应尽早溶栓。一般主张最好在发病6h内,或不超过12h给药。
    - B. 常用药物:尿激酶，150万～200万U静脉滴注，30min内滴完;链激酶、rt-PA，150万U静脉滴注，30～60min滴完。

5. 处理并发症
- （1）纠正心律失常
  - 1）室性早搏首选利多卡因缓慢静脉注射。
  - 2）心室颤动首选非同步电除颤。
  - 3）缓慢型心律失常可选用阿托品。
- （2）控制休克。
- （3）治疗心力衰竭：急性心肌梗死24h以内禁用洋地黄制剂。

6. 其他：硝酸酯制剂、抗凝治疗；极化液治疗；ACEI等。

七、护理诊断/问题

1. 疼痛：胸痛　与心肌缺血坏死有关。
2. 恐惧　与剧烈胸痛引起濒死感有关。
3. 活动无耐力　与心肌供养不足有关。
4. 有便秘的危险　与进食减少，排便习惯改变有关。
5. 潜在并发症：心律失常、心力衰竭、心源性休克、猝死。

八、护理措施

1. 一般护理
- （1）休息与体位
  - 1）急性期12h内绝对卧床休息。
  - 2）若无并发症，24h内鼓励患者在床上进行肢体活动。第三天可床边活动，第四天起逐步增加活动，一周内可达每日3次步行100～150m。
- （2）饮食
  - 1）低糖、低脂肪、低胆固醇饮食。心力衰竭时限盐。
  - 2）少食多餐，避免进食过快、过饱，避免辛辣刺激性食物。
- （3）吸氧
  - 1）急性期持续吸氧4～6L/min。
  - 2）若发生急性肺水肿，给予20%～30%乙醇湿化6～8L/min高流量吸氧。
- （4）排便护理
  - 1）预防便秘：指导规律排便、多食粗纤维食物、腹部环形按摩。
  - 2）避免用力排便：缓泻剂、低压灌肠等。

2. 病情观察
- （1）安置在监护病房，急性期进行心电图、血压、呼吸监护。监测心肌坏死标志物指标和出凝血指标。
- （2）观察心电图、生命体征、意识、尿量、心率、心律，胸痛及全身情况，判断组织灌注有无改善。
- （3）备好除颤器及各种急救用品。
- （4）若出现心律失常、心力衰竭和休克等早期征象，及时报告医师并配合处理。

3. 溶栓治疗的配合
- （1）适应证
  - 1）两个或两个以上导联ST段抬高或急性心肌梗死伴左束支传导阻滞，发病≤12h，年龄≤75岁。
  - 2）若来院时已是发病后12～24h，心电图ST段广泛抬高明显伴有或不伴有严重胸痛者仍可溶栓。
  - 3）75岁以上患者，应根据梗死范围，患者一般状态，有无高血压、糖尿病等因素，因人而异慎重选择。
- （2）禁忌证
  - 1）既往发生过出血性脑卒中，1年内发生过缺血性脑卒中或脑血管事件。
  - 2）颅内肿瘤。
  - 3）近1个月内有内脏活动性出血或已知出血倾向。
  - 4）正在使用抗凝药物。
  - 5）严重且未控制的高血压（＞180/110mmHg）。
  - 6）高度怀疑有夹层动脉瘤者。
  - 7）近1个月内有创伤史、＞10min心肺复苏。
  - 8）近3周有外科手术史。
  - 9）近2周有在不能实施压迫的血管穿刺。
- （3）溶栓成功指标
  - 1）ST段2h内在抬高最显著导联迅速回落≥50%。
  - 2）2h内胸痛消失。
  - 3）2h内出现再灌注心律失常。
  - 4）血清肌酸激酶峰值提前出现。

4.经皮腔内冠脉成形术术后护理
- (1)停用肝素4h后复查凝血时间,在正常范围内可拔除动脉鞘管。
- (2)拔管后加压包扎,压迫止血,继续卧床24h,术肢制动。
- (3)观察足背动脉搏动情况,鞘管留置部位有无渗血、血肿。
- (4)严密观察生命体征及胸痛情况。

5.用药护理
- (1)溶栓药物
  - 1)治疗前询问有无出血性疾病、近期手术史等溶栓禁忌证,检查出、凝血时间,配血。
  - 2)溶栓后注意观察有无过敏,有无出血倾向,一旦出血严重立即停药。用药后2h监测心电图、心肌酶和凝血时间,观察闭塞的冠状动脉再通情况。
- (2)镇痛剂。
- (3)血管扩张剂。

6.心理护理
- (1)陪伴、安慰患者,增加患者安全感。
- (2)焦虑、紧张等不良情绪会增加心脏负荷和心肌耗氧,于病情不利。

九、健康指导

1.调整和改变生活方式
- (1)遵循饮食原则,避免饱餐。
- (2)肥胖者控制体重。
- (3)戒烟酒。
- (4)保持平和心态。
- (5)预防便秘。

2.合理安排休息和活动
- (1)保证充足睡眠,参加力所能及的体力活动。
- (2)若病情稳定无并发症,心梗后第6周可每天步行,做平和不剧烈的运动。
- (3)第8～12周可行较大活动量的锻炼如骑车等。
- (4)3～6个月可部分或完全恢复工作,但避免重体力、精神紧张的劳动。

3.坚持用药,定期复查
- (1)坚持遵医嘱服药,不可随意停药。随身携带药盒。
- (2)坚持定期门诊复查,避免严重并发症。

4.学会自救
- (1)院外发作时,应立即就地休息、平卧,放松心态。
- (2)呼叫120,等待救援,不要勉强步行。
- (3)立即舌下含服或嚼服硝酸甘油,如不缓解可多次服用。

要点回顾

1. 心绞痛的基本病因及诱因。
2. 心绞痛与心肌梗死心胸痛特点比较。
3. 心绞痛与心肌梗死心电图特征比较。
4. 血清心肌酶测定中特异性最高的酶。
5. 心绞痛发作期治疗。

模拟试题栏——识破命题思路,提升应试能力

一、专业实务

A_1型题

1. 缓解心绞痛发作最有效、作用最快的药物是(　　)
   A. 硝苯地平　B. 普萘洛尔
   C. 阿司匹林　D. 硝酸甘油
   E. 阿托品
2. 发生心绞痛的主要病因是(　　)
   A. 血脂过高　B. 心力衰竭
   C. 胆固醇浓度过高　D. 冠脉管腔狭窄或痉挛
   E. 心动过速

A_2型题

3. 患者,男,58岁。冠心病史6年,因心绞痛急诊入院。患者情绪紧张,主诉乏力,食欲缺乏。医嘱:药物治疗,绝对卧床休息。护士评估患者存在的健康问题,需要首先解决的是(　　)
   A. 焦虑　B. 生活自理缺陷

C. 疲乏　　D. 疼痛
E. 便秘

4. 某冠心病患者将其每日服用的氨氯地平、阿司匹林、辛伐他汀、硝酸甘油和普萘洛尔放置于透明的塑料分药盒中，责任护士发现后立即告知患者有一种药物不宜放入此药盒中，这种药物是(　　)
A. 氨氯地平　　B. 阿司匹林
C. 辛伐他汀　　D. 硝酸甘油
E. 普萘洛尔

5. 牛先生，患冠心病10年，半个月来频繁作心前区不适，含服硝酸甘油无效，疑为急性心肌梗死，最具诊断意义的检查是(　　)
A. 血常规　　B. 尿常规
C. 红细胞沉降率　　D. 超声波
E. 心电图

6. 患者，男，67岁。突感心前区憋闷，有严重窒息感伴恶心、呕吐，休息及舌下含服硝酸甘油不缓解。考虑该患者发生了(　　)
A. 不稳定型心绞痛　　B. 急性心肌梗死
C. 主动脉夹层动脉瘤破裂
D. 心包炎　　E. 病毒性心肌炎

A_3型题

(7～9题共用题干)

患者，女，70岁。既往有心绞痛发作史。3h前无明显诱因出现心前区剧烈疼痛，含服硝酸甘油不缓解。

7. 患者入院后应先做下列哪项检查(　　)
A. 心脏X线检查　　B. 心电图
C. 测血压　　D. 心肌酶学检查
E. 超声心动图

8. 此时，实验室检查该患者的心肌酶和心肌蛋白，其中最有特异性的是(　　)
A. 肌酸磷酸激酶同工酶
B. 肌钙蛋白
C. 谷草转氨酶
D. 乳酸脱氢酶
E. 肌红蛋白

9. 给患者进行心电图检查，其表现不包括(　　)
A. ST段弓背向上　　B. T波倒置
C. T波平坦　　D. ST段压低
E. 病理性Q波

二、实践能力

A_1型题

10. 对急性心肌梗死患者给予吸氧的主要目的是(　　)
A. 改善心肌缺氧，减轻疼痛
B. 预防心源性休克
C. 减少心律失常
D. 防止心力衰竭
E. 促进坏死组织吸收

11. 应用硝酸甘油缓解心绞痛，正确的护理是(　　)
A. 药物用温开水送服
B. 药物置口中，立即咽下
C. 舌下含化，药物被唾液溶解
D. 服药后即可活动
E. 观察头昏、血压偏高表现

12. 急性心肌梗死患者出现室性期前收缩，应首选的药物为(　　)
A. 洋地黄　　B. 利多卡因
C. 地塞米松　　D. 阿托品
E. 普鲁卡因胺

A_2型题

13. 患者，女，60岁。因急性心肌梗死入院，情绪不稳定，该患者出现了哪项心律失常时需要高度警惕心室颤动的发生(　　)
A. 房室传导阻滞　　B. 窦性心动过缓
C. 室上性心动过速　　D. 心房颤动
E. 室性心动过速

14. 患者，男，50岁。冠心病、心绞痛5年。3h前发生心前区剧烈疼痛，服用硝酸甘油3片未缓解，急诊入院。心电图检查发现病理性Q波，BP 85/55mmHg，P 108次/分，律齐。入监护室观察自疗，经用药后疼痛缓解。2h后心电监测示BP 70/50mmHg，P 118次/分，患者烦躁不安，皮肤湿冷。此时最可能发生了(　　)
A. 脑出血　　B. 室壁瘤破裂
C. 心源性休克　　D. 心律失常
E. 心力衰竭

15. 患者，女，44岁。患心肌梗死住院治疗。首次静脉泵入硝酸甘油时，在30min内应特别注意的是(　　)
A. 尿量　　B. 中心静脉压
C. 血氧饱和度　　D. 心率
E. 血压

16. 患者，女，70岁。急性下壁心肌。收入CCU病房，患者出现下列哪种心律失常最危险(　　)
A. 窦性心动过速　　B. 偶发房性期前收缩
C. 窦性心律不齐　　D. 三度房室传导阻滞
E. 偶发室性期前收缩

17. 患者，女，65岁，肥胖。有高血脂及高血压(180/

100mmHg），近日心前区发生疼痛。如考虑为心绞痛，胸痛性质应是(　　)

A. 隐痛持续整天　　B. 锻炼后可减轻

C. 阵发针刺样痛　　D. 刀割样痛

E. 压迫、发闷或紧缩感

18. 患者，男，44岁。近半年来发现劳累时心前区疼痛，确诊为心绞痛。患者吸烟多年，进食不规律，喜饮浓茶，甘油三酯高。护士为其进行健康教育，之后要求患者复述要点，以下患者复述出的内容哪项不正确(　　)

A. 戒烟、戒酒、不饮浓茶

B. 含服硝酸甘油1片后心绞痛仍不缓解，可间隔1h后再服1片

C. 低盐、低脂饮食，不宜过饱

D. 多吃粗纤维食物，保持排便通畅

E. 注意休息，不可过度劳累

A_3型题

（19～21题共用题干）

患者，男，52岁。因胸骨后压榨性疼痛半日急诊入院。心电图：急性广泛前壁心肌梗死。

19. 升高最早也是恢复最早的心肌损伤标志物是(　　)

A. 谷草转氨酶　　B. 乳酸脱氢酶

C. 肌酸磷酸激酶　　D. 碱性磷酸酶

E. 谷丙转氨酶

20. 为减轻患者疼痛，首选的药物是(　　)

A. 地西泮　　B. 阿司匹林

C. 吗啡　　D. 硝酸甘油

E. 硝苯地平

21. 最有可能导致患者24h内死亡的原因是(　　)

A. 右心衰竭　　B. 心源性休克

C. 心室颤动　　D. 心脏破裂

E. 感染

A_4型题

（22、23题共用题干）

患者，男，59岁。饭前与家人争执，饭后出现心前区胸痛，放射至左肩，自含硝酸甘油后逐渐缓解。

22. 考虑该患者可能发生了(　　)

A. 自发性气胸　　B. 急性胰腺炎

C. 心肌梗死　　D. 心绞痛

E. 急性右心衰竭

23. 护士告诉患者如何避免心绞痛发作的诱因，其内容不包括(　　)

A. 保持情绪稳定，避免过度劳累

B. 避免饱餐及受凉

C. 需戒烟，可多饮酒以达活血目的

D. 宜少食多餐，不宜过饱

E. 积极控制高血压

（24～26题共用题干）

患者，男，69岁。情绪激动后突感剧烈压榨性胸痛、呕吐伴窒息感2h入院。P 110次/分，BP 82/60mmHg，心电图示V_1～V_4导联ST段弓背抬高，心律不齐。

24. 护士根据患者的病情，考虑患者可能出现的危险病情变化是(　　)

A. 恶化型心绞痛　　B. 急性心肌梗死

C. 急进型高血压　　D. 不稳定型心绞痛

E. 长期应用硝酸甘油可能产生耐药性

25. 急诊护士对患者评估后，认为首优护理诊断是(　　)

A. 活动无耐力　　B. 恐惧

C. 潜在并发症：感染

D. 焦虑　　E. 疼痛

26. 护士为患者采取的护理措施应除外(　　)

A. 立即通知医师　　B. 安置患者静心休息

C. 氧气吸入　　D. 及时更换汗湿衣服

E. 心电监护

第6节 原发性高血压

一、概述

1. 定义　原因不明的以血压升高为主要临床表现的伴或不伴心血管危险因素的综合征。常伴有心、脑、肾和视网膜等重要器官的病理性改变，是脑血管意外、冠心病的主要危险因素。为最常见的心血管疾病。占高血压患病人群总数的95%。通常简称为高血压。

2. 血压的分类及标准　见表3-6。

表3-6　血压水平的定义和分类

类别	收缩压(mmHg)	舒张压(mmHg)
正常血压	＜120	＜80
正常高值	120～139	80～89
高血压	≥140	≥90
1级高血压(轻度)	140～159	90～99
2级高血压(中度)	160～179	100～109
3级高血压(重度)	≥180	≥110
单纯收缩期高血压	≥140	＜90

注:当收缩压和舒张压分属不同级别时,以较高的级别为准。

锦囊妙"记"：高血压分级遵循一定规律:收缩压增加20mmHg,舒张压增加10mmHg。

二、病因

1. 遗传因素。
2. 饮食　高盐、低钾、低钙、高蛋白、高饱和脂肪酸、饮酒。
3. 精神应激　长期精神紧张、焦虑、噪声。
4. 其他因素　肥胖、服用避孕药、睡眠呼吸暂停低通气综合征。

三、危险因素

1. 主要危险因素
   - (1)年龄:男性55岁以上,女性65岁以上。
   - (2)吸烟。
   - (3)高胆固醇血症。
   - (4)糖尿病。
   - (5)家族早发冠心病史,发病年龄:男性55岁以下,女性65岁以下。
2. 次要危险因素
   - (1)高密度脂蛋白下降、低密度脂蛋白升高。
   - (2)肥胖。
   - (3)糖耐量异常。
   - (4)缺乏体力活动。
   - (5)高纤溶酶原血症。

四、发病机制

多种因素在遗传背景作用下→交感神经系统活性亢进→肾性钠水潴留→肾素-血管紧张素-醛固酮系统激活等→血压调节机制失代偿→高血压。

五、临床表现

1. 一般表现
   - (1)症状
     - 1)起病缓慢而渐进,早期无特异性表现。
     - 2)可有头晕、头痛、耳鸣、疲劳等。
   - (2)体征
     - 1)血压升高。
     - 2)听诊主动脉瓣第二心音亢进。
2. 并发症
   - (1)高血压危象:因紧张、劳累、寒冷、嗜铬细胞瘤发作、突然停用降压药等诱因引起全身小动脉强烈痉挛,影响重要脏器血流供应。血压在短时间内急剧升高,出现头痛、心悸、恶心、气急、眩晕、视物模糊等,以及动脉痉挛累及靶器官缺血症状。高血压早期与晚期均可发生。
   - (2)高血压脑病:多见于重症高血压患者。过高的血压突破了脑血流自动调节范围,脑组织血流灌注过多引起脑水肿和颅内高压。以脑病症状和体征为特点,表现为剧烈头痛、喷射状呕吐、视盘水肿甚至昏迷。

     临床上将高血压脑病与高血压危象统称为高血压急症。

2. 并发症
- （3）其他
  - 1）脑血管意外：最常见，脑动脉血栓形成、脑出血、短暂脑缺血发作。
  - 2）心力衰竭
    - A. 长期左室后负荷加重，心肌肥厚与扩大，可出现左心衰竭。
    - B. 长期高血压损坏血管内皮，有利于动脉粥样硬化的形成，发生冠心病。
  - 3）肾衰竭
    - A. 肾小球毛细血管压力增高，引起肾小球肥大、硬化。
    - B. 后期导致肾小球通透性增加，造成肾小管损害，最终导致肾衰竭。
  - 4）视网膜改变：视网膜动脉狭窄、出血、渗出、视盘水肿。

3. 高血压危险度度分层　见表3-7。

表3-7　高血压危险度分层标准

危险因素及病史	血压水平（mmHg）		
	1级（140～159/90～99）	2级（160～179/100～109）	3级（180～　/110～）
无其他危险因素	低危	中危	高危
1～2个危险因素	中危	中危	极高危
3个以上危险因素	高危	高危	极高危
有并发症	极高危	极高危	极高危

六、辅助检查

1. 实验室检查
   - （1）早期无异常。
   - （2）后期可出现蛋白尿、血尿、管型尿，血尿素氮、肌酐增高，血脂、血糖异常等。

2. 心电图　可见左心室肥大、劳损。

3. 眼底检查　有助于对高血压程度的了解，观察视网膜动脉痉挛、狭窄、眼底出血等。

4. 超声心电图　了解心室壁厚度、心腔大小、心脏舒缩功能。

七、治疗要点

1. 治疗原则
   - （1）改善生活行为，控制心血管危险因素。
   - （2）合理选用降压药，长期甚至终身服用。
   - （3）降低血压至正常范围，防治及减少心脑血管事件的发生率与死亡率。
   - （4）血压控制目标值
     - 1）一般应将血压降至<140/90mmHg。
     - 2）糖尿病、慢性肾病、心衰或病情稳定的冠心病合并高血压者，血压应<130/80mmHg。
     - 3）老年人收缩期高血压者，收缩压应<150mmHg，如能耐受可进一步降低。
     - 4）大多数患者应在数周或数月内将血压逐渐将至目标水平。

2. 治疗措施
   - （1）改善生活行为
     - 1）减轻体重，尽量将体重指数控制在BMI<25。
     - 2）限制钠盐摄入，每日食盐<6g/d。
     - 3）补充钙和钾，每日食用新鲜蔬菜与水果。
     - 4）减少脂肪摄入，每日脂肪摄入量应少于每日总热量的25%。
     - 5）戒烟、限酒，酒量（乙醇含量）限制在50g/d。
     - 6）低、中度等张运动，可根据年龄、身体状况选择慢跑、步行等。
   - （2）药物治疗
     - 1）用药原则
       - A. 小剂量开始，优选长效。
       - B. 联合用药。
       - C. 个体化治疗。
     - 2）常用降压药物见表3-8。
   - （3）高血压急症治疗
     - 1）迅速降血压
       - A. 在血压严密监测的情况下，静脉给予降压药。根据血压及时调整滴速。
       - B. 如病情允许，及时开始口服降压药治疗。

2. 治疗措施
- (3)高血压急症治疗
  - 2)控制性降压
    - A. 为防止短时间血压骤然下降引发机体重要器官灌注明显减少，要逐渐降压。
    - B. 24h内降压20%～25%，48h内不低于160/100mmHg。
    - C. 若降压后出现重要器官缺血表现时，血压降低幅度应更小，在随后的1～2周逐渐降至正常即可。
  - 3)选择合适降压药
    - A. 要求选用起效快、作用持续时间短、不良反应小的药物。
    - B. 首选硝普钠静脉滴注。可扩张动脉和静脉，降低心脏前后负荷。

表3-8 常用降压药物的药理作用、副作用及禁忌证

药物种类	药理作用	代表药	副作用	禁忌证
利尿剂	抑制钠水重吸收，减少血容量，降低心排血量而降压	呋塞米20～40mg，1～2次/天	电解质紊乱和高尿酸血症	
β受体阻滞剂	减慢心率、降低心排血量，抑制肾素释放、降低外周阻力而降压	普萘洛尔50～200mg，1～2次/天	心动过缓和支气管收缩	阻塞性支气管疾病患者禁用
钙通道阻滞剂（CCB）	阻止钙离子进入心肌细胞，从而降低心肌收缩力，扩张外周血管而降压	硝苯地平5～20mg，3次/天	颜面潮红、头痛、胫前水肿（长期服用）	
血管紧张素转化酶抑制剂（ACEI）	抑制血管紧张素Ⅱ的生成而降血	卡托普利12.5～25mg，2次/天	干咳、味觉异味、皮疹等。高血钾患者禁用	
血管紧张素Ⅱ受体阻滞剂（ARB）	阻滞组织的血管紧张素Ⅱ受体，阻断水钠潴留、血管收缩和组织的重构	氯沙坦50～100mg，1次/天	心悸、头痛、嗜睡	

八、护理诊断/问题

1. 疼痛：头痛　与血压升高有关。
2. 有受伤的危险　与头晕、视物模糊、意识障碍及直立性低血压有关。
3. 知识缺乏　与缺乏疾病预防保健知识和高血压用药知识有关。
4. 潜在并发症：高血压急症、心力衰竭、脑血管意外等。

九、护理措施

1. 遵循治疗原则，改善生活行为。

2. 休息与活动
- (1)初期可不限制一般的体力活动，避免重体力活动，保证足够睡眠。
- (2)血压较高、症状较多或有并发症者应卧床休息，避免体力和脑力的过度兴奋。
- (3)高血压脑血管意外时取半卧位，避免活动，遵医嘱用镇静剂，稳定情绪。

3. 吸氧
- (1)一般不必吸氧。
- (2)发生心力衰竭时给予4～6L/min吸氧，急性肺水肿时给予20%～30%乙醇湿化6～8L/min吸氧。

4. 用药护理
- (1)遵循用药原则、遵医嘱用药。
- (2)某些降压药物可造成直立性低血压，应指导患者在改变体位时要动作缓慢，一旦出现头晕、眼花、恶心时，立即平卧，以增加回心血量。

5. 避免诱因
- (1)避免情绪激动、精神紧张、身心过劳、精神创伤等，避免噪声刺激和精神过度兴奋。
- (2)避免寒冷刺激，冬天外出注意保暖，室温不宜过低。
- (3)保持大便通畅，避免用力排便。
- (4)避免突然改变体位和长时间站立。
- (5)不用过热的水洗澡或蒸汽浴。

十、健康指导

1. 疾病知识指导
- (1)讲解相关知识，使患者了解控制血压的重要性和终身治疗的必要性。
- (2)教会患者及家属正确的测量血压方法。
- (3)教会患者及家属认识和避免各种诱因。

2. 生活方式指导。同治疗原则“改善生活行为”。

3. 用药指导
(1)强调长期用药的重要性，注意观察不良反应。
(2)遵医嘱服药，不可随意增减药量，或漏服、补吃药物，或突然停药。

4. 自我监测指导
(1)定期测量血压并记录。
(2)定期随访复查，病情变化及时就医。

要点回顾

1. 高血压的诊断标准及三级的划分标准。
2. 主要降压药的种类。
3. 原发性高血压的主要危险因素。
4. 高血压急症治疗中用于迅速降压的首选药。

模拟试题栏——识破命题思路，提升应试能力

一、专业实务

A_1型题

1. 通过利尿作用达到降压效果的药物是(　　)
A. 氯沙坦　　B. 硝苯地平
C. 普萘洛尔　　D. 氢氯噻嗪
E. 卡托普利

2. 根据血压水平的定义和分类，血压130/88mmHg属于(　　)
A. 正常血压　　B. 正常高值
C. 1级高血压　　D. 2级高血压
E. 3级高血压

3. 高血压病的治疗药物卡托普利最常见的副作用是(　　)
A. 头痛　　B. 乏力
C. 心率增快　　D. 心率减慢
E. 刺激性干咳

A_2型题

4. 患者患高血压3年，入院后给予降压药等治疗，在用药护理中指导患者改变体位时动作宜缓慢，其目的为(　　)
A. 避免发生高血压脑病
B. 避免发生高血压危象
C. 避免发生急进型高血压
D. 避免发生直立性低血压
E. 避免血压增高

5. 患者，女，50岁。初诊为高血压，目前血压维持在145/85mmHg。护士在评估中发现患者喜好下列食物。护士应指出，其中最不利于控制高血压的食物是(　　)
A. 猪肝　　B. 鲫鱼
C. 瘦肉　　D. 河虾
E. 竹笋

6. 患者，男，68岁。因高血压来诊。医嘱予降压药口服治疗。护士应指导患者，为评估降压效果，患者应自行测量、记录血压。测量血压的最佳时段是(　　)
A. 服用降压药前
B. 服用降压药后
C. 两次服用降压药之间
D. 服用降压药半小时后
E. 服用降压药2h后

7. 患者，男，55岁。血压160/95mmHg，诊断为原发性高血压，需要长期降压治疗，护士对患者进行长期用药指导，需避光使用的药物是(　　)
A. 垂体后叶素　　B. 尼可刹米
C. 硝普钠　　D. 脂肪乳
E. 复方氨基酸

A_4型题

(8～10题共用题干)

患者，男，53岁，体重93kg。因工作压力大和应酬较多，近来经常出现恶心、呕吐、视物模糊、头晕等症状。查体：血压180/95mmHg。

8. 护士向其解释导致出现上述状况最主要的发病机制是(　　)
A. 高级神经中枢功能紊乱
B. 肥胖　　C. 饮酒
D. 年龄偏大　　E. 高血压脑病

9. 患者入院后医师予降压治疗，患者出现面部潮红、头痛。产生此不良反应的可能药物是(　　)
A. 呋塞米　　B. 硝苯地平
C. 卡托普利　　D. 阿托品
E. 阿司匹林

10. 护士为患者测量血压，下列血压测定的结果，可作为高血压判断标准的是(　　)
A. 140/90mmHg　B. 120/75mmHg
C. 90/60mmHg　D. 150/105mmHg
E. 160/90mmHg

二、实践能力

A_1型题

11. 3级高血压是指血压的范围为(　　)
A. 收缩压160～180mmHg，舒张压90～100mmHg
B. 收缩压160～180mmHg，舒张压100～110mmHg
C. 收缩压≥180mmHg，舒张压90～100mmHg
D. 收缩压≥180mmHg，舒张压100～110mmHg
E. 收缩压≥180mmHg，舒张压≥110mmHg

12. 高血压可造成哪些靶器官的损伤(　　)
A. 心、脑、肾　B. 心、肝、肾
C. 心、肺、肾　D. 肝、肺、肾
E. 肺、心、肾

A_2型题

13. 患者，男，71岁，身高170cm，体重80kg。患高血压20年。为控制患者体重所采取的措施不包括(　　)
A. 制订个体化膳食方案
B. 监测体重变化　C. 吃减肥药
D. 规律运动　E. 控制饮食

14. 患者，男，50岁。患高血压2年，体态显肥胖，无烟酒嗜好，为减轻体重，适宜的运动是(　　)
A. 散步　B. 举重
C. 冬游　D. 攀岩
E. 跳绳

15. 患者，男，42岁。诊断高血压3年，性情温和，体态均匀，平素以面食为主，饮食清淡，喜食咸菜等腌制食品，目前对其最主要的饮食指导是(　　)
A. 低脂饮食　B. 低磷饮食
C. 低钠饮食　D. 低蛋白饮食
E. 低纤维素饮食

16. 患者，男，48岁。因头痛、头晕、心悸就诊。门诊查体：血压150/95mmHg。体态肥胖，无烟酒嗜好。为减轻患者体重，适宜的运动是(　　)
A. 散步　B. 俯卧撑
C. 拳击　D. 攀岩
E. 跳绳

17. 患者，女，52岁。诊断为高血压急症，医嘱呋塞米20mg，静脉滴注。执行后患者出现乏力、腹胀、肠鸣音减弱的症状。该患者可能发生了(　　)
A. 高钾血症　B. 低钾血症
C. 高钠血症　D. 低钠血症
E. 低氯血症

A_3型题

(18、19题共用题干)

患者，女，50岁。最近血压波动在160～170/90～95mmHg，诊断为高血压。

18. 该血压水平属于(　　)
A. 舒张期高血压　B. 收缩期高血压
C. 1级高血压　D. 2级高血压
E. 3级高血压

19. 关于高血压护理措施，应除外(　　)
A. 协助用药尽快将血压降至较低水平
B. 改变体位动作宜缓慢
C. 指导患者合理控制体重的方法
D. 头晕，恶心时协助其平卧并抬高下肢
E. 限制钠盐摄入

A_4型题

(20～22题共用题干)

患者，女，62岁。患高血压7年，诉血压波动范围140～170/90～105mmHg，未予重视，只是在头晕、头痛时服降压药，缓解后即减量或停药，身体肥胖。近1周劳累过度，今日出现剧烈头痛、头晕、恶心，测血压205/120mmHg。确诊为原发性高血压，住院1周后症状消失，血压恢复至140/90mmHg。

20. 护士建议患者每日食盐量应不超过(　　)
A. 6g　B. 9g
C. 12g　D. 15g
E. 18g

21. 护士认为目前患者存在的主要护理诊断是(　　)
A. 潜在并发症：心力衰竭
B. 活动无耐力
C. 疼痛
D. 知识缺乏
E. 潜在并发症：脑血管意外

22. 出院前，护士向患者介绍服用降压药的注意事项，其内容应除外(　　)
A. 合理控制体重
B. 应遵医嘱用药，不可自行增减或停药
C. 用药从小剂量开始
D. 服药期间不可采用非药物治疗
E. 改变不良生活行为

第7节　感染性心内膜炎

一、概述

1. 定义　感染性心内膜炎是心内膜表面的微生物感染，伴赘生物形成；瓣膜是最常受累部位。

2. 分型及病因
- （1）急性感染性心内膜炎
  - 1）主要由金黄色葡萄球菌引起。
  - 2）中毒症状明显。病情发展迅速，数天或数周引起瓣膜损害。
  - 3）迁移性感染多见。
- （2）亚急性感染性心内膜炎
  - 1）草绿色链球菌感染多见，其次为肠球菌。
  - 2）中毒症状轻。病程长，可持续数周至数月。
  - 3）迁移性感染少见。

二、临床表现

1. 症状
- （1）发热
  - 1）发热是感染性心内膜炎最常见的症状。
  - 2）亚急性感染性心内膜炎持续性低至中度热，尤以午后及夜间明显。
  - 3）急性感染性心内膜炎常有急性化脓性感染，有高热、寒战。常可突发心力衰竭。
- （2）非特异性症状：脾大、贫血、杵状指/趾。

2. 体征
- （1）心脏杂音：多数患者可闻及。
- （2）周围体征：较少见。

3. 并发症
- （1）心脏并发症
  - 1）可出现充血性心力衰竭、细菌性动脉瘤、心肌脓肿等。
  - 2）心力衰竭是亚急性感染性心内膜炎患者最常见的死亡原因。主要由瓣膜关闭不全所致，以主动脉瓣受损患者最多见。
- （2）动脉栓塞
  - 1）多见于病程后期，约1/3患者为首发症状。
  - 2）栓塞可发生在任何部位：如脑、心脏、肺、脾、肾、肠系膜和四肢。
  - 3）脑栓塞最多见。

三、辅助检查

1. 血培养　是确诊本病最有价值的方法。
2. 血常规　亚急性感染性心内膜炎患者常见正常色素型正常细胞性贫血。
3. 尿常规　显微镜下常有血尿和轻度蛋白尿。
4. 心电图
5. 超声心动图　是感染性心内膜炎最基本的检查方法，对明确感染性心内膜炎诊断有重要价值。

四、治疗原则

1. 抗微生物药物治疗
- （1）治疗本病最重要的措施。
- （2）用药原则
  - 1）早期应用。
  - 2）充分用药、大剂量和长疗程。
  - 3）静脉用药为主，保持稳定、高的血药浓度。
- （3）药物选择
  - 1）病原微生物不明时，首选青霉素，或联合应用氨基糖苷类抗生素。
  - 2）培养出病原微生物时，草绿色链球菌感染者首选青霉素，金黄色葡萄球菌感染者可选萘夫西林。

2. 外科治疗　有严重心脏并发症或抗生素治疗无效的患者，应考虑手术治疗。

五、护理诊断/问题

1. 体温过高　与微生物感染引起的心内膜炎有关。
2. 营养失调：低于机体需要量　与长期发热导致机体消耗过多有关。
3. 焦虑　与发热、病情反复、疗程长、出现并发症有关。
4. 潜在并发症：心力衰竭、动脉栓塞等。

六、护理措施

1. 一般护理　环境通风。防寒保暖，保持口腔、皮肤清洁，预防呼吸道、皮肤感染。

2. 饮食护理　高热量、高蛋白、高维生素、易消化的半流食或软食。

3. 发热护理

4. 正确采集血标本
(1)对于未开始治疗的亚急性感染性心内膜炎患者应在第一日每间隔1h采血1次，共3次。如次日未见细菌生长，重复采血3次后，开始抗生素治疗。
(2)已用过抗生素的患者，应停药2～7天后采血。急性感染性心内膜炎患者应在入院后3h内，每隔1h采血1次，共取3个血标本后开始治疗。
(3)每次取静脉血10～20ml，作需氧和厌氧培养，至少应培养3周。必要时培养基需补充特殊营养或采用特殊培养技术。

5. 病情观察　严密观察生命体征及心脏杂音有无变化；注意脏器动脉栓塞有关症状。

6. 用药护理　遵医嘱给予抗生素治疗，要严格按时间、剂量准确地用药。注意保护患者静脉血管。

七、健康指导

1. 提高患者依从性。
2. 手术前，应预防性使用抗生素。
3. 嘱咐患者平时要注意防寒、保暖，保持口腔及皮肤清洁，不要挤压痤疮、疖、痈等感染病灶，减少病原菌侵入机会。
4. 自我观察体温变化及有无栓塞表现等方法，定期门诊随诊，有病情变化及时就诊。

要点回顾

1. 急性、亚急性感染性心内膜炎分别与哪种细菌有关。
2. 感染性心内膜炎并发栓塞最好发的部位。
3. 诊断感染性心内膜炎的最有价值的辅助检查方法。

模拟试题栏——识破命题思路，提升应试能力

一、专业实务

A_1型题

1. 亚急性心内膜炎血培养标本采血量应为(　　)
A. 1～3ml　B. 4～6ml
C. 7～9ml　D. 10～15ml
E. 16～18ml

2. 引起亚急性自体瓣膜心内膜炎最常见的致病菌是(　　)
A. 草绿色链球菌　B. 肺炎球菌
C. 淋球菌　D. 流感嗜血杆菌
E. 金黄色葡萄球菌

A_2型题

3. 患者，女，45岁。反复不规则发热6个月，半个月前出现左下肢酸痛，行走困难，伴胸闷、心悸，被诊断为亚急性感染性心内膜炎，二尖瓣脱垂伴关闭不全，建议手术治疗。患者对手术非常担心，适宜的护理措施是(　　)
A. 建议患者转院
B. 告知患者手术已经安排，无法更改
C. 向患者介绍手术成功的例子
D. 告诉患者手术很简单
E. 建议患者签字放弃治疗

二、实践能力

A_2型题

4. 患者，男，38岁。患感染性心内膜炎。患者住院期间突然出现失语，吞咽困难，瞳孔大小不等，神志不清，最可能出现的并发症是(　　)
A. 脑栓塞　B. 肾栓塞
C. 肺栓塞　D. 脾栓塞
E. 肝栓塞

A_3型题

(5、6题共用题干)

患者，女，25岁。患风湿性心脏瓣膜病。不明原因持续发热1月余，体温波动在37.5～38.5℃，应用多种抗生素治疗无效，今晨以"感染性心内膜炎"收入院。

5. 现遵医嘱行血培养检查。抽取血培养标本时间的选

择正确的是( )
A. 第1日间隔1h采血,共3次,体温升高时采血
B. 第1日间隔1h采血,共3次,无须体温升高时采血
C. 第1日间隔1h采血,共3次,寒战时采血
D. 入院3h内采血,间隔1h,共3次
E. 停用抗生素2～7天后采血,无须体温升高时采血

6. 入院后心脏彩超检查示二尖瓣有一大小约为10mm×10mm赘生物。据此,护士最应预防和关注的是( )
A. 心力衰竭　B. 肺部感染
C. 动脉栓塞　D. 出血
E. 深静脉血栓

第8节 心肌疾病

一、概述　心肌疾病是指除心脏瓣膜病、高血压心脏病、冠状动脉粥样硬化性心脏病、肺源性心脏病、先天性心血管病以外的心肌病变为主要表现的一组疾病。

二、分类

1. 心肌病　是一组异质性心肌疾病,是不同病因(遗传性病因较多见)引起的心机病变,导致心肌机械和(或)心电功能障碍,表现为心室肥厚或扩张。

2. 心肌炎　是以心肌炎症为主的心肌病变,分为感染性和非感染性。
   (1)感染性心肌炎:由细菌、病毒、螺旋体、立克次体、真菌、原虫、蠕虫等引起。
   (2)非感染性心肌炎:由过敏、变态反应(如风湿热)、化学因素、物理因素或药物(如多柔比星)等引起。病毒性心肌炎最常见。

扩张型心肌病

一、概述　多种原因导致的左心室或双心室扩大,心肌收缩功能减退为主要病理特征,常伴有心力衰竭、心律失常的心肌病,临床上最常见,好发于中青年。

二、病因　除特发性、家族遗传背景外,可能与感染、非感染性炎症、内分泌和代谢紊乱、酒精中毒、遗传、抗肿瘤药使用史、硒缺乏等有关。

三、病理变化　心肌纤维化和心脏扩大。

四、临床表现

1. 症状　起病缓慢,早期无明显症状,多由于呼吸急促甚至端坐呼吸等心力衰竭表现入院。

2. 体征
   (1)心界明显扩大,心音减弱,可闻及第三或第四心音,心率快时呈奔马律。
   (2)体循环淤血体征:肝大、肝颈静脉回流征阳性,水肿甚至胸腔积液或腹水。

五、辅助检查

1. X线检查　心影明显增大,心胸比>50%,有肺淤血征。
2. 心电图　缺乏特异性诊断。
3. 超声心动图　诊断及评估最常用的重要检查手段。心脏各腔均增大,但以左心室扩大早而显著,室壁运动减弱,左室射血分数明显下降,提示心肌收缩力下降明显。

六、治疗要点

1. 治疗原则
   (1)防治基础病因介导的心肌损伤。
   (2)控制心力衰竭和心律失常。
   (3)防止栓塞和猝死。

2. 治疗措施
   (1)纠正心力衰竭和心律失常。
   (2)预防栓塞以抗凝治疗为主。
   (3)其他:改善心肌代谢、中医治疗、手术治疗。

七、护理诊断

1. 活动无耐力　与心肌病变使心脏收缩力减弱,心排血量减少有关。
2. 气体交换受损　与心力衰竭有关。
3. 潜在并发症:心力衰竭、栓塞、心律失常、猝死。

八、护理措施

1. 一般护理
- (1)休息与活动
  - 1)症状不明显者可适当参加轻体力工作,避免劳累。
  - 2)症状明显者卧床休息,限制体力活动非常重要,可减慢心率,减轻心脏负荷,增加心肌收缩力,改善心功能。
- (2)饮食护理
  - 1)高蛋白、高维生素、清淡、易消化饮食。
  - 2)心力衰竭患者低盐饮食,限制水分摄入,少食多餐,避免饱餐和刺激性食物。
  - 3)增加蔬菜、水果和粗纤维食物的摄入,以保持大便通畅,减少排便负担。

2. 病情观察
- (1)密切观察生命体征变化,必要时心电监护。
- (2)观察有无心力衰竭、心律失常和栓塞的征象。

3. 用药护理
- (1)遵医嘱使用β受体阻滞剂或钙通道阻滞剂,观察心率,少于50次/分暂停给药。
- (2)使用ACEI期间,监测血压、血钾及肾功能。
- (3)应用利尿剂,注意有无水、电解质紊乱。
- (4)应用抗凝剂,注意有无皮肤黏膜出血。
- (5)对洋地黄耐受差者,使用时避免发生洋地黄中毒。
- (6)严格控制输液量和输液速度,防止急性肺水肿发生。

九、健康指导

1. 疾病知识指导
- (1)合理休息,减轻心脏负担,避免劳累、酗酒及病毒感染。
- (2)保持室内空气流通、阳光充足、温湿度适宜,防控上呼吸道感染。
- (3)指导患者合理饮食,增强机体抵抗力。

2. 用药指导与病情监测
- (1)遵医嘱用药,教会患者及家属观察药物疗效及不良反应,提高存活年限。
- (2)定期随访,随时调整药物剂量,症状加重时立即就诊,防止病情进展、恶化。

肥厚型心肌病

一、概述　肥厚型心肌病是一类由常染色体显性遗传造成的原发性心肌病,以心室壁非对称心肌肥厚、心室腔缩小、心肌供血相对不足,心肌缺氧,部分患者伴有左室流出道梗阻,因而心脏射血受阻为主要病理特征,常伴有心力衰竭、心源性猝死的心肌病。好发于男性,是青年人猝死的常见病因。

二、病因

1. 遗传　最主要病因。
2. 其他　儿茶酚胺代谢、细胞内钙调节机制异常、高血压病史;高强度运动。

三、病理变化　心肌显著肥厚,心腔缩小,以左心室多见。

四、临床表现

1. 症状　主要症状为劳力性呼吸困难、胸痛、心悸、头晕及晕厥。梗阻型患者由于左心室舒张期充盈不足、心排血量降低,上述症状可在起立或运动时诱发或加重甚至导致猝死。恶性心律失常等常是引起猝死的主要危险因素。
2. 体征　心脏轻度增大,能听到第四心音,梗阻型患者在胸骨左缘第3～4肋间听到较粗糙的喷射性收缩期杂音,心尖区可闻及收缩期杂音。
3. 慢性病程折磨,严重影响患者的工作、学习与生活,加之有猝死的可能,常出现烦躁、焦虑和忧郁甚至绝望。

五、辅助检查

1. X线检查　肥厚型心肌病心影增大多不明显,如有心力衰竭时心影明显增大。
2. 心电图　最常见的表现为左心室肥大, ST-T改变。
3. 超声心动图　是最主要的诊断手段。特征表现是心室不对称性肥厚而无心室腔增大。
4. 其他　磁共振对本病诊断有重要价值。心血管造影和心导管检查有助于诊断。

六、治疗要点

1. 治疗原则　减慢心率,降低心肌收缩力,减轻流出道梗阻。
2. 治疗药物　β受体阻滞剂和钙通道阻滞剂最常用。
3. 对重度梗阻型肥厚型心肌病作无水乙醇消融术、置入双腔起搏器或心脏电复律除颤器可能有效。
4. 外科手术切除最肥厚部分心肌是有效治疗的标准方案。

七、护理诊断/问题

1. 活动无耐力　与心肌病变使心肌收缩力减弱，心排血量减少有关。
2. 气体交换受损　与心力衰竭有关。
3. 疼痛：胸痛　与劳力负荷下肥厚心肌耗氧量增加、冠状动脉供血相对不足有关。
4. 潜在并发症：猝死。

八、护理措施

1. 一般护理　同扩张型心肌病。

2. 病情观察
   - （1）密切观察生命体征变化。
   - （2）观察有无心力衰竭、心律失常和栓塞的征象。
   - （3）肥厚型心肌病注意观察有无晕厥发生。

3. 用药护理
   - （1）遵医嘱使用β受体阻滞剂或钙通道阻滞剂，观察心率，少于50次/分暂停给药。
   - （2）使用ACEI期间，监测血压、血钾及肾功能。
   - （3）肥厚型心肌病患者避免使用增强心肌收缩力的药物如洋地黄，禁用硝酸酯类药物。

4. 疼痛护理
   - （1）评估疼痛情况。
   - （2）发作时护理
     - 1）立即卧床休息。
     - 2）安慰患者，解除紧张情绪。
     - 3）遵医嘱使用β受体阻滞剂或钙通道阻滞剂，注意观察疗效与不良反应（注意有无心动过缓）。
     - 4）给予吸氧，氧流量3～4L/min。
   - （3）避免诱因
     - 1）避免持重、突然起立或屏气、剧烈运动、情绪激动、饱餐或寒冷等诱发心绞痛的因素。
     - 2）疼痛加重或伴有冷汗、恶心、呕吐时及时报告医护人员。

5. 晕厥护理
   - （1）评估晕厥情况。
   - （2）发作时护理：立即平卧，将患者置于通风处，头低脚高位，解松领口，及时清除口、咽中的分泌物，以防窒息。
   - （3）避免诱因：
     - 1）避免情绪紧张或激动、过度劳累、突然变换体位等因素。
     - 2）一旦出现头晕、黑矇等先兆表现应立即平卧，以免摔伤。

6. 心理护理
   - （1）多沟通，稳定情绪，帮助树立信心。
   - （2）一旦出现晕厥，医护人员和家属应陪伴、安慰患者，保持情绪稳定，避免因情绪波动而加重病情。

九、健康指导

1. 疾病知识指导
   - （1）活动后容易出现晕厥、猝死的危险，因此应切忌激烈性体育运动，如跑步、各类球类比赛等。以免诱发晕厥或猝死。
   - （2）有晕厥史的患者避免独自一人外出活动，以防发生意外。
   - （3）保持室内空气流通、阳光充足、温湿度适宜，防控上呼吸道感染。
   - （4）合理饮食，增强机体抵抗力。

2. 用药指导与病情监测　同扩张型心肌病。

病毒性心肌炎

一、概述　病毒性心肌炎是由于心肌受到病毒损害导致收缩力下降、心脏的传导系统受损导致心力衰竭和各种类型心律失常的疾病，引起的心肌局限性或弥漫性的急性或慢性炎症病变。多见于儿童、青少年。

二、病因

1. 病毒感染　以呼吸道和肠道病毒感染较常见，如柯萨奇病毒A组和B组，孤儿病毒，脊髓灰质炎病毒，尤其以柯萨奇B组病毒多见。
2. 细菌感染、营养不良、劳累、抵抗力下降、寒冷等情况更易感染。

三、病理变化　典型病理改变是心肌间质增生、水肿及充血，内有大量炎性细胞浸润。

四、临床表现

1. 症状
- （1）病毒感染症状：发病前1～3周有病毒感染前驱症状，如发热、乏力、全身酸痛等上呼吸道病毒感染或呕吐、腹泻等消化道症状。
- （2）心肌受累症状：轻者出现心悸、气促、心前区不适等表现，重者表现为高热、心功能不全、心律失常、心源性休克、阿-斯综合征、猝死等。心律失常最常见，房性期前收缩、室性期前收缩最多见，其次为房室传导阻滞。心律失常是造成病毒性心肌炎猝死的原因之一。

2. 体征　心率增快与体温升高不成比例。第一心音低钝；部分患者可闻及舒张期奔马律、心包摩擦音。

五、辅助检查

1. X线检查　心影正常或扩大，心力衰竭者可见肺淤血征象。
2. 心电图　诊断敏感性高但特异性差。有ST-T改变，R波降低和各种心律失常。
3. 超声心动图　可正常，也可显示左心室增大。
4. 其他
- （1）白细胞计数正常或增多，红细胞沉降率增快。
- （2）血清酶学检查中肌酸磷酸激酶（CPK）、GOT、LDH可增高。
- （3）病毒学检查可从咽部、粪便、血等标本中分离病毒。
- （4）免疫学检查可查出C反应蛋白增加，IgG及补体C3增高。
- （5）心内膜心肌活检可提供病理学、免疫组织化学及特异性病毒监测依据，为诊断心肌炎的可靠证据。

六、治疗要点　无特异性治疗，主要为针对左心功能不全的支持治疗、对症治疗。

七、护理诊断/问题

1. 活动无耐力　与心肌受损、并发心律失常或心力衰竭有关。
2. 气体交换受损　与心力衰竭有关。
3. 潜在并发症：心律失常、心力衰竭、栓塞、猝死。

八、护理措施

1. 一般护理
- （1）休息与活动
  - 1）活动安排同扩张型心肌病。
  - 2）无并发症者，急性期卧床休息1个月。
  - 3）重症患者卧床休息3个月以上。
- （2）饮食护理：同扩张型心肌病。

2. 病情观察
- （1）密切观察并记录生命体征变化。
- （2）观察有无心力衰竭、心律失常征象。
- （3）必要时进行心电监护，同时备好抢救仪器与药物，一旦发生并发症，立即配合急救处理。

3. 用药护理　遵医嘱应用抗病毒药物、抗心力衰竭和抗心律失常药物，观察疗效及不良反应。
4. 心理护理　同其他心肌病。

九、健康指导

1. 疾病知识指导
- （1）出院后继续卧床休息3～6个月，无并发症者可考虑恢复学习或轻体力工作。
- （2）根据心功能状态，适当锻炼，增强机体抵抗力，6～12个月内避免剧烈运动或重体力劳动，女性患者避免妊娠。
- （3）保持室内空气流通、阳光充足、温湿度适宜，注意防寒保暖，预防上呼吸道感染。

2. 用药指导与病情监测　坚持服药，教会患者及家属正确测量心率、心律，发现异常或出现胸闷、心悸等不适立即就诊。

要点回顾

1. 肥厚型心肌病的主要体征。
2. 肥厚型心肌病主要的诊断方法。
3. 扩张型心肌病的主要体征。
4. 病毒性心肌炎的常见病因。

模拟试题栏——识破命题思路，提升应试能力

一、专业实务

A_1型题

1. 扩张型心肌病患者心脏结构最基本的改变是(　　)
   A. 室间隔肥厚　B. 心室容积减少
   C. 单侧或双侧心腔扩大
   D. 左心室肥厚　E. 右心室流出道梗阻
2. 某病毒性心肌炎患者出院时，护士对其限制重体力活动，预防病毒的反复感染，其目的是限制哪种疾病的发生(　　)
   A. 风湿性心脏瓣膜病
   B. 二尖瓣脱垂　C. 肥厚型心肌病
   D. 扩张型心肌病　E. 限制型心肌病
3. 引起病毒性心肌炎最常见的病因是(　　)
   A. 疱疹病毒　B. 柯萨奇病毒
   C. 肝炎病毒　D. 流感病毒
   E. 轮状病毒

A_3型题

（4、5题共用题干）

患者，男，32岁。因出差劳累，发作性头晕、胸闷半月余，突然晕厥1h，以"晕厥原因待查、梗阻型肥厚性心肌病待查"急诊收入院。有猝死家族史。

4. 入院当晚，患者情绪较为紧张，迟迟无法入睡，多次呼叫值班护士，诉"头晕、胸闷"，但每次床边检查生命体征，除脉搏稍快外，余均正常。其发生上述表现最重要的原因是(　　)
   A. 床铺不舒服　B. 环境陌生
   C. 担心会突发死亡　D. 不习惯熄灯睡觉
   E. 不习惯与陌生人同住
5. 对其进行健康指导，错误的做法是(　　)
   A. 解释保持情绪稳定的重要性，必要时遵医嘱使用镇静剂
   B. 避免屏气用力
   C. 若失眠可独自出去活动，以改善睡眠
   D. 如厕、沐浴时，要告知陪同人或同室病友，无须反锁
   E. 保持二便通畅

二、实践能力

A_1型题

6. 对心肌疾病患者进行长期用药指导的内容不包括(　　)
   A. 药物的名称、剂量、用法
   B. 教会患者或家属观察药物的不良反应
   C. 教会患者或家属观察药物的疗效
   D. 根据药物疗效调整药物剂量
   E. 指导患者时间药效的观点
7. 扩张型心肌病的主要体征是(　　)
   A. 听诊心脏杂音　B. 叩诊心界扩大
   C. 咳粉红色泡沫痰　D. 心率增快
   E. 出现心律失常
8. 肥厚型心肌病患者猝死的先兆症状是(　　)
   A. 心悸　B. 晕厥
   C. 心前区疼痛　D. 全身乏力
   E. 呼吸困难

A_2型题

9. 患者，女，41岁。患有肥厚型心肌病，因胸痛1h急诊入院。首要的护理措施是(　　)
   A. 绝对卧床　B. 给予1～2L/min吸氧
   C. 给予高热量饮食　D. 建立静脉通道
   E. 预防呼吸道感染

第9节　心包疾病

一、概述　心包炎按病因可分为感染性心包炎和非感染性心包炎，临床上以急性心包炎和慢性缩窄性心包炎为最常见。

1. 急性心包炎
   - (1)病因：感染(我国以结核为主要原因)、自身免疫反应、肿瘤性、内分泌、代谢性疾病、物理因素等。
   - (2)病理改变：分为纤维蛋白性心包炎和渗出性心包炎两阶段。
   - (3)临床表现
     - 1)症状
       - A. 胸痛：心前区疼痛。
       - B. 呼吸困难：是心包积液时最突出的症状。
       - C. 全身症状。
       - D. 心脏压塞：如积液积聚较慢，可出现亚急性或慢性心脏压塞，表现为颈静脉怒张、静脉压升高、奇脉。

1. 急性心包炎
- （3）临床表现
  - 2）体征
    - A. 心包摩擦音：纤维蛋白性心包炎典型体征，多见于心前区，以胸骨左缘第3、4肋间最为明显；坐位时身体前倾、深吸气或将听诊器胸件加压更容易听到。心前区听到心包摩擦音即可诊断心包炎。
    - B. 心包积液。
    - C. 心脏压塞：大量心包积液时出现奇脉。
  - 3）并发症
    - A. 复发性心包炎：是急性心包炎最难处理的并发症。
    - B. 缩窄性心包炎。
- （4）辅助检查
  - A. 实验室检查。
  - B. X线检查：对渗出性心包炎有一定价值，肺部无明显充血而心影显著增大是心包积液的X线表现特征。
  - C. 心电图。
  - D. 超声心动图：对诊断心包积液迅速可靠。
  - E. 心包穿刺。
  - F. 心包镜及心包活检。
- （5）治疗原则
  - A. 病因治疗。
  - B. 非特异性心包炎的治疗。
  - C. 复发性心包炎的治疗：秋水仙碱。
  - D. 心包积液、心脏压塞的治疗。

2. 缩窄性心包炎
- （1）病因：缩窄性心包炎继发于急性心包炎，以结核性心包炎为最常见，其次为化脓或创伤性心包炎。
- （2）临床表现
  - 1）症状：常见症状为劳力性呼吸困难、疲乏、食欲缺乏、上腹胀痛或疼痛。
  - 2）体征：有颈静脉怒张、肝大、腹水、下肢水肿、心率增快，心尖搏动减弱或消失或呈负性心尖搏动，心音减低，可见Kussmaul征。
- （3）辅助检查
  - 1）X线检查。
  - 2）心电图。
  - 3）超声心动图。
  - 4）右心导管检查。
- （4）治疗原则
  - 1）外科治疗：今早施行心包剥离术，术后继续用药1年。
  - 2）内科辅助治疗。

二、护理诊断/问题

1. 疼痛：心前区疼痛　与心包纤维蛋白性炎症有关。
2. 气体交换受损　与肺淤血及肺组织受压有关。
3. 心排血量减少　与大量心包积液妨碍心室舒张充盈有关。
4. 体温过高　与感染有关。
5. 活动无耐力　与心排血量不足有关。
6. 体液过多　与体循环淤血有关。
7. 焦虑　与住院影响工作、生活及病情重有关。
8. 潜在并发症：心脏压塞。

三、护理措施

1. 体位与休息　采取半卧位或前倾坐位；避免受凉，防止呼吸道感染。

2. 病情观察
- （1）定时监测和记录生命体征，了解患者心前区疼痛、呼吸困难的变化情况，密切观察心脏压塞的表现。
- （2）观察患者呼吸困难的程度，观察吸氧效果。观察血压、心律、面色。
- （3）对水肿明显和应用利尿剂治疗患者，准确记录出入量，观察水肿部位的皮肤弹性、完整性。观察有无乏力、恶心、呕吐、腹胀、心律不齐等低血钾表现，并定期复查血清钾，出现低钾血症时遵医嘱及时补充氯化钾。

3. 用药护理　遵医嘱给予非甾体抗炎药；观察药物反应；控制输液速度。

4. 饮食护理　高热量、高蛋白、高维生素的易消化饮食，限制钠盐。

5. 心包穿刺术的护理
- (1)设备、器械准备。
- (2)术前护理：择期操作者可禁食4～6h；患者取坐位或半卧位。
- (3)术中护理
  - 1)嘱患者勿剧烈咳嗽或深呼吸。
  - 2)抽液过程防止空气进入心包腔。
  - 3)抽液要缓慢，第一次抽液量不超过200ml，若抽出液为鲜血时，应立即停止抽液，观察有无心脏压塞征象，准备好抢救物品和药品。
  - 4)记录抽出液体量、性质，按要求送化验。
  - 5)注意观察病情。
- (4)术后处理

四、健康指导
- 1. 增强抵抗力。
- 2. 坚持药物治疗。
- 3. 积极治疗。

要点回顾

1. 我国急性心包炎最主要的病因。
2. 纤维蛋白性心包炎的症状及典型体征。

模拟试题栏——识破命题思路，提升应试能力

一、专业实务

A_1型题

1. 急性心包炎早期表现中具有诊断价值的是(　　)
   A. 发热　B. 血压下降，脉压减小
   C. 心包摩擦音　D. 呼吸深大
   E. 胸痛

2. 缩窄性心包炎最常见的病因是(　　)
   A. 结核性　B. 化脓性
   C. 创伤性　D. 肿瘤
   E. 放射性

二、实践能力

A_1型题

3. 护士配合医师进行心包穿刺操作时，正确的是(　　)
   A. 术前嘱患者禁食2～3h
   B. 术前准备阿托品
   C. 第一次可抽液350ml以上
   D. 抽液中禁止夹闭胶管
   E. 术后待心包引流液小于50ml/d时可拔管

A_2型题

4. 患者，女，36岁。呼吸困难、干咳7天，伴发热、乏力、烦躁、上腹胀痛来诊。诊断为急性渗出性心包炎，心包积液。在为患者体检时，最不可能出现的体征是(　　)
   A. 心浊音界扩大　B. 心包积液征
   C. 奇脉　D. 动脉血压升高
   E. 心音遥远

（张　弛）

第4章 消化系统疾病患者的护理

考点提纲栏——提炼教材精华，突显高频考点

第1节 常见症状和护理

一、恶心、呕吐　恶心是指上腹部不适、紧迫欲吐。可伴迷走神经兴奋症状，如皮肤苍白、出汗、流涎、血压降低、心动过缓等。呕吐是指因胃强烈收缩迫使胃或部分小肠内容物经食管、口腔排出体外的现象。

呕吐可为反射性呕吐和中枢性呕吐。反射性呕吐主要见于消化系统疾病，也可见于泌尿和心血管等系统疾病；中枢性呕吐见于颅内压增高、前庭功能障碍、代谢障碍及药物或化学毒物的影响等。

1. 护理评估
   - (1)健康史
     - 1)消化系统疾病：胃炎、消化性溃疡、胃癌、胆囊炎、胰腺炎、肝炎及胃肠道功能紊乱等。
     - 2)神经系统疾病：颅内感染、脑血管疾病、颅脑损伤、癫痫及脑部肿瘤等。
     - 3)全身性疾病：尿毒症、甲状腺功能亢进症及糖尿病酮症酸中毒等。
     - 4)前庭神经病：梅尼埃病。
     - 5)服用药物：抗生素、抗癌药及洋地黄等。
     - 6)中毒：酒精、一氧化碳及有机磷农药等。
     - 7)精神因素：胃肠神经症。
   - (2)身体状况
     - 1)呕吐的特征
       - A. 妊娠、尿毒症多为清晨空腹呕吐。
       - B. 幽门梗阻多在下午或晚间呕吐，量大，含酸性发酵宿食，不含胆汁。
       - C. 急性胰腺炎可出现频繁剧烈的呕吐，呕吐胃内容物甚至胆汁。
       - D. 上消化道出血时呕吐物呈咖啡色甚至鲜红色。
       - E. 低位肠梗阻呕吐出现迟而少，呕吐物可呈粪样。
       - F. 颅内高压所致者，多无恶心先兆，呈喷射状，呕吐后无轻松感。
     - 2)呕吐与进食的关系
       - A. 进食过程中或餐后即刻呕吐，见于精神性呕吐。
       - B. 餐后较久或数餐后呕吐见于幽门梗阻。
       - C. 餐后近期呕吐，特别是集体发病者，多由食物中毒所致。
     - 3)伴随症状
       - A. 伴腹痛、腹泻者多见于急性胃肠炎和细菌性食物中毒等。
       - B. 伴右上腹痛、寒战、高热及黄疸者，多见于肝外胆管结石和急性梗阻性化脓性胆管炎。
       - C. 伴剧烈头痛、视神经盘水肿者见于颅内高压症。
       - D. 伴眩晕、眼球震颤者多为前庭器官疾病。
       - E. 剧烈呕吐患者，可伴有水、电解质紊乱和代谢性碱中毒。
       - F. 伴意识障碍者，可出现吸入性肺炎和窒息。
   - (3)辅助检查
     - 1)必要时做呕吐物毒物分析或细菌培养。
     - 2)大量呕吐，做血液生化检查，了解有无脱水、电解质及酸碱平衡紊乱。
2. 护理诊断/问题
   - (1)有体液不足的危险　与大量呕吐导致失水有关。
   - (2)活动无耐力　与频繁呕吐导致水、电解质丢失有关。
3. 护理措施
   - (1)一般护理
     - 1)体位：呕吐时坐起或侧卧位，头偏向一侧。
     - 2)饮食：进食易消化的食物，少量多餐。
     - 3)呕吐后漱口。

3. 护理措施
- (2)病情观察
  - 1)注意呕吐的时间、频度、方式、呕吐物的量与性状。
  - 2)观察生命体征，记录24h出入量。
- (3)药物护理：遵医嘱应用止吐药及其他治疗，注意观察药物不良反应。

二、腹痛　腹痛是由于消化器官膨胀、肌肉痉挛、腹膜刺激、血供不足等因素牵拉腹膜，或压迫神经所致，表现为不同性质的疼痛和腹部不适感。

1. 护理评估
- (1)健康史
  - 1)腹腔内脏器炎症：胃炎、肠炎、胰腺炎、胆囊炎及阑尾炎等。
  - 2)空腔脏器阻塞或扩张：肠梗阻、肠套叠、胆道结石、胆道蛔虫症及泌尿系统结石梗阻等。
  - 3)脏器扭转或破裂：肠扭转、肠绞窄、肝破裂及脾破裂。
  - 4)胃、十二指肠溃疡。
  - 5)肿瘤：胃癌、肝癌。
  - 6)腹外脏器疾病：急性心肌梗死和大叶肺炎等。
  - 7)某些全身性疾病：糖尿病酮症酸中毒、腹型过敏性紫癜及尿毒症等。
  - 8)停经史：育龄妇女。
- (2)身体状况
  - 1)腹痛的特征：重点评估腹痛部位、性质和程度。
    - A. 急性胰腺炎：中上腹持续性剧痛或阵发性加剧，可为钝痛、刀割样痛或绞痛等，并向腰背部呈带状放射。
    - B. 输尿管结石：可放射至同侧腹股沟及会阴部，并随着结石下移疼痛部位不断改变。
    - C. 胃、十二指肠溃疡穿孔：突发的中上腹部刀割样剧痛。
    - D. 急性弥漫性腹膜炎：持续性、广泛性剧烈腹痛伴腹壁肌紧张或板样强直。
    - E. 胆道蛔虫症：典型表现为突发性剑突下阵发性钻顶样剧烈疼痛，可向右肩背部放射。
  - 2)影响疼痛的因素
    - A. 消化性溃疡：腹痛与进食有关，胃溃疡表现为餐后痛，十二指肠溃疡表现为饥饿痛，上腹痛常可在服用抗酸药后缓解。
    - B. 急性胰腺炎：进食或饮酒后疼痛加重，取弯腰抱膝位疼痛可减轻。
    - C. 胆绞痛、肾绞痛及肠绞痛：发作时，辗转不安，变换体位可使腹痛减轻。
    - D. 胆结石：进食油腻食物可使腹痛加剧。
    - E. 急性腹膜炎：深呼吸、咳嗽、转动体位时疼痛加重，故患者多不愿改变体位。
  - 3)伴随症状
    - A. 伴发热、黄疸者见于急性胆囊炎、肝外胆管结石等。
    - B. 伴休克及贫血者可能是腹腔脏器破裂，无贫血者见于胃肠穿孔、绞窄性肠梗阻等。
    - C. 伴呕吐量大者提示胃肠道梗阻。
    - D. 伴血尿者见于泌尿系统结石等。
- (3)辅助检查
  - 1)不同疾病选择相应的辅助检查。
  - 2)必要时做X线钡餐检查、消化道内镜等。

2. 护理诊断/问题　疼痛：腹痛　与消化系统的炎症、肿瘤、溃疡等有关。

3. 护理措施
- (1)病情观察：评估腹痛的部位、性质、程度、持续时间和伴随症状等，如疼痛加剧，需警惕脏器穿孔等急腹症的发生，应立即报告医师，积极配合抢救治疗。
- (2)采用非药物止痛方法
  - 1)行为疗法：指导患者应用指导式想象（如回忆一些有趣的往事）、深呼吸、冥想、音乐疗法等，以减轻患者的焦虑、紧张，从而提高患者的疼痛阈和对疼痛的控制。
  - 2)局部热疗法：除急腹症外，对疼痛局部采用热敷，可减轻疼痛。
  - 3)针灸止痛：根据不同疾病及疼痛部位采用针灸穴位治疗。

3. 护理措施
- (3)遵医嘱使用止痛药物:非药物止痛效果不佳时,应根据病情、疼痛性质和程度遵医嘱使用止痛剂,并密切观察药物的疗效和不良反应。急性腹痛诊断未明时,不可随意使用镇痛药,以免掩盖病情延误治疗。癌性疼痛应遵循按需给药原则,有效控制患者的疼痛。
- (4)生活护理:急性剧烈腹痛患者应卧床休息,协助患者采取适当体位,以减轻疼痛,并做好生活护理。烦躁不安者应采取防护措施,以防坠床等意外发生。急性腹痛者诊断未明确前应暂时禁食,遵医嘱静脉补充营养,以维持水、电解质、酸碱平衡。慢性腹痛者宜进食清淡、易消化、无刺激性食物。

三、腹泻　腹泻是指排便次数增多,粪质稀薄或带有黏液、脓血或未消化的食物。多由肠道疾病引起,其他原因有药物、全身性疾病、过敏和心理因素等。腹泻可分为急性与慢性,超过2个月者属慢性腹泻。

1. 护理评估
- (1)健康史
  - 1)肠道感染:细菌性痢疾、霍乱、病毒性肠炎和阿米巴痢疾等。
  - 2)急性中毒:毒蕈、河鲀、砷、磷等中毒。
  - 3)服用某些药物:利血平、新斯的明及洋地黄类药物等。
  - 4)变态反应性肠炎、溃疡性结肠炎、肠道肿瘤、胰腺疾病及肝胆疾病等。
  - 5)全身性疾病:甲亢、糖尿病性肠病、尿毒症及神经功能性腹泻等。
  - 6)不洁饮食史。
- (2)身体状况
  - 1)起病及病程:①急性腹泻:起病急骤,病程较短,多为感染或食物中毒所致。②慢性腹泻:起病缓慢,病程较长,多见于慢性感染、非特异性炎症、肠道肿瘤或神经功能紊乱等。
  - 2)腹泻的特征
    - A. 急性感染性腹泻:每天排便次数可达10次以上。
    - B. 慢性腹泻:每天排便数次,可为稀便,也可带黏液和脓血,常见于慢性痢疾、炎症性肠病、结肠癌及直肠癌等。
    - C. 细菌感染:常有黏液血便或脓血便。
    - D. 阿米巴痢疾:粪便呈暗红色或果酱样。
    - E. 小肠病变引起的腹泻:粪便呈糊状或水样,可含有未完全消化的食物成分,大量腹泻易导致脱水和电解质丢失。
    - F. 结肠病变引起的腹泻:粪便中含较多黏液,量少、次数较多。累及直肠时可出现里急后重。
  - 3)伴随症状
    - A. 伴发热者见于急性细菌性痢疾、伤寒及肠结核等。
    - B. 伴里急后重者见于急性细菌性痢疾、直肠炎症或肿瘤等。
    - C. 伴明显消瘦者多见于胃肠道恶性肿瘤、溃疡性结肠炎及肠结核等。
    - D. 伴重度失水者见于霍乱、细菌性食物中毒及尿毒症等。

2. 护理诊断/问题
- (1)腹泻　与胃肠道疾病或全身疾病有关。
- (2)有体液不足的危险　与严重腹泻导致体液丢失有关。

3. 护理措施
- (1)饮食:少渣、易消化,避免刺激性食物(如生冷、多纤维、味道浓烈)。急性腹泻应酌情给予禁食、流质饮食、半流质或软食。
- (2)急性、全身症状明显者,卧床休息,腹部保暖,以减弱肠道蠕动。
- (3)老年人易因腹泻致脱水,也易因输液过快致循环衰竭,故尤应注意及时补液,并注意输液速度。
- (4)肛周皮肤护理,温水清洗,局部用药。

四、呕血、黑便　呕血是指消化道大量出血时,胃内或反流入胃内的血液从口腔呕出。黑便是指血液经过肠道时,在肠道细菌作用下,血液中的铁变成硫化铁而呈黑色。

呕血的颜色主要取决于出血部位高低、出血量的多少以及血液在胃内停留时间的长短。可为鲜红色、暗红色、咖啡色、黑色。若黑便的表面因附有黏液而发亮,则称为柏油样便。呕血一般都伴有黑便,黑便不一定都伴有呕血。呕血与黑便是上消化道出血特异性症状。

1. 护理评估
  - (1)健康史
    - 1)消化系统疾病：消化性溃疡、食管胃底静脉曲张、急性糜烂性出血性胃炎等。
    - 2)上消化道邻近器官或组织的疾病：胆道结石、胆道蛔虫、胆囊癌、急慢性胰腺炎等。
    - 3)全身性疾病：血小板减少性紫癜、过敏性紫癜、白血病、血友病等。
  - (2)身体状况
    - 1)判断呕血、黑便的量、颜色、性质及出血部位、速度。具体见第10节“上消化道出血”。
    - 2)观察周围循环衰竭表现：头昏、眼花、烦躁不安、嗜睡、心悸、脉搏细速、血压下降、面色苍白、四肢湿冷、尿量减少等。
    - 3)伴随症状
      - A. 伴脉搏细速、血压下降者见于溃疡大出血、食管胃底静脉破裂大出血等引起出血性休克。
      - B. 肝硬化患者大出血伴意识障碍者可见于肝性脑病。
      - C. 伴发热，全身瘀点、瘀斑者可见于血液系统疾病，如白血病等。

2. 护理诊断/问题及护理措施　见第10节“上消化道出血”。

要点回顾

1. 呕吐的分类及意义。
2. 呕吐的特征。
3. 腹痛的特征。
4. 腹泻的特征。

模拟试题栏——识破命题思路，提升应试能力

一、专业实务

A_1型题

1. 空腹时大肠最常见的运动形式是(　　)
   A. 集团蠕动　B. 分节运动
   C. 紧张性收缩　D. 多袋推进运动
   E. 袋状往返运动
2. 肝脏组织基本的功能单元是(　　)
   A. 肝段　B. 肝窦
   C. 肝细胞　D. 肝小叶
   E. 门脉系统

A_2型题

3. 患者，女，72岁。活动后出现胸闷气急3年，近1周加重伴恶心呕吐。体检：口唇轻度发绀，R 25次/分，P 106次/分，BP 108/70mmHg，肝肋下2cm，双下肢轻度水肿。该患者呕吐的原因是(　　)
   A. 胃肠道疾病　B. 心血管疾病
   C. 颅内压增高　D. 代谢性酸中毒
   E. 不愉快的气味刺激

二、实践能力

A_1型题

4. 颅内高压所致的呕吐特点是(　　)
   A. 喷射样呕吐　B. 吐后明显轻松感
   C. 常吐出隔夜宿食　D. 常有恶心先兆
   E. 常伴神经系统疾病其他征象

A_2型题

5. 患者，女，26岁。因腹部受凉出现腹痛腹泻。针对该患者最适宜的饮食是(　　)
   A. 固体饮食　B. 优质蛋白饮食
   C. 低胆固醇饮食　D. 低脂少渣饮食
   E. 高热量高脂肪饮食
6. 患者，女，59岁。化疗后引起频繁呕吐，主要为胃内容物。护理该患者其护理措施错误的是(　　)
   A. 取头低足高仰卧位，防止吸入性肺炎
   B. 呕吐停止助其漱口
   C. 及时清理被污染的衣服、床褥
   D. 观察电解质变化
   E. 应用止吐剂后需卧床休息

第2节 慢性胃炎

一、概述

1. 定义　慢性胃炎指不同病因引起的胃黏膜慢性炎症。

2. 分类
- (1)浅表性胃炎(非萎缩性):炎症仅累及胃黏膜的表层上皮,无黏膜萎缩改变,幽门螺杆菌感染是主要病因。
- (2)萎缩性胃炎:炎症累及腺体引起萎缩,常伴肠上皮化生。
  - 1)多灶萎缩性胃炎:病变多发,以胃窦为主,与幽门螺杆菌感染有关。
  - 2)自身免疫性胃炎:病变以胃体为主,与自身免疫有关。
- (3)特殊类型胃炎:临床少见。

二、病因及发病机制

1. 幽门螺杆菌(Hp)感染　目前认为是最主要的病因。
2. 理化因素　胆汁反流,高盐饮食,长期饮浓茶、酒、咖啡,食物过冷、过热、过于粗糙损伤胃黏膜,服用非甾体类药物等。
3. 自身免疫反应

三、临床表现　进展缓慢,反复发作,中年以上发病,随年龄增长发病率增加。

1. 浅表性胃炎　可有慢性不规则上腹隐痛、腹胀、嗳气等,尤以饮食不当时明显,部分患者可有反酸,上消化道出血。
2. 萎缩性胃炎
   - (1)自身免疫性胃炎:一般消化道症状较少,可有明显厌食、体重减轻、舌炎、舌乳头萎缩,恶性贫血,我国此型少见。
   - (2)多灶萎缩性胃炎:胃肠道症状较明显,有胆汁反流时,常有持续性上中腹部疼痛,胸骨后疼痛及烧灼感,呕吐物含胆汁,可有反复小量上消化道出血甚至呕血。

四、辅助检查

1. 胃镜和活组织检查　是诊断慢性胃炎的最可靠方法。浅表性胃炎常以胃窦部最为明显。
2. 血清学检测
   - (1)自身免疫性胃炎:血清胃泌素常中度升高,抗壁细胞抗体、抗内因子抗体常呈阳性。
   - (2)多灶萎缩性胃炎:血清胃泌素正常或下降。
3. 胃液分析
   - (1)自身免疫性胃炎胃酸缺乏。
   - (2)多灶萎缩性胃炎胃酸正常或偏低。
   - (3)慢性浅表性胃炎胃酸多正常。

五、治疗要点

1. 根除幽门螺杆菌感染　目前多采用一种胶体铋剂或一种质子泵抑制剂加上两种抗生素(如阿莫西林、克拉霉素、替硝唑任选2种)组成的三联疗法方案。
2. 对因治疗
   - (1)十二指肠液反流者,应用可吸附胆汁药物如硫糖铝、碳酸镁或考来烯胺。
   - (2)自身免疫性胃炎伴恶性贫血时,肌内注射维生素B_{12}。
3. 对症治疗
   - (1)疼痛发作时用解痉药,如阿托品、山莨菪碱、颠茄合剂等。
   - (2)胃酸增高用抑酸或抗酸剂,如西咪替丁、雷尼替丁、氢氧化铝胺等。
   - (3)胃动力学改变者用促胃肠动力药,如西沙必利和多潘立酮等。

六、护理诊断/问题

1. 疼痛:腹痛　与胃黏膜炎症病变有关。
2. 营养失调:低于机体需要量　与食欲减退、消化吸收不良等有关。

七、护理措施

1. 一般护理
   - (1)休息与活动:日常生活规律,急性期卧床休息,缓解期正常活动。
   - (2)饮食护理
     - 1)饮食原则:细嚼慢咽,少量多餐。高热量、高蛋白、高维生素、易消化饮食。避免辛辣等刺激性食物。戒烟酒。
     - 2)食物选择:高胃酸者禁用浓缩肉汤及酸性食品;低胃酸者反之。
2. 病情观察　观察腹痛部位、性质,呕吐物与大便颜色、性质、量,用药效果。
3. 心理护理　指导患者采用转移注意力、深呼吸、使用热水袋等方法缓解疼痛。
4. 用药护理　见第3节“消化性溃疡”。

八、健康指导

1. 疾病知识指导　避免诱发因素，定期门诊复查。
2. 生活指导　日常生活规律，劳逸结合，睡眠充足，饮食合理。
3. 用药指导　注意药物副作用。

要点回顾

1. 慢性胃炎的主要病因及好发部位。
2. 慢性胃炎的饮食护理。

模拟试题栏——识破命题思路，提升应试能力

一、专业实务

A_1型题

1. 患者，男，60岁。因反复上腹部不适4年入院，诊断为慢性胃炎，服用胃黏膜保护剂硫糖铝。服用该药后最常见的不良反应是(　　)
   A. 口干　B. 便秘　C. 皮疹　D. 头晕　E. 乏力

A_2型题

2. 患者，女，40岁。患慢性胃炎3年，1周前加重来院就诊。胃镜检查示胃窦部黏膜呈灰白色，胃腺体萎缩、消失，胃黏膜层变薄，黏膜皱襞平坦或消失。该患者可诊断为(　　)
   A. 慢性浅表性胃炎　B. 急性糜烂出血性胃炎　C. 慢性萎缩性胃炎　D. 胃溃疡　E. 十二指肠溃疡

二、实践能力

A_1型题

3. 关于慢性胃炎的叙述正确的是(　　)
   A. 好发于青壮年
   B. 自身免疫性胃炎可伴有贫血
   C. 常有特征性腹部疼痛特点
   D. 均应进行抗幽门螺杆菌治疗
   E. 慢性胃炎均可发展为癌变

A_2型题

4. 患者，男，39岁。因上腹部胀痛，饭后反酸明显就诊，胃镜提示慢性胃炎，为中和胃酸可给予(　　)
   A. 米汤　B. 肉汤　C. 水蒸蛋　D. 绿色蔬菜　E. 温开水
5. 患者，男，72岁。患有“慢性胃炎”，执行该患者医嘱时，使用前应着重与医师进行沟通的药物是(　　)
   A. 硫糖铝　B. 山莨菪碱　C. 雷尼替丁　D. 泼尼松　E. 多潘立酮

第 3 节　消化性溃疡

一、概述

1. 定义
   (1)消化性溃疡是指发生于胃及十二指肠的慢性溃疡，即胃溃疡(GU)和十二指肠溃疡(DU)。
   (2)由于溃疡的形成与胃酸、胃蛋白酶的消化作用有关，故称消化性溃疡。
2. 临床特点
   (1)为慢性过程、周期性发作、中上腹节律性疼痛。
   (2)十二指肠溃疡多见于青壮年，好发于球部前壁。
   (3)胃溃疡多见于中老年，好发于胃角、胃窦和胃小弯。
   (4)临床上，男性患者多于女性，十二指肠溃疡较胃溃疡多见。

二、发病机制及病因

1. 发病机制
   (1)对胃十二指肠黏膜有损害作用的侵袭因素和黏膜自身的防御-修复因素之间失去了平衡。
   (2)当侵袭因素过强、防御-修复机制减弱，或两者并存时，就会产生溃疡。
   (3)DU主要是侵袭因素增强、GU主要为黏膜自身防御-修复因素削弱。

2. 病因
- (1)幽门螺杆菌(Hp):Hp感染是主要病因,破坏了胃十二指肠的黏膜屏障,损害了黏膜的防御修复机制。也可引起高胃泌素血症,胃酸分泌增加,促使胃十二指肠黏膜损害。
- (2)胃酸及胃蛋白酶:胃酸及胃蛋白酶的自身消化作用在溃疡形成中占重要地位,胃酸的作用是关键,是溃疡形成的直接原因。
- (3)非甾体抗炎药:能直接作用于胃黏膜产生细胞毒损害黏膜屏障,并能抑制前列腺素的合成。
- (4)饮食失调:粗糙和刺激性食物或饮料等。
- (5)其他:应激、环境、吸烟、遗传和过度精神紧张等。

三、临床表现

1. 症状
- (1)上腹疼痛
  - 1)为本病主要症状。
  - 2)特征性表现为慢性、周期性、节律性上腹疼痛。
  - 3)胃溃疡与十二指肠溃疡上腹疼痛特点不同,见表4-1。
- (2)胃肠道症状:可表现为反酸、嗳气、上腹胀、食欲减退等消化不良症状。
- (3)全身症状:表现为失眠、多汗等自主神经功能失调症状。

表4-1　胃溃疡与十二指肠溃疡上腹疼痛特点比较

		胃溃疡	十二指肠溃疡
相同点	慢性	病程长达数年至数十年或更长	
	周期性	发作-缓解周期性交替,以春、秋发作多见	
	疼痛性质	钝痛、灼痛、胀痛、剧痛不适,一般为轻至中度持续性疼痛,可耐受	
不同点	疼痛部位	中上腹或剑突下偏左	中上腹或中上腹偏右
	疼痛时间	餐后0.5～1h出现,经1～2h缓解,下次餐前消失,为饱腹痛	餐后3～4h出现,持续到下次进餐后缓解。为空腹痛、饥饿痛、夜间痛
	疼痛规律	进餐—疼痛—缓解	疼痛—进餐—缓解

2. 体征　活动期上腹部可有压痛,缓解期无明显体征。

3. 并发症
- (1)出血:最常见。大量出血表现为呕血和(或)黑便。
- (2)穿孔:最严重。胃或十二指肠内容物溢入腹腔,导致急性弥漫性腹膜炎。
- (3)幽门梗阻:上腹饱胀,餐后加重。常有呕吐,呕吐物为大量宿食。
- (4)癌变
  - 1)胃溃疡可发生癌变,十二指肠溃疡极少发生癌变。
  - 2)长期慢性胃溃疡病史、年龄在45岁以上、溃疡顽固不愈者需警惕,定期复查。

> 锦囊妙"记"
>
> 溃疡疼痛特点:哥哥(GU)胃痛在饱腹,弟弟(DU)肠痛在空腹。
> 慢性周期节律痛,秋冬冬春交替犯。
> 溃疡病穿孔:突然剧烈上腹痛,迅速蔓延上下腹。
> 腹肌紧张板状硬,中毒症状步步深。

四、辅助检查

1. 胃镜及胃黏膜活组织检查
- (1)可直接观察溃疡病变部位、大小、性质,并可检测幽门螺杆菌。
- (2)是确诊消化性溃疡首选的检查方法。

2. X线钡餐检查
- (1)适用于胃镜检查有禁忌或不愿接受胃镜检查者。
- (2)突出在胃腔轮廓之外的龛影,是诊断溃疡的重要依据。

3. 幽门螺杆菌检测
- (1)为消化性溃疡诊断的常规检查项目。
- (2)常为根除治疗后复查的首选方法。

4. 胃液分析
- (1)胃溃疡胃酸分泌正常或偏低。
- (2)十二指肠溃疡胃酸分泌增高。

5. 粪便潜血试验
- (1)活动性溃疡常有少量出血，粪便潜血试验阳性。
- (2)若胃溃疡患者粪便潜血试验持续阳性，应考虑癌变可能。

五、治疗要点

1. 治疗原则　消除病因、缓解症状、促进愈合，预防复发及防治并发症。

2. 治疗措施
- (1)根除幽门螺杆菌(三联疗法)
  - 1)胃溃疡：胶体铋剂和两种抗菌药物。
  - 2)十二指肠溃疡：质子泵抑制剂和两种抗菌药物。
- (2)抑制胃酸
  - 1)H_2受体拮抗剂
    - A. 阻止组胺与H_2受体结合，减少壁细胞泌酸。
    - B. 代表药有西咪替丁、雷尼替丁、法莫替丁等。
  - 2)质子泵抑制剂
    - A. 抑制壁细胞H^+；K^+-ATP泵，减少胃酸分泌。
    - B. 代表药有奥美拉唑、兰索拉唑。
  - 3)制酸剂
    - A. 碱性药物，中和胃酸。
    - B. 代表药有氢氧化铝、碳酸氢钠、铝碳酸镁。
- (3)保护胃黏膜
  - 1)与溃疡面渗出的蛋白质相结合，形成一层覆盖溃疡的保护膜。
  - 2)代表药有枸橼酸铋钾、硫糖铝、前列腺素类药物。
- (4)必要时手术治疗。

六、护理诊断/问题

1. 疼痛：腹痛　与胃酸刺激、黏膜炎症、穿孔有关。
2. 焦虑　与疾病反复发作，病程迁延有关。
3. 营养失调：低于机体需要量　与食欲减退、消化吸收障碍有关。
4. 潜在并发症：上消化道出血、穿孔、幽门梗阻、癌变。
5. 知识缺乏：缺乏相关的知识。

七、护理措施

1. 一般护理
- (1)休息和活动
  - 1)溃疡活动期，症状较重或有上消化道出血等并发症时，应卧床休息，缓解疼痛。
  - 2)溃疡缓解期，鼓励适当活动，劳逸结合。
- (2)饮食护理
  - 1)定时定量，少食多餐，细嚼慢咽。
  - 2)进营养丰富，富含蛋白质、维生素，低脂食物。
  - 3)从清淡、易消化、无刺激半流食逐步过渡到普食。
  - 4)避免刺激性食物，如浓茶、咖啡等，戒烟、禁酒。
  - 5)两餐之间可适量饮用牛奶。但不宜多饮，因牛奶中钙可刺激胃酸分泌。

2. 病情观察
- (1)观察疼痛的部位、程度、持续时间、诱因、节律。
- (2)与进食的关系。
- (3)注意有无放射痛、恶心、呕吐等伴随症状。

3. 用药护理
- (1)抑制胃酸分泌药物
  - 1)H_2受体拮抗剂
    - A. 不良反应有肝肾功能损害，白细胞减少，少数可出现头晕、幻觉、腹泻、皮疹等。
    - B. 应在餐中或餐后即刻服用，或将1天剂量在睡前服用。
    - C. 若需同服抗酸药，则两药应间隔1h以上。
    - D. 静脉给药速度宜慢。
  - 2)质子泵抑制剂
    - A. 不良反应有头晕、荨麻疹、皮疹及头痛等。
    - B. 应在每日早餐前服用。不可咀嚼。
    - C. 用药期间避免开车或从事其他需要高度集中注意力的工作。
  - 3)抗酸药
    - A. 不良反应有骨质疏松、食欲缺乏、软弱无力、便秘等。
    - B. 应在饭后1h和睡前服用。
    - C. 服用片剂时应嚼服，乳剂给药前充分摇匀，避免与酸性食物、牛奶同服。

3. 用药护理
- (2)保护胃黏膜药物
  - 1)硫糖铝
    - A. 不良反应有便秘、口干、恶心、皮疹、嗜睡等。
    - B. 宜在进餐前1h服用。
    - C. 糖尿病患者慎用。
  - 2)枸橼酸铋钾
    - A. 不良反应有便秘、黑便、牙齿舌苔发黑等。
    - B. 宜在餐前0.5h服用。
    - C. 吸管直接吸入，不宜长期使用。
    - D. 不可与抗酸药同服。
- (3)根除幽门螺杆菌治疗
  - 1)目前推荐以质子泵抑制剂或胶体铋为基础加上两种抗生素(克拉霉素、阿莫西林、甲硝唑等)的三联治疗方案。
  - 2)根治Hp结束后，应继续应用根治方案中的质子泵抑制剂或胶体铋按常规治疗1个疗程，防止复发。
  - 3)在根治Hp结束至少4周后进行Hp复查。
  - 4)阿莫西林可引起过敏反应，服用前应询问患者有无青霉素过敏史，服药期间注意有无皮疹等过敏反应。
  - 5)甲硝唑可引起恶心、呕吐等胃肠道反应，应在餐后0.5h服用，如出现恶心、呕吐可遵医嘱服用甲氧氯普胺等拮抗。
- (4)手术治疗
  - 1)胃大部分切除是最常用的手术方法。
  - 2)手术指征
    - A. 经过严格内科治疗不愈的顽固性溃疡。
    - B. 胃溃疡疑是恶变者或有严重并发症内科治疗不能奏效者。

八、健康指导
1. 注意调整精神情绪，锻炼身体，增强体质。
2. 养成良好的生活饮食习惯，节制烟酒，避免暴饮暴食及刺激性药物、食物。
3. 注意生活规律，劳逸结合。
4. 避免各种诱发因素。

要点回顾
1. 胃溃疡与十二指肠溃疡疼痛的区别。
2. 消化性溃疡的并发症。
3. 治疗Hp的药物及消化性溃疡用药的注意事项。
4. 消化性溃疡的饮食指导。
5. 确诊消化性溃疡的方法。

模拟试题栏——识破命题思路，提升应试能力

一、专业实务

A_1型题

1. 引起消化性溃疡最主要的病因是(　　)
A. 胃肠壁薄弱　B. 刺激性饮食
C. 长期精神紧张焦虑　D. 黏膜萎缩
E. 幽门螺杆菌感染

2. 十二指肠溃疡的好发部位是(　　)
A. 十二指肠降部　B. 十二指肠球部
C. 十二指肠水平部　D. 十二指肠升部
E. 十二指肠与空肠连接部

A_2型题

3. 患者，男，45岁。反复上腹痛2年，诊断“胃溃疡”。在治疗胃溃疡药物中，以下哪种药物抑制胃酸分泌最强(　　)
A. 奥美拉唑　B. 雷尼替丁
C. 氢氧化铝镁　D. 枸橼酸铋钾
E. 硫糖铝

A_4型题

(4～7题共用题干)

患者，男，35岁。反复上腹部疼痛6年，常于每年

秋季发生，疼痛多出现于餐前，进餐后可缓解，近2日疼痛再发，伴反酸。查体：剑突下压痛明显。

4. 引起本病的主要损害因素是(　　)
A. 饮食不当　B. 精神紧张
C. 细菌感染　D. 消炎药刺激
E. 胃酸-胃蛋白酶

5. 如需做进一步检查，下列哪项首选(　　)
A. 胃肠钡餐透视　B. 胃液分析
C. 胃镜　D. 大便潜血试验
E. 幽门螺杆菌检测

6. 最符合该患者的检查特点是(　　)
A. 钡餐显示龛影在胃腔轮廓之内
B. 内镜下见圆形病变灶、边缘光滑伴黄色渗出物
C. 内镜下见凹凸不平病变灶、边缘不规则伴溃烂
D. 大便潜血试验阳性　E. 幽门螺杆菌阴性

7. 遵医嘱药物治疗，下列哪种药物属于H_2受体拮抗剂(　　)
A. 哌仑西平　B. 法莫替丁
C. 丙谷胺　D. 奥美拉唑
E. 胶体铋

二、实践能力

A_1型题

8. 消化性溃疡患者服用铝碳酸镁片的正确方法是(　　)
A. 餐前吞服　B. 餐前咀嚼后服用
C. 餐后吞服　D. 餐后咀嚼后服用
E. 餐中咀嚼后服用

9. 消化性溃疡特征性的临床表现是(　　)
A. 腹胀　B. 食欲下降
C. 恶心、呕吐　D. 反酸、嗳气
E. 节律性、周期性上腹痛

10. 关于消化性溃疡患者用药的叙述，不正确的是(　　)
A. 甲硝唑应在餐前半小时服用
B. 氢氧化铝凝胶应在餐后1h服用
C. 硫糖铝片应在餐前1h服用
D. 阿莫西林使用前应询问过敏史
E. 奥美拉唑可引起头晕，用药时不可开车

A_2型题

11. 患者，男，45岁。十二指肠球部溃疡，医嘱中出现下列哪种药物时护士应提出质疑(　　)
A. 氢氧化铝凝胶　B. 枸橼酸铋钾
C. 奥美拉唑　D. 口服补液盐
E. 克拉霉素

12. 患者，女，50岁。确诊为胃溃疡活动期，其最可能的腹痛特点是(　　)
A. 夜间腹痛明显
B. 空腹时腹痛明显
C. 餐后1～2h腹痛明显
D. 餐后即刻腹痛明显
E. 餐前腹痛明显

13. 患者，男，27岁。患消化性溃疡，给予枸橼酸铋钾＋克拉霉素＋阿莫西林三联治疗，其间出现黑便，担心病情加重。此时应向患者解释其黑便的原因是(　　)
A. 溃疡出血
B. 溃疡癌变
C. 枸橼酸铋钾不良反应
D. 克拉霉素不良反应
E. 阿莫西林不良反应

14. 患者，男，45岁。反复上腹部疼痛5年，近日原疼痛节律消失，变为持续上腹痛，伴频繁呕吐隔夜发酵性酸性食物。最可能的并发症是(　　)
A. 急性胰腺炎　B. 急性胆囊炎
C. 幽门梗阻　D. 溃疡癌变
E. 溃疡穿孔

15. 患者，男，41岁。有消化性溃疡病史4年。1天来胃痛明显，无恶心、呕吐。今晨觉头昏、乏力、黑矇，排尿排便一次。对于该患者，除腹痛外，护士还应重点询问(　　)
A. 排便习惯　B. 有无眩晕
C. 有无口渴　D. 尿量
E. 粪便颜色

16. 某消化性溃疡患者即将出院，责任护士指导其回家后应注意的问题不包括(　　)
A. 生活规律，劳逸结合
B. 避免进食刺激性食物
C. 保护胃黏膜药宜在餐前1h服用
D. 抗酸药宜在饭后和睡前服用
E. 上腹部疼痛时要及时服用止痛片止痛

A_4型题

（17～20题共用题干）

患者，男，45岁。有十二指肠溃疡病史4年，近几天上腹部疼痛发作，1h前在睡眠中突感上腹刀割样剧痛，继之波及全腹。检查：痛苦貌，腹肌紧张，有压痛、反跳痛，肠鸣音减弱。

17. 该患者可能发生的并发症是(　　)
A. 上消化道出血　B. 幽门梗阻

C. 急性胰腺炎　　D. 急性胆囊炎
E. 溃疡穿孔

18. 诊断该并发症的重要依据为(　　)
A. 既往病史
B. 腹膜炎和腹水体征
C. B超示腹水性暗区
D. X线示膈下游离气体
E. 患者自觉症状

19. 该患者先试行非手术治疗，其措施首选(　　)
A. 禁食和胃肠减压　　B. 取半卧位
C. 静脉补液　　D. 腹腔引流
E. 应用抗生素

20. 该患者最恰当的体位是(　　)
A. 平卧位　　B. 半卧位
C. 侧卧位　　D. 头低足高位
E. 膝胸卧位

第4节　肝　硬　化

一、概述

1. 肝硬化是由一种或多种病因长期或反复作用引起的肝脏弥漫性损害。
2. 病理基础为广泛肝细胞变性、坏死，正常肝小叶结构破坏，残存肝细胞形成再生结节，纤维组织弥漫性增生，与纤维隔连接形成假小叶，假小叶形成是肝硬化典型病理改变。
3. 临床上以肝功能损害和门静脉高压为主要表现，晚期出现严重并发症。

二、病因

1. 病毒性肝炎　是我国最常见的病因。主要见于乙型、丙型及丁型病毒性肝炎形成肝硬化。
2. 酒精中毒　是国外最常见病因。长期大量饮酒，酒精的中间代谢产物乙醛对肝脏有直接损害。
3. 非酒精性脂肪性肝炎　约70%的原因不明的肝硬化可能是由非酒精性脂肪性肝炎引起，危险因素包括肥胖、糖尿病、高脂血症等。
4. 胆汁淤积　肝内胆汁淤积或肝外胆管阻塞持续存在时，可导致肝细胞缺血、坏死、纤维组织增生而形成肝硬化。
5. 药物及化学毒物　长期服用异烟肼、四环素、双醋酚汀、甲基多巴、辛可芬等药物，反复接触四氯化碳、磷、砷、氯仿等化学毒物，可引起中毒性肝损伤。
6. 肝静脉回流障碍　慢性充血性心力衰竭、缩窄性心包炎和各种病因引起的肝静脉或下腔静脉阻塞等致肝长期淤血，肝细胞缺氧、坏死和纤维组织增生。
7. 营养不良　长期营养失调可降低肝脏对致病因素的抵抗力，成为肝硬化直接或间接原因。
8. 血吸虫病　反复或长期感染血吸虫病者，虫卵及其毒性产物在肝脏汇管区沉积，刺激纤维组织增生，导致肝纤维化和门静脉高压。
9. 免疫紊乱　自身免疫性慢性肝炎最终进展为肝硬化。
10. 遗传和代谢性疾病　由于遗传性或代谢性疾病，导致某些物质或其代谢产物沉积于肝，造成肝损害，如先天性酶缺陷如肝豆状核变性等。

三、发病机制

各种病因→肝细胞坏死、再生→肝纤维化形成→肝再生结节出现假小叶形成→肝内血液循环紊乱→肝硬化。

四、临床表现

1. 肝功能代偿期
　(1)症状轻、无特异性。常以疲倦乏力、食欲减退及消化减退为主要表现，经休息或适当治疗后可缓解。
　(2)脾呈轻度或中度肿大，肝功能检查结果可正常或轻度异常。

2. 肝功能失代偿期
　(1)肝功能减退表现
　　1)全身症状
　　　A. 营养状况较差，消瘦乏力，精神不振。与门静脉高压导致胃肠道淤血水肿、消化吸收障碍及蛋白质合成减少有关。
　　　B. 皮肤干枯粗糙，面色灰暗黝黑，表现为肝病面容。
　　2)消化道症状
　　　A. 食欲明显减退，进食后即感上腹不适和饱胀，恶心、呕吐，进油腻食物易引起腹泻。

2. 肝功能失代偿期
- (1)肝功能减退表现
  - 2)消化道症状
    - B. 腹胀明显，晚期可出现中毒性鼓肠。
    - C. 半数以上患者有轻度黄疸，少数有中度或重度黄疸，后者提示肝细胞有进行性或广泛坏死。
  - 3)出血倾向及贫血
    - A. 常有鼻出血、齿龈出血、皮肤瘀斑和胃肠黏膜糜烂出血等。有出血倾向主要是由于肝脏合成凝血因子功能减退。
    - B. 可有不同程度贫血，多由营养缺乏、肠道吸收功能低下、脾功亢进和胃肠道失血等因素引起。
  - 4)内分泌失调
    - A. 雌激素相对增多：与肝功能减退、雌激素灭活能力下降有关。在面、颈、上胸、背部等上腔静脉引流区域出现蜘蛛痣和（或）毛细血管扩张，出现肝掌。男性患者常有性欲减退、睾丸萎缩、毛发脱落及乳房发育等。女性则有月经不调、闭经、不孕等。
    - B. 醛固酮及抗利尿激素增多：尿量减少和水肿。
    - C. 肾上腺皮质激素减少：面部和其他暴露部位出现皮肤色素沉着。
- (2)门静脉高压表现
  - 1)脾大
    - A. 脾脏多为轻中度大，中等硬度。
    - B. 晚期脾大可导致白细胞、血小板和红细胞减少，称为脾功能亢进。
    - C. 上消化道大出血时，脾脏可暂时缩小甚至不能触及。
  - 2)侧支循环的建立与开放
    - A. 食管下段和胃底静脉曲张：破裂时导致上消化道大出血。
    - B. 腹壁和脐周静脉曲张：在脐周腹壁可见迂曲的静脉，血流方向脐以上向上，脐以下向下，可与下腔静脉梗阻相鉴别。
    - C. 痔静脉扩张：痔核形成，破裂时可引起便血。
  - 3)腹水
    - A. 腹水是肝硬化失代偿最突出的表现。
    - B. 形成腹水的原因：门静脉压力增高；低蛋白血症导致血浆胶体渗透压下降；肝淋巴液生成过多；醛固酮、抗利尿激素增多引起水钠潴留；有效循环血量不足导致肾小球滤过率降低。
- (3)肝脏触诊
  - 1)早期肝增大，表面平滑，质地中等硬。
  - 2)晚期肝脏缩小，表面触及结节，质地坚硬，一般无压痛。

3. 并发症
- (1)上消化道出血：为本病最常见并发症。易出现休克及诱发肝性脑病，病死率较高。
- (2)肝性脑病：是本病最严重并发症和最常见死亡原因。
- (3)感染：常易并发细菌感染，如肺炎、胆道感染、大肠埃希菌败血症和自发性腹膜炎等。自发性腹膜炎多为革兰阴性杆菌感染。
- (4)肝肾综合征：由于有效循环血容量不足等因素，可出现功能性肾衰竭。其特点为自发性少尿或无尿、稀释性低钠血症、低尿钠和氮质血症。
- (5)电解质和酸碱平衡紊乱：低钠血症、低钾低氯血症和代谢性碱中毒，常诱发肝性脑病。
- (6)原发性肝癌：当肝硬化患者在短期内出现肝脏进行性增大、持续性肝区疼痛、肝脏发现肿块、腹水转变为血性等，特别是甲胎蛋白增高，应警惕。
- (7)肝肺综合征：是指严重肝病、肺血管扩张和低氧血症组成的三联征。

五、辅助检查

1. 血常规　代偿期多正常，失代偿期多有程度不等的贫血，脾功能亢进时三系均减少。

2. 尿液检查　代偿期正常，失代偿期可有蛋白尿、血尿和管型尿。出现黄疸时尿中尿胆原增加，也可出现胆红素。

3. 肝功能检查
- (1)血清白蛋白降低、球蛋白增高，特别是γ-球蛋白显著增高，白/球蛋白比率降低或倒置。
- (2)血清胆红素不同程度升高；血清胆固醇脂降低。
- (3)血清谷丙转氨酶轻、中度增高，肝细胞严重坏死时，则谷草转氨酶活力常高于谷丙转氨酶。

4. 免疫学检查　体液免疫显示血清免疫球蛋白增高，以IgG增高最为明显。

5. 腹水检查　一般为漏出液。如并发自发性腹膜炎时可转变为渗出液。若为血性，应高度疑有癌变，应作细胞学及甲胎蛋白测定。

6. 内镜检查　上消化道内镜检查可观察食管、胃底静脉有无曲张及其曲张的程度和范围。通过内镜检查不仅能明确出血的原因、部位，还能同时进行止血治疗。

7. 影像学检查　X线钡餐检查可显示食管静脉曲张，呈虫蚀样或蚯蚓状充盈缺损，胃底静脉曲张时钡餐呈菊花样充盈缺损。超声、CT和MRI检查可显示肝、脾、肝门静脉、肝静脉形态改变及腹水等。

8. 肝活组织检查　B超引导下肝穿刺活组织检查可作为代偿期肝硬化诊断的金标准。有助于明确肝硬化病因、病理类型、炎症和纤维化程度，指导治疗和判断预后。

六、治疗要点

1. 一般治疗
- （1）避免损害肝功能的因素
  - 1）禁用对肝脏有损害的药物。
  - 2）不滥用护肝药物。
  - 3）戒酒。
- （2）注意休息，避免过度疲劳
- （3）饮食
  - 1）饮食原则：高热量、高蛋白、高维生素、易消化。
  - 2）血氨偏高者应限制或禁食蛋白质。
  - 3）有腹水者应低盐或无盐饮食。
  - 4）避免粗糙食物。

2. 病因治疗
- （1）抗病毒治疗：干扰素、拉米夫定等。
- （2）抗纤维化治疗：秋水仙碱等。

3. 腹水治疗
- （1）限制水钠摄入
  - 1）进水量约1000ml/d，如有显著低钠血症，则应限制在500ml/d以内。
  - 2）盐应限制在1～2g/d。
- （2）增加水钠排出
  - 1）利尿
    - A. 联合、间歇、交替使用。
    - B. 剂量不宜过大，利尿速度不宜过猛，以每日体重减轻不超过0.5kg为宜。
    - C. 最常见的副作用是水、电解质平衡紊乱。
  - 2）导泻
    - A. 利尿剂治疗效果不佳时，可用中药或口服甘露醇，通过胃肠道排出水分。
    - B. 适用于并发上消化道出血、稀释性低钠血症和功能性肾衰竭的患者。
- （3）提高血浆胶体渗透压：每周定期、小量、多次静脉输注新鲜血液、血浆或白蛋白。
- （4）腹腔穿刺放液
  - 1）易诱发电解质紊乱和肝性昏迷，且可迅速再发，通常不作为首选治疗。
  - 2）首次放液不超过3000ml，以后每次放腹水在4000～6000ml，亦可一次放10 000ml。
  - 3）同时静脉输注白蛋白40～60g，以维持有效血容量。
- （5）腹水浓缩回输
  - 1）是治疗难治性腹水的较好方法。
  - 2）可通过补充蛋白质、提高血浆胶体渗透压、增加有效血容量、改善肾血液循环，清除潴留的水和钠，达到减轻和消除腹水的目标。

4. 手术治疗　为降低门静脉压力和消除脾功能亢进，常用的有各种分流术、断流术和脾切除术等。

5. 肝移植　是对晚期肝硬化的最佳治疗，可提高患者存活率。

七、护理诊断/问题

1. 营养失调：低于机体需要量　与肝功能减退、门静脉高压引起的摄食量减少、消化吸收障碍有关。
2. 活动无耐力　与肝功能减退、营养不良、大量腹水有关。
3. 体液过多　与肝功能减退、门静脉高压、低蛋白血症引起的钠水潴留有关。

4. 有皮肤完整性受损的危险　与营养不良、黄疸皮肤瘙痒、水肿及长期卧床有关。
5. 潜在并发症：上消化道出血、肝性脑病。

八、护理措施

1. 一般护理
- (1)休息与活动
  - 1)休息可减轻消耗，减轻肝脏负担，利于肝细胞修复，改善腹水和水肿。
  - 2)代偿期可参加轻体力工作，减少活动量。
  - 3)失代偿期应多卧床休息，适量活动，以不感疲劳为度。
  - 4)大量腹水者取半卧位，使膈肌下降，利于呼吸运动，减轻呼吸困难和心悸。
- (2)饮食护理：严格遵循饮食原则。
- (3)皮肤护理
  - 1)胆盐沉积导致皮肤瘙痒，应加强皮肤护理。
  - 2)每日温水擦浴，保持皮肤清洁，避免用力搓擦。
  - 3)必要时给予止痒处理，避免抓挠导致皮肤感染。

2. 病情观察
- (1)观察腹水和下肢水肿的消长，准确记录出入量，测量腹围、体重。
- (2)观察放腹水及使用利尿剂后的效果，注意监测水电解质平衡，防止肝性脑病和肾衰竭。
- (3)注意有无并发症，一旦出现，及时报告医师配合处理。

3. 腹水护理

九、健康指导

1. 疾病知识指导
- (1)向患者和家属介绍肝硬化的有关知识，避免病因和诱因。
- (2)教会患者识别并发症的先兆，及时发现，及早治疗。

2. 生活指导
- (1)指导患者生活起居要规律，保证充足的睡眠。
- (2)代偿期患者可适当参加轻体力劳动，以不劳累为宜。
- (3)失代偿期患者应充分休息。
- (4)指导患者饮食要保证充足的营养，宜选择温软易消化食物。

3. 用药指导
- (1)指导患者严格遵医嘱用药，避免服用对肝脏有损害的药物。
- (2)教会患者观察药物的疗效和不良反应，定期监测用药变化。如服用利尿剂时宜定期监测电解质变化，如出现四肢无力、心悸等症状，应及时就医。

4. 家庭指导
- (1)指导家属理解和关心患者，给予精神支持和生活照顾。
- (2)学会药物疗效和不良反应观察，识别并发症征兆，及时发现病情变化。

要点回顾

1. 肝硬化失代偿期肝功能减退的表现及特点。
2. 门静脉高压的表现。
3. 腹水形成的原因。
4. 肝硬化的并发症。
5. 腹水的护理要点。
6. 肝硬化患者的饮食指导。

模拟试题栏——识破命题思路，提升应试能力

一、专业实务

A_1型题

1. 以假小叶形成为主要病理改变的疾病是(　　)
   A. 慢性肝淤血　B. 急性重型肝炎
   C. 亚急性重型肝炎　D. 肝硬化
   E. 原发性肝癌

2. 评估肝硬化患者有无腹水的最佳方法为(　　)
   A. 视诊　B. 叩诊
   C. 听诊　D. 触诊
   E. 嗅诊

A_2型题

3. 患者，男，77岁。患肝硬化20余年。现因腹水加重入

院。入院查体：巩膜皮肤轻度黄染，可见肝掌及蜘蛛痣，腹部膨隆，移动性浊音(＋)，双下肢轻度凹陷性水肿。主诉最近1个月频繁出现鼻出血。根据病史，最可能有的实验室检查结果是(　　)

A. 氨基转移酶降低　B. 凝血时间延长
C. 血钾增高　D. 白细胞升高
E. 血氨降低

4. 患者，男，64岁。肝硬化病史10余年。本病最常见的原因是(　　)
A. 病毒性肝炎　B. 慢性酒精中毒
C. 药物或化学中毒　D. 胆汁淤滞
E. 营养失调

5. 患者，男，42岁。患慢性肝病8年。体检：巩膜轻度黄染，肝肋下3cm，脾肋下3cm。颈部有蜘蛛痣。出现蜘蛛痣可能的原因是(　　)
A. 黄疸　B. 并发感染
C. 脾功能亢进　D. 出血倾向
E. 内分泌紊乱

6. 患者，女，76岁。反复腹胀、食欲减退3年余，近2个月自觉腹胀加重。体检：巩膜黄染，腹部膨隆，移动性浊音(＋)，B超示大量腹水。其腹水发生的主要原因是(　　)
A. 血浆清蛋白降低　B. 肝淋巴液生成增多
C. 门静脉高压　D. 抗利尿激素分泌增多
E. 有效循环血量下降

A_3型题

(7～9题共用题干)

患者，女，65岁。肝硬化病史5年，因饮食不当出现呕血、黑便1天入院。查体：T 37.8℃，P 120次/分，R 22次/分，BP 85/60mmHg，神志萎靡，面色苍白，四肢湿冷，胸壁见1个蜘蛛痣。医嘱予输血800ml。

7. 肝硬化患者出现蜘蛛痣是由于(　　)
A. 雌激素过多　B. 雄激素过多
C. 垂体功能减退　D. 肾上腺皮质激素过多
E. 继发性醛固酮增多

8. 该患者目前最有可能出现的并发症为(　　)
A. 肝肾综合征　B. 自发性腹膜炎
C. 肝性脑病　D. 上消化道出血
E. 水电解质紊乱和酸碱失衡

9. 该患者如需手术，术前最需补充的维生素是(　　)
A. 维生素A　B. 维生素B
C. 维生素C　D. 维生素K
E. 维生素E

二、实践能力

A_1型题

10. 肝硬化腹水患者每日氯化钠的摄入量宜控制在(　　)
A. 1.2～2.0g　B. 2.0～3.0g
C. 3.0～4.0g　D. 4.0～5.0g
E. 5.0～7.5g

11. 肝硬化失代偿期患者最常见的并发症是(　　)
A. 肝性脑病　B. 电解质紊乱
C. 原发性肝癌　D. 感染
E. 上消化道出血

A_2型题

12. 患者，男，69岁。患肝硬化11年，近3天出现上消化道大出血。该患者止血后最易并发(　　)
A. 癌变　B. 窒息
C. 肝性脑病　D. 感染
E. 黄疸

13. 患者，男，50岁。因严重肝硬化伴门静脉高压症进行胃分流术，出院时进行预防上消化道出血的健康指导，最重要的是(　　)
A. 应用维生素K
B. 低蛋白低脂饮食
C. 选择细软不烫食物
D. 服用保护胃黏膜药物
E. 继续卧床休息

14. 患者，男，40岁。患酒精肝硬化入院。护士对其生活方式和行为的指导中，最重要的是(　　)
A. 避免过度劳累　B. 减少饮酒量
C. 戒酒　D. 服用解酒护肝药
E. 低脂饮食

15. 患者，男，48岁。肝硬化病史5年。查体：腹部膨隆，腹部皮肤紧张发亮，脐周可见静脉迂曲。患者腹壁膨隆的最可能原因是(　　)
A. 肝大　B. 脾大
C. 腹水　D. 腹腔积气
E. 腹腔肿瘤

16. 患者，女，60岁。肝硬化10年伴大量腹水，现昏迷急诊平车入院。该患者应安置的体位是(　　)
A. 中凹卧位，头偏向一侧
B. 半卧位，头下加枕
C. 俯卧位，膝下垫枕
D. 左侧卧位，头下加枕
E. 仰卧位，头偏向一侧

17. 患者，男，67岁。肝硬化腹水，在放腹水过程中突然出现昏迷，首先应采取的措施是(　　)
A. 吸氧　　B. 取平卧位，头偏向一侧
C. 停止放腹水　　D. 通知医师
E. 保持呼吸道通畅

A_3型题

（18～21题共用题干）

患者，男，50岁。肝硬化5年。中午进食后突然呕血，色暗红，量约350ml，急诊入院。查体：腹部膨隆，移动性浊音（+）。T 37.5 ℃，P 120次/分，BP 90/60mmHg。患者精神高度紧张，有濒死感。经抢救，患者病情平稳后行门体分流术。

18. 入院时，患者主要的心理问题是(　　)
A. 抑郁　　B. 恐惧
C. 焦虑　　D. 淡漠
E. 悲哀

19. 患者入院后采取的处理措施中不正确的是(　　)
A. 输液、输血　　B. 应用保肝药物
C. 应用止血药物　　D. 三腔二囊管压迫止血
E. 应用肥皂水灌肠

20. 分流术后24h内应指导患者采取的卧位是(　　)
A. 半坐卧位　　B. 平卧位
C. 俯卧位　　D. 中凹位
E. 头低足高位

21. 患者手术后第6天出现神志恍惚，定向障碍。护士指导其饮食正确的是(　　)
A. 低动物蛋白饮食
B. 低植物蛋白饮食
C. 禁食蛋白质
D. 高维生素粗纤维食物
E. 限制热量，减少肝脏负担

第5节　肝性脑病

一、概述　肝性脑病是由严重肝病引起的以代谢紊乱为基础的中枢神经系统功能失调综合征，临床上以不同程度的意识障碍和行为举止异常为主要表现。

二、病因

1. 病因
- （1）各型肝硬化，特别是乙型肝炎后肝硬化是最常见病因。
- （2）门腔静脉分流术后。
- （3）重症肝炎。
- （4）其他：中毒性肝炎、原发性肝癌、严重胆道感染。

2. 诱因　上消化道出血、高蛋白饮食、大量排钾利尿和放腹水、感染、应用麻醉药和镇静剂、手术、便秘及低血糖等。

三、发病机制

1. 氨中毒学说　胃肠道是氨生成的主要部位。游离的NH_3有毒性，并能透过血-脑屏障；NH_4^+以盐类形式存在，相对无毒，不能透过血-脑屏障。两者相互转化受肠腔pH的影响。当结肠中pH＞6时，NH_3大量弥散入血；pH＜6时，则NH_4^+从血液中转至肠腔，随粪便排出。高含量的氨能通过血-脑屏障进入脑组织，对中枢神经系统产生毒性。氨对脑的毒性作用主要是干扰脑的能量代谢和直接干扰神经传导。

2. 假神经递质学说　肝衰竭时，β-羟酪氨和苯乙醇胺增多，其化学结构与正常神经递质去甲肾上腺素相似，但不能传递神经冲动。当假性神经递质被脑细胞摄取而取代正常神经递质时，则发生神经传导障碍。

3. γ-氨基丁酸/苯二氮䓬（GABA/BZ）复合体学说　GABA是抑制性神经递质，可激活GABA受体，引起大脑功能障碍。这种受体还可与苯二氮䓬类、巴比妥类药物结合，导致神经传导抑制。

4. 氨基酸代谢不平衡学说　肝衰竭时，芳香族氨基酸增多而支链氨基酸减少，可促使芳香族氨基酸更多进入脑组织形成假神经递质，从而抑制神经冲动的传导。

巧妙联"记"

脑病分期轻松定，一期首看脑电图；
四期重看扑翼征，二期三期看神志。

四、临床表现　肝性脑病各期临床表现见表4-2。

表4-2　肝性脑病各期临床表现

分期	意识状态	扑翼样震颤	脑电图
一期（前驱期）	轻度性格改变和行为失常	有	正常
二期（昏迷前期）	意识错乱、睡眠障碍、行为异常。理解力、定向力均减退	有	异常
三期（昏睡期）	昏睡、精神错乱。能唤醒、常有意识不清和幻觉	有	明显异常
四期（昏迷期）	昏迷，不能唤醒	无	明显异常

五、辅助检查

1. 血氨
   - （1）慢性肝性脑病尤其是门体分流性脑病多有血氨升高。
   - （2）急性肝衰竭所致的脑病一般血氨正常。

2. 脑电图
   - （1）前驱期正常。昏迷前期到昏迷期，脑电图明显异常。
   - （2）典型改变为节律变慢，二期至三期患者出现普遍性每秒4～7次δ波或三相波；昏迷时出现高波幅的δ波，每秒少于4次。

3. 心理智能测验　对诊断早期肝性脑病、亚临床肝性脑病最有价值。

六、治疗要点

1. 消除诱因

2. 减少肠道内毒物的生成和吸收
   - （1）限制或停止蛋白质摄入。
   - （2）灌肠或导泻：可用生理盐水或弱酸溶液（生理盐水1000ml加食醋50ml）灌肠。也可用50%山梨醇10～20ml或25%硫酸镁40～60ml导泻。忌用肥皂水等碱性液体。对于急性门体分流性肝性脑病昏迷患者首选33.3%乳果糖500ml灌肠。
   - （3）使用抗生素：口服甲硝唑、新霉素等，因其能抑制肠内细菌生长而减少氨的产生和吸收。
   - （4）乳果糖：长期治疗者为首选。可酸化肠道而减少氨的形成和吸收。

3. 促进血液中有毒物质代谢与清除，纠正氨基酸代谢紊乱
   - （1）降氨药物
     - 1）L-鸟氨酸-L-门冬氨酸：促进体内尿素循环而减低血氨，是目前有效的最常用降氨药物。
     - 2）谷氨酸钾和谷氨酸钠：与游离氨结合形成谷氨酰胺而减低血氨。
     - 3）精氨酸：促进尿素合成而降低血氨。
   - （2）纠正氨基酸代谢的紊乱：口服或静脉输注支链氨基酸，可抑制大脑中假性神经递质形成。

4. 对症治疗　纠正水电解质和酸碱失衡，防治脑水肿和继发感染、休克、出血等。

七、护理诊断/问题

1. 急性意识障碍　与血氨增高，干扰脑细胞能量代谢引起中枢神经功能紊乱有关。
2. 有受伤的危险　与肝性脑病致精神异常、烦躁不安有关。
3. 营养失调：低于机体需要量　与肝功能减退、消化吸收障碍、限制蛋白质摄入有关。
4. 知识缺乏：缺乏预防肝性脑病的相关知识。
5. 照顾者角色困难　与患者意识障碍、照顾者缺乏相关知识、家庭经济负担过重有关。

八、护理措施

1. 饮食护理
   - （1）蛋白质：急性期限制蛋白质摄入。有意识障碍者禁食蛋白质，因食物中蛋白质在肠道分解产生氨。神志清楚后，可逐步增加蛋白质饮食，20g/d，以后每3～5日增加10g。但短期内不能超过40～50g/d，以植物蛋白为宜。
   - （2）热量：应提供充足热量，以碳水化合物为主。昏迷者可鼻饲25%葡萄糖，以减少体内蛋白质分解，并促使氨转变为谷氨酰胺，利于降低血氨。
   - （3）脂肪：减少脂肪摄入，因脂肪可延缓胃排空。
   - （4）维生素：应提供丰富维生素，但不宜用维生素B_6，因其影响多巴进入脑组织，减少正常神经递质。
   - （5）水、钠：腹水者限制钠水摄入。钠应限制在500～800mg/d，显著腹水者限钠250mg/d，进水量约1000ml/d。

2. 病情观察
- (1)注意肝性脑病早期征象,如理解力减退、行为异常及扑翼样震颤。
- (2)判断意识障碍程度。
- (3)监测并记录生命体征。
- (4)定期复查血氨、肝肾功能、电解质。

3. 去除和避免诱因
- (1)避免应用催眠镇静、麻醉药等。烦躁者禁用吗啡类、巴比妥类、哌替啶等,可注射地西泮5~10mg。
- (2)避免快速大量排钾利尿和放腹水,注意纠正水、电解质和酸碱平衡失调。
- (3)防止感染。
- (4)防止大量输液引起低血钾、稀释性低血钠、脑水肿等,加重昏迷。
- (5)保持大便通畅,防止便秘。可采用弱酸溶液灌肠或导泻,忌肥皂水。对急性门体分流性脑病患者首选乳果糖灌肠。
- (6)防治上消化道出血。出血停止后应灌肠或导泻以清除肠道积血,减少氨的吸收。
- (7)禁食或限食者,避免发生低血糖。低血糖可使脑内去氨活动停滞,氨的毒性增加。

4. 昏迷患者的护理
- (1)取仰卧位。
- (2)保持呼吸道通畅,保证氧气吸入。
- (3)做好口腔、眼睛、皮肤等生活护理。
- (4)尿潴留者留置导尿,详细记录尿量、色、气味。
- (5)帮助患者被动运动,防止静脉血栓形成及肌肉萎缩。

5. 用药护理
- (1)遵医嘱迅速给予降氨药物,并注意观察药物的疗效及副作用。
- (2)尿少时慎用钾剂,明显腹水和水肿时慎用钠剂。
- (3)L-鸟氨酸-L-门冬氨酸:应检查肾功能,严重肾功能减退者慎用或禁用。
- (4)谷氨酸钾、谷氨酸钠均为碱性,对有代谢性碱中毒倾向者,最好先用能酸化血pH的药物,如静脉滴注大量维生素C或精氨酸液。腹水患者慎用谷氨酸钠,以免加重腹水。
- (5)应用精氨酸时速度不宜过快,否则可出现流涎、呕吐、面色潮红等。且不宜与碱性药物配伍。
- (6)长期服用新霉素可引起听力或肾功能损害,故服用不宜超过1个月。

九、健康指导

1. 疾病预防知识的指导　告诉患者和家属有关肝脏病变和肝性脑病的知识,尽可能避免各种诱发因素。
2. 用药指导　指导患者按医嘱定时服药,了解相关药物的不良反应。
3. 家庭指导　指导家属了解肝性脑病的早期征兆,注意饮食选择,尤其是蛋白质的摄入。

要点回顾

1. 肝性脑病常见的诱因及避免诱因的方法。
2. 肝性脑病各期的特点。
3. 减少肠道内氨的生成和吸收的方法。
4. 降低血氨的药物及用药注意事项。
5. 肝性脑病患者饮食指导要点。

模拟试题栏——识破命题思路,提升应试能力

一、专业实务

A_1型题

1. 氨中毒引起肝性脑病的主要机制是(　　)
   A. 氨使蛋白质代谢障碍
   B. 氨干扰大脑的能量供应
   C. 氨取代正常神经递质
   D. 氨引起神经传导异常
   E. 氮促使氨基酸代谢不平衡

A_2型题

2. 患者,男,45岁。确诊为肝性脑病,先给予乳果糖口服,目的是为了(　　)
   A. 导泻　　B. 补充能量
   C. 抑制肠菌生长　　D. 酸化肠道
   E. 碱化肠道

3. 患者，女，65岁。患肝硬化7年，入院1周。2日前患者突然神志恍惚，举止反常，言语不清。判断患者可能出现的情况是(　　)
A. 脑栓塞　　B. 尿毒症
C. 肝性脑病　　D. 脑出血
E. 高血压脑病

4. 患者，男，55岁。患肝硬化10年，近期出现神志恍惚，嗜睡。引起肝性脑病的诱因不包括(　　)
A. 严重腹泻　　B. 上消化道出血
C. 感染　　D. 便秘
E. 重症肝炎

A_3型题

(5～7题共用题干)

患者，男，68岁。患肝硬化10年，呕血、黑便3天。在急诊输血、补液治疗，无意识障碍。患者既往多次发生肝性脑病。

5. 该患者如发生肝性脑病，最可能的机制是(　　)
A. 水电解质紊乱
B. 失血性休克
C. 解毒功能减退使氨的清除受阻
D. 肠道积血分解使产氨过多
E. 镇静药物使用不当

6. 如果发生肝性脑病，行以下哪一项检查最有意义(　　)
A. 血氨　　B. 血脂
C. 血糖　　D. 血钙
E. 血镁

7. 下列何种属于降氨药物(　　)
A. 新霉素　　B. 乳果糖
C. 乳梨醇　　D. 精氨酸
E. 甲硝唑

二、实践能力

A_1型题

8. 肝性脑病患者禁用(　　)
A. 维生素A　　B. 维生素C
C. 维生素E　　D. 维生素B_2
E. 维生素B_6

9. 肝性脑病最具有特征性的体征是(　　)
A. 腱反射亢进　　B. 肌张力增加
C. 扑翼样震颤　　D. 腱反射减弱
E. 巴宾斯基征阳性

A_2型题

10. 患者，男，68岁。肝区疼痛2个月，肝肋下4cm，质地硬。近两天出现意识错乱，睡眠颠倒，有定向力障碍。该患者处于肝性脑病的(　　)
A. 前驱期　　B. 昏迷前期
C. 昏睡期　　D. 浅昏迷期
E. 深昏迷期

11. 患者，男，44岁。诊断为肝硬化5年。3h前突然发生呕血，量约350ml，立即给予血管加压素进行止血。该患者止血后，为清除肠道内积血，减少血氨生成，正确的处理措施是(　　)
A. 用生理盐水灌肠　　B. 用肥皂水灌肠
C. 用开塞露通便　　D. 给予缓泻剂
E. 行全消化道灌洗

12. 患者，男，75岁。诊断为肝性脑病入院，患者目前处于昏迷状态，下列护理措施错误的是(　　)
A. 给予舒适体位以防关节僵硬
B. 使用床挡防止坠床
C. 口腔护理预防口腔感染
D. 尿失禁留置尿管，以防尿液浸湿皮肤
E. 定时翻身防止压疮

13. 患者，男，36岁。诊断为肝性脑病昏迷前期。患者不宜食用的食物是(　　)
A. 肉末蛋羹，拌菠菜　　B. 豆腐脑，什锦菜
C. 果汁，蛋糕　　D. 炒米饭，蘑菇汤
E. 稀粥，面饼

A_4型题

(14～17题共用题干)

患者，男，50岁。因神志不清、行为异常5天，昏迷入院，既往有肝硬化病史8年。入院检查：呼之不应，压眶无反应。皮肤可见蜘蛛痣。血氨升高。脑电图显示异常。诊断为肝硬化、肝性脑病。

14. 患者入院后制定的护理措施不恰当的是(　　)
A. 取仰卧位，头偏向一侧
B. 鼻饲25%葡萄糖供给热量
C. 如有便秘及时用肥皂水灌肠
D. 每日入液量以尿量加1000ml为标准
E. 必要时使用约束带

15. 目前应为患者安排何种饮食为宜(　　)
A. 保证总热量和糖类摄入
B. 低蛋白饮食
C. 高维生素饮食
D. 高膳食纤维饮食
E. 高钾饮食

16. 假设患者出现狂躁不安可给予(　　)
A. 吗啡　　B. 水合氯醛
C. 哌替啶　　D. 速效巴比妥类

E. 地西泮

17. 患者经积极治疗后好转，神志清醒，此时适宜的饮食是(　　)

A. 绝对禁食蛋白质饮食

B. 限制碳水化合物的摄入

C. 逐步增加蛋白质饮食，以植物蛋白为主

D. 逐步增加蛋白质饮食，以动物蛋白为主

E. 增加脂肪的摄入，以保证热量的供给

第 6 节　原发性肝癌

一、概述　原发性肝癌是指发生于肝细胞或胆管上皮细胞的癌。是消化系统常见恶性肿瘤。本病好发于40～50岁人群，男性比女性多见。

二、病因和发病机制

1. 病毒性肝炎　乙型肝炎是我国肝癌最常见的病因。
2. 肝硬化　原发性肝癌合并肝硬化多见，多为大结节性肝硬化。
3. 黄曲霉毒素。
4. 其他因素　亚硝胺类化学致癌物、遗传、硒缺乏、吸烟、嗜酒、寄生虫感染等可能与肝癌有关。

三、病理

1. 分型
   - (1)按形态分型
     - 1)块状型：最多见，癌块直径在5cm以上，可呈单个、多个或融合成块。
     - 2)结节型：有大小和数目不等的癌结节，癌块直径一般不超过5cm。
     - 3)弥漫型：最少见。
     - 4)小癌型：癌结节孤立直径小于3cm。
   - (2)按组织学分型
     - 1)肝细胞型：最多见。
     - 2)胆管细胞型：少见，癌细胞由胆管上皮细胞发展而来。
     - 3)混合型：最少见。

2. 转移途径
   - (1)血行转移：肝内血行转移发生最早、最常见。肝外血行转移以肺转移率最高。其次为肾上腺、肾、脑、骨等。
   - (2)淋巴转移：局部转移至肝门淋巴结最为常见。
   - (3)种植转移：少见。

四、临床表现　早期病例无任何症状和体征，中晚期可出现。

1. 症状
   - (1)肝区疼痛：为最常见和最主要症状，呈持续性钝痛或胀痛。
   - (2)消化道症状：食欲减退、腹胀。
   - (3)全身症状：乏力、进行性消瘦、发热、营养不良，晚期恶病质。

2. 体征　肝进行性肿大、质坚硬、表面和边缘不规则。晚期可出现黄疸与腹水。

五、并发症

1. 肝性脑病　常为肝癌终末期最严重的并发症，约1/3的患者因此死亡。
2. 上消化道出血　约占肝癌死亡原因的15%。
3. 肝癌结节破裂出血　约10%的肝癌患者发生肝癌结节破裂出血。
4. 继发感染　患者因长期消耗或化疗等，导致抵抗力降低，容易并发肺炎、败血症、肠道感染等。

六、辅助检查

1. 癌肿标志物检测
   - (1)甲胎蛋白(AFP)：是目前诊断原发性肝癌最常用、最重要的方法。
   - (2)γ-谷氨酰转肽酶同工酶Ⅱ(GGT2)：用于原发性和转移性肝癌的诊断。
2. 影像学检查
   - (1)超声显像：可测出2cm以上的肝癌。
   - (2)CT检查：可检出2cm左右的肝癌，是目前诊断小肝癌和微小肝癌的最佳方法。
   - (3)MRI检查：能显示肝细胞癌内部结构，对显示子瘤和癌栓有价值。
3. 肝血管造影　可检出1cm以下的小肝癌，常用于小肝癌的诊断。
4. 肝穿刺活体组织及剖腹探查

七、治疗要点

1. 手术切除　是目前根治肝癌最好的方法。
2. 肝动脉化疗栓塞　是目前肝癌非手术治疗中的首选方法，可明显提高三年生存率。
3. 放射治疗　^{60}钴局部照射，对肝功能较好且能耐受者，结合化疗及中医药治疗效果显著提高。
4. 化学抗癌药物治疗　常用阿霉素类、顺铂、丝裂霉素、5-FU等药物。采用肝动脉给药和(或)栓塞，并配合放疗，效果较明显。
5. 生物和免疫治疗

八、护理诊断/问题

1. 疼痛：肝区痛　与肿瘤增大牵拉肝包膜、肝动脉栓塞术后产生栓塞后综合征有关。
2. 营养失调：低于机体需要量　与肿瘤消耗及治疗导致的胃肠道反应有关。
3. 预感性悲哀　与疼痛及担心预后有关。
4. 潜在并发症：癌结节破裂出血、肝性脑病、上消化道出血。
5. 有感染的危险　与恶性肿瘤对机体的长期消耗，化疗、放疗所致的白细胞减少，机体抵抗力下降有关。

九、护理措施

1. 一般护理　加强口腔、皮肤、会阴、肛门护理，减少感染。
2. 饮食护理
   (1)高蛋白、适当热量、高维生素。
   (2)避免高脂、高热量和刺激性食物加重肝脏负担。
   (3)疼痛剧烈暂停进食，呕吐者可服用止吐剂后少量进餐。
   (4)肝性脑病倾向者，减少蛋白质摄入。
   (5)晚期肝癌，可静脉补充营养。
3. 病情观察
   (1)监测疼痛及感染征象，发现异常及时处理。
   (2)观察生命体征和血象变化，有感染迹象及时协助医师处理。
   (3)协助患者减轻疼痛。
4. 肝动脉化疗栓塞患者的护理
   (1)术前护理：重点做好碘过敏试验和普鲁卡因试验。术前6h禁食禁水，术前30min给予镇静剂。
   (2)术中护理：注射造影剂时，注意观察患者有无恶心、胸闷、皮疹等过敏症状。注射化疗药物时，注意胃肠道反应，头偏向一侧。
   (3)术后护理(栓塞后综合征的护理)
      1)术后禁食2～3日，逐渐过渡到流质。少量多餐，减轻恶心、呕吐。
      2)穿刺部位拔管后局部压迫止血15min，再加压包扎，沙袋压迫6h，穿刺侧肢体保持伸直24h，并观察穿刺点有无血肿及渗血。
      3)注意观察体温。多数患者术后4～8h体温升高，持续1周。高热者应采取降温措施。
      4)鼓励有效排痰，必要时给氧，以利于肝细胞代谢。
      5)术后1周因肝缺血影响肝糖原储存和蛋白质合成，应适当补充蛋白和葡萄糖。

十、健康指导

1. 疾病知识指导　介绍肝癌的有关知识。积极治疗肝脏病变。教会患者和家属观察病情的方法，以便早期及时就诊。按医嘱用药，避免损肝药物。
2. 生活指导　保持生活规律，劳逸结合，合理进食，注意饮食卫生。戒烟戒酒以减少对肝脏的损害。
3. 心理指导　保持平和心态，建立积极的生活方式。可参加社会性抗癌组织活动，加强精神支持，提高机体抗癌功能。

要点回顾

1. 肝癌最常见的组织学分型。肝癌最常见的转移途径。
2. 肝癌最常见的症状、体征。原发性肝癌首要检查项目。
3. 肝癌常见治疗方法。

模拟试题栏——识破命题思路，提升应试能力

一、专业实务

A_1型题

1. 肝癌按组织细胞分型，最常见的类型是(　　)
   A. 混合型　B. 结节型
   C. 肝细胞型　D. 胆管细胞型
   E. 弥漫型
2. 肝癌最常见的转移途径是(　　)
   A. 淋巴转移　B. 肝外血行转移
   C. 肝内血行转移　D. 种植转移
   E. 浸润转移

A_2型题

3. 患者，男，49岁。肝癌晚期入院。患者出现烦躁不安，躁动。为保证患者安全，最适宜的护理措施是(　　)
   A. 用牙垫放于上下齿之间
   B. 加床挡，用约束带保护患者
   C. 护理动作要轻
   D. 室内光线宜暗
   E. 减少外界的刺激
4. 患者，女，44岁。肝硬化8年，近1个月来肝大、持续肝区疼痛、明显消瘦。查体：腹部膨胀，移动性浊音(＋)，肝大，质硬，表面凹凸不平，患者最可能并发了(　　)
   A. 上消化道出血　B. 电解质紊乱和酸中毒
   C. 原发性肝癌　D. 胆管感染
   E. 胆管阻塞并腹水

二、实践能力

A_1型题

5. 原发性肝癌患者最主要的症状是(　　)
   A. 肝区疼痛　B. 腹胀、乏力
   C. 食欲缺乏　D. 低热
   E. 消瘦
6. 最易引起原发性肝癌的疾病是(　　)
   A. 脂肪肝　B. 血吸虫性肝硬化
   C. 肝炎后肝硬化　D. 肝血管瘤
   E. 肝内胆管结石

A_2型题

7. 患者，男。患肝硬化5年，近期出现食欲减退，右上腹持续隐痛，体检发现肝大，质地硬，表面凹凸不平。今晨起出现右上腹剧痛，遂来院急诊，患者可能出现了(　　)
   A. 肝硬化　B. 肝癌
   C. 急性胆囊炎　D. 急性胰腺炎
   E. 肝癌结节破裂
8. 患者，男，74岁。患肝硬化12年，因腹胀加重，食欲减退入院。因担心疾病发生恶变，情绪低落。护士在为其做保健指导，讲解预防原发性肝癌发生的措施错误的是(　　)
   A. 食物做到防霉　B. 注意日常饮食卫生
   C. 保持乐观的情绪　D. 经常服用各种保肝药物
   E. 限制饮酒

A_3型题

（9～11题共用题干）

患者，男，46岁。不规则发热3个月，右季肋部胀痛，颈部可见3个蜘蛛痣，肝肋下2cm，质硬，表面凹凸不平，轻压痛，脾肋下1cm。查AFP 500μg/L。

9. 该患者最可能诊断为(　　)
   A. 慢性肝炎　B. 肝硬化
   C. 原发性肝癌　D. 肝脓肿
   E. 慢性胆囊炎
10. 该疾病治疗应首选(　　)
   A. 放疗　B. 化疗
   C. 肝动脉化疗栓塞术
   D. 手术治疗　E. 中医治疗
11. 若选择非手术治疗首选(　　)
   A. 放疗　B. 化疗
   C. 肝动脉化疗栓塞术
   D. 生物免疫治疗　E. 中医治疗

第7节　急性胰腺炎

一、概述　急性胰腺炎是胰酶在胰腺内被激活引起胰腺组织自身消化、水肿、出血甚至坏死的化学性炎症。临床表现为急性上腹痛、发热、恶心、呕吐、血尿淀粉酶增高。根据病理损害程度可分为水肿型和出血坏死型，临床以前者多见。

二、病因

1. 胆道系统疾病　为我国最常见病因。由胆道炎症、结石、蛔虫等病变导致Oddi括约肌水肿、痉挛，使十二指肠壶腹部发生梗阻，胆管内压力高于胰管内压力，胆汁逆流入胰管，激活胰酶。
2. 胰管阻塞　因蛔虫、结石、水肿、肿瘤或痉挛等原因可使胰管阻塞，胰液排泄受阻。
3. 酗酒和暴饮暴食　可刺激胰液分泌增加，也可导致Oddi括约肌痉挛和乳头水肿，胰液排出受阻，使胰管内压力增高。
4. 十二指肠乳头邻近部位的病变　十二指肠内压力增高及Oddi括约肌功能障碍，使十二指肠液反流胰管引起急性胰腺炎。
5. 其他　某些急性传染病、外伤、手术、某些药物、高钙血症、高脂血症等。

三、临床表现

1. 症状
   - （1）腹痛：为本病的主要表现和首发症状。常于饱餐和饮酒后突然发病。疼痛剧烈而持续，阵发性加剧，呈钝痛、刀割样痛或绞痛。腹痛常位于中上腹，向腰背部呈带状放射。弯腰抱膝位可减轻疼痛。水肿型3～5天缓解。坏死型持续时间长，常伴有腹膜炎，疼痛弥漫全腹。
   - （2）恶心、呕吐与腹胀：起病时有恶心、呕吐，频繁而持久，呕吐物为食物和胆汁。呕吐后腹痛并不减轻。出血坏死型伴麻痹性肠梗阻，则腹胀明显。
   - （3）发热：大部分患者有中度以上发热，持续3～5天可自退。出血坏死型呈高热或持续不退，多表示胰腺或腹腔有继发感染。
   - （4）水、电解质、酸碱平衡紊乱：常有不同程度的脱水。频繁呕吐者可有代谢性碱中毒。出血坏死型可常有脱水和代谢性酸中毒，并伴有低钾、低镁、低钙。血钙降低是预后不良的表现。
   - （5）低血压和休克：仅见于急性出血坏死型胰腺炎。
2. 体征　急性水肿型腹部体征轻，压痛往往与腹痛程度不相称。出血坏死型出现弥漫性急性腹膜炎体征，腰腹皮肤可呈灰紫斑或脐周皮肤青紫，可出现移动性浊音，腹水多呈血性。
3. 并发症　主要见于急性出血坏死型胰腺炎，可出现胰腺脓肿、急性肾衰竭、败血症等。

四、辅助检查

1. 血象　多有白细胞增多，中性粒细胞明显增高、核左移。
2. 淀粉酶测定　血清淀粉酶一般在发病后6～12h开始升高，48～72h后下降，3～5天内恢复正常。血清淀粉酶超过正常值3倍即可诊断本病。尿淀粉酶升高较晚，常在发病后12～14h开始升高。
3. 血清脂肪酶测定　常在起病后24～72h开始增高，可持续1～2周。对就诊较晚的病例诊断有一定的价值，且特异性较高。
4. 生化检查　血糖升高较常见，多为暂时性，若持续升高，高于10mmol/L提示预后不佳。血钙降低程度与临床严重程度平行，低于1.5mmol/L提示预后不良。
5. 影像学检查　X线平片检查可观察有无肠麻痹。B超检查及CT扫描观察胰腺大小和形态，并有助于发现假性囊肿。

五、治疗要点

1. 减少胰液分泌
   - （1）禁食：多数患者需禁食1～3天，减少胃酸与食物刺激胰腺分泌。
   - （2）胃肠减压：明显腹胀者还须胃肠减压，减轻呕吐与腹胀。
   - （3）药物治疗
     - 1）H_2受体拮抗剂，如西咪替丁、雷尼替丁等；或质子泵抑制剂。
     - 2）抗胆碱能药，如阿托品、山莨菪碱等。
     - 3）生长抑素类药物，如施他宁等。
2. 解痉镇痛
   - （1）阿托品、山莨菪碱：抑制腺体分泌，解除胃、胆管、胰管痉挛。
   - （2）哌替啶：剧痛者加用哌替啶50～100mg，但禁用吗啡，因吗啡可引起Oddi括约肌痉挛，阻碍胰液流入十二指肠，加重病情。
3. 抗感染　常选用氧氟沙星、环丙沙星、克林霉素、头孢菌素类。
4. 抗休克、纠正水电解质平衡紊乱　应积极补充液体及电解质，维持有效循环血量。休克患者可输全血或血浆代用品，必要时加用升压药物。
5. 抑制胰酶活性　适用于重症胰腺炎早期。

六、护理诊断/问题

1. 疼痛：腹痛　与胰腺及周围组织炎症、水肿有关。
2. 体温过高　与胰腺炎症、坏死、继发感染有关。
3. 有体液不足的危险　与呕吐、禁食、胃肠减压有关。
4. 恐惧　与起病急、剧烈疼痛有关。
5. 潜在并发症：急性腹膜炎、休克、急性肾衰竭、DIC、急性呼吸窘迫综合征。

七、护理措施

1. 一般护理
   (1)休息与体位：患者取舒适卧位，如屈膝侧卧位，以减轻疼痛。
   (2)饮食与胃肠减压：禁饮、禁食1～3天，并胃肠减压，减少胃酸分泌。腹痛与呕吐基本消失后，可进少量糖类流质，但仍禁忌油脂食品。
2. 疼痛护理
   (1)观察疼痛的性质和特点，有无伴随症状。
   (2)注意用药前后疼痛的改变和药物不良反应的发生。
   (3)指导患者减轻疼痛的方法，如松弛疗法等。
3. 病情观察
   (1)呕吐物及引流物的性质、颜色、量。
   (2)观察患者的神志、生命体征、皮肤黏膜色泽弹性和尿量变化，记录24h出入量。
   (3)定期留取血尿标本。
4. 防治低血容量性休克
   (1)维持水、电解质平衡，维持有效循环血容量，禁食者每日液体入量在3000ml以上。
   (2)出现低血容量休克表现，应积极配合抢救。
   (3)准备好抢救物品，如人工呼吸器、气管切开包等。
   (4)迅速建立静脉通道，及时补充血容量。并注意血管活性药物的使用和观察。

八、健康指导

1. 疾病知识指导　向患者及家属介绍本病的发病原因及诱发因素，积极治疗胆道疾病。
2. 生活指导　建立良好的生活习惯，避免暴饮暴食和刺激性食物；戒除烟酒。

要点回顾

1. 胰腺炎的常见病因。
2. 水肿型与出血坏死型胰腺炎的临床特点。
3. 急性胰腺炎特异性检查的特点。
4. 抑制胰腺分泌的治疗措施。
5. 急性胰腺炎药物的止痛要点。
6. 出血坏死型胰腺炎的护理要点。

模拟试题栏——识破命题思路，提升应试能力

一、专业实务

A_1型题

1. 正常情况下，胰液进入十二指肠，在肠激酶的作用下首先激活的是(　　)
   A. 糜蛋白酶原　B. 激肽释放酶原
   C. 乳酸脱氢酶　D. 前弹力蛋白酶
   E. 胰蛋白酶原

A_2型题

2. 患者，男，50岁。平常嗜烟酒，有胆道结石病史。昨晚饮酒和暴食后，出现左上腹疼痛。最可能的疾病是(　　)
   A. 胆囊穿孔　B. 溃疡穿孔
   C. 急性胆囊炎　D. 急性胰腺炎
   E. 胆道阻塞
3. 患者，男，26岁。2h前因暴饮暴食后出现上腹部剧烈疼痛而急诊入院。入院疑诊为急性胰腺炎。此时最具有诊断意义的实验室检查为(　　)
   A. 血钙测定　B. 尿淀粉酶测定
   C. 血糖测定　D. 血脂肪酶测定
   E. 血淀粉酶测定

A_4型题

(4～6题共用题干)

患者，男，30岁。今日因大量饮酒后出现上腹部剧烈

疼痛，伴恶心、呕吐而急诊入院。入院诊断为急性胰腺炎。

4. 本病最常见的原因是（　　）
A. 大量饮酒　B. 暴饮暴食
C. 胰管梗阻　D. 高脂血症
E. 胆道疾病

5. 本病的解剖基础是（　　）
A. 存在副胰管
B. 存在Oddi括约肌
C. 胰管与胆总管有共同通道及开口
D. 胰管与胆总管有相关的血液供应
E. 胰管与胆总管同属迷走神经支配

6. 下列不能使用的药品是（　　）
A. 山莨菪碱　B. 吗啡
C. 阿托品　D. 哌替啶
E. 丙胺太林

二、实践能力

A_1型题

7. 以下不符合急性胰腺炎腹痛特点的是（　　）
A. 刀割痛或绞痛
B. 进食后疼痛缓解
C. 向腰背部呈带状放射
D. 位于中上腹剑突下
E. 呈持续性疼痛阵发生加剧

8. 护士查房时观察到某急性胰腺炎患者偶有阵发性肌肉抽搐，最可能的原因是（　　）
A. 低钙反应　B. 高钾反应
C. 高钠反应　D. 高钙反应
E. 低钠反应

A_2型题

9. 患者，女，36岁。因进餐后中上腹突发疼痛，入院查血淀粉酶556U/L。为缓解疼痛，该患者可采取的体位是（　　）
A. 仰卧位　B. 俯卧位
C. 弯腰屈膝侧卧位　D. 半坐卧位
E. 仰卧屈膝位

10. 患者，男，37岁。饱餐饮酒后出现上腹部持续性剧痛并向左肩、腰背部放射，伴恶心、呕吐10h，拟诊急性胰腺炎，为明确诊断最重要的辅助检查是（　　）
A. 外周血象　B. 腹腔穿刺
C. 胰腺B超　D. 血淀粉酶
E. 尿淀粉酶

11. 患者，男，45岁。患急性胰腺炎入院，经保守治疗病情好转准备出院，下列健康保健陈述中，提示患者对自身保健原则理解错误的是（　　）
A. 近期我每天饭量要减少，每次不能太饱
B. 我要少吃油腻的食物
C. 每天一杯红酒有助于我康复
D. 我吃饭必须有规律，食物以蔬菜为主
E. 如果再次疼痛发作的话，我要及时到医院检查

12. 患者，女，42岁。诊断为急性胰腺炎，经治疗后腹痛、呕吐基本消失，开始进食时应给予（　　）
A. 普食
B. 低脂低蛋白流质饮食
C. 高脂高蛋白流质饮食
D. 高脂低蛋白流质饮食
E. 低脂高蛋白饮食

13. 患者，女，45岁。因餐后腹痛住院，拟诊为急性水肿性胰腺炎行保守治疗。护士告知患者行胃肠减压的主要目的是（　　）
A. 减轻腹胀　B. 防止恶心、呕吐
C. 减少胰液分泌　D. 减少胃液分泌
E. 防止胰液逆流

A_3型题

（14～17题共用题干）

患者，男，45岁。3h前赴宴饮酒后出现中上腹部刀割样疼痛，并向腰背部呈带状放射。疼痛阵发性加重。伴恶心呕吐，呕吐物为胃内容物及胆汁，呕吐后腹痛未减轻。入院诊断为急性胰腺炎。

14. 目前患者最主要的护理问题是（　　）
A. 焦虑恐惧　B. 体液不足
C. 知识的缺乏　D. 疼痛
E. 活动无耐力

15. 对该患者，首要采取的措施是（　　）
A. 解痉止痛　B. 观察病情
C. 心理护理　D. 禁食和胃肠减压
E. 使用抗生素

16. 该患者禁忌使用的药物是（　　）
A. 哌替啶　B. 山莨菪碱
C. 阿托品　D. 垂体后叶素
E. 吗啡

17. 患者病情进一步变化，发生出血坏死性胰腺炎，下列哪项有重要诊断依据（　　）
A. 腹痛加剧　B. 合并感染
C. 消化道出血　D. 血糖下降
E. 血钙下降

第8节 溃疡性结肠炎

一、概述 溃疡性结肠炎是一种原因不明的直肠和结肠的慢性炎症。好发部位为乙状结肠和直肠。主要临床表现为腹泻、黏液脓血便、腹痛和里急后重。病程漫长、反复。本病好发于青壮年，年龄多为20～40岁。

二、病因及发病机制 病因尚未完全阐明，可能与免疫、感染、遗传、精神因素等有关。

三、临床表现 起病多缓慢，常表现为发作与缓解交替，病程长。

1. 消化系统
   - (1)腹泻：为最主要症状。典型者呈黏液或黏液脓血便，可伴里急后重。
   - (2)腹痛：轻、中度隐痛，少数绞痛。排便后腹痛暂时缓解，形成腹痛-便意-排便后缓解的规律。
   - (3)其他症状：严重者可有食欲缺乏、恶心及呕吐。

2. 全身表现 发热，急性期或急性发作期常有低热或中热，重者可有高热及心动过速；病程发展中也可出现消瘦、衰弱、贫血、水与电解质平衡失调及营养不良等表现。

3. 肠外表现 可有结节性红斑、关节炎、口腔黏膜溃疡等免疫状态异常的改变。

4. 体征
   - (1)慢性病容，重者可出现消瘦贫血貌。
   - (2)可有左下腹轻度压痛，有时可触及痉挛的乙状结肠和降结肠。重度或暴发型患者常有明显鼓肠、压痛。
   - (3)若出现反跳痛、腹肌紧张、肠鸣音减弱等，要警惕中毒性巨结肠和肠穿孔发生。

5. 并发症 中毒性巨结肠、直肠结肠癌变、肠大出血、肠穿孔等。

四、辅助检查

1. 血液检查 红细胞沉降率和C反应蛋白升高是活动期标志。活动期白细胞计数升高。
2. 粪便检查 常呈黏液脓血便。为排除感染性结肠炎可行粪便的病原学检查。
3. 结肠镜检查 是本病检查和诊断的重要手段。
4. X线钡剂灌肠检查 重者不宜行此检查，以免加重病情。有息肉形成时，可见多发性浅龛影或小充盈缺损。

五、治疗要点 目的在于控制急性发作，缓解病情，减少复发，防治并发症。

1. 一般治疗 休息、饮食和营养。急性发作时应卧床休息，保持心情平静，腹痛明显者可服用阿托品，有继发感染者应积极抗菌治疗。

2. 药物治疗
   - (1)氨基水杨酸制剂：柳氮磺吡啶(SASP)常为首选药物。用于轻型、中型或重型经糖皮质激素治疗已有缓解者。发作期4～6g/d，分4次口服。病情缓解后改为2g/d，疗程1～2年。
   - (2)糖皮质激素：对急性发作期有较好疗效。常用氢化可的松200～300mg/d或地塞米松10mg/d静脉滴注。病情稳定后可改为泼尼松60mg/d口服，剂量可随病情好转逐渐减量。病变局限在直肠、乙状结肠的患者作保留灌肠。
   - (3)免疫抑制剂：用于激素治疗效果不佳者，如硫唑嘌呤。

3. 手术治疗 并发大出血、肠穿孔、重型患者特别是合并中毒性结肠扩张经积极内科治疗无效且伴严重毒血症者。

六、护理诊断/问题

1. 疼痛 与肠道炎症、溃疡有关。
2. 腹泻 与炎症导致肠蠕动增加，肠内水、钠吸收障碍有关。
3. 营养失调：低于机体需要量 与长期腹泻及吸收障碍有关。
4. 有体液不足的危险 与频繁腹泻有关。
5. 焦虑 与频繁腹泻、疾病迁延不愈有关。

七、护理措施

1. 一般护理
   - (1)休息与活动：日常生活规律，急性期卧床休息，给患者提供安静、舒适的环境。
   - (2)饮食护理
     - 1)重者禁食，予以完全胃肠外营养。轻、中度者予以流质饮食。
     - 2)食物选择：予以高热量、高营养、少纤维、易消化食物。禁食生冷、含纤维素多的食物，不吃牛乳及乳制品。

2. 病情观察
- (1)生命体征及皮肤弹性的观察。
- (2)腹痛部位、性质;腹泻情况及肠鸣音。
- (3)并发症的观察。

3. 用药护理　清楚告知患者药物的用法、用量及副作用。如柳氮磺吡啶(SASP)饭后服用,注意有无恶心、呕吐、皮疹、白细胞减少等。灌肠液配制时注意配制时间、温度等。对于采取灌肠治疗的患者,应指导其左侧卧位,抬高臀部,以延长药物在肠道内的停留时间。

4. 腹泻护理　协助患者做好肛门及肛周皮肤护理,并注意观察排便次数,粪便的量、性状、颜色、气味等。

八、健康指导

1. 疾病知识指导　正确对待疾病,保持稳定情绪。
2. 生活指导　日常生活规律,劳逸结合,睡眠充足,饮食合理。
3. 用药指导　注意药物作用及不良反应。

要点回顾

1. 溃疡性结肠炎的主要临床表现。
2. 溃疡性结肠炎首要检查手段、主要治疗方法。氨基水杨酸制剂的常见不良反应。
3. 溃疡性结肠炎患者的主要饮食指导。

模拟试题栏——识破命题思路,提升应试能力

一、专业实务

A_1型题

1. 溃疡性结肠炎病变常见的累及部位是(　　)
   A. 直肠和结肠　B. 回盲肠
   C. 盲肠　D. 结肠
   E. 升结肠

A_2型题

2. 患者,男,43岁。患溃疡性结肠炎4年,治疗本病下列药物首选(　　)
   A. 糖皮质激素　B. 免疫抑制剂
   C. 氨基水杨酸制剂　D. 氯霉素
   E. 止泻药

二、实践能力

A_1型题

3. 溃疡性结肠炎患者典型的腹痛特点是(　　)
   A. 腹痛—便意—排便—腹痛加剧
   B. 腹痛—便意—排便—腹痛不缓解
   C. 腹痛—便意—排便—缓解
   D. 便意—排便—腹痛—缓解
   E. 腹痛—腹泻—便秘交替

A_2型题

4. 患者,女,32岁。患溃疡性结肠炎3年,急性加重2周入院,入院后护士评估患者的粪便形态最可能发现的是(　　)
   A. 米泔水样便　B. 柏油样便
   C. 黏液性血便　D. 白陶土样便
   E. 黄色软便
5. 患者,男,30岁。黏液脓血便伴有里急后重2年,诊断为溃疡性结肠炎。近1周腹痛加重伴发热入院治疗。护士遵医嘱为患者保留灌肠治疗,患者应采取的体位是(　　)
   A. 右侧卧位　B. 左侧卧位
   C. 仰卧位　D. 俯卧位
   E. 半卧位

第9节　慢性便秘

一、概述　便秘是某些原因引起粪便在肠腔内停留过久,所含水分被过分吸收造成粪便干燥,排便困难,大便次数减少的一组症状。严重时影响生活质量。

二、病因

1. 肠道病变　肠易激综合征为常见的便秘原因。
2. 全身性疾病
3. 神经性系统疾病
4. 药物　如长期服用止痛剂、麻醉剂、抗抑郁剂、抗胆碱能药物、抗帕金森病药物等。

三、临床表现

1. 排便次数减少 <3次/周，严重者2～4周排便一次。
2. 排便困难 排便不畅，每次排便时间可长达30min以上。可每日排便多次，但排出困难。
3. 粪便性状 粪便硬结如羊粪状，数量少。

四、治疗要点

1. 养成良好的排便习惯 定时排便可防止粪便堆积。对有粪便嵌塞者尤其重要。如鼓励患者早晨起床后排便、或早餐后排便等。
2. 饮食治疗
   - (1)进食高纤维素食物可以改变粪便的性质和排便习惯，如麦麸、蔬菜、燕麦、水果、大豆、玉米等。
   - (2)对以便秘为主的肠易激综合征应注意逐渐增加膳食纤维的含量，以免加重腹痛、腹胀。
   - (3)对有肠梗阻、巨结肠、巨直肠及神经性便秘的患者，如用进食膳食纤维的方法则不能达到通便的目的，应减少肠内容物，并定期排便。
3. 药物治疗
   - (1)容积性泻剂：可使液体摄取增加，起到膳食纤维的作用，促进排便。
   - (2)高渗性泻剂：可增加粪便的渗透性和酸性，如乳果糖、山梨醇。
   - (3)润滑性泻剂：可软化粪便，有利排便，如液状石蜡口服或灌肠。以餐间服用为宜，不宜睡前服用。
   - (4)刺激性泻剂：可刺激肠蠕动，促进肠动力，以利排便，如蓖麻油、酚酞、蒽醌类药物等。
   - (5)盐类泻剂：由于盐类渗透压的作用，可使肠腔内保留足够的水分，促进肠蠕动，达到排便。
4. 手术治疗 对于先天性巨结肠病，手术治疗可取得较好的疗效。

五、护理诊断/问题

1. 焦虑 与便秘治疗效果不佳有关。
2. 便秘 与肠蠕动减慢导致排便不畅有关。

六、护理措施

1. 一般护理
   - (1)休息与活动：日常生活规律，可根据身体情况进行活动与锻炼，以增强体质和促进肠蠕动。也可进行适当的腹部顺时针按摩。
   - (2)饮食护理
     - 1)多饮水：早起可饮温开水一杯。日间也要注意补充水分。
     - 2)食物选择：多食富含膳食纤维的食物，如白菜、豆角等。避免辛辣等刺激性食物。戒除烟酒。
2. 排便护理
   - (1)排便环境：提供隐蔽环境，保护隐私。
   - (2)排便习惯：养成定时排便习惯，即使无便意也要坚持去蹲坐10～20min。
   - (3)排便姿势：协助患者采取最佳排便姿势以科学使用腹内压和重力，促进排便。
3. 用药护理
   - (1)指导患者正确使用简易通便法，如开塞露的使用。
   - (2)指导患者正确使用缓泻剂，并告知如长期使用时会使肠道失去自行排便的功能，甚至对药物产生依赖。
   - (3)必要时予以灌肠。

七、健康指导

1. 疾病知识指导 积极治疗原发病。
2. 生活指导 日常生活规律，劳逸结合，睡眠充足，适当加强锻炼身体。饮食合理。
3. 用药指导 注意正确使用药物。

要点回顾

1. 便秘常见病因。
2. 慢性便秘的临床表现。
3. 便秘患者护理要点。

模拟试题栏——识破命题思路，提升应试能力

一、专业实务

A_2型题

1. 患者，男，80岁。近1个月来常出现腹胀，排大便不畅，遂来院就医。下列哪项是引起老年人便秘最常见的原因(　　)

A. 肠粘连　　B. 克罗恩病

C. 肠易激综合征　　D. 肠梗阻
E. 铅中毒

二、实践能力

A_1型题

2. 慢性便秘患者最主要的临床表现是(　　)
A. 缺乏便意、排便艰难
B. 腹痛　　C. 食欲减退
D. 腹胀　　E. 腹部下坠感

A_2型题

3. 患者，女，63岁。因长期卧床发生便秘，为促进其排便，正确的饮食指导是(　　)
A. 少量多餐　　B. 高热量饮食
C. 高维生素饮食　　D. 高纤维素饮食
E. 高蛋白质饮食

4. 患者，男，67岁。慢性便秘患者来院咨询，护士提出下列改善便秘的处理措施，其中错误的是(　　)
A. 腹部环形按摩　　B. 坚持长期服用缓泻剂
C. 增加饮水量　　D. 多运动促进排便
E. 高纤维素饮食

第10节　上消化道出血

一、概述　上消化道出血是指屈氏韧带以上的消化道出血，包括食管、胃、十二指肠、胰、胆道疾病引起的出血，以及胃空肠吻合术后的空肠上段出血。主要表现为呕血和(或)黑便。上消化道大出血一般指数小时内失血量超过1000ml或循环血容量的20%。

二、病因

1. 上消化道疾病
(1)胃、十二指肠疾病：消化性溃疡是最常见病因，其次是急性糜烂出血性胃炎、胃癌等。
(2)食管、空肠疾病：如食管炎、食管癌等。

2. 肝门静脉高压　如食管胃底静脉曲张破裂出血。

3. 上消化道邻近器官或组织疾病　如胆道出血、胰腺疾病。

4. 全身性疾病　如血液病、血管性疾病、尿毒症、应激性溃疡等。

三、临床表现　临床表现取决于出血病变性质、部位、出血量、速度。

1. 呕血和黑便　是上消化道出血的特征性表现。呕血一般都伴有黑便，但黑便不一定伴有呕血。呕血与黑便的颜色、性状取决于上消化道出血的部位、量及速度，具体关系见表4-3、表4-4，出血程度估计见表4-5。

表4-3　呕血、黑便与病变部位的关系

部位	呕血	黑便
幽门以上	有	有
幽门以下	一般无	有

表4-4　呕血、黑便与出血量及速度的关系

	颜色	性状	出血量和速度判断
呕血	棕褐咖啡样	渣/液	速度慢，停留时间长，血液＋胃酸
	红色	块状	量大，速度快，血液在胃内停留时间短，未经胃酸充分混合
黑便	柏油样	黏稠，发亮	量少，血红蛋白中的铁＋肠内硫化物→硫化铁
	暗红或鲜红	糊状不成形	量大，速度快，肠道停留时间短

表4-5　上消化道出血程度估计

分级	失血量(全身)	临床表现	血压	脉搏	血红蛋白
轻度	占10%～15%，成人失血＜500ml	不引起全身症状或仅有头晕、乏力	基本正常	正常	无变化
中度	占20%左右，达500～1000ml	眩晕、口渴、心悸、烦躁、尿少、面色苍白	收缩压下降	100次/分左右	70～100g/L
重度	占30%以上，达1500ml以上	神志恍惚、四肢湿冷、少尿或无尿	收缩压＜90mmHg	＞120次分，细弱	＜70g/L

2. 周围循环衰竭　通过动态观察患者心率、血压及症状体征来估计出血量。
(1)动态观察心率、血压：可通过改变体位测量心率、血压估计出血量。先测平卧位血压和心率，再测半卧位血压和心率，如出现心率较平卧位增加>10次/分，血压下降幅度>15～20mmHg，并出现出汗、头晕甚至晕厥，则表明出血量大，血容量不足。
(2)观察症状、体征：如患者出现烦躁不安、皮肤湿冷、面色苍白等提示微循环灌注不足。若皮肤转暖、出汗停止，则提示血液灌注好转。

3. 发热
(1)可能与失血后体温调节中枢功能紊乱和失血后贫血有关。
(2)24h内可有低热，一般不超过38.5℃，可持续3～5日。

4. 氮质血症
(1)肠性：肠道内血液蛋白质分解吸收。
(2)肾前性：周围循环衰竭导致肾血流量减少，肾小球滤过率降低。
(3)休克导致肾衰竭。

四、辅助检查

1. 实验室　红细胞、白细胞、血小板计数、血细胞压积、肝肾功能、大便潜血试验等。出血早期，血象无变化，3～4h后，组织液渗入血管，出现贫血等改变。白细胞在出血2～5h升高，血止后2～3天恢复正常。24h内网织红细胞即可增高，出血停止后逐渐下降。
2. 内镜检查　为上消化道出血病因诊断的首选检查措施，一般在24～48h内急诊检查。
3. X线钡剂检查　宜在出血停止，病情稳定后。
4. 其他　选择性动脉造影。

五、治疗要点

1. 补充血容量　首要的治疗措施是立即建立静脉通道，迅速补充血容量。用平衡盐溶液或葡萄糖盐水、右旋糖酐静脉输注，有条件者尽早输入全血。肝硬化引起上消化道出血患者需输新鲜血，因库存血含氨多易诱发肝性脑病。

2. 止血
(1)药物止血
1)对急性胃黏膜损害及消化性溃疡引起的出血，可用H_2受体阻断剂如西咪替丁、雷尼替丁，还可用质子泵抑制，如奥美拉唑。
2)对食管胃底静脉曲张破裂出血，可用垂体后叶素止血和生长抑素。
3)对胃、十二指肠出血，可用去甲肾上腺素胃内灌注治疗。
(2)气囊压迫止血：仅适用于食管胃底静脉曲张破裂出血。
(3)内镜下直视止血：内科过程中如有活动性出血或暴露血管的溃疡应进行内镜直视下止血。
(4)手术治疗：内科治疗不能止血者，采用手术治疗。
(5)介入治疗：对于无法进行内镜治疗，又不能耐受手术的严重消化道大出血患者可考虑介入治疗。

六、护理诊断/问题

1. 体液不足　与上消化道出血有关。
2. 活动无耐力　与上消化道出血有关。
3. 恐惧　与呕血、黑便等因素有关。
4. 潜在并发症：休克。

七、护理措施

1. 一般护理
(1)体位与保持呼吸道通畅：大出血时患者取平卧位并将下肢略抬高，以保证脑部供血。呕吐时头偏向一侧，防止窒息或误吸。必要时用负压吸引器清除气道内的分泌物、血液或呕吐物，保持呼吸道通畅，必要时吸氧。
(2)休息与活动：少量出血者卧床休息，大出血者应绝对卧床休息。协助患者取舒适体位并定时变换体位，注意保暖。病情稳定后，逐渐增加活动量。
(3)饮食护理：急性大出血伴恶心、呕吐者应禁食。少量出血无呕吐者，可进温凉、清淡流食。出血停止后改为营养丰富、易消化、无刺激性半流质、软食，少量多餐，逐步过渡到正常饮食。

2. 病情观察
- (1)出血量的估计
  - 1)大便潜血阳性提示每日出血量>5～10ml。
  - 2)出现黑便表明出血量在50～100ml。
  - 3)呕血表明胃内积血至少250～300ml。
  - 4)一次出血量<400ml,不引起全身症状。
  - 5)出血量达400～500ml,可出现头晕、心悸、乏力等全身症状。
  - 6)出血量>1000ml,出现周围循环衰竭表现,严重者引起失血性休克。
- (2)继续或再次出血的判断
  - 1)反复呕血和黑便次数增多、性状变稀、颜色变鲜红或暗红色、肠鸣音亢进。
  - 2)经快速补液输血后,周围循环衰竭仍未见明显改善,或好转后有恶化。
  - 3)红细胞计数下降、血红蛋白浓度下降、网织红细胞计数上升。
  - 4)在补液量充足情况下, BUN持续升高或再次升高。
  - 5)门静脉高压患者原有脾大,出血后常暂时缩小。如不见脾脏恢复肿大亦提示出血未止。

3. 治疗护理 迅速建立静脉通道,宜选择粗大血管,快速补液,在心率、血压基本平稳后可减慢速度,以免补液量大引起肺水肿或再次出血。补液过程中注意晶体和胶体的搭配。

4. 心理护理 观察患者的心理变化。解释安静休息有利于止血,关心、安慰患者。经常巡视,大出血时陪伴患者,使其有安全感。呕血或解黑便后及时清除血迹、污物,以减少对患者的不良刺激。

5. 三(四)腔气囊管的护理
- (1)操作前:向患者做好解释工作,以取得配合。检查三(四)腔管,确保管腔通畅,气囊无漏气。
- (2)操作中
  - 1)协助患者取半卧位或平卧位,头偏一侧。
  - 2)插管至50～65cm处时,抽胃液证实已达胃内;观察患者反应,防止窒息。
  - 3)抽出胃内积血,再向胃囊内注气200～300ml后,将开口部反折并用止血钳夹住以防漏气。胃囊充气压迫后仍有出血时可再向食管囊内注气100～150ml。
- (3)操作后
  - 1)置管期间,应定时测气囊压力,以防压力不足或过大。
  - 2)定时抽吸胃管,观察止血效果,并记录引流液的性状、颜色及量。
  - 3)气囊充气加压12～24h应放松牵引,放气15～30min。
  - 4)出血停止后,可放气保留管道继续观察24h,无出血者可拔管。拔管前先口服液状石蜡20～30ml,以便拔管。
  - 5)三腔管压迫期限一般为72h,若出血不止可适当延长。

八、健康指导

1. 疾病知识指导 指导患者掌握疾病的病因和诱因、治疗、护理知识,减少再次出血的危险。教会患者识别早期出血的征象,一旦出现立即就医。
2. 生活指导 保持乐观的情绪,避免生气、急躁等不良情绪。进易消化软食,避免刺激性、粗糙及过硬的食物,禁烟、浓茶、咖啡、酒。
3. 用药指导 按医嘱服用保护胃黏膜、制酸及降低门静脉压的药物。

要点回顾

1. 上消化道出血常见病因。
2. 上消化道出血出血量的判断。
3. 上消化道出血继续或再次出血的判断。
4. 上消化道出血的止血方法。
5. 三腔二囊管注气的量、间隙放气时间、置管压迫总时间、拔管方法。

模拟试题栏——识破命题思路,提升应试能力

一、专业实务

A_1型题

1. 上消化道出血患者为明确诊断,宜选择哪项检查（　　）

A. 血常规检查　　B. 大便常规和潜血试验
C. 钡餐X线检查　　D. 胃镜检查

E. 胃液检查

A_2型题

2. 患者，男，60岁。肝硬化20余年，反复呕血黑便4年，近3天来又出现黑便。引起本病最主要的原因是(　　)
   A. 缺乏维生素K　　B. 食管胃底静脉曲张破裂
   C. 血小板减少　　D. 凝血功能障碍
   E. 胃溃疡活动性出血
3. 患者，男，25岁。与同学聚餐后出现上腹部疼痛，呕吐大量鲜血。查血常规：RBC 2.5×10^{12}/L，Hb 90g/L，肾功能显示尿素氮明显升高。本病引起血尿素氮升高最主要的原因是(　　)
   A. 血液在肠道中消化吸收
   B. 肠道吸收功能减弱
   C. 代谢功能下降
   D. 肝脏解毒功能下降
   E. 血液中氮质排出障碍

A_3型题

（4～6题共用题干）

患者，男，42岁。反复上腹部疼痛5年，常于餐前明显。近2天疼痛加剧，昨日下午起感头晕，解柏油样便1次，约400ml。

4. 该患者可能发生了(　　)
   A. 十二指肠溃疡穿孔　　B. 胃溃疡穿孔
   C. 急性胰腺炎　　D. 溃疡合并出血
   E. 食管胃底静脉曲张破裂出血
5. 该患者进行纤维胃镜检查的时间一般是(　　)
   A. 出血后6～8h内　　B. 出血后10～12h内
   C. 出血后12～24h内　　D. 出血后24～48h内
   E. 出血后48～60h内
6. 对于本病引发的出血，首选药物是(　　)
   A. 垂体后叶素　　B. 生长抑素
   C. 去甲肾上腺素　　D. 硫糖铝
   E. 西咪替丁

二、实践能力

A_1型题

7. 上消化道大出血出血量为(　　)
   A. 300～500ml　　B. 500～800ml
   C. 800～1000ml　　D. 1000ml以上
   E. 1500ml以上
8. 食管胃底静脉曲张破裂出血可选用下列哪项止血措施(　　)
   A. 去甲肾上腺素胃内灌注
   B. 冰盐水口服　　C. 气囊管压迫止血
   D. 内镜下直视止血　　E. 止血剂止血

A_2型题

9. 患者，男，56岁。呕血黑便3天。下列各项中，提示上消化道出血已减少的是(　　)
   A. 网织红细胞下降至正常
   B. 血红蛋白量下降　　C. 血压波动
   D. 尿素氮持续升高　　E. 黑便变成暗红色
10. 患者，男，32岁。因上消化道大出血伴休克紧急入院抢救，护士采取的措施中不妥的是(　　)
   A. 头低足高卧位　　B. 暂禁食
   C. 建立静脉通路　　D. 迅速交叉配血
   E. 氧气吸入
11. 患者，男，50岁。胃溃疡病史20余年，近1个月出现腹部疼痛不似以前规律，无恶心、呕吐、体重下降现象。入院检查大便潜血试验阳性，考虑胃溃疡伴消化道出血。下列生活指导正确的是(　　)
   A. 禁食
   B. 多饮肉汤以增加营养
   C. 高蛋白高纤维饮食
   D. 温凉、清淡无刺激性流食
   E. 严格卧床休息

A_3型题

（12～14题共用题干）

患者，男，50岁。因患消化性溃疡多年，近来因饮食不当、劳累等因素突然出现呕血约150ml，同时排出柏油样大便约100g，考虑为上消化道出血。

12. 下列哪项是判断上消化道出血量的可靠指标(　　)
   A. 血红蛋白量下降
   B. 胃液分析
   C. 呕血与黑便的性状、量
   D. 患者的自我感觉
   E. 血压有无下降
13. 此患者目前的首要护理问题是(　　)
   A. 知识的缺乏　　B. 活动无耐力
   C. 体液不足　　D. 血尿素氮降低
   E. 网织红细胞计数下降
14. 目前患者应立即采取的最重要的护理措施是(　　)
   A. 补充血容量
   B. 抗生素的应用
   C. 缩血管药物的应用
   D. 促进胃动力药物的应用
   E. 心理护理

（沈永利）

第5章 泌尿系统疾病患者的护理

考点提纲栏——提炼教材精华，突显高频考点

第1节 常见症状护理

一、肾性水肿　肾性水肿是由肾脏疾病引起的过多液体在人体组织间隙过多积聚，是肾小球疾病最常见的临床症状。按发病机制可分为肾炎性水肿、肾病性水肿（表5-1）。

表5-1　肾性水肿的分类

项目	肾炎性水肿	肾病性水肿
机制	肾小球滤过率下降，肾小管重吸收功能基本正常，“球管失衡”导致水钠潴留	长期大量蛋白尿造成血浆蛋白减少，血浆胶体渗透压降低，液体从血管内进入组织间隙，产生水肿
特点	多从眼睑及颜面水肿开始	多从下肢部位开始，常为全身性、体位性和凹陷性
常见疾病	急、慢性肾炎	肾病综合征

1. 护理评估
   - （1）健康史评估
     - 1）水肿发生的部位、时间、病因、诱因、特点、程度、加重或减轻的因素、伴随症状，是否出现全身性水肿。
     - 2）水肿诊治经过，利尿剂使用情况。
     - 3）每日水、钠摄入量、输液量、尿量。
   - （2）身体评估
     - 1）评估生命体征、尿量及体重的改变。
     - 2）评估水肿的范围、程度、特点及皮肤的完整性。
     - 3）评估有无肺部啰音、胸腔积液、腹部膨隆和移动性浊音。
   - （3）心理社会评估：有无精神紧张、焦虑、抑郁等不良情绪。
   - （4）辅助检查
     - 1）尿常规、尿蛋白定性和定量。
     - 2）血清电解质。
     - 3）肾功能（内生肌酐清除率、血尿素氮、血肌酐）。
     - 4）尿浓缩稀释试验、静脉肾盂造影、B超、尿路平片、肾活检等。

2. 护理诊断/问题
   - （1）体液过多　与肾小球滤过功能下降致水钠潴留、大量蛋白尿致血浆清蛋白浓度下降有关。
   - （2）有皮肤完整性受损的危险　与皮肤水肿、抵抗力降低有关。

3. 护理措施
   - （1）一般护理
     - 1）休息
       - A. 严重水肿的患者应卧床休息：增加肾血流量和尿量，缓解水、钠潴留。
       - B. 下肢明显水肿者可抬高下肢，阴囊水肿者可用吊带托起。
     - 2）饮食护理
       - A. 钠盐：限制钠的摄入，<3g/d，重度水肿者无盐饮食。
       - B. 水：视水肿程度及尿量而定。若尿量>1000ml/d，不用过分限水，若尿量<500ml/d或有严重水肿者，应量出为入，每天液体入量不应超过前一天24h尿量加上不显性失水量（约500ml）。
       - C. 蛋白质：肾功能不全者，需根据肾小球滤过率（GFR）来调节蛋白质摄入量，严重水肿伴低蛋白血症者，若无氮质血症，可给予0.8～1.0g/（kg·d）的优质蛋白质；有氮质血症的水肿患者，应限制蛋白质的摄入，一般给予0.6～0.8g/（kg·d）。优质蛋白是富含必需氨基酸的动物蛋白，如鸡蛋、瘦肉、鱼肉、牛奶等。
       - D. 补充足够的热量及维生素：热量不应低于126kJ/（kg·d），即30kcal/（kg·d）。

3. 护理措施
- (2)病情观察
  - 1)记录24h出入量、体重,尤其注意尿量和血压的变化。
  - 2)观察水肿的消长情况。
  - 3)观察有无胸腔、腹腔和心包积液;有无急性左心衰竭和高血压脑病的表现。
  - 4)监测尿常规、肾小球滤过率、血尿素氮、血肌酐、血浆蛋白、血清电解质等。
- (3)用药护理:长期使用利尿剂应观察有无低钾血症、低钠血症。

二、肾性高血压 肾性高血压是由肾脏疾病引起的高血压,是继发性高血压的主要组成部分,约占高血压病因的5%。终末期肾脏疾病伴高血压者超过80%。

1. 护理评估
- (1)健康史评估
  - 1)有无急性肾小球肾炎、慢性肾小球肾炎、肾动脉狭窄、慢性肾盂肾炎及慢性肾衰竭等肾实质性疾病。
  - 2)有无原发性高血压病史。
- (2)身体评估
  - 1)肾性高血压的特征
    - A. 按病因:分为肾血管性高血压和肾实质性高血压。前者少见,主要由肾动脉狭窄和阻塞引起;后者多见,主要由急性肾小球肾炎、慢性肾小球肾炎及慢性肾衰竭等肾实质性疾病所致。
    - B. 按发病机制:分为容量依赖型高血压和肾素依赖型高血压。其中80%以上肾性高血压为容量依赖型,与水钠潴留导致血容量扩张有关,常见于急、慢性肾炎和大多数肾功能不全者;10%左右为肾素依赖型高血压,与肾实质缺血刺激肾素-血管紧张素-醛固酮系统兴奋有关,常见于肾血管疾病及少数慢性肾衰竭晚期患者。
  - 2)伴随症状:可加重肾脏损害,并出现心、肾功能减退和脑血管病变,严重者可出现高血压急症。
- (3)心理社会评估:易出现焦虑及绝望的心理。
- (4)辅助检查:血常规、尿常规、肾功能及影像学检查等。

2. 护理诊断/问题
- (1)疼痛:头痛 与血压增高有关。
- (2)有受伤的危险 与头晕、视物模糊、发生直立性低血压等有关。
- (3)潜在并发症:高血压急症。

3. 护理措施
- (1)一般护理:见肾性水肿一般护理。
- (2)病情观察:监测血压,一旦出现血压急剧升高、剧烈头痛、呕吐、烦躁不安、视物模糊、意识障碍等症状,立即报告医生并处理。
- (3)用药护理:遵医嘱应用降压药,避免肾脏损伤的药物。

三、尿异常 尿异常指尿量异常或尿性质异常。尿量异常包括少尿、无尿、多尿和夜尿增多;尿性质异常包括蛋白尿、血尿、白细胞尿、脓尿和管型尿等。

1. 护理评估
- (1)健康史评估
  - 1)尿量异常:尿量的多少取决于肾小球滤过率和肾小管重吸收量。正常人平均尿量:约为1500ml/d。
    - A. 少尿和无尿:少尿指尿量<400ml/d;无尿指尿量<100ml/d。肾前性因素:血容量不足或肾血管痉挛等;肾性因素:急、慢性肾衰竭等;肾后性因素:尿路梗阻等。
    - B. 多尿:指尿量>2500ml/d。主要原因为肾小管功能不全。见于慢性肾小球肾炎、糖尿病肾病及急性肾衰竭多尿期。
    - C. 夜尿增多:指夜间尿量超过白天尿量或夜间尿量>750ml。提示肾小管浓缩功能减退。
  - 2)蛋白尿:尿蛋白含量持续超过150mg/d,蛋白质定性实验呈阳性反应,称为蛋白尿。若持续>3.5g称大量蛋白尿。
    - A. 按发生机制:分为肾小球性蛋白尿、肾小管性蛋白尿、混合性蛋白尿、溢出性蛋白尿、组织性蛋白尿、功能性蛋白尿。
    - B. 肾小球性蛋白尿最常见,是由于肾小球滤过膜通透性增加或所带负电荷改变,导致原尿中蛋白量超过肾小管重吸收能力而引起。

- 1. 护理评估
  - (1)健康史评估
    - 3)血尿：分为镜下血尿和肉眼血尿。
      - A. 新鲜尿沉渣>3个/HP或1h尿红细胞计数>10万，称镜下血尿。
      - B. 每1000ml尿液中含血超过1ml时，外观呈血样和洗肉水样，称肉眼血尿。
      - C. 按病因：分为肾小球源性血尿和非肾小球源性血尿。肾小球源性血尿可伴蛋白尿和(或)管型尿，且新鲜尿沉渣相差显微镜检查可见变形红细胞；非肾小球源性血尿尿中红细胞形态正常。
    - 4)白细胞尿、脓尿和菌尿：新鲜离心尿白细胞>5个/HP或新鲜尿液白细胞计数>40万，称白细胞尿或脓尿。菌尿是指中段尿涂片镜检每高倍视野均可见细菌，或菌落计数>10^5/ml。多见于泌尿系统感染。
    - 5)管型尿：若12h内尿沉渣计数管型超过5000个，或镜检发现其他类型管型，称为管型尿。
      - A. 尿中管型是由蛋白质、细胞或其碎片在肾小管内凝聚而成，包括透明管型、细胞管型、颗粒管型、蜡样管型等。
      - B. 正常人尿中偶见透明及颗粒管型。
      - C. 白细胞管型是活动性肾盂肾炎的特征。
      - D. 上皮管型见于急性肾小管坏死。
      - E. 红细胞管型见于急性肾小球肾炎。
      - F. 颗粒管型见于急、慢性肾小球肾炎和肾病综合征。
      - G. 蜡样管型见于慢性肾衰竭。
  - (2)身体评估
    - 1)评估意识，测量生命体征。
    - 2)测量体重，有无水肿。
    - 3)肺部有无啰音。
  - (3)辅助检查
    - 1)血常规、尿常规检查。
    - 2)肾功能检查。
    - 3)血生化检查。
    - 4)泌尿系影像学检查。
- 2. 护理诊断/问题
  - (1)体液过多　与肾小球滤过率下降，尿量减少有关。
  - (2)有体液不足的危险　与肾功能不全，尿量过多有关。
- 3. 护理措施
  - (1)一般护理：见肾性水肿一般护理。
  - (2)病情观察
    - 1)观察意识状态、生命体征、体重变化、24h出入量及脱水或水肿的征象，判断尿异常的原因。
    - 2)监测血清电解质的变化，观察有无高血钾、低血钾、高血钠、低血钠和代谢性酸中毒等电解质和酸碱平衡紊乱征象。
  - (3)用药护理：多尿患者，严格遵医嘱用药及输液；少尿患者，遵医嘱使用利尿剂，并观察效果及副作用。
  - (4)心理护理：向患者及家属介绍疾病的相关知识，减轻、消除其不良情绪。
  - (5)健康指导：向患者及家属介绍尿异常的病因，指导患者合理休息，严格遵守饮食计划，叮嘱患者预防呼吸道感染，定期复查。

> **锦囊妙"记"**
>
> 急性急进肾小红；(红细胞管型见于急性肾炎、急进性肾炎)
> 肾盂间质肾源白；(白细胞管型见于肾盂肾炎、间质性肾炎)
> 上皮管型小管死；(上皮管型见于肾小管受损)
> 蜡样管型慢肾衰；(慢性肾衰竭管型也称蜡样管型)
> 脂肪管型肾病综；颗粒管型全都来。(颗粒管型见于各种肾炎、肾病)

要点回顾

1. 肾炎性水肿与肾病性水肿的鉴别。
2. 尿异常的类别。
3. 体液过多的饮食护理。

模拟试题栏——识破命题思路，提升应试能力

一、专业实务

A_1型题

1. 尿中红细胞管型常见于(　　)
   A. 急性肾小球肾炎　B. 急性出血性膀胱炎
   C. 急性肾盂肾炎　D. 急性肾衰竭
   E. 慢性肾衰竭

A_2型题

2. 患者，男，26岁。无明显诱因出现双下肢水肿2周，尿蛋白(＋＋＋＋)，测血压150/86mmHg，导致其水肿最主要的因素是(　　)
   A. 肾小球滤过率下降　B. 血浆胶体渗透压下降
   C. 继发性醛固酮增多　D. 肾小管重吸收增多
   E. 毛细血管通透性增加

二、实践能力

A_2型题

3. 患者，男，65岁。因尿毒症住院。24h尿量为360ml，该患者的排尿状况是(　　)
   A. 正常　B. 尿量偏少
   C. 无尿　D. 少尿
   E. 尿潴留

第 2 节　慢性肾小球肾炎

一、概述　慢性肾小球肾炎简称慢性肾炎，是一组以蛋白尿、血尿、高血压、水肿为临床表现的肾小球疾病，起病隐匿，病情迁延，病变进展缓慢，最终将发展为慢性肾衰竭。以青、中年男性居多。

二、病因

1. 仅少数是急性链球菌感染后肾小球肾炎发展所致。
2. 大多起病即属慢性，与急性肾小球肾炎无关。

三、发病机制　免疫介导性炎症为起始因素，可导致持续性进行性肾实质受损。

四、临床表现　大多数起病隐匿、缓慢，可有一段时间的无症状期。不同的病理类型临床表现可不同。

1. 尿液改变
   (1)蛋白尿：是必有的表现，多为轻、中度蛋白尿。
   (2)血尿：多为镜下血尿，也可出现肉眼血尿及管型尿。

2. 轻、中度水肿　多为眼睑、颜面和(或)下肢水肿。由水钠潴留所致。

3. 高血压　为轻度或持续的中度以上的高血压。

4. 肾性贫血　可见不同程度贫血，是由于促红细胞生成素减少所致。

5. 肾功能呈慢性渐进性损害　早期可出现夜尿增多、氮质血症，最终发展为慢性肾衰竭。

6. 诱因　感染、劳累、妊娠、持续性高血压、应用肾毒性药物、预防接种及高蛋白、高脂、高磷饮食可使肾功能急剧恶化。

五、辅助检查

1. 尿液检查　蛋白尿(＋～＋＋＋)，尿蛋白定量为1～3g/d。有肉眼血尿或镜下血尿及颗粒管型。
2. 血常规检查　早期多正常或轻度贫血。晚期红细胞计数和血红蛋白明显下降。
3. 肾功能检查　晚期血肌酐和血尿素氮增高，内生肌酐清除率明显下降。
4. B超检查　晚期双肾缩小，皮质变薄。
5. 肾活检　可以确定慢性肾炎的病理类型。

六、治疗要点　治疗原则为防止和延缓肾功能进行性恶化，改善临床症状及防止严重并发症。

1. 优质低蛋白饮食　给予优质低蛋白[0.6～0.8g/(kg·d)]、低磷饮食。有明显水肿和高血压时需限盐(＜3g/d)。

2. 降压
   (1)尿蛋白＞1g/d者，血压控制在125/75mmHg以下；尿蛋白＜1g/d者，血压控制在130/80mmHg以下。
   (2)首选药物：血管紧张素转化酶抑制剂(如卡托普利)、血管紧张素Ⅱ受体阻滞剂(如氯沙坦)。该两药不但可以降压，还可减少尿蛋白和延缓肾功能恶化。

3. 应用抗血小板药　双嘧达莫和阿司匹林对系膜毛细血管性肾小球肾炎有一定的降低尿蛋白的作用。

4. 防治引起肾损害的各种诱因
   (1)预防与治疗各种感染，尤其是上呼吸道感染。
   (2)禁用肾毒性药物如氨基糖苷类抗生素、两性霉素、磺胺类等。
   (3)治疗高脂血症、高尿酸血症等。

七、护理诊断/问题

1. 体液过多　与肾小球滤过率下降导致水钠潴留等因素有关。
2. 营养失调：低于机体需要量　与低蛋白饮食，长期蛋白尿致蛋白丢失过多有关。
3. 有感染的危险　与机体抵抗力下降、应用激素和(或)免疫抑制剂有关。
4. 焦虑　与病程长、治疗效果不理想有关。
5. 潜在并发症：慢性肾衰竭。

八、护理措施

1. 一般护理
 - (1)休息与活动：注意劳逸结合，急性发作或有并发症者，应限制活动，卧床休息。
 - (2)饮食：给予优质低蛋白、低磷、低盐、高热量饮食。氮质血症期应限制蛋白质摄入，以0.6～0.8g/(kg·d)为宜，其中50%以上为优质蛋白，高血压、明显水肿、少尿者应低盐饮食(<3g/d)，限制水分摄入。
 - (3)水肿：下肢水肿者可抬高下肢，促进静脉回流，增加肾血流量，提高肾小球滤过率，减轻水肿。颜面部水肿者枕头应稍高一些。定时给予翻身按摩，防止压疮。
 - (4)控制及预防感染：保持口腔及皮肤的清洁，预防上呼吸道感染；严格无菌操作，预防穿刺部位皮肤感染。

2. 病情观察
 - (1)观察生命体征，尤其是血压变化。
 - (2)准确记录24h出入量。
 - (3)密切观察水肿情况。
 - (4)观察患者尿液改变及肾功能变化。
 - (5)观察各种征象
   - 1)注意有无尿毒症早期征象，如头痛、嗜睡、食欲减退、恶心、呕吐、尿少和出血倾向等。
   - 2)注意有无心脏损害的征象，如心悸、脉率增快、交替脉、心律失常，严重时可出现呼吸困难，夜间不能平卧、烦躁不安等心力衰竭表现。
   - 3)注意有无高血压脑病征象，如剧烈头痛、呕吐、黑矇和抽搐等，须定时测血压。

3. 用药护理
 - (1)指导患者遵照医嘱坚持长期用药，定期复查。
 - (2)使用降压药时注意预防直立性低血压。
 - (3)常用的ACEI类药物可致血钾升高，部分患者还可引起刺激性干咳。
 - (4)避免使用肾毒性的药物。

九、健康指导

1. 指导患者预防感染，避免复发。
2. 按医嘱坚持用药，定期复查。
3. 避免应用对肾脏有损害的药物，如链霉素、庆大霉素和卡那霉素等。
4. 女性患者不宜妊娠。
5. 用药指导　介绍各类降压药的不良反应及使用时的注意事项。
6. 病情自我监测　监测肾功能、血压、水肿等的变化。

要点回顾

1. 肾小球疾病的临床表现。
2. 慢性肾小球肾炎的治疗要点。
3. 慢性肾小球肾炎的健康指导。

模拟试题栏——识破命题思路，提升应试能力

一、专业实务

A_1型题

1. 关于急性肾小球肾炎的叙述，正确的是(　　)
   A. 女性多见　B. 蛋白尿多见
   C. 镜下血尿少见　D. 血压明显升高
   E. 常发生于感染后1周
2. 慢性肾小球肾炎病理机制是(　　)
   A. 链球菌感染引起的化脓性炎症
   B. 病毒感染引起的非化脓性炎症
   C. 多种原因引起的免疫介导性炎症

D. 急性肾小球肾炎迁延不愈所致
E. 先天遗传性疾病

A_2型题

3. 患者，男，40岁。因下肢水肿3周就诊。体检：血压160/100mmHg。尿蛋白（＋＋＋），红细胞10～15个/HP，血肌酐150μmol/L，为了明确诊断，最有价值的进一步检查是（　　）
A. 血常规检查　　B. CT检查
C. 肾活检　　D. 中段尿培养
E. 血脂检查
4. 患者，女，28岁。因反复出现蛋白尿（＋＋～＋＋＋）入院。查血压160/90mmHg，肾功能检查血肌酐持续升高。关于蛋白尿不正确的是（　　）
A. 每日尿蛋白量超过150mg称为蛋白尿
B. 最常见的是肾小管性蛋白尿
C. 选择性蛋白尿多见于肾小球器质性疾病
D. 蛋白尿时，排出的尿液表面有细小泡沫，且不易消失
E. 为肾小球滤过膜通透性增加，尿中蛋白量超过肾小管吸收能力
5. 患者，男，25岁。发热、咽痛2周。尿蛋白（＋＋），红细胞15～20个/HP，血肌酐180μmol/L，肾活检符合急性肾小球肾炎。其病因与下列哪种微生物感染有关（　　）
A. 乙肝病毒　　B. 巨细胞病毒
C. β-溶血性链球菌　　D. 沙眼衣原体
E. 葡萄球菌

二、实践能力

A_1型题

6. 慢性肾小球肾炎的治疗原则为（　　）
A. 以消除蛋白尿为主
B. 以控制高血压为主
C. 以激素治疗为主
D. 防止肾功能进行性恶化，改善症状为主
E. 低蛋白饮食治疗为主
7. 肾性水肿最早发生的部位是（　　）
A. 眼睑与颜面　　B. 上肢
C. 下肢　　D. 足部
E. 全身

A_2型题

8. 患者，女，42岁。患慢性肾小球肾炎10年，病情反复发作，影响生活和工作，患者表现非常焦虑。对该患者进行心理护理中，最不重要的是（　　）
A. 注意观察患者心理活动
B. 及时发现患者不良情绪
C. 主动与患者沟通，增加信任感
D. 与家属共同做好患者的疏导工作
E. 向患者讲解慢性肾小球肾炎的病因
9. 患者，男，28岁。因慢性肾小球肾炎入院。表现为眼睑及双下肢轻度水肿，血压160/100mmHg。护士观察病情中应重点关注（　　）
A. 精神状态　　B. 水肿情况
C. 血压变化　　D. 心率变化
E. 营养状态
10. 患者，男，65岁。近年来反复血尿、蛋白尿，测血压180/110mmHg，血肌酐404μmol/L，诊断：慢性肾衰竭，护理措施最重要的是每天（　　）
A. 测量血压1次　　B. 留尿常规1次
C. 准确记录出入液量　　D. 测量体温4次
E. 做心电图1次
11. 患者，男，35岁。因血尿伴中度水肿2月余就诊，测血压140/95mmHg，诊断为“慢性肾炎”，治疗措施中错误的是（　　）
A. 利尿剂　　B. 抗血小板药物
C. 糖皮质激素　　D. 血管紧张素转化酶抑制剂
E. 低蛋白低磷饮食
12. 患者，女，46岁。患慢性肾小球肾炎6年，因水肿明显给予噻嗪类利尿剂治疗，病情观察时应特别注意有无（　　）
A. 低钠血症　　B. 低镁血症
C. 高钙血症　　D. 低钾血症
E. 高钠血症

A_3型题

（13～15题共用题干）

患者，男，55岁。患慢性肾小球肾炎10年，3天前感冒后出现食欲减退，恶心、呕吐，夜尿增多。血压160/90mmHg，内生肌酐清除率为30ml/min。

13. 患者饮食中蛋白质的选择正确的是（　　）
A. 大量动物蛋白　　B. 大量植物蛋白
C. 少量动物蛋白　　D. 少量植物蛋白
E. 禁食蛋白质
14. 为维持水电解质、酸碱平衡，下列护理措施不正确的是（　　）
A. 摄入含钾高的食物
B. 限制磷的摄入
C. 补充活性维生素D_3
D. 限制钠、水摄入
E. 补充钙、铁
15. 为减轻该患者水肿、维持体液平衡最主要的护理

措施是(　　)

A. 测量尿比重，观察浓缩稀释功能

B. 每日测腹围检查水肿消退情况

C. 监测患者的血浆蛋白、血脂

D. 卧床休息，增加肾血液量和尿量

E. 应用利尿剂，注意电解质的补充

A_4型题

（16～18题共用题干）

患者，女，28岁。反复血尿、蛋白尿3年，5天前感冒后出现乏力、食欲减退，查眼睑、颜面及双下肢中度水肿，蛋白尿(+++)，尿红细胞5个/HP，血压160/90mmHg，Hb 90g/L，肾功能检查血肌酐持续增高，夜尿增多。

16. 治疗措施应首选(　　)

A. 庆大霉素抗感染　B. ACEI类药物降压

C. 高钙饮食　D. 血液透析

E. 腹膜透析

17. 针对患者眼睑、颜面及双下肢中度水肿应采取的措施是(　　)

A. 严格控制钠、水的入量，维持水、电解质平衡

B. 给予高蛋白饮食　C. 用强利尿剂

D. 用速效强心剂　E. 鼓励多饮水

18. 对患者进行健康教育的重点是(　　)

A. 嘱患者预防感冒　B. 嘱患者可以妊娠

C. 饮食无特殊要求　D. 保持卫生，每日洗澡

E. 每周测量血压1次

第3节　肾病综合征

一、概述　肾病综合征指由各种肾脏疾病所致的，以大量蛋白尿（尿蛋白>3.5g/d）、低蛋白血症（血浆白蛋白<30g/L）、水肿、高脂血症为临床表现的一组综合征。其中大量蛋白尿、低蛋白血症为诊断必须条件。

二、病因

1. 原发性肾病综合征
   - (1)原发性肾病综合征指原发于肾脏本身的肾小球疾病。
   - (2)急性肾炎、急进性肾炎、慢性肾炎均可发生。

2. 继发性肾病综合征
   - (1)继发性肾病综合征指继发于全身性或其他系统的疾病。
   - (2)糖尿病肾病、狼疮性肾炎、肾淀粉样变、过敏性紫癜、感染及药物等均可发生。

三、发病机制　免疫介导性炎症导致肾脏损害。

1. 大量蛋白尿　肾小球滤过膜通透性增高，大量血浆蛋白（以白蛋白为主）漏出，当超过近曲小管回收能力时，形成大量蛋白尿。

2. 低蛋白血症　大量白蛋白从尿中丢失，而肝脏代偿性合成白蛋白增加不足时可出现低蛋白血症。

3. 水肿　低白蛋白血症导致血浆胶体渗透压下降，水分从血管腔内进入组织间隙引起。

4. 高脂血症　肝脏代偿性合成白蛋白时，由脂蛋白合成增加导致。

四、临床表现

1. 大量蛋白尿
   - (1)大量蛋白尿是肾病综合征第一个必备的特征。
   - (2)尿蛋白>3.5g/d。
   - (3)可出现久置不消的泡沫尿。
   - (4)多为选择性蛋白尿。

2. 低蛋白血症
   - (1)低蛋白血症是肾病综合征第二个必备的特征。
   - (2)血浆白蛋白<30g/L，因长期大量蛋白尿导致蛋白丢失引起。

3. 水肿
   - (1)水肿是肾病综合征最突出的体征。
   - (2)水肿表现为凹陷性、对称性，最早出现于下肢，可波及全身，严重时出现胸腔积液、腹水和心包积液，伴有尿量减少。

4. 高脂血症　主要表现为高胆固醇血症和（或）高甘油三酯血症。

锦囊妙"记"

肾病综合征临床表现："三高一低"，即大量蛋白尿、水肿、高脂血症、低蛋白血症。

5. 并发症
- (1)感染：主要并发症。
  - 1)以呼吸道、泌尿道、皮肤感染最多见。
  - 2)与组织水肿使局部抵抗力下降，蛋白质营养不良、免疫功能紊乱及应用肾上腺皮质激素治疗有关。
- (2)血栓、栓塞
  - 1)有效血容量减少及高脂血症可造成血液黏稠度增加以呈高凝状态，常可自发形成血栓。
  - 2)以肾静脉血栓、下肢静脉血栓最为多见。
- (3)急性肾衰竭：最严重的并发症。
- (4)动脉粥样硬化：高脂血症易引起动脉粥样硬化、冠心病等。

五、辅助检查

1. 尿液　尿蛋白定性可为(＋＋＋～＋＋＋＋)，尿蛋白＞3.5g/d。尿中可有红细胞、颗粒管型等。
2. 血液　血浆白蛋白＜30g/L。血中胆固醇、甘油三酯、低密度脂蛋白(LDL)、极低密度脂蛋白(VLDL)均可增高，血IgG可降低。
3. 肾功能　内生肌酐清除率正常或降低，血肌酐、尿素氮可正常或升高。
4. 肾B超　双肾正常或缩小。
5. 肾活组织病理　可明确病理类型。

六、治疗要点

1. 抑制免疫与炎症反应　首选糖皮质激素，是最关键的治疗。
- (1)糖皮质激素：常用药物有泼尼松。
  - 1)作用：抑制免疫反应，减轻、修复滤过膜损害，并有抗炎、抑制醛固酮和抗利尿激素的作用。
  - 2)用药原则：起始量足、缓慢减药、长期维持。
  - 3)不良反应：消化性溃疡、继发感染、高血压、低血钾、骨质疏松、无菌性骨坏死、向心性肥胖、多毛、痤疮等。
- (2)细胞毒性药物：最常用的药物为环磷酰胺。
  - 1)用于"激素依赖型"或"激素抵抗型"肾病综合征，常与激素合用。
  - 2)不良反应有骨髓抑制、中毒性肝炎、出血性膀胱炎及脱发，并可出现性腺抑制(尤其男性)。
- (3)环孢素A
  - 1)机制：可通过选择性抑制T辅助细胞及T细胞毒效应细胞而起作用。
  - 2)用于激素抵抗和细胞毒性药物无效的难治性肾病综合征。
  - 3)不良反应：肝肾毒性、高血压、高尿酸血症、多毛及牙龈增生等，停药后易复发。

2. 利尿　常用利尿剂包括排钾利尿剂、保钾利尿剂。
- (1)排钾利尿剂：如氢氯噻嗪、呋塞米(速尿)等。主要不良反应为低血钾，可进食含钾丰富的食物，必要时遵医嘱口服或静脉补钾。
- (2)保钾利尿剂：常用药物有螺内酯(安体舒通)、氨苯蝶啶。不良反应是容易引起高血钾，常与排钾利尿剂合用。
- (3)渗透性利尿剂：提高血浆胶体渗透压，常用药物有低分子右旋糖酐。

3. 减少尿蛋白　应用ACEI抑制剂如卡托普利等。

4. 降脂　常用药物有他汀类如洛伐他汀。

5. 防治并发症
- (1)感染：应选择敏感、强效及无肾毒性的抗生素进行治疗。
- (2)血栓及栓塞：当血液出现高凝状态时应给予抗凝剂，如肝素，并辅以血小板解聚药，如双嘧达莫。
- (3)急性肾衰竭：利尿无效且达到透析指征时，应进行透析治疗。

七、护理诊断/问题

1. 体液过多　与低蛋白血症致血浆胶体渗透压下降等有关。
2. 营养失调：低于机体需要量　与大量蛋白尿、摄入减少及吸收障碍有关。
3. 有感染的危险　与机体抵抗力下降、应用激素和免疫抑制剂有关。
4. 有皮肤完整性受损的危险　与水肿、营养不良有关。
5. 潜在并发症：血栓形成、急性肾衰竭、心脑血管并发症。

八、护理措施

1. 一般护理
   - (1)休息：严重水肿、体腔积液时需卧床休息，注意防止血栓发生。
   - (2)饮食
     - 1)盐：<3g/d。
     - 2)蛋白质：肾功能正常时，正常量优质蛋白饮食[1g/(kg·d)]；肾功能减退者，应根据肾小球滤过率调整蛋白质摄入量。
     - 3)低脂饮食：应少食动物性脂肪，多食富含不饱和脂肪酸食物。
     - 4)水：重度水肿尿少者应严格控制入量。
   - (3)皮肤护理
     - 1)保持皮肤清洁、干燥，避免皮肤长时间受压，经常更换体位。
     - 2)适当支托，预防水肿的皮肤受到摩擦或损伤。
     - 3)避免医源性皮肤损伤。
   - (4)预防感染
     - 1)避免到公共场所和预防感染。
     - 2)保持环境清洁。
     - 3)加强全身皮肤、口腔黏膜和会阴部护理。
2. 病情观察
   - 1)监测生命体征、24h出入液量、体重，尤其注意尿量和血压的变化。
   - 2)监测尿常规、肾小球滤过率、血尿素氮、血肌酐、血浆蛋白、血清电解质等的变化。
   - 3)观察有无体温升高、咳嗽、咳痰、尿路刺激征等感染征象。
   - 4)观察有无腰痛、下肢疼痛等判断是否合并肾静脉、下肢静脉血栓。
   - 5)观察有无出现急性肾衰竭征象，如少尿、无尿、血肌酐、尿素氮持续增高等。
3. 用药护理
   - (1)糖皮质激素
     - 1)应饭后服用，尽量减少胃黏膜刺激。早上6～8时服用最好，此时间段因人体激素处于分泌高峰，可减轻不良反应。
     - 2)应给予低盐、高钾的食物，补充钙剂和维生素D，防止骨质疏松。
     - 3)定期测血压、血糖，观察粪便颜色，及早发现药物性糖尿病、医源性高血压、胃黏膜出血。
     - 4)做好皮肤和口腔黏膜的护理，防止各种感染。
     - 5)严格遵医嘱用药，遵循起始量要足、撤减药要慢、维持用药要久的原则，不能擅自减量或停药，以免引起反弹。
   - (2)免疫抑制剂
     - 1)多饮水，观察尿液颜色，及早发现膀胱出血情况。
     - 2)育龄女性服药期间应避孕。
     - 3)有脱发者，鼓励戴假发，并做好心理护理。
   - (3)环孢素A：应注意监测血药浓度，观察有无不良反应。
   - (4)利尿剂
     - 1)记录24h出入量，监测水、电解质及酸碱平衡情况，如有无低钾、低钠、低氯血症性碱中毒等。
     - 2)初始利尿不能过猛，以免血容量不足，诱发血栓形成和损伤肾功能，一般以每天体重下降0.5～1.0kg为宜。

九、健康指导

1. 休息与运动　注意休息，避免劳累，同时应适当活动，以免发生肢体血栓等并发症。
2. 饮食　优质蛋白、高热量、低脂、高膳食纤维、低盐饮食。
3. 预防感染　避免受凉、感冒，注意个人卫生。
4. 用药指导　不可擅自减量或停用激素，介绍各类药物的使用方法、使用时注意事项及可能的不良反应。
5. 病情自我监测与随访　监测水肿、尿蛋白和肾功能的变化。注意随访。

要点回顾

1. 肾病综合征的临床表现。
2. 糖皮质激素的护理。
3. 常用的利尿剂及护理。

模拟试题栏——识破命题思路，提升应试能力

一、专业实务

A_1型题

1. 肾病综合征最根本的病理生理改变是(　　)
   A. 水肿
   B. 高血压
   C. 低蛋白血症
   D. 大量蛋白尿
   E. 高胆固醇血症
2. 肾病综合征发生感染的机制不包括(　　)
   A. 组织水肿使局部抵抗力下降
   B. 大量免疫球蛋自从尿中丢失
   C. 血浆白蛋白低下使抗体形成减少
   D. 大量使用免疫抑制剂
   E. 电解质紊乱

A_2型题

3. 患者，男，36岁。双下肢水肿、尿少2周，血浆白蛋白25g/L，24h尿蛋白定量为9g，因肾病综合征并发肾静脉血栓收入院，肾病综合征自发形成血栓原因是(　　)
   A. 血小板增多　B. 血管内皮易受损
   C. 组织因子易释放　D. 血液多呈高凝状态
   E. 红细胞增多
4. 患者，女，患肾病综合征入院治疗。查体：双下肢水肿。实验室检查：尿蛋白5.5g/d，血浆白蛋白20g/L。导致水肿的原因是(　　)
   A. 醛固酮增多　B. 球-管失衡
   C. 饮水过多　D. 肾小球滤过率下降
   E. 血浆胶体渗透压下降

A_3型题

（5～7题共用题干）

患者，女，26岁。无明显诱因出现双下肢水肿2周。测血压140/95mmHg，24h尿蛋白定量3.9g，诊断为原发性肾病综合征。

5. 该患者最可能患的原发病是(　　)
   A. 慢性肾小球肾炎　B. 慢性肾盂肾炎
   C. 糖尿病肾病　D. 系统性红斑狼疮肾炎
   E. 过敏性紫癜肾炎
6. 原发性肾病综合征的病因及发病机制中较肯定的是(　　)
   A. 感染引起的直接损害
   B. 免疫因素　C. 变态反应
   D. 肾小动脉硬化　E. 淀粉样变性
7. 导致该患者出现大量蛋白尿的原因是(　　)
   A. 肾小球滤过膜通透性增高
   B. 肾小管内皮细胞通透性增高
   C. 肾小管受刺激后产生的蛋白尿
   D. 肾小管代谢产生的蛋白质渗入尿液
   E. 肾小管对蛋白质重吸收能力未变

二、实践能力

A_1型题

8. 肾病综合征患者最突出的体征是(　　)
   A. 高血压　B. 水肿
   C. 肾区叩击痛　D. 嗜睡
   E. 昏迷
9. 肾病综合征诊断不含哪项表现(　　)
   A. 高脂血症　B. 高血压
   C. 大量蛋白尿　D. 低血浆白蛋白
   E. 水肿

A_2型题

10. 患儿，男，5岁。全身水肿、尿少6天，以“原发性肾病综合征”收入院。以下血生化及肾功能检查不妥的是(　　)
    A. 血浆白蛋白＜30g/L
    B. 血胆固醇、甘油三酯可升高
    C. 肌酐清除率可正常或降低
    D. 血尿素氮可正常或升高
    E. 24h尿蛋白定量＜3.5g
11. 患者，男，15岁。全身重度水肿，24h尿蛋白6.2g，血清蛋白22g/L，血压85/60mmHg，BUN 9.1mmol/L，Cr 100μmol/L，应首选的治疗措施是(　　)
    A. 输清蛋白　B. 输新鲜血浆
    C. 呋塞米　D. 糖皮质激素
    E. 环磷酰胺
12. 患儿，男，5岁。因肾病综合征以肾上腺皮质激素治疗5个月，出现水肿减轻。食欲增加，双下肢疼痛，最应关注药物的副作用的是(　　)
    A. 高血压　B. 骨质疏松
    C. 门静脉压减小　D. 消化性溃疡
    E. 库欣综合征
13. 患儿，男，10岁。因肾病综合征以肾上腺皮质激素治疗，下列关于糖皮质激素治疗肾病综合征的用药原则的叙述，错误的是(　　)

A. 小剂量开始　　B. 减少药物用量要慢
C. 撤换药物要慢　　D. 维持用药要久
E. 服用半年至1年或更久

14. 患者，男，36岁。全身水肿，尿蛋白8.6g/d，尿中红细胞5～10个/HP，血浆白蛋白18g/L，用泼尼松60mg/d，双嘧达莫300mg，治疗6周病情未见好转，应采取的措施为(　　)
A. 停用泼尼松
B. 改用地塞米松
C. 增加泼尼松用量，延长治疗时间
D. 继续用泼尼松原剂量，加用环磷酰胺
E. 加用肝素

15. 患者，男，28岁。患肾病综合征给予环磷酰胺化疗。护士需要密切观察该患者的不良反应是(　　)
A. 口腔溃疡　　B. 脱发
C. 胃肠道反应　　D. 出血性膀胱炎
E. 心脏损害

16. 患儿，男，5岁，全身水肿、尿少6天，以原发性肾病综合征入院，护士进行健康评估时，最重要的评估内容是(　　)
A. 饮食情况　　B. 大便情况
C. 尿量情况　　D. 睡眠情况
E. 水肿情况

17. 患者，女，36岁。发热、头晕、乏力、晨起眼睑水肿3天。查体：体温38.8℃，血压140/95mmHg，尿常规：尿蛋白(＋＋＋＋)、RBC(－)，24h尿蛋白定量8g，血浆清蛋白25g/L，肾功能正常，诊断为肾病综合征。优选的治疗方案为(　　)
A. 利尿、抗凝、ACEI
B. 输血浆、抗凝、利尿、激素
C. 抗凝、利尿、激素、免疫抑制剂
D. 激素、利尿、抗凝、饮食调整
E. 抗凝、利尿、输血浆、ACEI

A_3型题

(18～20题共用题干)

患儿，男，8岁。双眼睑水肿、尿少3天，以"肾病综合征"收入院。查体：双下肢水肿明显。实验室检查：血浆白蛋白27g/L，尿蛋白定性(＋＋＋)。

18. 目前患儿最主要的护理问题是(　　)
A. 焦虑　　B. 知识缺乏
C. 体液过多　　D. 有感染的危险
E. 有皮肤完整性受损的危险

19. 最常见的并发症是(　　)
A. 感染　　B. 电解质紊乱
C. 血栓形成　　D. 急性肾衰竭
E. 生长延迟

20. 最主要的护理措施是(　　)
A. 绝对卧床休息
B. 给予高蛋白饮食
C. 增加钠盐、水的摄入量
D. 加强皮肤护理
E. 限制热量的摄入

第4节　尿路感染

一、概述　尿路感染简称尿感，是由于各种病原微生物感染所引起的尿路急慢性炎症。多见于育龄女性、老年患者、免疫功能低下及尿路畸形者。根据感染发生的部位，可分为上尿路感染：肾盂肾炎；下尿路感染：膀胱炎、尿道炎。

二、病因

1. 致病菌　主要为细菌感染，以革兰阴性杆菌为主，其中大肠埃希菌最多见，其次为副大肠埃希菌、变形杆菌、克雷伯菌等。

2. 5%～10%尿路感染由革兰阳性球菌引起。

三、发病机制

1. 感染途径
- (1)上行感染：也称逆行感染，是细菌沿尿道上行至膀胱、输尿管及肾脏引起感染，为最常见途径(约占95%)。
- (2)血行感染：较少见，多为体内感染灶的细菌侵入血液循环，到达肾脏，引起肾盂肾炎。
- (3)直接感染：偶见外伤或肾周围器官发生感染时，该处细菌直接侵入肾脏引起感染。

2. 机体防御能力
- (1)尿路通畅时，尿液可以冲刷大部分细菌。
- (2)男性前列腺液有杀菌作用。
- (3)尿路黏膜分泌的有机酸、IgA、IgG有杀菌能力。
- (4)酸性尿抑制细菌生长。
- (5)尿液中高浓度的尿素起到抑菌作用。

3. 易感因素
- (1)尿路梗阻:结石、前列腺增生、狭窄、肿瘤等,为最重要的因素。
- (2)膀胱输尿管反流:可使膀胱内含菌尿液进入肾盂引发感染。
- (3)机体抵抗力下降:长期使用免疫抑制剂、糖尿病、慢性肾病、慢性肝炎、肿瘤、化疗等。
- (4)女性:因尿道短直而宽,尿道口与肛门、阴道邻近,易被细菌感染;尤其经期、妊娠期、绝经期和性生活后更易发病。
- (5)使用尿道插入性器械:如留置导尿管、膀胱镜和输尿管镜检查等,可致尿路黏膜损伤、将细菌带入尿路导致感染。
- (6)泌尿系统结构异常:如肾发育不良、肾盂输尿管畸形、多囊肾等。

四、临床表现

1. 膀胱炎　主要表现为尿频、尿急、尿痛,伴有耻骨弓上不适。一般无全身感染表现。

2. 急性肾盂肾炎　是病原微生物侵入肾盂、肾间质和肾实质所引起的感染性炎症。
- (1)全身表现:寒战、发热、头痛、全身酸痛、乏力、恶心、呕吐等。
- (2)泌尿系统表现
  - 1)症状:尿路刺激征、腰痛,一般无高血压、氮质血症。
  - 2)体征:肋脊角压痛和(或)叩痛,肾区叩击痛。

3. 慢性肾盂肾炎　是急性肾盂肾炎多次发作或迁延不愈超过半年,并有肾盂、肾盏黏膜和间质变形,或经治疗后仍有肾小管功能减退者。
- (1)临床表现多不典型,病程长,迁延不愈,反复发作。
- (2)急性发作时可有全身及尿路刺激症状,与急性肾盂肾炎相似。
- (3)有部分患者以高血压、轻度水肿为首发表现。
- (4)慢性肾盂肾炎后期有肾功能减退症状。

4. 并发症　见于严重急性肾盂肾炎,可出现肾乳头坏死、肾周脓肿。慢性肾盂肾炎反复发作迁延不愈可发展为慢性肾衰竭。

五、辅助检查

1. 尿常规
- (1)白细胞管型:对肾盂肾炎有诊断价值。
- (2)尿中白细胞>5个/HP。

2. 血常规　急性肾盂肾炎血白细胞计数和中性粒细胞可增高,中性粒细胞核左移,慢性期血红蛋白可降低。

3. 尿细菌学检查　真性菌尿为诊断尿路感染的金标准。
- (1)真性菌尿:在排除假阳性的情况下,取新鲜清洁中段尿细菌定量培养,菌落计数≥10^5/ml为真性菌尿。
- (2)可疑阳性:10^4～10^5/ml,需要复查。
- (3)污染:<10^4/ml。
- (4)如无症状,需2次中段尿定量培养菌落计数≥10^5/ml,且为同一菌种,方可确诊。

4. 影像学检查　静脉肾盂造影检查(IVP)、腹部平片、B超、CT、MRI等,以确定有无结石、梗阻、泌尿系统先天性畸形和膀胱-输尿管反流等。尿路感染急性期不宜做静脉肾盂造影。

5. 慢性期可出现持续性肾功能损害,肾浓缩功能减退。

六、治疗要点

1. 急性膀胱炎
- (1)单剂疗法:常用复方磺胺甲噁唑2.0g,甲氧苄啶0.4g,碳酸氢钠1.0g顿服;或氧氟沙星0.4g,顿服。
- (2)短程疗法:可选磺胺类、喹诺酮类、半合成青霉素或头孢类等,连用3天。
- (3)7天疗法:妊娠妇女、老年人、糖尿病患者、机体免疫力低下者应持续抗菌药物治疗7天。
- (4)复诊时处理
  - 1)停药7天后行尿细菌培养。
  - 2)若细菌培养阴性,表示膀胱炎治愈。
  - 3)若仍为真性菌尿,应继续治疗2周。

2. 急性肾盂肾炎
- (1)抗生素治疗
  - 1)轻型肾盂肾炎宜口服有效抗菌药物14天,可选用氟喹酮类、半合成青霉素或头孢类等。
  - 2)严重肾盂肾炎有明显毒血症状者需肌内注射或静脉用药,可选用青霉素类、头孢类、氟喹酮类等药物。
  - 3)获得尿培养结果后应根据药敏结果选药,必要时联合用药。
- (2)碱化尿液:口服碳酸氢钠片,可增强上述抗菌药物的疗效,减轻尿路刺激症状。

2. 急性肾盂肾炎
- (3)急性肾盂肾炎疗效评价标准
  - 1)有效:治疗后菌尿转阴。
  - 2)治愈:治疗后菌尿转阴,停药后2周和6周复查尿菌均为阴性。
  - 3)失败:治疗后菌尿仍阳性,或治疗后尿菌阴性,但2周和6周复查尿菌阳性,且为同一菌株。

3. 无症状细菌尿
- (1)对于非妊娠妇女和老年人无症状细菌尿,一般不予治疗。
- (2)妊娠妇女、学龄前儿童的无症状细菌尿则必须治疗。选用肾毒性较小的抗菌药物如头孢类,不宜用喹诺酮类,慎用复方磺胺甲噁唑和氨基糖苷类。

4. 再发性尿路感染的处理

再发性尿感是指尿感经治疗,细菌尿转阴后,再次发生真性细菌尿。再发可分为复发和重新感染。
- (1)复发:是指原致病菌再次引起感染,常在停药6周内发生,常见于慢性肾盂肾炎。
  - 1)消除易感因素如尿路梗阻(关键)。
  - 2)选用有效的强力杀菌性抗生素,治疗6周,可根据病情延长疗程或改为注射用药。
- (2)重新感染:是指因另一种新致病菌侵入而引起感染,常在停药6周后发生,提示患者尿路防御功能低下。
  - 1)采用长程低剂量抑菌疗法进行预防性治疗:每晚临睡前排尿后口服复方磺胺甲噁唑半片,疗程半年。
  - 2)如停药后再发,则再给予此疗法1~2年或更长。

七、护理诊断/问题
1. 排尿障碍:尿频、尿急、尿痛　与泌尿系统感染有关。
2. 体温过高　与急性肾盂肾炎有关。
3. 潜在并发症:肾乳头坏死、肾周脓肿等。
4. 知识缺乏:缺乏预防尿路感染的知识。

八、护理措施

1. 一般护理
- (1)急性发作期应尽量卧床休息,缓解期可适当增加活动,以不引起疲劳为宜。
- (2)饮食清淡,饮水量>2500ml/d。
- (3)每2~3h排尿一次以冲洗细菌和炎症物质。

2. 病情观察
- (1)肾区疼痛:为炎症刺激肾脏包膜所致。如腰痛加剧,应考虑是否出现肾周脓肿、肾乳头坏死等并发症。
- (2)高热患者注意体温的变化,做好降温及生活护理。

3. 清洁中断尿标本的采集
- (1)宜在使用抗菌药前或停药后5天留取标本。
- (2)采集晨起第一次清洁新鲜中段尿,尿液需在膀胱内停留6h以上。
- (3)严格无菌操作,充分清洁会阴部及消毒尿道口,再留取中段尿,并在1h内立即送检。
- (4)尿标本中切勿混入消毒液。
- (5)女性患者留尿时,注意避开月经期,避免阴道分泌物及经血混入。

4. 用药护理
- (1)遵医嘱用药,向患者解释药物的作用、剂量、疗程及注意事项,观察药物不良反应。
- (2)口服磺胺类(复方磺胺甲噁唑等)药物时,嘱患者多喝水,同时服用碳酸氢钠,以增强疗效、减少磺胺结晶形成。
- (3)喹诺酮类(氧氟沙星、诺氟沙星)可引起轻度消化道反应、皮肤瘙痒等,儿童及妊娠妇女忌用。
- (4)氨基糖苷类药物(链霉素、庆大霉素)具有耳毒性及肾毒性,可导致听力下降及肾功能损害,肾功能减退者忌用。

九、健康指导

1. 疾病预防指导
- (1)保持规律生活,避免劳累,坚持体育运动,增强机体免疫力。
- (2)多饮水、勤排尿,不憋尿,每天应摄入足够水分,保证每天尿量不少于1500ml。
- (3)注意个人卫生,尤其是会阴部及肛周皮肤的清洁,特别是月经期、妊娠期、产褥期。教会患者正确清洁外阴部的方法。
- (4)与性生活有关的反复发作者,应注意性生活后立即排尿。
- (5)膀胱-输尿管反流者,需要"二次排尿",即每次排尿后数分钟再排尿一次。

2. 疾病知识指导
- (1)讲解引起和加重尿路感染的相关因素。急性感染者要坚持治疗,在症状消失、尿液检查阴性后,仍要服药3~5天,并继续每周做尿液常规检查,连续2~3周;对反复发作者,寻找发作原因。
- (2)嘱患者按时、按量、按疗程服药,勿随意停药,并按医嘱定期随访。
- (3)教会患者识别尿路感染的临床表现,一旦发生尽快诊治。

要点回顾

1. 尿路感染的上行感染途径。
2. 尿路感染的易感因素。
3. 尿细菌培养标本采集的注意事项。

模拟试题栏——识破命题思路，提升应试能力

一、专业实务

A_1型题

1. 尿路感染女性发病率高于男性，是因为女性尿道较男性尿道(　　)
   A. 短而宽　　B. 长而窄
   C. 扁而平　　D. 宽而长
   E. 短而窄

A_2型题

2. 患者，女，37岁，出租车司机。每天工作10h。今日以尿频、尿急、尿痛1天，诊断肾盂肾炎收入院。护士向其进行健康宣教时，应说明最可能的感染途径是(　　)
   A. 上行感染　　B. 下行感染
   C. 血液感染　　D. 直接感染
   E. 淋巴系统播散
3. 患者，女，30岁。外伤后昏迷伴尿路感染。医嘱：尿培养。留取尿培养标本的正确方法是(　　)
   A. 导尿术留取　　B. 留取前段尿
   C. 留取晨尿　　D. 采集24h尿
   E. 留取12h尿

A_3型题

患者，女，24岁。因发热、腰痛、尿痛、尿急、尿频1天来院就诊。尿液检查：尿红细胞5～10个/HP，白细胞2～3个/HP，肾区有叩击痛。诊断为急性肾盂肾炎。

4. 与肾盂肾炎发病相关的致病菌是(　　)
   A. 葡萄球菌　　B. 大肠埃希菌
   C. 变形杆菌　　D. 肠球菌
   E. 粪链球菌
5. 做清洁中段尿培养，菌落计数有意义的是(　　)
   A. $>10^3$/ml　　B. $>10^4$/ml
   C. 10^4/ml～10^5/ml　　D. $\geq10^5$/ml
   E. 10^5/ml～10^6/ml
6. 其腰痛、肾区叩击痛的原因是(　　)
   A. 炎症累及肾包膜
   B. 肾盂炎症刺激神经末梢
   C. 肾实质坏死
   D. 肾盂内张力增高或肾包膜牵拉所致
   E. 炎症向输尿管扩散

二、实践能力

A_1型题

7. 尿中白细胞为多少时对肾盂肾炎有诊断价值(　　)
   A. 白细胞＞3个/HP　　B. 白细胞＞4个/HP
   C. 白细胞＞5个/HP　　D. 白细胞＞2个/HP
   E. 白细胞3～5个/HP
8. 尿沉渣检查对肾盂肾炎的诊断最有价值的是(　　)
   A. 红细胞管型　　B. 白细胞管型
   C. 透明管型　　D. 蜡样管型
   E. 颗粒管型
9. 关于清洁中段尿培养标本的采集，叙述正确的是(　　)
   A. 收集标本前用消毒剂充分清洗外阴部
   B. 留取在膀胱内停留6～8h的尿液
   C. 留取初始尿液置于清洁容器内
   D. 应取患者停用抗菌药物后第3天的尿液
   E. 若尿标本不能立即检查时，应加适量防腐剂

A_2型题

10. 患者，女，26岁。尿频，尿急，尿痛，以急性尿路感染在门诊应用抗生素治疗，进行尿细菌培养检查，应嘱患者停用抗生素(　　)
    A. 1天　　B. 2天
    C. 3天　　D. 4天
    E. 5天
11. 对尿路感染患者的健康教育中，错误的是(　　)
    A. 鼓励患者多饮水　　B. 长期预防性服用抗生素
    C. 及时治疗尿路结石　　D. 及时治疗尿路损伤
    E. 保持会阴部清洁
12. 患者，女，60岁。近2天出现尿频、尿急、尿痛且有肉眼血尿，初诊为急性膀胱炎，最适宜的口服药物是(　　)
    A. 红霉素　　B. 氧氟沙星
    C. 甲硝唑　　D. 氨苄西林
    E. 碳酸氢钠

A_3型题

（13～15题共用题干）

患者，女，35岁。尿频、尿急、尿痛5天，体温39.5℃，左

肾区有叩击痛。尿常规:白细胞满视野,红细胞5～10个/HP。

13. 首先应予何种处理(　　)
   A. 作中段尿细菌培养后立即给抗革兰阴性杆菌药物
   B. 立即给抗革兰阴性杆菌药物
   C. 立即进行中段尿细菌培养,待得出报告后处理
   D. 先做肾B超和肾功能检查
   E. 先给抗革兰阳性球菌药物
14. 最可能的诊断是(　　)
   A. 尿道综合征　B. 急性膀胱炎
   C. 急性间质性肾炎　D. 慢性间质性肾炎
   E. 急性肾盂肾炎
15. 本次中段尿培养结果为大肠埃希菌,细菌计数>10^5/ml,患者在6周前有类似发作,中段尿细菌培养为变形杆菌,细菌计数>10^5/ml。此时应考虑(　　)
   A. 慢性肾盂肾炎　B. 复发性尿路感染
   C. 慢性间质性肾炎　D. 重新感染
   E. 慢性膀胱炎

A_4型题

(16～18题共用题干)

患者,女,27岁,纺织厂女工。每天工作10h。尿频、尿急、尿痛3天,诊断为急性肾盂肾炎收入院。

16. 此时抗生素治疗方案应是(　　)
   A. 单剂疗法　B. 3日疗法
   C. 低剂量抑菌疗法　D. 2周治疗
   E. 系统联合用药
17. 医嘱给予碳酸氢钠口服,该药物的作用为(　　)
   A. 帮助消化　B. 增加水钠潴留
   C. 中和胃酸止腰痛　D. 缓解尿路刺激症状
   E. 增进食欲
18. 急性肾盂肾炎临床治愈的标准为(　　)
   A. 症状消失
   B. 症状消失＋尿常规转阴
   C. 症状消失＋尿培养1次转阴
   D. 6周后尿培养阴性
   E. 症状消失＋菌尿转阴,停药后2周、6周复查尿菌均为阴性

第5节　急性肾衰竭

一、概述

1. 急性肾衰竭是多种原因引起的短时间内(数小时至数周)肾功能急剧下降而出现的临床综合征。
2. 主要表现为氮质废物蓄积,少尿或无尿,血肌酐和尿素氮升高,水、电解质紊乱和酸碱失衡及全身各系统并发症。

二、病因

1. 肾前性急性肾衰竭　各种原因引起肾血流灌注不足所致的肾小球滤过率降低。
   (1)血容量不足:如呕吐、腹泻、大出血导致休克、中暑、大面积烧伤、过度利尿等。
   (2)心排血量减少:如心力衰竭、急性心肌梗死合并心源性休克或严重心律失常、心脏压塞、肾动脉栓塞或血栓形成等。
   (3)末梢周围血管扩张或感染中毒:可致有效循环血量重新分布,如血压降低过快、感染性休克、中毒性休克。
   (4)肾血管收缩及肾自身调节受损:如大手术后及麻醉时,以及使用去甲肾上腺素、非甾体抗炎药物等。
2. 肾后性急性肾衰竭　因各种原因的急性尿路梗阻所致,常见病因有尿路结石、双侧肾盂积液、前列腺增生和肿瘤等。
3. 肾性急性肾衰竭　为最常见的病因。常见的病因有急性肾小管坏死、急性间质性肾炎、肾小球和肾小血管病变。
   (1)急性肾小管坏死:为最常见的急性肾衰竭类型。
      1)常见病因是肾缺血或肾毒性物质(包括外源性毒素和内源性毒素)。
      2)外源性肾毒
         A. 抗生素:氨基糖苷类抗生素、磺胺类、多黏菌素B、万古霉素、多种头孢菌素等。
         B. 造影剂:各种含碘造影剂。
         C. 重金属盐类:如汞、铅、铀、金、铂、铬等。
         D. 工业毒物:如氰化物、甲醛、杀虫剂、除草剂等。
         E. 生物毒素:如蛇毒、蜂毒、斑蝥毒、鱼胆毒等。
         F. 其他:如环孢素A、抗肿瘤药物、大剂量静脉滴注甘露醇、肾毒性中药等。

3. 肾性急性肾衰竭 为最常见的病因。常见的病因有急性肾小管坏死、急性间质性肾炎、肾小球和肾小血管病变。
- (1)急性肾小管坏死：为最常见的急性肾衰竭类型。
  - (3)内源性毒素：血红蛋白增多如急性溶血综合征；肌红蛋白增多如横纹肌溶解等。
- (2)急性间质性肾炎：如肾脏感染性疾病、肾脏毒性物质、X线长时间照射及各种药物中毒引起肾间质损害。
- (3)肾小球和肾小血管病变：如肾动脉栓塞和血栓形成腹主动脉瘤、肾静脉血栓形成等。

三、发病机制

1. 肾血流动力学改变 可导致肾血流量减少，肾髓质缺血。
2. 肾小管细胞损伤 肾小管重吸收钠减少；上皮细胞脱落，阻塞肾小管管腔等因素可导致肾小球滤过率（GFR）降低。
3. 炎症反应 多种炎症介质引起肾实质进一步损伤。

四、临床表现 典型病程可分为3期：起始期、维持期、恢复期。

1. 起始期
- (1)有严重肾缺血，但尚未发生明显的肾实质损伤，此阶段急性肾衰竭是可以预防的。
- (2)随着肾小管上皮损伤的进一步加重，GFR下降，临床表现开始明显，进入维持期。

2. 维持期 又称少尿期。一般持续1～2周，但也可短至数天，长至4～6周。患者常出现少尿（$<$400ml/d）或无尿（$<$100ml/d）。
- (1)急性肾衰竭的全身表现
  - 1)消化系统症状：为首发症状，可有食欲减退、恶心、呕吐、腹胀、腹泻等，严重者有消化道出血。
  - 2)呼吸系统症状：为容量过多导致急性肺水肿和感染。可出现呼吸困难、咳嗽、憋气、胸痛等症状。
  - 3)循环系统症状：多因尿少、水钠潴留出现高血压、心力衰竭和急性肺水肿的表现，心力衰竭是本病的主要死因之一。
  - 4)神经系统症状：可出现意识障碍、躁动、谵妄、抽搐、昏迷等尿毒症脑病症状。
  - 5)血液系统症状：可有出血倾向和轻度贫血现象。
  - 6)其他：常伴有感染，其发生与进食少、营养不良、免疫力低下等因素有关，感染是本病的主要死因之一。
- (2)水、电解质紊乱和酸碱失衡：其中高钾血症、代谢性酸中毒最为常见。
  - 1)高钾血症：血清钾浓度常$>$5.5mmol/L，高钾血症是少尿期的重要死因。与肾排钾减少、酸中毒、组织分解过快等因素有关。表现为恶心、呕吐、四肢麻木、烦躁、胸闷等症状，并可发生房室传导阻滞、心率减慢、心律不齐，甚至心室颤动、心脏停搏。
  - 2)代谢性酸中毒：血pH常$<$7.35。因酸性代谢产物排出减少引起，同时急性肾衰竭常合并高分解代谢状态，又使酸性产物增多。当动脉血$HCO_3^-<$15mmol/L时，可出现明显症状，如恶心、呕吐、疲乏、嗜睡和呼吸深长等。
  - 3)水过多：见于尿少、水钠潴留、水摄入未严格控制、大量输液时，表现为稀释性低钠血症、高血压、心力衰竭、急性肺水肿和脑水肿等。
  - 4)低钠血症：由于水潴留引起稀释性低钠血症，或呕吐、腹泻引起钠盐丢失过多。
  - 5)其他：当肾小球滤过率下降，肾排磷、排镁减少时，可导致高磷血症、高镁血症，并伴有低钙、低氯血症等。

3. 恢复期 尿量可达3000～5000ml/d，是肾功能恢复的标志，通常持续1～3周，继而恢复正常。肾小管上皮细胞功能（溶质和水的重吸收）恢复相对延迟，常需3～6个月可恢复正常。

锦囊妙"记"

"三高、三低"：高钾、高磷、高镁，低钙、低钠、低氯。

五、辅助检查

1. 血液检查
- (1)轻至中度贫血,白细胞增多,血小板减少。
- (2)血肌酐和尿素氮:可升高。
- (3)电解质:血清钾升高(>5.5mmol/L),血清磷升高,血清钠正常或偏低,血清钙、血清氯降低。
- (4)血pH<7.35。

2. 尿液检查
- (1)尿量:少尿型尿量(<400ml/d)。
- (2)尿常规
  - 1)外观多混浊,尿色深,有时呈酱油色。
  - 2)尿比重降低(<1.015)且固定。
  - 3)尿呈酸性;尿蛋白定性(+~++),以小分子蛋白质为主;尿沉渣镜检可见肾小管上皮细胞、上皮细胞管型、颗粒管型、少许红细胞和白细胞等。
  - 4)尿钠:肾性急性肾衰竭由于肾小管坏死,肾小管重吸收功能受损,钠的重吸收减少,使钠的排出增多而导致尿钠增高,多在20~60mmol/L。

六、治疗要点

1. 起始期的治疗　纠正可逆的病因,预防损伤。

2. 维持期的治疗　纠正水、电解质紊乱和酸碱失衡,控制氮质潴留,供给足够的营养和治疗原发病。
- (1)保持液体平衡:采用“量出为入”的原则,每日进水量为一天液体总排出量加500ml。
- (2)高钾血症的处理:当血钾>6.5mol/L,心电图表现异常变化时,应予以紧急处理。
  - 1)予10%葡萄糖酸钙10~20ml,稀释后缓慢静脉注射(不少于5min),拮抗钾离子对心肌的毒性作用,为首要的治疗。
  - 2)5%碳酸氢钠100~200ml静脉滴注,纠正酸中毒并同时促使钾离子向细胞内移动。
  - 3)50%葡萄糖液50ml加普通胰岛素10U缓慢静脉注射,促进糖原合成,使钾离子向细胞内转移。
  - 4)钠型离子交换树脂15~30g口服,每天3次。
  - 5)以上措施无效时,透析治疗是最有效的治疗。
- (3)透析疗法:严重高钾血症(血钾>6.5mol/L)、代谢性酸中毒(pH<7.15)、容量负荷过重(如急性肺水肿)且对利尿药治疗无效者、心包炎、严重脑病等均是透析治疗的指征。
- (4)其他:纠正水、电解质紊乱和酸碱失衡,控制心力衰竭,预防和治疗感染。

3. 恢复期　一般无须特殊处理,定期随访肾功能,避免肾毒性药物的使用。

七、护理诊断/问题

1. 体液过多　与急性肾衰竭所致肾小球滤过功能受损、水分控制不严有关。
2. 营养失调:低于机体需要量　与营养摄入不足及透析等原因有关。
3. 有感染的危险　与限制蛋白质饮食、透析、机体抵抗力降低等有关。
4. 潜在并发症:高钾血症、代谢性酸中毒、高血压脑病、急性左心衰竭、心律失常、DIC、多脏器衰竭等。

八、护理措施

1. 一般护理
- (1)休息
  - 1)少尿期应绝对卧床休息以减轻肾脏负担。
  - 2)活动下肢,防止静脉血栓形成。
- (2)饮食
  - 1)蛋白质:限制蛋白质摄入,给予优质蛋白饮食,摄入量应为0.8g/(kg·d),适量补充必需氨基酸。透析的患者给予高蛋白质饮食。
  - 2)热量:急性肾衰竭患者每天所需热量为147kJ/kg(35kcal/kg)。
  - 3)水
    - A. 严格计算24h出入量,按照“量出为入”的原则补入液量。
    - B. 24h的补液量应为显性失液量与不显性失液量之和减去内生水量。
    - C. 显性失液量即前一天的尿量、粪、呕吐、出汗、引流液、透析超滤量等;不显性失液量是指从皮肤蒸发丢失的水分(300~400ml)和从呼气中丢失的水分(400~500ml)。
  - 4)钾:避免食用含钾丰富的食物,如坚果类食物、海产品、香蕉、橘子、白菜、萝卜、梨、桃、葡萄、西瓜等。

1. 一般护理
(3)预防感染
(1)安置单人病室,做好病室的清洁消毒,减少探视人员和时间。
(2)透析及留置尿管的患者应注意无菌操作。
(3)定期翻身,防止压疮和肺部感染的发生。
(4)做好生活护理,防止呼吸道、尿路、皮肤等部位的感染。

2. 病情观察
(1)严格记录患者24h液体出入量。
(2)定期测量患者的生命体征、意识变化。
(3)观察水肿的情况:水肿的分布、部位、特点、程度及消长等,定期测量患者的体重、腹围,观察患者有无全身严重水肿的征象。
(4)做好肾功能各项指标和血钠、血钾、血钙、血磷、血pH等的监测,行心电监护以及观察有无高钾血症的征象,如脉律不齐、肌无力、心电图改变等。
(5)观察有无呼吸道、泌尿道、皮肤、胆道、血液等部位感染的征象。
(6)观察有无上消化道出血、心力衰竭、肺梗死、高血压脑病等表现。

3. 用药护理
(1)纠正高血钾及酸中毒时,要随时监测电解质。
(2)输血要禁用库存血。
(3)抗感染治疗避免用有肾毒性的抗生素。

九、健康指导

1. 限制水、钠及避免进食含钾高的食物。
2. 预防呼吸道、尿道、皮肤感染。
3. 监测肾功能、尿量,教会患者家中自测和记录尿量的方法。
4. 禁用库存血;慎用氨基糖苷类抗生素;避免妊娠、手术、外伤;避免大剂量造影剂的X线检查;避免接触重金属、工业毒物等,误服或误食毒物时,应立即进行洗胃或导泻,并采用有效解毒剂。

要点回顾

1. 急性肾衰竭的病因。
2. 急性肾衰竭少尿期水、电解质紊乱和酸碱失衡的表现。
3. 诱发高钾血症的因素及高钾血症的治疗要点。

模拟试题栏——识破命题思路,提升应试能力

一、专业实务

A_1型题

1. 急性肾衰竭患者可选用的抗生素是(   )
   A. 磺胺药　　B. 卡那霉素
   C. 链霉素　　D. 青霉素
   E. 阿米卡星

A_2型题

2. 患者,男, 60岁。因消化道出血入院,入院后尿量减少, 600ml/d,血压90/60mmHg,查血肌酐402μmol/L,尿素氮每日升36～71mmol/L,血钾轻度升高,诊断急性肾衰竭,可能的病因是(   )
   A. 休克
   B. 肾前性急性肾衰竭
   C. 双侧肾盂输尿管梗阻
   D. 肾性急性肾衰竭
   E. 肾后性急性肾衰竭

3. 患者,男, 50岁。因被毒蛇咬伤入院,入院后排尿明显减少, 350ml/d,血压130/80mmHg,眼睑水肿,双下肢凹陷性水肿,尿蛋白(++),血肌酐810μmol/L,尿素氮17.2mmol/L。可能的原因是(   )
   A. 肾后性急性肾衰竭　B. 肾前性急性肾衰竭
   C. 急性肾小管坏死　　D. 慢性肾衰竭
   E. 急性间质性肾炎

二、实践能力

A_1型题

4. 典型少尿型急性肾衰竭临床表现可分为三期,各期的持续时间哪项是错误的(   )
   A. 少尿期一般持续7～14天
   B. 多尿期持续多为1周
   C. 多尿期多为1～3周或更长

D. 恢复期完全恢复需1年以上

E. 以上都不是

5. 下列哪项有助于鉴别肾前性急性肾衰竭与急性肾小管坏死( )

A. 氮质血症程度　B. 尿钠浓度

C. 尿量　D. 肾脏影像学检查

E. 血压降低的程度

A_2型题

6. 患者，男，35岁。1周前进食鱼胆后，出现颜面及双下肢水肿，尿量明显减少，血压160/90mmHg，心率120次/分。查血肌酐655μmol/L，尿素氮18.9mmol/L，血钾6.5mmol/L，pH 7.15，急需采取的治疗措施是( )

A. 透析　B. 利尿

C. 降压　D. 口服泼尼松

E. 纠正酸中毒

7. 患者，男，28岁。车祸后失血休克，出现少尿，考虑患者出现了急性肾衰竭，通过测量尿比重可了解( )

A. 肾小球滤过功能　B. 肾脏的浓缩功能

C. 肾小管的分泌功能　D. 肾小管酸碱平衡功能

E. 肾小管重吸收功能

A_4型题

（8～10题共用题干）

患者，男，68岁。因1个月前上呼吸道感染多次使用庆大霉素和复方磺胺甲噁唑而出现颜面及双下肢水肿，排尿明显减少而入院。体检：眼睑水肿，双下肢凹性水肿。辅助检查：尿蛋白（＋＋），尿比重1.015，尿钠64mmol/L，血肌酐809μmol/L，尿素氮16.2mmol/L。

8. 此期患者最常见的酸碱平衡失调类型是( )

A. 代谢性酸中毒　B. 代谢性碱中毒

C. 呼吸性酸中毒　D. 呼吸性碱中毒

E. 呼吸性碱中毒合并代谢性碱中毒

9. 此期该患者最容易出现的水平衡紊乱是( )

A. 高渗性脱水　B. 低渗性脱水

C. 等渗性脱水　D. 水肿

E. 水中毒

10. 此期患者最有可能出现的电解质紊乱是( )

A. 高钾、高钠血症　B. 高钾、高磷血症

C. 高磷、低钾血症　D. 高钾、高钙血症

E. 高钾、低镁血症

第6节 慢性肾衰竭

一、概述　慢性肾衰竭（CRF）简称慢性肾衰，指各种原发性或继发性慢性肾脏疾病进行性进展引起肾小球滤过率（GFR）下降和肾功能损害，最终以代谢产物潴留，水、电解质紊乱和酸碱失衡为主要表现的临床综合征。根据其肾损害程度分为4期：肾功能代偿期、肾功能失代偿期、肾衰竭期、尿毒症期（表5-2）。

表5-2　中国慢性肾衰竭分期

分期	肌酐清除（ml/min）	血肌酐（μmol/L）	临床症状
肾功能代偿期	50～80	133～177	无症状
肾功能失代偿期	25～50	186～442	轻度贫血、乏力和夜尿增多
肾衰竭期	10～25	451～707	贫血、消化道症状明显，夜尿增多，可有轻度水、电解质紊乱和酸碱失衡
尿毒症期	＜10	＞707	各种尿毒症症状：明显贫血，恶心、呕吐，水、电解质紊乱和酸碱失衡，神经系统症状

二、病因

1. 原发性肾脏疾病　肾小球肾炎、慢性肾盂肾炎。
2. 继发性肾脏疾病　糖尿病肾病、高血压肾病、狼疮性肾炎、过敏性紫癜肾等。
3. 其他　梗阻性肾病、多囊肾等。

我国以慢性肾小球肾炎为主要病因，在发达国家，糖尿病肾病是主要病因。

三、发病机制

1. 慢性肾衰竭进行性恶化

(1)肾小球高滤过学说：肾单位被破坏后，健存的肾单位代偿性运作，而高滤过、高灌注、高压力导致肾小球硬化和肾功能进一步受损。

(2)矫枉失衡学说：GFR↓→磷↑钙↓→甲状旁腺激素（PTH）↑→肾小管排磷↑→血钙↑→继发性甲状旁腺功能亢进→肾性骨病。

(3)肾小管高代谢学说：引起肾小管萎缩等。

2. 尿毒症　与水、电解质紊乱和酸碱失衡，尿毒症毒素作用及肾的内分泌功能障碍有关。

四、临床表现

1. 水、电解质紊乱和酸碱失衡
- （1）钠、水平衡失调：可有水肿或脱水，高钠或低钠血症。
- （2）高血钾或低血钾
  - 1）高血钾
    - A. 当GFR降至25ml/min以下，肾脏排钾能力下降是主要因素。
    - B. 钾摄入过多：进食含钾高的食物；尿量少及使用保钾利尿剂螺内酯、氨苯蝶啶，降压药物ACEI、ARB等造成。
    - C. 酸中毒、感染、创伤、输库存血等情况下更易发生。
    - D. 严重高钾血症（血清钾＞6.5mmol/L）需及时抢救。
  - 2）低血钾：摄入不足、利尿、呕吐、腹泻、应用排钾利尿剂如氢氯噻嗪也可出现。
- （3）代谢性酸中毒
  - 1）轻、中度慢性肾衰竭患者可发生。
  - 2）由肾小管分泌氢离子障碍或肾小管对碳酸氢根离子的重吸收能力下降所致。
  - 3）当GFR降至25ml/min以下时（或Scr＞350μmol/L），磷酸、硫酸等酸性代谢产物因肾排泄障碍而在体内潴留，可发生尿毒症性酸中毒。
  - 4）动脉血HCO_3^-＜15mmol/L时，可有较明显症状，如食欲缺乏、呕吐、虚弱无力、深大呼吸等。
- （4）低钙血症和高磷血症
  - 1）GFR降至20ml/min以下可发生。
  - 2）低钙血症：主要与钙摄入不足，活性维生素D缺乏，高磷血症、代谢性酸中毒等因素有关。
  - 3）高磷血症：血磷浓度由肠道对磷的吸收及肾的排泄来调节。尿磷排出减少，可出现高磷血症。
  - 4）高血磷与血钙结合成磷酸钙沉积于软组织，导致软组织异位钙化，低钙可刺激甲状旁腺激素分泌增加，引起继发性甲状旁腺功能亢进和肾性骨营养不良。
- （5）镁代谢紊乱：当GFR＜20ml/min时，由于肾排镁减少，常有轻度高镁血症。

2. 糖、脂肪、蛋白质代谢紊乱　可表现为糖耐量减低、高甘油三酯血症、高胆固醇血症、蛋白质代谢产物蓄积（氮质血症）和白蛋白降低。

3. 各系统症状体征
- （1）消化系统
  - 1）食欲减退、恶心、呕吐、腹部不适，是最早且最常见的症状。
  - 2）唾液中的尿素被分解产生氨，口腔有尿味。
  - 3）因胃黏膜糜烂或消化性溃疡而发生胃肠道出血。
- （2）心血管系统
  - 1）高血压和左心室肥厚
    - A. 由于钠水潴留所致，也与肾素-血管紧张素活性增高有关。
    - B. 可引起动脉硬化、左心室肥厚、心力衰竭。
  - 2）心力衰竭
    - A. 心力衰竭是尿毒症患者常见的死亡原因。
    - B. 心力衰竭的发生与钠、水潴留及高血压有关，部分亦与尿毒症性心肌病有关。
    - C. 出现急性左心衰竭时可出现呼吸困难、不能平卧、肺水肿等症状。
  - 3）尿毒症性心包炎
    - A. 尿毒症性心包炎的发生多与尿毒症毒素蓄积有关。
    - B. 心前区可听到心包摩擦音。
  - 4）动脉粥样硬化：高甘油三酯血症及轻度胆固醇升高。
- （3）血液系统表现：主要为肾性贫血和出血倾向。
  - 1）贫血：尿毒症患者必有的临床表现。是由肾脏产生的促红细胞生成素（EPO）减少所致，同时伴缺铁、营养不良、出血等因素，可加重贫血。多有轻、中度贫血，为正细胞正色素性贫血。
  - 2）出血倾向：由于血小板功能降低所致。轻者可表现为皮下或黏膜出血点、瘀斑、鼻出血，重者可发生消化道出血、脑出血。
- （4）呼吸系统症状：酸中毒时呼吸深而长，代谢产物潴留可引起尿毒症性支气管炎、胸膜炎、肺炎。
- （5）神经、肌肉系统症状：包括中枢和外周神经病变。
  - 1）中枢神经系统异常：称为尿毒症脑病，早期表现为疲乏、失眠、注意力不集中。后期可出现性格改变、抑郁、淡漠、谵妄、惊厥、幻觉、昏迷等。
  - 2）外周神经病变：多见于晚期患者，最常见的是肢端袜套样分布的感觉丧失。
  - 3）尿毒症时可出现肌肉震颤、痉挛、肌无力、肌萎缩等。

3. 各系统症状体征
(6)皮肤症状
1)皮肤瘙痒是常见症状。与尿素随汗液在皮肤排出而形成尿素霜及甲状旁腺功能亢进引起的钙沉着于皮肤有关。
2)面色较深而萎黄,轻度水肿,称为尿毒症面容。与贫血、尿素霜的沉积有关。
(7)肾性骨营养不良症(简称肾性骨病)
1)可出现纤维囊性骨炎、尿毒症骨软化症、骨质疏松症和骨硬化症。
2)肾性骨病的发生与活性维生素D_3不足、继发性甲状腺旁腺功能亢进等有关。
(8)性功能障碍:女性月经不规则甚至闭经;男性患者常有阳萎。
(9)感染:为主要死因之一。与免疫功能低下、白细胞功能异常有关。其中肺部及尿路感染和皮肤感染多见。

锦妙囊"记"

尿毒症临床表现

尿毒症状多又多,皮肤瘙痒最常见,贫血体征是必有,高钾高脂高血压,粥样硬化预后差,心衰心肥心包炎,分泌失调骨不良,甲状旁腺功能强。

五、辅助检查

1. 血常规　红细胞计数下降,血红蛋白浓度降低,白细胞计数可升高或降低。
2. 尿液　夜尿增多,尿比重低,严重者尿比重固定在1.010~1.012。尿沉渣检查中可见红细胞、白细胞、颗粒管型和蜡样管型。蜡样管型对诊断有意义。
3. 肾功能　血肌酐、血尿素氮水平增高,内生肌酐清除率降低。
4. 血生化　血浆清蛋白降低,血钙降低,血磷增高,血钾和血钠可增高或降低,可有代谢性酸中毒等。
5. B超或X线平片、CT检查　示双肾缩小。

六、治疗要点

1. 治疗原发病和纠正加重肾衰竭的因素
(1)治疗原发病如高血压、糖尿病肾病、狼疮肾炎等。
(2)纠正循环血容量不足、水电解质紊乱和酸碱失衡、控制感染、解除尿路梗阻、控制心力衰竭等。
(3)停止使用肾毒性药物等。

2. 饮食治疗
(1)给予优质低蛋白饮食如鸡蛋、瘦肉、鱼、牛奶等,保证充足热量。
(2)应用必需氨基酸。

3. 控制高血压
(1)透析前慢性肾衰竭患者的血压应<130/80mmHg,但维持透析患者血压一般不超过140/90mmHg即可。
(2)首选药物为血管紧张素转化酶抑制剂(如卡托普利)、血管紧张素Ⅱ受体阻滞剂(如氯沙坦)。上述两种药除具有降压作用外,还可减少尿蛋白和延缓肾功能恶化。

4. 贫血的治疗　常用重组人类红细胞生成素(EPO),注意同时补充造血原料如铁、叶酸、B族维生素等,严重贫血者予以输血。

5. 纠正水、电解质紊乱和酸碱失衡
(1)水、钠平衡失调:水肿者应限制盐和水的摄入,明显水肿和高血压者可使用呋塞米(速尿)。急性左心衰竭者应尽早透析。
(2)高钾血症:尿毒症患者易发生,治疗同急性肾衰竭。
(3)代谢性酸中毒:可通过口服碳酸氢钠纠正,严重者静脉补碱。若经过积极补碱仍不能纠正,应及时行透析治疗。
(4)磷钙代谢失调
1)血磷高、血钙低,应限磷饮食和使用肠道磷结合药。
2)血磷正常、血钙低,继发性甲状旁腺功能亢进明显者,可口服骨化三醇。

6. 控制感染　通过细菌培养和药敏试验,合理选择对肾无毒性或毒性低的抗菌药物。

七、护理诊断/问题

1. 营养失调:低于机体需要量　与长期限制蛋白质摄入、消化吸收功能紊乱等因素有关。
2. 体液过多　与肾小球滤过率下降导致水钠潴留或补液不当等因素有关。
3. 潜在并发症:水、电解质紊乱和酸碱失衡。

4. 活动无耐力　与心血管并发症，贫血，水、电解质紊乱和酸碱失衡有关。
5. 有皮肤完整性受损的危险　与体液过多致皮肤水肿、瘙痒、凝血机制异常、机体抵抗力下降有关。
6. 有感染的危险　与机体免疫功能低下、白细胞功能异常、透析等有关。

八、护理措施

1. 一般护理
- （1）休息与活动：尿毒症期应卧床休息以减轻肾脏负担。
- （2）饮食护理
  - 1）蛋白质
    - A. 限制蛋白质摄入。摄入的蛋白质必须是优质蛋白，如鸡蛋、瘦肉、鱼、牛奶；少摄入植物蛋白，如花生、豆制品，因其含非必需氨基酸多。
    - B. 根据患者肾小球滤过率（GFR）来调整蛋白质的摄入量：非糖尿病肾病患者，当GFR＞60ml/min时，蛋白质摄入量为0.8g/（kg·d）；当GFR＜60ml/min时，蛋白质摄入量为0.6g/（kg·d）；当GFR＜25ml/min时，蛋白质摄入量为0.4g/（kg·d）。
    - C. 糖尿病肾病：从出现尿蛋白起，蛋白摄入量减少至0.8g/（kg·d）；但出现GFR下降后，蛋白质摄入量减至0.6g/（kg·d）。
  - 2）热量：供给患者足够的热量，以减少体内蛋白质的消耗。
    - A. 每天热量为126kJ/kg（30kcal/kg），并主要由糖类和脂肪供给。
    - B. 可选用热量高、蛋白质低的食物如麦淀粉、藕粉、芋头、马铃薯等。
    - C. 多补充富含维生素C和B族维生素的食物。
  - 3）其他
    - A. 钠的摄入：明显水肿、高血压者，限制钠的摄入（＜3g/d），严重患者可限制为1～2g/d。
    - B. 钾的摄入：对尿量＞1000ml者，一般无须限制钾的摄入。高钾血症时应限制含钾食物的摄入，如紫菜、菠菜、坚果、香蕉、橘子、香菇、榨菜、海带等。
    - C. 磷的摄入：对氮质血症期者应采取低磷饮食，即每日磷的摄入不超过600mg，并摄入牛奶等含钙较高的饮食。
    - D. 水的摄入：对尿少、水肿、心力衰竭者，应严格控制液量；但对尿量＞1000ml而又无水肿者，则不应限制水的摄入。
- （3）皮肤护理
  - 1）因尿素霜对皮肤的刺激，患者常有瘙痒不适，可以温水擦洗，忌用肥皂和酒精。
  - 2）严重水肿卧床患者，应定时翻身按摩，防止压疮。
- （4）预防感染：加强生活护理，尤其是口腔及会阴部皮肤的卫生。

2. 病情观察
- （1）观察生命体征、体重、尿量变化及准确记录24h出入量。
- （2）观察意识改变，如嗜睡、意识模糊、昏睡、昏迷。
- （3）观察有无恶心、呕吐、顽固性呃逆与消化道出血。
- （4）观察贫血的进展及有无出血倾向。
- （5）观察有无高钾血症、低钙血症的征象：高血钾可致心率缓慢传导阻滞，严重时可引起心脏停搏。

3. 对症护理
- （1）胃肠道症状：注意口腔护理和饮食调节。
- （2）神经系统症状：应安置患者于光线较暗的病室，注意安全，适量使用镇静剂。
- （3）心血管系统症状
  - 1）发生高血压脑病时应遵医嘱快速降压、控制抽搐和降低颅内压。
  - 2）出现急性肺水肿或严重心律失常时，应积极配合抢救。
- （4）造血系统症状：有出血倾向者应避免应用抑制凝血药物，如解热镇痛剂、右旋糖酐及纤溶药物，以免诱发出血。
- （5）少尿、高钾血症
  - 1）观察血钾检验报告和心电图情况，及时与医师取得联系。
  - 2）采集血钾标本时针筒要干燥，采血部位结扎勿过紧；血取出后沿试管壁注入，以防溶血，影响检验结果。
  - 3）忌进含钾量高的食物和药物（包括钾盐青霉素、螺内酯等）。
  - 4）忌输库存血，因库存血含钾量较高。

4. 用药护理
- (1)积极纠正患者的贫血，遵医嘱用促红细胞生成素。观察用药后反应，如头痛、高血压、癫痫发作等，定期查血红蛋白和血细胞比容等。
- (2)使用骨化三醇要随时监测血钙、血磷的浓度。
- (3)遵医嘱使用降压、强心、降脂等药物时注意观察不良反应。

九、健康指导

1. 疾病预防　早期发现和治疗导致肾损害的疾病，注意避免加速肾功能减退的各种因素，如血容量不足、应用肾毒性药物、尿路梗阻等。
2. 疾病知识　讲解慢性肾衰竭的知识，消除或避免加重病情的各种因素。避免劳累。注意防寒保暖，做好呼吸道、皮肤、会阴部护理，预防各种感染。
3. 饮食　指导患者严格遵从慢性肾衰竭的饮食原则。
4. 病情监测　准确记录24h尿量和体重。定期复查尿蛋白、肾功能、血清电解质、血常规、血压等。
5. 治疗指导　遵医嘱用药，避免使用肾毒性药物，切勿自行用药；保护前臂、肘等部位的大静脉，利于进行血液透析治疗。

要点回顾

1. 慢性肾衰竭发病机制：矫枉失衡学说。
2. 尿毒症血液系统的临床表现。
3. 尿毒症患者如何限制蛋白质的摄入。

模拟试题栏——识破命题思路，提升应试能力

一、专业实务

A_1型题

1. 肾性骨病的发生机制主要是(　　)
   A. 原发性甲状旁腺功能亢进症
   B. 酸碱平衡失调
   C. 继发性甲状旁腺功能亢进症
   D. 维生素D过量
   E. 甲状旁腺功能减退症

A_2型题

2. 患者，女，35岁。患慢性肾炎5年，现查肌酐清除率45ml/min，血尿素氮12mmol/L，血肌酐256μmol/L，判断其肾功能状况为(　　)
   A. 肾功能代偿期　B. 肾功能正常
   C. 肾功能失代偿期　D. 肾衰竭期
   E. 尿毒症期
3. 患者，男，46岁。患尿毒症2年。血常规示RBC 2.35×10^{12}/L，Hb 70g/L，PLT 58×10^{9}/L。导致该患者出血的最主要原因是(　　)
   A. 凝血因子　B. 皮下脂肪太薄
   C. 血小板减少及毛细血管通透性增加
   D. 全骨髓抑制　E. 巨核细胞破坏
4. 患者，男，36岁。3年前诊断慢性肾衰竭。1个月前出现进餐后上腹饱胀，恶心、呕吐，加重2天入院。查体：尿量减少，内生肌酐清除率20ml/min。该患者发生消化道症状的原因是(　　)
   A. 肾素活性增高　B. 高磷低钙
   C. 水钠潴留　D. 低蛋白血症
   E. 尿素经消化道排泄
5. 患者，男，48岁。诊断慢性肾衰竭，遵医嘱每日输液治疗，输液原则是每日应考虑非显性失液量。非显性失液量是指(　　)
   A. 尿量　B. 呕吐物液量
   C. 粪便液量　D. 呼吸、皮肤蒸发的水分
   E. 人体代谢所需水分
6. 患者，男，36岁。3年前诊断慢性肾衰竭。血肌酐708μmol/L，尿素氮23.8μmol/L，在心前区闻及心包摩擦音，该患者有可能发生(　　)
   A. 心包积液　B. 胸腔积气
   C. 肋骨炎　D. 脑膜炎
   E. 心包炎
7. 患者，男，40岁。因慢性肾衰竭入院，尿沉渣检查对慢性肾衰竭的诊断最有价值的是(　　)
   A. 红细胞管型　B. 白细胞管型
   C. 透明管型　D. 蜡样管型
   E. 颗粒管型

二、实践能力

A_1型题

8. 尿毒症晚期患者的呼气中可有(　　)
   A. 尿味　B. 樱桃味
   C. 大蒜味　D. 甜味
   E. 烂苹果味
9. 尿毒症引起的心血管系统表现不包括(　　)

A. 高血压　　B. 心力衰竭
C. 尿毒症性心包炎　　D. 动脉粥样硬化
E. 尿毒症性心内膜炎

10. 护理肾衰竭少尿期患者时，下列哪项措施是正确的(　　)
A. 大量补液　　B. 摄入含钾食物
C. 禁用库存血　　D. 及时补充钾盐
E. 加强蛋白质摄入

A_2型题

11. 患者，男，45岁。3年前诊断为慢性肾衰竭，1个月前出现恶心，呕吐，加重2天入院。查体：尿量减少，双下肢严重水肿，内生肌酐清除率20ml/min，目前正确的饮食方法是(　　)
A. 高钠饮食　　B. 高钾饮食
C. 高脂饮食　　D. 高蛋白饮食
E. 高热量饮食

12. 患者，男，46岁。患尿毒症3年。血常规示RBC 2.35×10^{12}/L。导致该患者贫血的最主要原因是(　　)
A. 出血　　B. 低蛋白
C. 促红细胞生成素缺乏
D. 缺铁　　E. 叶酸缺乏

13. 患者，女，56岁。诊断为慢性肾衰竭尿毒症期。因酸中毒给予5%碳酸氢钠250ml静脉滴注后出现手足抽搐，发生抽搐的原因是发生了(　　)
A. 高血钙　　B. 低血钙
C. 高钠血症　　D. 碱中毒
E. 低血钾

14. 患者，女，36岁。诊断为慢性肾衰竭尿毒症期，常感觉皮肤瘙痒，护理中错误的是(　　)
A. 优质低蛋白饮食
B. 保持口腔清洁
C. 注意会阴部卫生
D. 用肥皂水擦洗皮肤保持清洁
E. 记录24h尿量

15. 患者，男，42岁。患慢性肾衰竭5年，1周前尿量明显减少，约400ml/d，双眼睑、双下肢重度水肿就诊。血肌酐710μmol/L，尿素氮22.8mmol/L，血钾5.5mmol/L，目前最重要的护理措施是(　　)
A. 卧床休息　　B. 预防感染
C. 保证饮食总热量　　D. 严格控制水、钾摄入
E. 限制蛋白质的摄入

A_3型题

（16～18题共用题干）

患者，男，50岁。1周前尿量减少，500～600ml/d，食欲缺乏，双眼睑水肿就诊。查体：血压170/100mmHg，血肌酐726μmol/L，尿素氮26.8mmol/L，血钾3.5mmol/L。RBC 2.35×10^{12}/L，Hb 70g/L，初步诊断为肾衰竭收住院。

16. 引起该患者高血压的最主要原因是(　　)
A. 肾素活性增高　　B. 水钠潴留
C. 使用环孢素等药物　　D. 精神应激
E. 钠盐摄入过多

17. 该患者应避免摄取哪种食物(　　)
A. 苹果　　B. 芋头
C. 橘子　　D. 马铃薯
E. 鸡蛋

18. 该患者每天摄入的液体量为(　　)
A. 前一天的尿量加上500ml
B. 相当于前一天的尿量
C. 前一天的尿量减去500ml
D. 2000～2500ml
E. 一般不需要严格限水，但不可过多饮水

A_4型题

（19～21题共用题干）

患者，男，36岁。入院前半个月发热、咽痛，退热5天后感乏力、恶心、呕吐、少尿。体检：血压168/100mmHg，贫血貌，双下肢水肿，呼吸深长，心脏临界大小，实验室检查：Hb 60g/L，尿蛋白(++)，血尿素氮34mmol/L，肌酐1002μmol/L，血钙1.56mmol/L，血磷3.2mmol/L，血钾6.0mmol/L，血钠135mmol/L，动脉血气pH 7.18，HCO_3^- 10mmol/L。

19. 最可能的诊断是(　　)
A. 急进性肾小球肾炎　　B. 急性肾衰竭，少尿期
C. 恶性高血压　　D. 慢性肾衰竭尿毒症期
E. 慢性肾小球肾炎

20. 支持患者诊断最有意义的酸碱平衡与电解质紊乱结果是(　　)
A. 代谢性酸中毒，高钾血症、低钙血症
B. 代谢性酸中毒，低钠血症、高钙血症
C. 代谢性酸中毒，低磷血症、低钙血症
D. 代谢性酸中毒合并呼吸性碱中毒
E. 高钾血症，低钠血症，低磷血症

21. 关于高钾血症的抢救以下哪项是错误的(　　)
A. 10%葡萄糖酸钙10～20ml稀释后缓慢静脉注射
B. 5%碳酸氢钠100ml快速静脉滴注
C. 50%葡萄糖液50ml加普通胰岛素10U缓慢静脉注射
D. 钠型离子交换树脂口服
E. 以上措施无效时，予以透析治疗

（张蔚蔚）

第6章 血液及造血系统疾病患者的护理

考点提纲栏——提炼教材精华，突显高频考点

第1节 常见症状护理

一、贫血

1. 概述 贫血是血液病最常见的症状。指外周血单位容积血液中血红蛋白（Hb）浓度、红细胞（RBC）计数和（或）血细胞比容（HCT）低于正常值下限。其中以血红蛋白浓度降低最为重要。成年人贫血的诊断标准如表6-1所示。

（1）分类

1）按照贫血病因及发病机制分类：①红细胞生成减少性贫血：造血原料不足或利用障碍。②红细胞破坏过多性贫血：见于各种原因引起的贫血。③失血性贫血：见于各种急性或慢性失血。

2）按照血红蛋白的浓度分类：根据血红蛋白的浓度可将贫血按照严重程度划分为四个等级，如表6-2所示。

3）按红细胞形态特点分类：根据平均红细胞容积（MCV）、平均红细胞血红蛋白浓度（MCHC），将贫血分成三类，如表6-3所示。

4）按骨髓红系增生情况分类：按骨髓红系增生情况分为增生性贫血（如缺铁性贫血、巨幼红细胞性贫血、溶血性贫血）和增生低下性贫血（如再生障碍性贫血）。

表6-1 贫血的实验室诊断标准

性别	Hb（g/L）	RBC（$\times10^{12}$/L）	HCT
成年男性	＜120	＜4.5	＜0.42
成年女性	＜110	＜4.0	＜0.37
妊娠妇女	＜100	＜3.5	＜0.30

表6-2 贫血严重程度的划分及标准

贫血严重程度	Hb（g/L）	临床表现
轻度	＞90	无或轻微症状
中度	60～90	活动后心悸、气促
重度	30～59	静息状态下仍感心悸、气促
极重度	＜30	常并发贫血性心脏病

表6-3 贫血的细胞形态学分类

类型	MCV（fl）	MCHC（%）	临床类型
大细胞性贫血	＞100	32～35	巨幼红细胞性贫血
正常细胞性贫血	80～100	32～35	再生障碍性贫血、急性失血性贫血、溶血性贫血
小细胞低色素性贫血	＜80	＜32	缺铁性贫血

2. 护理评估

（1）健康史评估

1）询问患者与贫血相关的病因、诱因或促成因素。

2）询问与血液病相关的既往病史、家族史、个人史。

3）了解患者的心理与社会支持状况。

（2）身体状况

1）症状：贫血的症状与贫血的进展速度和严重程度有关。

A. 一般表现：疲乏、困倦、软弱无力是贫血最常见和最早出现的症状。

B. 神经系统：神经系统对缺氧最敏感，常出现头晕、耳鸣、头痛、记忆力减退、注意力不集中。

C. 呼吸系统：呼吸加快及不同程度的呼吸困难。

D. 循环系统：心悸、气短、活动后加重，严重者可出现贫血性心脏病。

E. 消化系统：食欲减退、腹胀、大便规律及形状的改变。

F. 泌尿、生殖系统：可出现血红蛋白尿、少尿、无尿、急性肾损伤等。女性可有月经失调或闭经，男性可表现为男性特征的减弱。

2. 护理评估
- （3）辅助检查
  - 1）血常规检查：包括血红蛋白和红细胞计数、血涂片检查、网织红细胞计数。血红蛋白浓度是确定贫血严重程度的可靠指标。
  - 2）骨髓检查：贫血病因诊断的必要方法。包括细胞涂片分类和活检。

3. 护理诊断/问题
- （1）活动无耐力　与贫血导致机体组织缺氧有关。
- （2）营养失调：低于机体需要量　与各种原因导致的造血物质摄入不足、消耗增加或丢失过多有关。

4. 护理措施
- （1）一般护理
  - 1）休息与活动
    - A. 轻度贫血者可正常活动，避免过度劳累。
    - B. 中度贫血者，增加卧床休息时间，睡眠时间至少8h/d，可延长午休时间。病情允许时适当活动，以不引起症状为度，当脉搏≥100次/分或出现明显的心悸、气促时停止活动。
    - C. 重度贫血者，需卧床休息，气促明显者半坐卧位，协助进行生活护理，减少不必要的活动；改变体位时宜慢，防止晕倒和摔伤。
  - 2）饮食护理：给予高蛋白、高维生素、易消化的食物，如鸡蛋、瘦肉、大豆食品、新鲜蔬菜、水果等；帮助患者建立良好的饮食结构和习惯。有造血物质缺乏者要进行相应补充。
- （2）病情观察：观察原发病及贫血的症状和体征以及对饮食疗法的依从性和服药情况；监测血红蛋白浓度、网织红细胞计数等实验室指标，以评价贫血程度及治疗效果。
- （3）对症护理：重度及以上贫血患者给予2～4L/min间断吸氧。遵医嘱输注浓缩红细胞或全血。
- （4）健康指导：积极治疗引起贫血的原发疾病；养成合理的饮食习惯，避免挑食、偏食。

二、出血或出血倾向

出血或出血倾向指由于止血和凝血功能障碍而引起自发性出血或轻微创伤后出血不易停止的一种表现。引起出血的原因众多，全身各部位均可出血，以皮肤黏膜、齿龈及鼻出血最多见，内脏出血提示病情严重，颅内出血最严重。

1. 护理评估
- （1）健康史评估
  - 1）有无出血性疾病病史、接触损害骨髓造血功能的因素、近期特殊用药史、家族史等。
  - 2）出血的主要表现方式，发生的急缓、主要部位与范围。
- （2）身体状况
  - 1）出血发生的年龄、部位：出血发生早者常提示为遗传性出血性疾病所致，成年后出现的则多为获得性出血性疾病所致。
    - A. 轻度出血主要发生在皮肤、黏膜，表现为出血点、瘀斑或血肿。
    - B. 关节腔出血主要表现为关节肿痛及活动障碍。
    - C. 内脏出血视具体部位可表现为咯血、呕血、便血、血尿、阴道出血等。严重者可发生颅内出血，表现为突发视物模糊、呼吸急促、喷射性呕吐、颈强直甚至昏迷，提示颅内出血。伴有口腔黏膜血疱是严重出血的先兆。
  - 2）不同程度出血及表现
    - A. 轻度：出血量＜500ml，可无症状，或有皮肤苍白、畏寒、乏力等。
    - B. 中度：出血量在500～1000ml，收缩压＜90mmHg，有眩晕、烦躁不安、尿量减少等。
    - C. 重度：出血量＞1000ml，收缩压＜60mmHg，心率＞120次/分，常伴出汗、少尿或无尿、四肢厥冷甚至意识障碍。
  - 3）护理体检：出血量大时可出现脉搏增快、血压下降；观察皮肤黏膜、鼻腔、牙龈出血的情况；观察是否有关节肿胀、压痛、畸形及功能障碍等。对诉有头痛，怀疑颅内出血者，观察其瞳孔的大小、形状、对光反射，有无意识障碍、脑膜刺激征等。
- （3）辅助检查
  - 1）血常规：注意血小板有无异常；慢性反复出血可有血红蛋白浓度下降。
  - 2）出血时间、凝血时间检查：了解出血时间（BT）、凝血时间（CT）、活化部分凝血活酶时间（APTT）、凝血酶原时间（PT）等指标有无异常。
  - 3）其他：如毛细血管脆性试验、凝血因子和凝血酶原测定、基因检测等。

2. 护理诊断/问题
- （1）组织完整性受损　与皮肤黏膜出血有关。
- （2）恐惧　与反复出血尤其是大出血有关。
- （3）潜在并发症：颅内出血。

3. 护理措施

(1)一般护理

1)休息与活动：合理安排休息与活动，避免增加出血的危险或加重出血。血小板＜50×10^9/L时应减少活动，增加卧床休息；血小板＜20×10^9/L时，应警惕脑出血，须绝对卧床休息。

2)饮食：给予易消化的软食或半流质饮食；禁食过硬、粗糙及辛辣刺激性食物，禁酒；大量呕血者禁食8～24h。保持大便通畅，避免排便用力诱发出血，便秘时遵医嘱使用开塞露或缓泻剂。

(2)病情观察：①密切观察生命体征和意识状态；②观察出血症状的特点如部位、持续时间、严重程度等，及时发现新的出血和重症出血，特别留意有无内脏出血和颅内出血；③监测血小板计数、血红蛋白浓度、出凝血时间等实验室检查结果。

(3)出血的预防与护理

1)皮肤出血

A. 被褥衣服轻软，勤剪指甲，避免搔抓皮肤。

B. 保持皮肤清洁，避免水温过高和用力擦洗皮肤。

C. 各项护理操作动作轻柔，尽量减少穿刺操作，必须注射时在拔针后充分压迫局部直至止血。

D. 高热患者禁用乙醇或温水擦浴降温。

2)鼻出血

A. 忌用手挖鼻痂，可用液状石蜡滴鼻，以防鼻出血。

B. 少量出血可用0.1%肾上腺素或凝血酶棉球填塞鼻腔压迫止血，局部冷敷。

C. 若出血不止，用凡士林油纱条作后鼻孔填塞，压迫出血部位。

3)口腔、牙龈出血

A. 避免吃带刺、骨头及带壳食物等，以防口腔黏膜损伤。

B. 用软毛牙刷刷牙，忌用牙签剔牙。

C. 牙龈渗血时，可用0.1%肾上腺素、凝血酶棉球或明胶海绵片贴敷牙龈。

4)颅内出血

A. 立即去枕平卧，头偏向一侧。

B. 保持呼吸道通畅，吸氧。

C. 头放冰袋或冰帽。

D. 迅速建立2条静脉通道，遵医嘱给予脱水剂如20%甘露醇、50%葡萄糖液、呋塞米等降低颅内压，同时进行成分输血。

E. 观察并记录生命体征、意识状态、瞳孔、尿量等变化。

三、继发感染

继发感染发生的最重要的原因是成熟白细胞的数量减少和质量的改变，致使病原体侵袭而发生的症状。感染是血液病患者常见的死亡原因。

1. 护理评估

(1)健康史评估

1)常见病因：再生障碍性贫血、淋巴瘤、白血病等。

2)诱因：疲劳过度、受凉、留置导管、接触感染性疾病患者等。

3)了解发热的持续时间、热型特点及抗生素治疗的效果。

(2)身体状况

1)感染症状：典型的表现是发热。

2)感染部位及表现：感染部位以口腔、牙龈、咽峡部最常见，其次是肺部、皮肤和皮下软组织、肛周和尿路感染等。严重者可发生败血症。

(3)辅助检查

1)血常规：了解白细胞计数及分类，可帮助鉴别是病毒感染还是细菌感染。

2)其他：根据不同感染部位选择相应的检查，如尿常规、胸部X线、排泄物、分泌物、渗出物检查等。细菌培养及药敏试验有助于明确致病菌和选择有效的抗生素。

2. 护理诊断/问题

(1)体温过高　与继发感染有关。

(2)有感染的危险　与正常粒细胞减少、免疫功能下降有关。

3. 护理措施

(1)一般护理

1)休息：高热患者卧床休息，减少机体消耗；呼吸急促者可给予吸氧2～4L/min；寒战时注意保暖，大量出汗后注意更换衣物及避免再次受凉。

2)饮食：高热量、高蛋白、高维生素、清淡易消化饮食，多饮水，至少2000ml/d，必要时医嘱静脉补液。

3)保持皮肤、口腔卫生：定期擦澡换衣；饭前饭后用漱口液漱口，有真菌感染者漱口液选用碳酸氢钠溶液；每次便后用1∶5000高锰酸钾溶液坐浴，女性患者尤应注意会阴部清洁。

3. 护理措施
- (2)发热护理
  - 1)高热者先行物理降温。血液病患者禁止用乙醇擦浴,以免加重出血。
  - 2)物理降温无效时,应药物降温。
  - 3)药物降温慎用解热镇痛药,避免影响血小板数量和功能,诱发出血。
- (3)病情观察:观察感染部位病情变化,同时注意监测生命体征。
- (4)预防感染:病室常通风换气,每天用紫外线消毒,限制探视人员,以防交叉感染。当白细胞计数<1×10^9/L,中性粒细胞<0.5×10^9/L时,应实行保护性隔离。

要点回顾

1. 判断贫血最重要的指标及贫血的严重程度划分。
2. 血液病患者高热的护理。
3. 出血最常见和最严重的部位,血小板减少患者的休息活动。

模拟试题栏——识破命题思路,提升应试能力

一、专业实务

A_1型题

1. 最能反映贫血的实验室检查指标是(　　)
   A. 红细胞计数　B. 网织红细胞计数
   C. 红细胞沉降率　D. 血红蛋白浓度
   E. 血清蛋白总量

A_2型题

2. 患者,女,28岁。因乏力,心悸,头晕2个月就诊。患者面色苍白,皮肤干燥。医嘱血常规检查。护士在解释该检查目的时的正确说法是(　　)
   A. 检查是否有感染
   B. 检查是否有出凝血功能障碍
   C. 检查是否有贫血及其程度
   D. 检查肝脏功能是否有损害
   E. 检查肾脏功能是否有损害
3. 患者,女,28岁。下肢有紫癜,无其他部位出血。血常规检查:血小板减少,为确诊应首选的检查项目是(　　)
   A. 抗核抗体　B. 出血时间
   C. 血清肌酐　D. 凝血时间
   E. 骨髓穿刺

二、实践能力

A_1型题

4. 贫血患者皮肤黏膜苍白最可靠的检查部位是(　　)
   A. 腹部皮肤黏膜　B. 肢端皮肤
   C. 睑结膜　D. 指甲
   E. 面部皮肤
5. 关于鼻出血的预防及处理措施下述错误的是(　　)
   A. 保持空气湿度在55%～65%
   B. 不要用力擤鼻
   C. 少量出血时可局部热敷
   D. 出血不止时可用凡士林油纱条行后鼻腔填塞
   E. 陈旧血痂不可直接剥去

A_3型题

(6、7题共用题干)

患者,男,25岁。严重贫血并伴明显出血倾向。护士巡视发现患者侧卧床上,表情痛苦、呕吐较多胃内容物,患者诉头痛剧烈,视物模糊。

6. 首先考虑发生了(　　)
   A. 食物中毒　B. 颅内出血
   C. 消化道大出血　D. 急腹症
   E. 合并脑部肿瘤
7. 下列护理措施中,护士首先应(　　)
   A. 保持呼吸道通畅　B. 持续心电监护
   C. 建立静脉通道　D. 测量生命体征
   E. 判断患者意识

(8、9题共用题干)

患者,女,30岁。因反复发热1月余入院。查体:体温39.5℃,脉搏100次/分,呼吸25次/分,血压120/85mmHg。精神委靡,贫血貌。实验室检查:WBC 110×10^9/L, Hb 65g/L, PLT 70×10^9/L。外周血中可见到原始及早幼粒细胞。

8. 目前患者不存在的护理问题是(　　)
   A. 组织完整性受损
   B. 活动无耐力
   C. 营养失调:低于机体需要量
   D. 体温过高
   E. 体液不足
9. 对该患者进行健康指导,不妥的是(　　)
   A. 可以用乙醇擦浴　B. 用软毛牙刷刷牙
   C. 多饮水　D. 不用阿司匹林退热
   E. 外出时戴口罩

第2节 缺铁性贫血

一、概述　缺铁性贫血是由于体内贮存铁缺乏，血红蛋白合成减少，致使红细胞生成障碍而引起的一种小细胞低色素性贫血。是我国最常见的贫血类型。

二、病因及发病机制

1. 铁的需要量增加而摄入不足　是育龄女性和婴幼儿发病的主要原因。
2. 铁的吸收不良　主要与胃酸缺乏、小肠黏膜病变及肠道功能紊乱等因素有关，如胃大部切除或胃空肠吻合术。
3. 铁的损失过多　慢性失血是成人缺铁性贫血最多见、最重要的原因，如消化性溃疡出血、痔出血、月经过多等。

三、临床表现

1. 一般贫血表现　如面色苍白、疲乏困倦、头晕耳鸣、心悸气短、记忆力下降等。

2. 缺铁性贫血的特殊表现
   - （1）组织缺铁表现
     - 1）营养缺乏：皮肤干燥、角化、萎缩、无光泽，毛发干枯易脱落，指（趾）甲扁平，指甲条纹隆起及脆薄易裂，严重呈反甲（匙状甲）。
     - 2）黏膜损害：表现为舌炎、口角炎及胃炎，严重者可出现吞咽困难。
   - （2）神经、精神系统异常：儿童多见。表现为易激动、烦躁、过度兴奋、头痛、好动、发育迟缓、体力下降等。少数患者有异食癖，喜吃泥土、生米等。约1/3患者出现神经痛、末梢神经炎，严重者可出现视神经水肿、智力发育障碍等。

3. 原发病的表现　如消化性溃疡、慢性胃炎和功能失调性子宫出血等。

四、辅助检查

1. 血象　典型血象呈小细胞低色素性贫血，血红蛋白降低比红细胞降低明显。
2. 铁代谢的生化　血清铁、血清铁蛋白、转铁蛋白饱和度降低，血清总铁结合力增高。血清铁蛋白降低是早期判断储存铁缺乏的常用指标，是缺铁重要的诊断依据。
3. 骨髓象　增生活跃；以红系为主，尤以中、晚幼红细胞为主。

五、治疗要点

1. 病因治疗　是根治缺铁性贫血的关键。

2. 补铁治疗
   - （1）首选口服铁剂，常用硫酸亚铁、富马酸亚铁，慎用注射铁剂。
   - （2）疗效观察
     - 1）1周左右血中网织红细胞开始升高。
     - 2）2周左右血红蛋白上升，约2个月达正常。
     - 3）铁剂治疗至血红蛋白正常后，需继续服用铁剂2个月左右，以补足体内贮存铁。

3. 必要时输血。

六、护理诊断/问题

1. 活动无耐力　与贫血致组织缺氧有关。
2. 营养失调：低于机体需要量　与铁摄入不足、吸收不良、丢失过多或需要增加有关。
3. 知识缺乏：缺乏缺铁性贫血有关防治方面的知识。
4. 潜在并发症：贫血性心脏病。

七、护理措施

1. 一般护理
   - （1）同贫血一般护理，见本章第1节。
   - （2）饮食护理
     - 1）指导患者保持均衡饮食，避免挑食偏食。
     - 2）增加含铁食物摄入，如瘦肉、动物肝脏、动物血、肾、蛋黄、海带、香菇、黑木耳等。
     - 3）促进食物铁的吸收：搭配富含维生素C的蔬菜和水果。

2. 病情观察
   - 1）评估原发病及贫血的症状和体征。
   - 2）了解饮食疗法、药物应用的状况及不良反应。
   - 3）定期监测红细胞计数、血红蛋白浓度、网织红细胞计数及铁代谢有关指标的变化。

3. 用药护理
- （1）口服铁剂的护理
  - 1）口服铁剂最常见的不良反应是胃肠道反应，故应在餐后或餐中服用，从小剂量开始。
  - 2）避免与茶、牛奶、咖啡及抗酸剂等同时服用。
  - 3）同服维生素C、乳酸或稀盐酸等酸性食物或药物。
  - 4）口服液体铁剂时，要使用吸管，避免牙齿被染黑。
  - 5）服铁剂期间大便呈黑色（铁与肠内硫化氢作用生成黑色硫化铁所致），应对患者做好解释。
  - 6）定期复查，保证补足贮存铁。
- （2）注射铁剂的护理
  - 1）注射铁剂可引起过敏反应，表现为面色潮红、头痛、肌肉关节痛和荨麻疹，严重可出现过敏性休克。首次用药时准备好肾上腺素，用0.5ml剂量进行深部肌内注射，若1h后无过敏反应，即遵医嘱给予常规剂量治疗。
  - 2）避免皮肤暴露部位注射，药液抽取后更换新针头，采用"Z"字形或留空气的深部肌内注射法，以免药液外溢引起皮肤发黑和局部疼痛、硬结。
  - 3）部分患者用药后出现尿频、尿急时嘱其多饮水。

八、健康指导

1. 疾病知识指导　提高患者及家属对疾病的认识，积极防治原发病。
2. 饮食指导　提倡均衡饮食，指导选用含铁丰富的食物，家庭烹饪建议使用铁制器皿，纠正不良饮食习惯。
3. 用药与随访指导　嘱患者遵医嘱坚持用药，定期复查血象，以便了解病情变化及疗效。

锦囊妙"记"

失多进少是病因，慢性失血是主因。
低色素性小细胞，补铁治疗餐后好。

要点回顾

1. 成人和儿童缺铁性贫血最常见的病因。
2. 缺铁性贫血的特殊表现及血象特点。
3. 口服铁剂的护理要点。

模拟试题栏——识破命题思路，提升应试能力

一、专业实务

A_1型题

1. 缺铁性贫血患者血常规的特点不包括（　　）
   A. 呈小细胞低色素性贫血
   B. 红细胞减少较血红蛋白明显
   C. 红细胞大小不等，以小细胞为多
   D. 网织红细胞数正常或轻度减少
   E. 白细胞、血小板多正常
2. 成人缺铁性贫血最常见的病因为（　　）
   A. 慢性肠炎　　B. 慢性肝炎
   C. 慢性溶血　　D. 慢性失血
   E. 慢性胃炎

A_2型题

3. 患者，女，40岁。近1个月来自觉疲惫无力、头晕。医嘱硫酸亚铁溶液口服，正确的给药指导是（　　）
   A. 饭前服用　　B. 直接口服
   C. 茶水送服　　D. 牛奶送服
   E. 服药后及时漱口

A_4型题

（4～6题共用题干）

患者，女，34岁。现妊娠33周，近半个月自觉头晕、乏力、心悸、气促。查体：睑结膜、口唇苍白，心率102次/分，心律齐，胎位、胎心率正常，Hb 78g/L，血清铁蛋白降低。

4. 该患者最有可能的诊断是（　　）
   A. 再生障碍性贫血　　B. 溶血性贫血
   C. 缺铁性贫血　　D. 巨幼红细胞性贫血
   E. 妊娠生理性贫血
5. 该患者引起本病的主要原因是（　　）
   A. 慢性失血

B. 铁需要量增加而摄入不足
C. 体内铁代谢障碍
D. 铁利用障碍
E. 铁吸收不良

6. 患者铁剂治疗已10天，判断治疗是否有效，下列哪项血液指标的变化最可靠(　　)
A. 红细胞计数升高　B. 血红蛋白增多
C. 网织红细胞数增加　D. 血清铁增加
E. 面色红润

二、实践能力

A_1型题

7. 关于缺铁性贫血患者的表现，下述不正确的是(　　)
A. 感染发生率较低
B. 口角炎、舌炎、舌乳头萎缩较常见
C. 胃酸缺乏及胃肠功能障碍
D. 毛发无光泽、易断、易脱
E. 指甲扁平，甚至反甲

A_2型题

8. 患者，女，16岁。诊断为缺铁性贫血入院。护士为其进行饮食指导时，最恰当的食物组合是(　　)
A. 鱼、咖啡　B. 瘦肉、牛奶
C. 羊肝、橙汁　D. 鸡蛋、可乐
E. 豆腐、红茶

9. 患者，女，28岁。头晕、面色苍白2年，吞咽困难，Hb 65g/L，网织红细胞0.02，白细胞及血小板正常，血片见红细胞大小不等，以小细胞为主，中心浅染。首选抗贫血制剂为(　　)
A. 雄激素　B. 维生素B_{12}
C. 泼尼松　D. 口服铁剂
E. 以上都不是

A_3型题

(10、11共用题干)

患者，男，50岁。8年前行胃大部切除术，因长期疲乏无力、头晕、目眩来诊。检查：面色、口唇苍白，心肺无异常，RBC 3.14×10^{12}/L，Hb 70g/L，血清铁、血清铁蛋白、骨髓含铁血黄素、铁粒幼细胞均低于正常。

10. 该患者引起本病的原因可能是(　　)
A. 免疫障碍　B. 慢性失血
C. 营养不足　D. 铁吸收障碍
E. 肠蛔虫病

11. 该患者补充铁剂治疗的最佳给药途径是(　　)
A. 静脉注射　B. 皮下注射
C. 深部肌内注射　D. 皮内注射
E. 口服

第3节 再生障碍性贫血

一、概述

1. 再生障碍性贫血(简称再障)是由各种原因引起造血干细胞的数量减少和(或)功能障碍所导致的一类贫血。
2. 主要表现为骨髓造血功能低下所致的进行性贫血、出血、感染及全血细胞减少。

二、病因及分类

1. 按病因
   - (1)原发性再障：病因不明，青壮年多见。
   - (2)继发性再障，可与多种因素有关。
     - 1)药物及化学物质：氯霉素最常见，其次是苯。
     - 2)物理因素：长期接触X射线等。
     - 3)病毒感染：EB病毒、流感病毒、肝炎病毒等。
2. 按起病方式、病情轻重
   - (1)急性再障：重型。
   - (2)慢性再障：非重型。

三、发病机制

1. 种子学说　造血干细胞质量的缺陷。
2. 土壤学说　造血微环境异常。
3. 虫子学说　免疫异常。

四、临床表现

1. 主要表现为进行性贫血、出血、感染、全血细胞减少。
2. 重型和非重型再障区别如表6-4所示。

表6-4　重型与非重型再障的区别

	重型(急性)再障	非重型(慢性)再障
起病	急、重	缓、较轻
首发症状	感染、出血	贫血
血象变化及标准		
中性粒细胞	$<0.5\times10^9/L$	$>0.5\times10^9/L$
血小板	$<20\times10^9/L$	$>20\times10^9/L$
网织红细胞绝对值	$<15\times10^9/L$	$>15\times10^9/L$
骨髓	多部位增生极度低下	增生减低或活跃，可有增生灶
预后	不良，多于半年内死亡	较好

五、辅助检查

1. 血常规
   - (1)全血细胞减少，呈正细胞正色素性贫血。
   - (2)急性再障时网织红细胞显著减少，慢性再障可轻度增多，但绝对值低于正常。
2. 骨髓象
   - (1)骨髓象为确诊再障的最主要依据。
   - (2)重型
     - 1)骨髓增生低下或极度低下。
     - 2)红系、粒系明显减少，无巨核细胞。
   - (3)非重型
     - 1)造血组织有灶性增生，导致不同部位骨髓象不一致。
     - 2)受损部位造血细胞明显减少，增生部位粒红两系减少不显著。但均有巨核细胞减少。

锦囊妙记

网织全血细胞少，肝脾不大要知晓，骨髓增生常低下，
一般药物不疗效，原发继发各半数，分型标准需牢记。

六、治疗要点

1. 去除病因
   - (1)去除或避免环境中可能导致骨髓损害的因素。
   - (2)禁用对骨髓有抑制的药物。
2. 雄激素
   - (1)非重型再障首选雄激素。
   - (2)其可刺激肾脏产生促红细胞生成素。
3. 免疫抑制剂
   - (1)重型再障治疗首选免疫抑制剂。
   - (2)抑制异常的免疫应答。
   - (3)免疫抑制剂治疗如抗淋巴细胞或抗胸腺细胞球蛋白和环孢素治疗，有条件者尽早进行骨髓移植。
4. 支持和对症治疗
   - (1)预防和控制感染
     - 1)注意个人卫生和环境的清洁消毒，减少感染机会。
     - 2)一旦出现感染，尽早使用抗生素，避免感染扩散。
   - (2)纠正贫血
     - 1)输血是主要的支持疗法。特别是成分输血，如浓缩红细胞。
     - 2)当血红蛋白低于60g/L，且患者对贫血耐受较差，可输入浓缩红细胞。但避免输入过多。
     - 3)重型再障在使用免疫抑制剂的同时或之后，可用造血细胞因子促进血象恢复。
   - (3)止血
     - 1)皮肤、鼻黏膜出血时可用止血药物。
     - 2)出血严重时可输入浓缩血小板悬液或新鲜冷冻血浆。
5. 骨髓移植　主要用于重型再障，40岁以下、未接受输血、未发生感染者。

七、护理诊断/问题

1. 活动无耐力　与贫血所致机体组织缺氧有关。
2. 组织完整性受损　与血小板减少有关。
3. 有感染的危险　与粒细胞减少有关。
4. 自我形象紊乱　与雄激素的不良反应有关。
5. 潜在并发症：颅内出血。

八、护理措施

1. 一般护理　出血、贫血、感染等护理见本章第1节。

2. 病情观察
- (1)监测体温,血、尿、痰等细菌培养结果。
- (2)观察患者面色、呼吸、心律及心率变化等。
- (3)观察患者皮肤黏膜有无新增出血点或内脏出血倾向。一旦出现意识障碍、头痛、呕吐等颅内出血征象,立即报告医师并配合抢救。

3. 用药护理
- (1)免疫抑制剂
  - 1)抗胸腺细胞球蛋白和抗淋巴细胞球蛋白
    - A. 用药前需做皮肤过敏试验;用药过程中可配合使用小剂量糖皮质激素防治过敏反应。
    - B. 每日剂量应维持静脉滴注12～16h。
    - C. 密切观察有无血清病(如猩红热样皮疹、发热、关节痛)、超敏反应(寒战、高热、多型性皮疹、高血压或低血压)、出血加重及继发感染等。
  - 2)环孢素
    - A. 应监测骨髓象、血象、血药浓度等。
    - B. 定期检查肝、肾功能。
    - C. 观察有无牙龈增生及消化道反应。
- (2)雄激素
  - 1)丙酸睾酮为油剂,不易吸收,需深部缓慢分层肌内注射,经常更换部位。
  - 2)不良反应:男性化作用,须做好解释;长期应用有肝损害,应定期复查肝功能。
  - 3)疗程4～6个月,起效者1个月后网织红细胞升高,随后血红蛋白升高、3个月后红细胞升高,血小板上升需要较长时间。

九、健康指导
1. 介绍本病相关知识,避免接触有损害骨髓造血的物质和滥用药物,特别是氯霉素。
2. 做好自我防护,避免感染和加重出血。
3. 坚持服药,定期复查。

要点回顾
1. 引起再生障碍性贫血最常见的药物。
2. 重型再生障碍性贫血常见的死亡原因。
3. 非重型障碍性贫血首选治疗药物及护理要点。

模拟试题栏——识破命题思路,提升应试能力

一、专业实务

A_2型题

1. 患者,女,30岁。诊断为再障。血常规:RBC 3.0×10^{12}/L,Hb 80g/L,WBC 2.8×10^9/L,PLT 80×10^9/L。护士不同意患者请假外出,理由主要是(　　)
A. 避免加重皮肤出血
B. 避免诱发颅内出血
C. 避免发生感染
D. 避免发生意外
E. 避免影响休息

2. 患者,女,32岁。患急性再生障碍性贫血入院,给予丙酸睾酮治疗,应定期检查(　　)
A. 肝功能　B. 血压
C. 尿常规　D. 肾功能
E. X线平片

A_3型题

(3、4题共用题干)

患者,男,40岁。头晕、心悸、齿龈出血半年余,曾在当地服止血药治疗未愈。近1周因呼吸道感染伴发热、牙龈出血加重来门诊检查,诊断为慢性再生障碍性贫血。

3. 下列药物中易引起再生障碍性贫血的是(　　)
A. 氯霉素　B. 氯丙嗪
C. 链霉素　D. 氨基糖苷类
E. 头孢呋辛酯

4. 患者使用丙酸睾酮治疗的说法错误的是(　　)
A. 作用机制是刺激肾脏产生促红细胞生成素
B. 需治疗3～6个月,才能判断疗效
C. 疗效判断指标为红细胞升高
D. 此药不易吸收,需做深部肌内注射
E. 长期可出现痤疮、水肿等不良反应

二、实践能力

A_1型题

5. 重型再生障碍性贫血患者死亡的主要原因是(　　)
A. 皮肤黏膜出血　B. 脑出血和严重感染
C. 败血症　D. 皮肤感染
E. 肺部感染

6. 慢性再生障碍性贫血患者首发的表现是(　　)
A. 贫血　B. 皮肤黏膜出血
C. 子宫出血　D. 呼吸道感染
E. 脑出血

A_2型题

7. 患者，男，35岁。因再生障碍性贫血入院，入院当日血常规结果显示：Hb 56g/L，护士对该患者制订的休息与活动计划为(　　)
A. 绝对卧床休息，协助自理活动
B. 卧床休息为主，间断床上及床边活动
C. 床上活动为主，适当增加休息时间
D. 床边活动为主，增加午睡及夜间睡眠时间
E. 适当进行室内运动，避免重体力活动

8. 患者，女，32岁。因再生障碍性贫血接受丙酸睾酮注射治疗1月余。护士每次在为患者进行肌内注射前应首先检查(　　)
A. 注射部位是否存在硬块
B. 面部有无痤疮
C. 有无毛发增多
D. 有无皮肤黏膜出血
E. 口唇、甲床的苍白程度

9. 患者，男，28岁。因皮肤黏膜出血来诊。以再生障碍性贫血入院。现患者有高热并且时有抽搐。此时最适宜的降温措施是(　　)
A. 温水擦浴　B. 酒精擦浴
C. 冰水灌肠　D. 口服退热药
E. 头部及大血管处放置冰袋

10. 患者，女，36岁。以重型再生障碍性贫血入院。查体：四肢皮肤散在瘀斑，口腔多处溃疡，最大可达1.1～1.5cm，触痛，牙龈渗血。咽部轻度充血。针对目前情况，预防口腔感染的护理措施是(　　)
A. 住单人病房　B. 嘱患者戴上口罩
C. 暂时不要外出活动　D. 每日刷牙3次以上
E. 根据pH选择消毒液漱口，每日3次

A_3型题

(11～13共用题干)

患者，女，40岁，石油化工工人。长期与苯接触，1年来全身乏力，Hb 60g/L，PLT 50×10^9/L，网织红细胞低于正常，肝脾不大，骨髓增生低下。

11. 可能的医疗诊断是(　　)
A. 缺铁性贫血　B. 巨幼细胞性贫血
C. 溶血性贫血　D. 再生障碍性贫血
E. 地中海贫血

12. 进行护理评估时下列哪项对其病因诊断最重要(　　)
A. 心理-社会资料　B. 系统体格检查
C. 既往史、职业史　D. 血象、骨髓象结果
E. 主要症状及治疗经过

13. 首选治疗药物为(　　)
A. 铁剂　B. 肾上腺皮质激素
C. 雄激素　D. 维生素C
E. 卡巴克络

第4节　特发性血小板减少性紫癜

一、概述　特发性血小板减少性紫癜(ITP)是一种自身免疫出血综合征，是由于血小板免疫性破坏，导致外周血中血小板减少的出血性疾病。临床主要表现为自发性皮肤、黏膜、内脏出血，血小板计数减少，骨髓巨核细胞发育、成熟障碍等。临床上分为急性型和慢性型。

二、病因及发病机制

1. 感染　约80%急性ITP患者在发病前2周左右有病毒感染史。
2. 免疫因素　血小板自身抗体形成，血小板破坏增多导致血小板数目减少。
3. 脾、肝与骨髓因素。
4. 其他因素。

三、临床表现　以皮肤、黏膜出血最常见。急、慢性ITP的区别如表6-5所示。

表6-5 急、慢性ITP的区别

鉴别项目	急性型	慢性型
年龄	儿童多见	青年女性多见
出血	严重,全身皮肤、黏膜广泛性出血;多有内脏出血甚至颅内出血	较轻,以皮肤黏膜瘀点、瘀斑为主;女性表现为月经过多;内脏出血、颅内出血少见
贫血	可有不同程度的贫血,与出血程度相一致	长期月经过多者可有贫血
预后	多有自限性	反复发作,迁延数年

四、辅助检查

1. 血象 血小板明显减少,急性型常低于20×10^9/L,慢性型多为(30～80)$\times10^9$/L,红细胞减少,白细胞多无变化。
2. 骨髓象 巨核细胞增多或正常,形成血小板的巨核细胞减少。
3. 出血时间延长,束臂试验阳性。

五、治疗要点

1. 糖皮质激素 为首选药物,常用泼尼松,有效率约80%,须维持治疗3～6个月。
2. 脾切除 作用机制是减少血小板破坏及抗体的产生。
3. 免疫抑制剂 一般不作首选,对以上治疗无效者可与糖皮质激素合用。
4. 输血和输注血小板 适用于危重出血者、血小板<20×10^9/L者。

六、护理诊断/问题

1. 组织完整性受损 与血小板减少有关。
2. 有感染的危险 与糖皮质激素及免疫抑制剂治疗有关。
3. 潜在并发症:颅内出血。

七、护理措施

1. 一般护理
   - (1)休息与活动:血小板计数>50×10^9/L,可适当活动;血小板计数为(30～40)$\times10^9$/L时,应减少活动,增加卧床休息时间;血小板计数<20×10^9/L,应绝对卧床休息。
   - (2)饮食护理:给予富含高蛋白、高维生素、少渣、清淡、易消化的饮食。
2. 病情观察
   - (1)出血部位、范围、出血量及出血是否停止。
   - (2)有无内脏出血症状及颅内出血先兆。
   - (3)监测血小板计数。
3. 用药护理 观察应用糖皮质激素的不良反应,并向患者说明减量、停药后会逐渐消失,以免患者忧虑。

八、健康指导

1. 慢性患者适当限制活动,血小板<50×10^9/L时,勿做较强体力活动。
2. 避免使用引起血小板减少或抑制其功能的药物,如阿司匹林、双嘧达莫、吲哚美辛、保泰松、右旋糖酐等。
3. 指导患者避免感染,预防各种损伤。
4. 长期服用糖皮质激素者不可自行减量或突然停药,需定期复查。

要点回顾

1. 特发性血小板减少性紫癜的主要发病机制。
2. 特发性血小板减少性紫癜患者首选的治疗药物。
3. 特发性血小板减少性紫癜患者病情监测的重点及颅内出血的观察。

模拟试题栏——识破命题思路,提升应试能力

一、专业实务

A_1型题

1. 特发性血小板减少性紫癜的主要发病机制是(　　)

A. 巨核细胞数量减少
B. 血小板功能异常
C. 雄激素抑制血小板产生

D. 病理性免疫产生抗血小板抗体
E. 毛细血管脆性增加

A_2型题

2. 患者，女，50岁。确诊为特发性血小板减少性紫癜1年。全身各处瘀斑3天入院。医嘱：浓缩血小板悬液12U iv drip。以下输注浓缩血小板悬液的做法错误的是(　　)
A. 从血库取血回来后应尽早输注
B. 输注前需2位护士进行“三查八对”
C. 输注前后均需输入少量生理盐水
D. 输注速度调节至40滴/分
E. 输注过程中应加强巡视患者

3. 患者，女，19岁。因月经量过多，皮肤紫癜收入院。查体：肝脾不大，血小板计数为$24×10^9/L$，怀疑为特发性血小板减少性紫癜，该患者以下检查最可能正常的是(　　)
A. 出血时间　B. 凝血时间
C. 血小板平均寿命　D. 毛细血管脆性试验
E. 血小板相关免疫球蛋白

A_4型题

（4、5题共用题干）

患者，女，22岁，学生。牙龈出血、月经量增多3个月，加重5天来诊。血常规：WBC $4.5×10^9/L$，N 70%，Hb 110g/L，PLT $16×10^9/L$。入院诊断为特发性血小板减少性紫癜。

4. 患者入院后，护士应首先告知(　　)
A. 还将进一步做检查
B. 绝对卧床休息
C. 留尿常规和便常规标本
D. 需进行心电监护
E. 需请家属来陪伴

5. 询问该患者病史，哪项不大可能出现(　　)
A. 1周前曾有上呼吸道感染
B. 经期延长
C. 曾有过鼻出血
D. 曾有过皮肤针尖样红点
E. 自幼发病

二、实践能力

A_1型题

6. 慢性型特发性血小板减少性紫癜的叙述正确的是(　　)
A. 病程呈自限性　B. 好发于儿童及青少年
C. 以组织血肿多见　D. 血小板常低于$20×10^9/L$
E. 女性患者可仅有月经过多

7. 特发性血小板减少性紫癜治疗首选(　　)
A. 肾上腺糖皮质激素　B. 脾脏切除术
C. 输浓缩血小板　D. 环磷酰胺静脉注射
E. 静脉滴注大剂量丙种球蛋白

A_2型题

8. 患者，女，28岁，印刷厂彩印车间工人。因特发性血小板减少性紫癜住院。应用糖皮质激素治疗半个月后好转出院，护士进行出院前的健康指导中，错误的是(　　)
A. 必须调换工作
B. 坚持饭后服药
C. 避免到人多密集的地方
D. 注意自我病情监测
E. 若无新发出血可自行停药

9. 患者，女，28岁。经常出血不止，被诊断为慢性型特发性血小板减少性紫癜，经泼尼松治疗6个月后症状无好转，最近出血更为严重，应选择下列哪项治疗措施(　　)
A. 改用地塞米松治疗　B. 大量血浆置换术
C. 输血小板悬液　D. 应用免疫抑制剂
E. 脾切除

A_4型题

（10～12共用题干）

患儿，女，10岁。2天来出现全身皮肤黏膜广泛、散在性瘀点，口腔黏膜见瘀点。血常规：RBC $3.0×10^{12}/L$，WBC $5.5×10^9/L$，PLT $16×10^9/L$。诊断急性型特发性血小板减少性紫癜。

10. 以下哪项不是目前必须的注意事项(　　)
A. 避免情绪激动　B. 保持大便通畅
C. 控制感染　D. 保证充足的睡眠
E. 避免外出活动

11. 目前患者最大的危险是易发生(　　)
A. 贫血性心脏病　B. 颅内出血
C. 内脏出血　D. 失血性休克
E. 心力衰竭

12. 若患者突发头痛，下列哪项措施是不妥的(　　)
A. 立刻通知值班医生
B. 保持环境安静
C. 必要时保留尿管
D. 建立静脉通道
E. 首先安置患者于半卧位，头偏向一侧

第5节 白 血 病

一、概述

1. 白血病是一类造血干细胞恶性克隆性疾病。白血病细胞因大量增殖的同时分化、成熟障碍而停滞在细胞发育的不同阶段，大量不成熟的白血病细胞在骨髓及其他造血组织中积聚，并浸润其他器官和组织，并使正常造血功能受到抑制。
2. 以进行性贫血、持续发热或反复感染、出血和组织器官浸润为表现，以外周血出现幼稚细胞为特征。
3. 是儿童及35岁以下成人恶性肿瘤死亡的首要原因。

二、病因及分类

- 1. 病因
  - (1)生物因素：包括病毒感染及自身免疫功能异常。
  - (2)物理因素：电离辐射等。
  - (3)化学因素：苯及其衍生物、氯霉素、保泰松、烷化剂及细胞毒性药物。
  - (4)遗传因素。
- 2. 分类
  - (1)按白血病细胞成熟程度和白血病自然病程分类
    - 1)急性：多为原始细胞及早幼细胞，原始细胞一般超过30%。病情发展迅速，自然病程仅几个月。
    - 2)慢性：多为较成熟的幼稚细胞和成熟的细胞，原始细胞不超过10%～15%。病情发展缓慢，自然病程一般在1年以上。
  - (2)按细胞形态学和细胞化学分类
    - 1)急性白血病(AL)
      - A. 急性淋巴细胞白血病(ALL)：儿童多见。
      - B. 急性非淋巴细胞白血病(ANLL)：成年以急性粒细胞白血病最多见。
    - 2)慢性白血病(CL)
      - A. 慢性粒细胞白血病(CML)：慢性白血病中此类最多见。
      - B. 慢性淋巴细胞白血病(CLL)。
      - C. 慢性单核细胞白血病。

急性白血病

一、临床表现

- 1. 贫血
  - (1)常为首发症状，呈进行性加重。
  - (2)原因：正常红细胞生成减少、无效性红细胞生成、溶血、出血等。
- 2. 发热
  - (1)是常见症状之一。
  - (2)原因
    - 1)白血病时正常白细胞生成减少等。
    - 2)继发感染
      - A. 正常粒细胞缺乏与功能缺陷。
      - B. 化疗药物、激素使用致机体免疫力减退。
      - C. 白血病细胞浸润。
      - D. 各种穿刺、留置管的使用。
  - (3)感染常见部位：口腔炎最多见，牙龈炎、咽峡炎、肺部感染、肛周脓肿等。
- 3. 出血
  - (1)最主要原因是正常血小板减少。
  - (2)以皮肤瘀点或瘀斑，鼻、牙龈出血，月经过多为多见。
  - (3)颅内出血最为严重，表现为突发头痛、呕吐、瞳孔大小不等。
- 4. 器官和组织浸润
  - 1)肝脾淋巴结肿大：多见于急性淋巴细胞白血病。
  - 2)骨骼及关节浸润：胸骨下端局部压痛较常见。
  - 3)中枢神经系统白血病(CNS-L)
    - A. 原因：因化疗药物不易通过血-脑屏障，隐藏在中枢神经系统的白血病细胞不能有效杀伤所致。
    - B. 发作时间：多在缓解期。
    - C. 表现：头痛、呕吐、颈强直，重者抽搐、昏迷，无发热，脑脊液压力增高。

4. 器官和组织浸润
- (4)口腔和皮肤黏膜
  - A. 皮肤浸润表现为弥漫性斑丘疹、结节性红斑等。
  - B. 口腔浸润表现为牙龈增生肿胀。
- (5)其他
  - A. 睾丸浸润：多为一侧睾丸无痛性肿大。
  - B. 眼眶骨膜浸润：眼球突出、复视或失明。

二、辅助检查

1. 血象
- (1)多数患者白细胞计数升高，部分患者白细胞数正常或减少。
- (2)分类中发现原始及幼稚细胞。

2. 骨髓象
- (1)骨髓象检查是确诊白血病及其分型的重要依据。
- (2)骨髓增生明显活跃或极度活跃，主要为白血病原始细胞和幼稚细胞。
- (3)正常粒系、红系细胞及巨核细胞系统均显著减少。

3. 尿酸浓度　白血病患者血、尿中尿酸含量增加，化疗期间尤甚，是由于大量白血病细胞被破坏所致。

巧妙“记”

感染发热贫出血，肝脾肿大胸骨痛，
白球增高红板低，原始细胞超30%。

三、治疗要点

1. 对症支持治疗
- (1)防治感染
  - 1)严重感染是白血病的主要死亡原因。
  - 2)控制感染是争取有效化疗或进行骨髓移植、降低死亡率的关键之一。
  - 3)发生感染时应根据药敏试验选用敏感抗生素，同时经验性抗生素治疗。
  - 4)有条件者可多次输注浓缩粒细胞。
- (2)控制出血
  - 1)轻度出血可用止血药物。
  - 2)血小板低于$20 \times 10^9/L$且严重出血者，输注浓缩血小板悬液。
- (3)纠正贫血
  - 1)严重贫血可输注浓缩红细胞，维持Hb＞80g/L。
  - 2)白细胞淤积时不宜立即输注红细胞。
  - 3)积极争取白血病缓解是纠正贫血的最有效方法。
- (4)防治尿酸性肾病
  - 1)多饮水，每日至少1500ml。
  - 2)口服别嘌醇抑制尿酸合成。

2. 化学治疗
- (1)化学治疗是目前最主要的治疗措施，也是造血干细胞移植的基础。
- (2)化学治疗包括两个阶段，即诱导缓解阶段和巩固强化治疗阶段。
  - 1)诱导缓解
    - A. 起始阶段。从化疗开始到完全缓解。
    - B. 目的：达到完全缓解标准，即白血病症状、体征消失，血象和骨髓象基本正常。
    - C. 方案：急性淋巴细胞白血病首选VP方案，即长春新碱和泼尼松。急性非淋巴细胞白血病常选DA方案即柔红霉素和阿糖胞苷。
    - D. 完全缓解标准：白血病的症状、体征消失；血象和骨髓象基本正常。
  - 2)巩固强化治疗
    - A. 延续阶段。
    - B. 目的：巩固和强化治疗，消灭残存的白血病细胞，防止复发。
    - C. 方案：可用原诱导缓解方案或轮换多种药物。急性淋巴细胞白血病共计治疗3～4年，急性非淋巴细胞白血病共计治疗1～2年。

3. 中枢神经系统白血病
- (1)防治：缓解后鞘内注射甲氨蝶呤、阿糖胞苷。
- (2)加用地塞米松：防治急性化学性蛛网膜炎。

3. 中枢神经系统白血病
- (3)颅部放射线照射和脊髓放射线照射。
- (4)若已发生，可用上述方案治疗。

4. 造血干细胞移植　先用全身放疗和强烈的免疫抑制剂将患者体内白血病细胞尽量全部杀灭，同时充分抑制其免疫功能。在此基础上植入正常骨髓，恢复造血功能。

四、护理诊断/问题

1. 组织完整性受损　与血小板减少引起出血有关。
2. 有感染的危险　与正常粒细胞减少，免疫力低下有关。
3. 活动无耐力　与白血病引起贫血、代谢率增高、化疗药物不良反应有关。
4. 预感性悲哀　与疾病的预后不良、治疗费用高昂有关。
5. 潜在并发症：颅内出血、化疗药物不良反应。
6. 知识缺乏：缺乏对急性白血病预防出血、感染的知识。

五、护理措施

1. 一般护理
- (1)休息与活动
  - 1)病情轻或缓解期者可适当活动。
  - 2)病情较重者，应绝对卧床休息。
  - 3)对实施保护性隔离的患者，宜住无菌层流病房。加强生活护理。
- (2)饮食护理
  - 1)给予高蛋白、高热量、清淡易消化饮食，少量多餐。
  - 2)尽量满足患者的饮食要求，鼓励进食，增加食欲，保证足够营养。
  - 3)嘱患者多饮水，特别是化疗期间，预防尿酸性肾病。
- (3)病情观察
  - 1)监测生命体征，有无感染、贫血加重及出血征象。
  - 2)询问患者有无恶心、呕吐及进食情况，疲乏无力感有无改善。
  - 3)监测白细胞计数及分类、尿量、血尿酸水平及骨髓象等变化。
- (4)化疗不良反应的护理
  - 1)静脉炎及组织坏死的防护
    - A. 合理使用静脉：选择有弹性且粗直的静脉，最好采用中心静脉置管。
    - B. 避免药物外渗：注射前先用生理盐水冲管，确保输液无渗漏后，再给予化疗药物，输注速度要慢，输注完毕后再用生理盐水冲洗后拔针，轻压穿刺部位数分钟。
    - C. 外渗的处理：疑有或发生外渗时，立即停止注入，边回抽边退针；普鲁卡因局部封闭，硫酸镁湿敷、冷敷，抬高受累部位。
    - D. 静脉炎的处理：冷敷，发生静脉炎的局部血管禁止静脉注射，患处勿受压；可用喜疗妥外敷；鼓励患者多做肢体运动，促进血液循环。
  - 2)骨髓抑制：定期查血象、骨髓象，加强观察。
  - 3)消化道反应
    - A. 避免进食前后短时内进行化疗。
    - B. 必要时可遵医嘱给予止呕剂。
  - 4)鞘内注射化疗药物的护理
    - A. 指导患者采取头低抱膝侧卧位，协助医师做好穿刺点的定位和局部的消毒与麻醉。
    - B. 推注药物速度宜慢。
    - C. 拔针后局部给予消毒方纱覆盖、固定，嘱患者去枕平卧4～6h，注意观察有无头痛、呕吐、发热等化学性脑膜炎症状。
  - 5)特殊用药的护理见表6-6。
- (5)预防感染
  - 1)加强口腔护理、会阴护理。
  - 2)当白细胞计数≤1×10^9/L、粒细胞绝对值≤0.5×10^9/L时，做好保护性隔离，避免交叉感染。
  - 3)严格执行消毒隔离制度和无菌技术操作。

表6-6　特殊用药的护理

药物	特殊不良反应	处理
长春新碱	末梢神经炎、手足麻木感	观察末梢感觉情况，停药后可逐渐消失
柔红霉素	心肌及心脏传导损害	宜缓慢静脉滴注，每分钟不超过40滴，监测心率、心律
甲氨蝶呤	口腔黏膜溃疡	可用0.5%普鲁卡因含漱，减轻疼痛，应用亚叶酸钙以对抗其毒性作用
环磷酰胺	脱发及出血性膀胱炎	嘱患者多饮水，每日饮水量在3000ml以上，有血尿必须停药
羟基脲	消化道反应和骨髓抑制	加强口腔护理，避免进食前后短时内进行化疗，必要时可遵医嘱给予止呕剂；定期查血象、骨髓象

六、健康指导

1. 指导患者避免接触对造血系统有损害的药物及电离辐射。
2. 指导患者保证休息及营养，注意个人卫生，避免各种损伤。
3. 按医嘱坚持治疗，定期复查血象和骨髓象。

慢性粒细胞白血病

一、临床表现

1. 慢性期　可出现乏力、低热、多汗或盗汗、消瘦等代谢亢进的表现，脾大是最突出的体征。慢性期可持续1～4年。
2. 加速期　表现为不明原因的高热、体重下降、脾脏迅速增大，骨、关节痛及逐渐出现的贫血、出血。
3. 急变期　表现与急性白血病相似。

锦囊妙“记”

低热乏力食欲差，特征表现脾肿大，
化疗首选羟基脲，注意护脾查血象。

二、辅助检查

1. 血象
   - (1)白细胞计数明显增高。
   - (2)可见各阶段的中性粒细胞，且数量显著增多。
2. 骨髓象
   - (1)骨髓增生明显至极度活跃。
   - (2)中幼粒、晚幼粒、杆状核粒细胞明显增多。
   - (3)慢性期原粒细胞＜10%，急性变期可明显增高达30%～50%或更高。
3. 染色体检查　90%以上慢性粒细胞白血病患者血细胞中出现Ph染色体。

三、治疗要点

1. 化疗药物　羟基脲、白消安、氮芥类药物，目前首选羟基脲。
2. 造血干细胞移植　已被认可为根治性标准治疗。

四、护理诊断/问题

1. 有感染的危险　与正常粒细胞减少，免疫力低下有关。
2. 活动无耐力　与慢性粒细胞白血病致贫血有关。
3. 知识缺乏：缺乏慢性粒细胞白血病疾病知识。
4. 潜在并发症：加速期至急变期。

五、护理措施

1. 休息与活动
   - (1)治疗期间要注意休息，尤其贫血较严重患者(Hb＜60g/L)，以休息为主，不可过劳。
   - (2)脾大显著者易引起左上腹不适，可采取左侧卧位，尽量避免弯腰和碰撞腹部，避免脾破裂
2. 饮食护理：给予高蛋白、高热量、清淡易消化饮食，如瘦肉、鸡肉、新鲜蔬菜及水果，每日饮水1500ml以上。
3. 病情观察
   - (1)监测生命体征，有无感染、贫血加重及出血征象。
   - (2)观察患者有无脾脏迅速增大、脾栓塞或脾破裂征象。
   - (3)监测白细胞计数及分类、尿量、血尿酸水平及骨髓象等变化。

4. 药物护理：①遵医嘱给患者服用羟基脲（或白消安），定期复查血象，以不断调整剂量；②白消安可引起骨髓抑制、皮肤色素沉着、阳萎、停经。向患者说明药物不良反应，使之能坚持治疗。

六、健康指导

1. 向患者及家属讲解疾病知识，争取缓解时间延长。
2. 帮助患者建立长期养病的生活方式，积极主动自我护理。
3. 给患者及家属讲解饮食调理的重要性，给患者提供高热量、高蛋白、高维生素、易消化的饮食，保证营养摄入。
4. 按医嘱坚持治疗，定期复查血象和骨髓象。
5. 出现贫血加重、发热、脾大时，及时到医院就诊。

要点回顾

1. 急性白血病的临床表现及发生的原因。
2. 白血病确诊的重要依据。
3. 常见化疗药物的不良反应。
4. 慢性粒细胞白血病最突出的体征及慢性粒细胞白血病首选的化疗药物。

模拟试题栏——识破命题思路，提升应试能力

一、专业实务

A_1型题

1. 急性白血病患者出血的主要原因是（　　）
   A. 反复感染
   B. 弥散性血管内凝血
   C. 血小板质和量的异常
   D. 白血病细胞浸润
   E. 感染毒素对血管的损伤

A_2型题

2. 患者，男，21岁。诊断为急性白血病，经化疗后缓解期出现中枢神经系统白血病，其主要原因是（　　）
   A. 化疗疗程不足　B. 免疫功能低下
   C. 对化疗药物不敏感　D. 化疗药剂量不足
   E. 化疗药物不能通过血-脑屏障
3. 患者，女，20岁。在急性白血病化疗期间发生尿酸性结石，护士对患者解释其发生的原因是（　　）
   A. 合并泌尿系统感染
   B. 由于大量白血病细胞被破坏使血尿酸升高所致
   C. 化疗药物不良反应
   D. 合并肾衰竭
   E. 合并痛风
4. 患者，女，28岁。因反复发热，鼻出血10天入院。查体：牙龈增生似海绵状，胸骨中下段压痛明显。血象：Hb 60g/L，WBC 42×10^9/L，PLT 20×10^9/L。骨髓象：原始细胞0.9%。入院3天后该患者发生肺部感染，主要原因是（　　）
   A. 白血病细胞增多
   B. 继发性营养不良
   C. 成熟粒细胞缺乏
   D. 长期贫血导致机体抵抗力下降
   E. 骨髓造血功能衰竭

A_3型题

（5、6题共用题干）

患者，女，20岁。10天前开始出现发热、乏力、牙龈出血，肝脾轻度增大，颈部淋巴结肿大，伴关节痛，Hb 60g/L，WBC 35×10^9/L，PLT 80×10^9/L。

5. 首先考虑该患者是（　　）
   A. 风湿热　B. 病毒感染
   C. 急性白血病　D. 类风湿关节炎
   E. SLE
6. 患者肝脾大和淋巴结肿大的原因是（　　）
   A. 全身感染　B. 体循环淤血
   C. 免疫反应　D. 白血病细胞浸润
   E. 肝、脾和淋巴结肿瘤

二、实践能力

A_1型题

7. 再生障碍性贫血与白血病共同的临床表现须除外（　　）
   A. 贫血　B. 出血
   C. 感染　D. 肝、脾、淋巴结肿大
   E. 颅内出血
8. 与白血病发病无关的是（　　）
   A. 药物化学因素　B. 免疫功能亢进
   C. 物理因素　D. 生物因素

E. 遗传因素

A_2型题

9. 患者，男，43岁。患慢性粒细胞白血病，脾大至脐平，血常规示WBC $50×10^9$/L，Hb 105g/L，PLT $450×10^9$/L。护士健康指导时应向患者特别强调的是(　　)

A. 劳逸结合　　B. 按时服药
C. 保持情绪稳定　　D. 避免腹部受压
E. 预防感冒

10. 患者，男，55岁。患急性淋巴细胞白血病，医嘱静脉注射长春新碱，护理措施错误的是(　　)

A. 静脉注射时边抽回血边注药
B. 应选择粗直的外周静脉
C. 首选中心静脉
D. 推注药物前，先用生理盐水冲管，确定针头在静脉内方能注入
E. 输注时若发现外渗，立即拔管

11. 患儿，男，10岁。患急性淋巴细胞白血病入院。治疗方案中有环磷酰胺。在化疗期间要特别加强监测的项目是(　　)

A. 心率　　B. 血压
C. 脱发　　D. 血常规
E. 食欲

12. 患者，男，40岁。因乏力、食欲减退、消瘦1月余，伴发热1周收入院。行化疗后出现恶心，但无呕吐。血常规检查示WBC $2×10^9$/L，PLT $150×10^9$/L。该患者的护理问题不包括(　　)

A. 潜在的感染
B. 营养失调：低于机体需要量
C. 活动无耐力
D. 舒适的改变：发热、恶心
E. 潜在的颅内出血

13. 患者，男，30岁。低热、乏力伴左上腹肿块半年。查体：肝肋下3.5cm，脾肋下9cm；血象：Hb 84g/L，WBC $100×10^9$/L，骨髓象：原始粒细胞3%，Ph染色体阳性，正确治疗应为(　　)

A. DA方案　　B. HOAP方案
C. VP方案　　D. 羟基脲
E. 脾切除

A_3型题

（14～17共用题干）

患者，女，30岁。因无明显诱因出现乏力伴胸闷、气急，活动后症状加重3周就诊。实验室检查：Hb 78g/L，WBC $61.8×10^9$/L，PLT $183×10^9$/L，异常细胞86%。为进一步诊治收入血液科病房。

14. 为明确诊断，需行骨髓穿刺术。护士对患者解释穿刺的注意事项时，错误的内容是(　　)

A. 目的是帮助明确诊断
B. 穿刺时需采取膝胸卧位
C. 穿刺后可能会有酸胀的感觉
D. 穿刺后2～3天内不宜洗澡
E. 可以正常活动，不影响生活规律

15. 患者被确诊为急性单核细胞白血病，即予DAH方案化疗（D-柔红霉素、A-阿糖胞苷、H-三尖杉酯碱）。应用化疗药物后，护士应重点观察的是

A. 心脏毒性表现
B. 骨髓抑制表现
C. 注射部位局部表现
D. 膀胱毒性表现
E. 神经毒性表现

16. 患者应用柔红霉素、三尖杉酯碱进行化疗。静脉滴注该药物时的最佳滴数是低于(　　)

A. 20滴/分　　B. 40滴/分
C. 50滴/分　　D. 60滴/分
E. 70滴/分

17. 患者病情缓解拟于近日出院，护士为其进行健康教育，告知注意监测血常规指标，血小板开始低于多少时应限制活动(　　)

A. $300×10^9$/L　　B. $100×10^9$/L
C. $50×10^9$/L　　D. $20×10^9$/L
E. $10×10^9$/L

第6节　血友病

一、概述　血友病是一组遗传性凝血因子缺乏的出血性疾病。临床主要表现为自发性关节腔和组织出血，以及凝血时间延长。分为血友病A（Ⅷ因子缺乏）、血友病B（Ⅸ因子缺乏）、遗传性FⅪ缺乏症，以血友病A最常见。

二、病因和发病机制　为遗传性疾病，多数只有男性患病，女性作为缺陷基因携带。病理机制为凝血因子基因缺陷导致其水平和功能低下，而使血液不能正常凝固。

三、临床表现

1. 出血　最主要的临床表现。自发性或轻微损伤后出血不止。血友病A最严重，血友病B次之。具有以下特征：①出生即有，伴随终身；②常表现为软组织或深部肌肉内血肿；③负重关节（如膝关节、踝关节等）腔内反复出血甚为突出。
2. 血肿压迫的表现　血肿致周围神经受压，局部疼痛、麻木及肌肉萎缩；咽喉部及颈部出血及血肿形成可致呼吸困难甚至窒息。

四、辅助检查

1. 血象及血小板功能。
2. 筛查试验　出血时间、凝血酶原时间和血小板计数正常；部分凝血活酶时间（APTT）延长，凝血酶原消耗不良及简易凝血酶生成试验异常。
3. 确诊试验　凝血生成试验及纠正试验有助于诊断及分类鉴别。

五、治疗要点

1. 无根治方法，需终身治疗。
2. 替代治疗　最有效治疗方法。将缺乏的凝血因子提高到止血水平，以防止出血。
   - （1）补充凝血因子。
   - （2）预防性治疗是最好的治疗方式。
   - （3）原则：尽早、足量和维持足够时间。

六、护理诊断/问题

1. 组织完整性受损　与凝血因子缺乏有关。
2. 疼痛：肌肉、关节疼痛　与肌肉组织血肿或关节腔积血有关。
3. 有失用综合征的危险　与反复多次关节腔出血有关。
4. 恐惧　与害怕出血不止有关。
5. 潜在并发症：颅内出血。

七、护理措施

1. 出血的护理
   - （1）防止外伤，预防出血。不要过度负重或做剧烈的接触性运动；当使用刀、剪、锯等工具时应戴手套；避免手术治疗，必须手术时，应根据手术大小调节补充凝血因子的用量。
   - （2）尽量采用口服用药，不用或少用肌内注射、静脉注射，必须应用时，在注射完毕至少压迫针刺部位5min，不使用静脉留置套管针，以免针刺点出血。
   - （3）注意口腔卫生，避免拔牙；不食带骨、刺及油炸的食物，避免刺伤消化道黏膜。
2. 关节的护理
   - （1）急性期为避免出血加重，促进关节腔内血液的吸收，应予以局部制动并保持肢体功能位，勿使患肢负重。
   - （2）出血控制后，帮助患者进行主动或被动关节活动。与患者一起制订活动计划，使其主动配合。
3. 病情观察
   - （1）观察有无肌肉及关节血肿的表现。
   - （2）监测生命体征，观察有无呕血、咯血等内脏出血的征象。
   - （3）有无颅内出血的表现，如头痛、呕吐、瞳孔不对称甚至意识障碍等。
4. 用药护理
   - （1）凝血因子应在取回后立即输注。
   - （2）使用冷沉淀物或冷冻血浆时，应在37℃温水中解冻、融化，并尽快输入。
   - （3）输注过程中观察有无输血反应。
   - （4）禁忌使用阿司匹林、双嘧达莫等抑制血小板聚集或使血小板减少的药物，以免加重出血。

八、健康指导

1. 介绍疾病相关知识，鼓励患者及家属积极配合治疗和康复。避免剧烈的接触性运动，以减少外伤和出血的危险。注意口腔卫生，防止因拔牙等引起出血。
2. 教会患者自我监测出血情况及应急处理方法，及时就医。外出远行时，应携带写明血友病的病历卡，以备意外时能及时处理。
3. 避免使用阿司匹林、双嘧达莫，以免增加出血频率及出血程度。
4. 宣传遗传咨询、婚前检查、产前诊断能减少血友病患儿的出生率。

要点回顾

1. 血友病的主要临床表现。
2. 血友病的实验室检查指标。
3. 血友病患者输注凝血因子制品的注意事项。

模拟试题栏——识破命题思路，提升应试能力

一、专业实务

A_1型题

1. 凝血因子缺乏患者最适合输入的血液制品是(　　)

A. 新鲜血浆　B. 冰冻血浆
C. 干燥血浆　D. 红细胞悬液
E. 血小板浓缩悬液

二、实践能力

A_2型题

2. 患者，男，16岁。幼时即被诊断患有血友病，以下对其治疗和护理的做法不妥的是(　　)

A. 可输新鲜血、血浆，补充缺乏的凝血因子
B. 颈部或喉部软组织出血时，观察呼吸道是否通畅
C. 关节腔出血时，应避免活动，早期可加压冷敷或压迫止血，并固定患肢
D. 平时活动要适量，行走、慢跑、持重物时间不宜过长
E. 头痛、发热时服用阿司匹林

第 7 节　弥散性血管内凝血

一、概述　弥散性血管内凝血（DIC）是由多种致病因素激活机体的凝血及纤溶系统，导致全身微血管血栓形成，凝血因子大量消耗并继发纤溶亢进，引起全身出血、微循环障碍甚至多器官功能衰竭的临床综合征。

二、病因

1. 感染性疾病　最多见，常见的有败血症、斑疹伤寒、流行性出血热、重症肝炎、麻疹和脑型疟疾等。
2. 恶性肿瘤　次之，常见的有急性白血病、淋巴瘤、胰腺癌、肝癌、肾癌、肺癌及脑肿瘤等。
3. 病理产科　胎盘早剥、羊水栓塞、感染性流产、死胎滞留、重症妊娠高血压等。
4. 手术及创伤　少见，如大面积烧伤、严重创伤、毒蛇咬伤、广泛性手术。
5. 其他　几乎涉及各系统疾病。

三、病理

1. 微血栓形成是DIC的基本和特异性病理变化。
2. 发生部位广泛，多见于肺、肾、脑、心、肾上腺、肝、胃肠道及皮肤、黏膜等部位。
3. 主要为纤维蛋白血栓及纤维蛋白-血小板血栓。

四、临床表现

1. 分期
   - （1）高凝血期。
   - （2）消耗性低凝血期。
   - （3）继发性纤溶亢进期。
2. 表现
   - （1）出血倾向
     - 1）最常见。
     - 2）突然发生，为自发性、多发的皮肤黏膜出血。
     - 3）注射部位和伤口渗血，重者因内脏出血甚至颅内出血而致死。
   - （2）低血压、休克或微循环衰竭
     - 1）一过性或持续性血压下降。
     - 2）早期即出现肾、肺、脑等器官功能不全，表现为肢体湿冷、少尿、呼吸困难、发绀及神志改变等。
   - （3）微血管栓塞。
   - （4）微血管病性溶血
     - 1）一般较轻，表现为进行性贫血，贫血程度与出血量不成比例。
     - 2）大量溶血时出现血红蛋白尿、黄疸。

五、辅助检查

1. 消耗性凝血障碍方面的检测　血小板减少、凝血酶原时间（PT）延长。
2. 继发性纤溶亢进方面的检测　D-二聚体水平升高或阳性、3P试验阳性。

六、治疗要点

1. 治疗原发病，去除诱因　是救治DIC的前提和基础，如抗感染、治疗肿瘤；纠正缺氧、缺血及酸中毒等。
2. 抗凝治疗　首选肝素抗凝。急性期通常给肝素钠80～240mg/d，用量每6h不超过40mg，静脉滴注，根据病情连用3～5日。目前临床已广泛使用低分子量肝素治疗。一旦病因消除，DIC被控制，应及早停用肝素。
3. 补充所减少的血浆凝血因子及血小板，纤维蛋白原浓缩剂、低分子右旋糖酐及抗纤溶药物等。

七、护理问题

1. 组织灌注量改变　与弥散性血管内凝血有关。
2. 潜在并发症：休克、多发性微血管栓塞。

八、护理措施

1. 一般护理　卧床休息，根据病情选择合适的体位，休克时取中凹位；加强皮肤的护理，预防压疮；保持呼吸道通畅，给氧。

2. 病情观察
   （1）监测患者生命体征，注意神志、尿量的变化，观察皮肤温度、颜色。
   （2）有无各器官栓塞的症状和体征。

3. 抢救配合与护理
   （1）迅速建立两条静脉通道，注意维持静脉通道通畅。
   （2）用药护理：遵医嘱使用肝素抗凝时需注意：①观察出血减轻或加重情况；②监测凝血酶原时间以指导用药；③肝素过量致出血时，可采用鱼精蛋白静脉注射；④肝素抗凝过程中，补充新鲜凝血因子，注意观察输血反应。

九、健康指导

1. 介绍疾病相关知识，解释反复实验室检查的必要性及重要性、特殊治疗的意义和不良反应，让患者及家属配合治疗。
2. 保证充足的休息和睡眠。
3. 提供营养饮食，循序渐进地增加运动，促进身体康复。

要点回顾

1. DIC最常见的病因。
2. DIC血液学检查的特点。
3. DIC抗凝治疗常用药物。

模拟试题栏——识破命题思路，提升应试能力

实践能力

A_1型题

1. 引起DIC最常见的原因是（　　）
   A. 严重感染　B. 严重创伤　C. 恶性肿瘤　D. 休克　E. 高血压
2. DIC最常见的表现是（　　）
   A. 休克　B. 出血　C. 溶血　D. 栓塞　E. 感染

A_3型题

（3～5题共用题干）

患者，男，50岁。1天前被毒蛇咬伤，护士在观察病情时发现患者神志模糊，脉细速，呼吸急促，已5h未排尿，血压75/55mmHg，注射部位见大片瘀斑。检查：PLT 35×10^9/L，3P试验阳性，凝血酶原时间延长。

3. 最可能发生的情况是（　　）
   A. 弥散性血管内凝血　B. 血管损伤　C. 血小板减少　D. 血小板减少性紫癜　E. 纤维蛋白合成障碍
4. 目前首优护理问题是（　　）
   A. 排尿障碍　B. 营养失调　C. 组织完整性受损　D. 气体交换受损　E. 组织灌注量改变
5. 为了控制病情，可使用（　　）
   A. 糖皮质激素　B. 肝素　C. 维生素K　D. 氨甲苯酸　E. 血凝酶

（李　凤）

第7章 内分泌与代谢性疾病患者的护理

考点提纲栏——提炼教材精华，突显高频考点

第1节 常见症状护理

一、消瘦　消瘦是指体重低于标准体重的10%或体重指数（BMI）<18.5kg/m^2。常见于甲状腺功能亢进、1型糖尿病、肾上腺皮质功能减退症、神经性厌食等。

1. 护理评估
   - （1）健康史
     - 1）重点询问有无消化系统疾病，如消化性溃疡、肝硬化、胃癌等。
     - 2）询问有无内分泌及代谢疾病，如甲状腺功能亢进、1型糖尿病等。
     - 3）短期体重明显下降者，警惕有无恶性肿瘤。
   - （2）身体状况
     - 1）可出现皮下脂肪减少、肌肉萎缩，皮下静脉显露、皮肤干燥等。
     - 2）轻度消瘦表现为精神委靡、食欲减退、记忆力下降等。
     - 3）重度消瘦表现为反应迟钝、淡漠、体位性晕厥等。
     - 4）女性患者可出现月经失调或闭经不孕。
   - （3）辅助检查：评估血糖、肾上腺皮质功能、甲状腺功能等。

2. 护理诊断/问题　营养失调：低于机体需要量　与各种原因引起的营养摄入不足或消耗过多有关。

3. 护理措施
   - （1）休息：对重度消瘦者给予适当的生活照顾以减轻其体力消耗。
   - （2）饮食
     - 1）给予高热量、高蛋白、易消化食物。
     - 2）开始时少量多餐，最终过渡到正常量的饮食。
     - 3）对不能经口进食者采用鼻饲。
     - 4）对重度消瘦者可遵医嘱静脉补充营养液，如脂肪乳剂、氨基酸等。
   - （3）心理护理
     - 1）解释消瘦对机体健康的影响，纠正患者对消瘦的错误认识。
     - 2）对神经性厌食者帮助消除心理上的障碍，建立正确的进食行为。

二、肥胖　肥胖是指体内脂肪堆积过多和（或）分布异常，体重指数（BMI）>25kg/m^{2}或体重超过标准体重的20%。

1. 护理评估
   - （1）健康史
     - 1）了解有无肥胖家族史和内分泌疾病史。
     - 2）了解肥胖发生的年龄。
     - 3）了解饮食、运动习惯。
   - （2）身体状况
     - 1）单纯性肥胖
       - A. 与摄食过多或运动过少有关，并有一定的遗传倾向。
       - B. 幼年期发病者，脂肪分布均匀，脂肪细胞数量增多，常引起终身性肥胖，有时可有外生殖器发育迟缓。
       - C. 成年后发病者，脂肪细胞数不变，但胞体肥大，治疗效果较前者为佳。
     - 2）继发性肥胖
       - A. 与某些内分泌疾病有关，脂肪分布有显著特征性。
       - B. 肾上腺皮质功能亢进：向心性肥胖，以面部、肩背部、腰部最显著。
       - C. 下丘脑病变：肥胖性生殖无能综合征，表现为大量脂肪积聚在面部、腹部、臀部及大腿，性器官和第二性征发育不全。
   - （3）辅助检查：评估血糖、血脂、垂体功能、甲状腺功能等。

2. 护理诊断/问题　营养失调：高于机体需要量　与遗传、体内激素调节紊乱、饮食习惯不良、活动量少等有关。

3. 护理措施
   - （1）饮食护理
     - 1）根据具体情况计算总热量，避免进食高热量食物。
     - 2）重度肥胖者予以低脂、低糖、低盐、高纤维素、适量蛋白质饮食。
     - 3）有强烈饥饿感时予以低热量蔬菜如黄瓜、芹菜、冬瓜等以增加饱腹感。
     - 4）建立良好的进食习惯，如增加咀嚼次数，减慢进食速度。

3. 护理措施
- （2）运动疗法
  - 1）根据具体情况选择有氧运动。
  - 2）循序渐进，持之以恒。
- （3）治疗护理
  - 1）继发性肥胖者，治疗原发病。
  - 2）单纯性肥胖者，调节饮食，加强体育锻炼，必要时遵医嘱给予减肥药物。
- （4）心理护理：患者是否有自卑、焦虑、抑郁等负面情绪，及时给予心理疏导。
- （5）健康指导
  - 1）单纯性肥胖的预防应从幼年开始，宣传肥胖的危害。
  - 2）树立现代健康观念，合理安排饮食，坚持运动锻炼。

三、身体外形改变　身体外形改变是指面貌、身高、体态、毛发、皮肤、黏膜色素等的异常变化，多与内分泌疾病和代谢性疾病有关。

1. 护理评估
- （1）健康史
  - 1）评估引起身体外形改变的原因、发生的时间、进展速度、主要症状及特点、治疗及用药情况等。
  - 2）重点询问既往有无颅脑手术史、肿瘤、自身免疫性疾病史、产后大出血及激素类药物服用史。
- （2）身体状况
  - 1）身材过长或矮小
    - A. 成年男性身高＞200cm，女性＞185cm为身材过长，见于巨人症。
    - B. 成年男性身高＜145cm，女性身高＜135cm为身材矮小，见于侏儒症或呆小症。
  - 2）面容异常：①肢端肥大症面容。②甲亢面容。③甲状腺功能减退可出现黏液性水肿面容。④Cushing综合征满月面容。
  - 3）毛发异常：①全身性多毛可见于Cushing病、先天性肾上腺皮质增生等。②毛发脱落可见于肾上腺皮质及卵巢功能减退、甲状腺功能减退等。
  - 4）色素沉着：①色素沉着尤以摩擦处、掌纹、乳晕、瘢痕处明显者，见于肾上腺皮质疾病。②全身性色素沉着多见原发性肾上腺皮质功能减退症、先天性肾上腺皮质增生症等。
- （3）辅助检查
  - 1）评估垂体功能、甲状腺功能、肾上腺皮质功能有无异常。
  - 2）X线、B超、CT、MRI对某些内分泌疾病有定位价值。

2. 护理诊断/问题　体像紊乱　与疾病引起身体外形改变等因素有关。

3. 护理措施
- （1）一般护理：针对具体情况，调节摄入的营养成分，制订饮食计划，改善营养状态。
- （2）恰当修饰：通过修饰改善自身形象，增加心理舒适度。
- （3）心理护理
  - 1）注意患者是否有自卑、焦虑、抑郁等情绪，及时给予心理疏导。
  - 2）教会患者适当的自我修饰，以增加患者心理的舒适度和美感。
  - 3）鼓励和协助患者表达对体像改变的感受，并给予耐心讲解，树立自信。

要点回顾

1. 消瘦、肥胖的判断标准。
2. 对消瘦者的饮食指导。

模拟试题栏——识破命题思路，提升应试能力

一、专业实务

A_1型题

1. 以下与婴幼儿智力发育密切相关的内分泌腺是（　　）

A. 下丘脑　　B. 腺垂体
C. 神经垂体　　D. 甲状腺
E. 胰腺

A_2型题

2. 患者，男，25岁。平时摄食过多，不爱运动，家族有肥胖的遗传倾向，患者判断标准是实际体重超过理想体重的（　　）

A. 5%　　B. 10%
C. 15%　　D. 20%
E. 25%

3. 患者，女，24岁。身高小于130cm，上下部量比例适当，骨龄落后；面容幼稚、皮肤细腻、第二性征缺如，智力正常，诊断垂体性侏儒症。与下列哪个原因有关(　　)
A. 生长激素及生长激素释放激素缺乏
B. 甲状腺素分泌不足
C. 性激素分泌不足
D. 促甲状腺素分泌过多
E. 糖皮质激素分泌过多

二、实践能力

A_1型题

4. 以下关于肥胖的护理，不妥的是(　　)
A. 宣传肥胖的危害性
B. 改进进食行为
C. 必须长期严格控制每日总热量
D. 指导患者体育锻炼
E. 遵医嘱给予减肥药

第 2 节　单纯性甲状腺肿

一、概述　单纯性甲状腺肿是多种原因引起的非炎症性或非肿瘤性甲状腺肿大，不伴甲状腺功能异常。此病可呈散发性，也可呈地方性分布。当人群患病率超过10%时，称为地方性甲状腺肿。

二、病因

1. 碘缺乏
   - (1)地方性甲状腺肿的主要原因。
   - (2)饮食中碘含量不足导致甲状腺激素(TH)合成减少。

2. TH的合成或分泌障碍
   - (1)散发性甲状腺肿的常见原因。
   - (2)摄碘过多使甲状腺中碘有机化障碍，抑制TH合成和释放导致甲状腺肿。
   - (3)致甲状腺肿食物或药物阻碍TH合成：①食物如卷心菜、萝卜、菠菜、核桃。②药物如硫脲类药物、硫氰酸盐、保泰松等。
   - (4)某些酶的缺陷影响TH的合成或分泌。

3. TH需要量增加　在轻度缺碘人群中，青春期、妊娠期、哺乳期对TH需要量增加，导致生理性甲状腺肿。

三、临床表现

1. 弥漫性肿大　早期呈轻度或中度肿大，表面光滑、质软、无压痛。

2. 压迫症状
   - (1)重度肿大者压迫气管出现呼吸困难，压迫食管引起吞咽困难，压迫喉返神经引起声音嘶哑。
   - (2)胸骨后甲状腺肿可引起上腔静脉回流受阻，出现面部青紫、肿胀，颈胸部浅静脉扩张等。

3. 地方性呆小病　见于地方性甲状腺肿流行地区。患者若摄入过多的碘可诱发甲状腺功能亢进症。

四、辅助检查

1. 甲状腺功能检查　血清TT_3、TT_4、TSH均正常。
2. 甲状腺摄^{131}I率及T_3抑制试验　摄^{131}I率增高但无高峰前移，可被T_3抑制。
3. 甲状腺扫描　均匀分布的弥漫性甲状腺肿。

五、治疗要点

1. 碘缺乏所致者，补充碘剂。地方性甲状腺肿地区，采用碘化食盐防治。
2. 因摄入致甲状腺肿物质所致者，停用后甲状腺肿一般可自行消失。
3. 结节性甲状腺肿者，应避免大剂量碘剂，以免诱发碘甲亢。
4. 无明显原因单纯性甲状腺肿者，采用甲状腺制剂补充内源性TH不足，如左甲状腺素。
5. 一般不宜手术。出现压迫症状、药物治疗无效或有甲状腺结节癌变时，应手术治疗。

六、护理诊断/问题

1. 体像紊乱　与甲状腺肿大致颈部增粗有关。
2. 知识缺乏：缺乏单纯性甲状腺肿的防治知识。

七、护理措施

1. 一般护理
   - (1)多吃海带、紫菜等海产品及含碘丰富的食物，烹调食物时尽量使用碘盐。
   - (2)避免摄取过多花生、萝卜、菜花、菠菜等抑制TH合成的食物。

2. 病情观察　观察甲状腺质地、肿大程度，有无结节及压痛，有无局部压迫症状。

3. 用药护理
(1)观察甲状腺药物治疗效果和不良反应。
(2)如出现心动过速、呼吸急促、食欲亢进、怕热多汗、腹泻等甲状腺功能亢进症表现，应及时报告医师处理。

4. 心理护理
(1)注意患者是否有自卑、焦虑、抑郁等，及时给予心理疏导。
(2)教会患者适当的自我修饰以增加患者心理的舒适度和美感。

八、健康指导

1. 饮食指导　患者多进食含碘丰富的食物，食用碘盐。避免摄入阻碍TH合成的食物。
2. 用药指导　使用甲状腺制剂时应坚持长期服药，以免停药后复发。避免服用硫氰酸盐、保泰松、碳酸锂等阻碍TH合成的药物。
3. 防治指导　地方性甲状腺肿流行区的居民，WHO推荐成年人每日摄碘量为150μg。妊娠期、哺乳期、青春期者，应增加碘摄入。

要点回顾

1. 地方性甲状腺肿最主要原因。
2. 单纯性甲状腺肿患者甲状腺的局部表现。
3. 单纯性甲状腺肿患者的饮食护理。

模拟试题栏——识破命题思路，提升应试能力

一、专业实务

A_1型题

1. 食盐中加碘可以预防(　　)
A. 甲状腺功能亢进　B. 单纯性甲状腺肿
C. 甲状腺囊肿　D. 甲状舌骨囊肿
E. 甲状腺腺瘤

A_2型题

2. 患者，女，32岁，地方性甲状腺肿流行区的居民。地方性甲状腺肿的主要原因是(　　)
A. 摄碘过多　B. 碘缺乏
C. 服用硫脲类药物　D. 服用碳酸锂药物
E. 先天性甲状腺素合成不足

3. 患儿，男，10岁。表现为生长发育迟缓、上下部量比例失调，上部量大于下部量；骨龄落后、性发育迟滞，智力低下，诊断呆小症。该病是由于婴幼儿时期何种激素分泌不足所致(　　)
A. 生长激素释放激素　B. 甲状腺激素
C. 胰岛素　D. 肾上腺素
E. 盐皮质激素

二、实践能力

A_2型题

4. 患者，女，41岁。因甲状腺肿大就诊，查甲状腺Ⅱ度肿大，无结节，TSH在正常范围内，甲状腺功能正常，其诊断首先考虑(　　)
A. 甲状腺功能亢进症　B. 单纯性甲状腺肿
C. 慢性甲状腺炎　D. 甲状腺功能减退症
E. 亚急性甲状腺炎

第3节　甲状腺功能亢进症

一、概述　甲状腺功能亢进症(甲亢)是指各种原因导致甲状腺功能增强，从而分泌过多甲状腺激素(TH)的临床综合征。多种原因可引起甲亢，其中以甲状腺性甲亢中的弥漫性毒性甲状腺肿(Graves病，GD)最多见，多见于20～40岁女性。

二、病因

1. 自身免疫
(1)T淋巴细胞、B淋巴细胞功能缺陷，合成多种针对自身甲状腺抗原的抗体(TSAb)，如甲状腺刺激免疫球蛋白等。
(2)TSAb可直接作用于甲状腺细胞膜上的TSH受体，刺激甲状腺细胞增生，分泌亢进。
(3)自身免疫缺陷是本病的主要原因。

2. 遗传因素 有家族发病倾向。

3. 诱发因素 感染、创伤、精神刺激等因素使机体免疫稳定性受损，有遗传性免疫监护和调节功能缺陷者发病。

三、临床表现

1. TH分泌过多综合征
- (1)高代谢综合征
  - 1)TH增多促进营养物质代谢，产热与散热均明显增加，出现怕热、多汗，皮肤温暖潮湿，低热等。
  - 2)多食易饥，体重下降。
- (2)精神、神经系统
  - 1)神经过敏，多言多动，易激动、烦躁、紧张焦虑、失眠。
  - 2)腱反射亢进，伸舌和双手向前平伸时有细震颤。
- (3)心血管系统
  - 1)心悸、胸闷、气短。
  - 2)心率加快，收缩压增高、舒张压下降，脉压增大。
  - 3)心律失常以心房颤动最常见。
  - 4)重者出现严重心律失常、心脏扩大、心力衰竭，称甲亢性心脏病。
- (4)消化系统
  - 1)食欲亢进、消瘦，严重者出现恶病质。
  - 2)大便频繁，甚至慢性腹泻。
- (5)运动系统
  - 1)部分患者有肌无力、肌萎缩、行动困难，称慢性甲亢性肌病。
  - 2)周期性瘫痪，多见于青年男性，可伴重症肌无力。
- (6)血液系统
  - 1)白细胞总数偏低、血小板寿命缩短，可出现紫癜。
  - 2)部分患者轻度贫血。
- (7)生殖系统
  - 1)女性月经稀少及闭经。
  - 2)男性阳萎、乳腺发育。
  - 3)男女生育力均下降。

2. 甲状腺肿大
- (1)弥漫性、对称性肿大，随吞咽上下移动，质软无压痛。肿大程度与甲亢轻重无明显关系。
- (2)有震颤及血管杂音。
- (3)甲状腺肿大是甲亢的重要体征。

3. 眼征
- (1)单纯性突眼
  - 1)与交感神经兴奋性增加，眼外肌群及上睑肌张力增高有关。
  - 2)良性突眼，随着治疗可恢复。
- (2)浸润性突眼
  - 1)与自身免疫有关，免疫复合物在球后堆积，突眼度>18mm。
  - 2)主诉怕光、视力减退，角膜外露，易受外界刺激，引起充血水肿、感染，重者失明。恶性突眼。

4. 特殊类型
- (1)胫前黏液性水肿
  - 1)少见。
  - 2)多呈对称性，严重时呈象皮腿。
- (2)淡漠型甲亢
  - 1)老年人多见。
  - 2)起病隐袭，无典型高代谢综合征、眼征和甲状腺肿。
  - 3)主要表现为表情淡漠，嗜睡乏力、反应迟钝，心悸、畏食、腹泻等，可伴有心房颤动。不及时治疗易发生甲亢危象。
  - 4)临床上老年人不明原因消瘦、新发心房颤动者应考虑本病。
- (3)甲状腺危象
  - 1)甲状腺危象又称甲亢危象，危及生命。与大量TH释放入血有关。
  - 2)诱因：感染、严重的精神刺激、^{131}I治疗反应、手术准备不充分等。
  - 3)临床表现：①T≥39℃，心率≥140次/分。②恶心、畏食、呕吐、腹泻、大汗、休克。③神情焦虑、烦躁、嗜睡或谵妄、昏迷。④可合并心力衰竭、肺水肿等。

锦妙囊"记"

甲亢临床表现：高代T_3T_4过多生，神心消血内生动，
甲状腺肿突眼征，黏液水肿淡漠型，还有甲亢危象重。

四、辅助检查

1. TH测定
- （1）血清TT_3、TT_4增高。
- （2）FT_3、FT_4不受TBG影响，敏感性和特异性高于TT_3、TT_4，诊断甲亢首选。

2. TSH
- （1）甲亢时降低。
- （2）TSH是反映甲状腺功能最敏感的指标。

3. TRH兴奋试验
- （1）无TSH升高反应。
- （2）因过多的TH反馈抑制TSH释放，TSH不受TRH兴奋。

4. 甲状腺摄^{131}I
- （1）甲亢时摄^{131}I率增高、高峰前移。
- （2）甲状腺摄^{131}I率是甲亢诊断的传统方法。

5. 甲状腺自身抗体（TSAb）测定　是诊断GD的重要指标之一。可判断病情活动与复发情况，也可作为停药及判断预后的重要指标。

五、治疗要点

1. 抗甲状腺药物（ATD）
- （1）应用抗甲状腺药物（ATD）是甲亢的基础治疗。
- （2）机制：抑制甲状腺过氧化物酶，阻断TH合成，具有一定的免疫抑制作用。
- （3）种类
  - 1）硫脲类：甲硫氧嘧啶、丙硫氧嘧啶。临床首选丙硫氧嘧啶，该药可抑制T_4转变为T_3。
  - 2）咪唑类：甲巯咪唑、卡比马唑。
- （4）适应证
  - 1）病情轻、中度患者。
  - 2）甲状腺轻、中度肿大者。
  - 3）年龄小于20岁，或妊娠妇女、高龄或由于其他严重疾病不宜手术者。
  - 4）术前或^{131}I治疗前的准备。
  - 5）术后复发而不宜^{131}I治疗者。
- （5）疗程（以丙硫氧嘧啶为例）
  - 1）初治期：300～450mg/d，2～3次/日，临床症状缓解后开始减药。
  - 2）减量期：每2～4周减量一次，每次减量50～100mg/d，至症状完全解除后减至维持量50～100mg/d。
  - 3）维持期：维持治疗1.5～2年。
- （6）药物不良反应
  - 1）粒细胞缺乏症：白细胞计数$<3\times10^9$/L或中性粒细胞$<1.5\times10^9$/L时，应考虑停药。
  - 2）其他：皮疹、中毒性肝病、血管炎等，严重者应停药。

2. 放射性^{131}I治疗
- （1）机制：^{131}I释放β射线破坏甲状腺腺泡上皮，减少TH的合成与释放。
- （2）适应证：30岁以上、不能用药物或手术治疗或复发者。
- （3）禁忌证：禁用于妊娠期和哺乳期妇女，肝肾功能差者，活动性结核者。
- （4）放射性碘治疗可致永久性甲状腺功能低下。
- （5）主要并发症：甲状腺功能减退，并可诱发甲亢危象。

3. 手术治疗
- （1）中、重度甲亢药物治疗无效或停药复发或不能坚持长期服药者。
- （2）甲状腺显著肿大有明显压迫症状者。
- （3）结节性甲状腺肿伴甲亢者。
- （4）胸骨后甲状腺肿伴甲亢者。
- （5）怀疑恶变者。

4. 甲状腺危象的治疗
- （1）病室环境安静、低温（15～17℃）。
- （2）绝对卧床休息，监测生命体征、意识。
- （3）持续低流量吸氧。
- （4）迅速建立静脉通路，补充足量液体。

4. 甲状腺危象的治疗
- (5)高热时药物或物理降温，必要时人工冬眠。禁用阿司匹林，因该药可与TBG结合而释放游离TH，可使病情加重。
- (6)抑制TH合成及抑制T_4转换为T_3：首选丙硫氧嘧啶。
- (7)抑制TH入血：可选用碘化钠或复方碘液。

六、护理诊断/问题

1. 营养失调：低于机体需要量　与代谢率增高致代谢需求大于摄入有关。
2. 活动无耐力　与蛋白质分解增加、甲亢性心脏病、肌无力等有关。
3. 自我形象紊乱　与突眼和甲状腺肿大引起的身体外观改变有关。
4. 组织完整性受损　与浸润性突眼有关。
5. 潜在并发症：甲状腺危象。

七、护理措施

1. 一般护理
   - (1)休息
     - 1)保持环境安静舒适，室温保持在20℃左右，避免强光和噪声等刺激。
     - 2)重者或有心律失常者应绝对卧床休息。
   - (2)饮食护理
     - 1)给予高热量、高蛋白、高维生素饮食。
     - 2)限制高纤维素饮食，以减少排便次数。
     - 3)避免饮用浓茶、咖啡、酒等兴奋性饮料。
     - 4)避免进食含碘食盐或食物。
     - 5)戒烟对GD防治有重要意义。
     - 6)每日饮水2000～3000ml。
   - (3)突眼护理
     - 1)眼睛勿向上凝视，以免加剧眼球突出和诱发斜视。
     - 2)高枕、低盐饮食以减轻眼球后软组织水肿。
     - 3)常点眼药，外出时应戴眼镜，睡前涂眼膏和戴眼罩。
2. 病情监测
   - (1)密切观察生命体征，尤其是心率和脉压。
   - (2)每周测体重，评估体重变化。
   - (3)注意有无甲亢危象的发生，一旦发现，及时报告医师配合抢救。
3. 用药护理
   - (1)一般用药4周左右才开始有效，不得擅自中断或改变剂量。
   - (2)注意观察药物疗效和不良反应。
4. 心理护理
   - (1)评估患者的心理状态，及时给予心理疏导。
   - (2)告知突眼、甲状腺肿大等外貌改变将随病情控制得到改善，以消除患者的顾虑。

八、健康教育

1. 疾病知识指导
   - (1)鼓励患者保持身心愉快，避免精神刺激或过度劳累，建立和谐的人际关系。
   - (2)患者上衣领宜宽松，避免压迫甲状腺，导致TH分泌过多，加重病情。指导突眼患者加强眼部护理。
   - (3)对有生育需要的女性患者，宜治愈后再妊娠。
2. 用药指导
   - (1)遵医嘱服药，不可随意减量和停药。
   - (2)定期检测：服用ATD开始3个月，每周查血象1次，每隔1～2个月做甲状腺功能测定。脉搏减慢、体重增加是治疗有效的标志。
   - (3)妊娠期甲亢患者：选用丙硫氧嘧啶，产后如需继续服药，则不宜哺乳。

要点回顾

1. 单纯性甲状腺肿、甲亢、甲减的T_3、T_4、TSH的比较。
2. 甲亢的高代谢综合征。
3. 甲亢的突眼护理。
4. ATD药物的不良反应。
5. 甲状腺危象的临床表现。

模拟试题栏——识破命题思路，提升应试能力

一、专业实务

A_1型题

1. 以下除外哪项因素均可诱发甲亢危象(　　)
   A. 严重精神创伤　　B. 感染
   C. ^{131}I治疗　　D. 手术
   E. 饱餐
2. 以下关于甲状腺功能亢进症患者的心理护理，错误的是(　　)
   A. 限制患者参与团体活动
   B. 向患者家属解释病情
   C. 与患者交谈，鼓励患者表达内心的感受
   D. 指导患者家属勿提供兴奋、刺激的消息
   E. 理解同情患者，保持情绪稳定

A_2型题

3. 患者，女，45岁。诊断为甲状腺功能亢进症，现使用丙硫氧嘧啶口服治疗，其药理作用是(　　)
   A. 抑制甲状腺素合成
   B. 抑制组织T_4转换为T_3
   C. 降低周围组织对甲状腺激素的反应
   D. 促进肾上腺素释放
   E. 破坏甲状腺腺泡上皮
4. 患者，女，22岁。近2个月来怕热、多汗、易激动、心悸，有甲亢家族史，为确诊是否患甲亢，最好做下列哪项检查(　　)
   A. 血清总T_3、T_4　　B. 血清游离T_3、T_4
   C. 甲状腺摄^{131}I　　D. 基础代谢率(BMR)
   E. TRH兴奋试验
5. 患者，男，33岁。爱吃海产品，近2个月来怕热、多汗、易怒、失眠，诊断甲亢，患者不宜进食的食物是(　　)
   A. 高糖食物　　B. 高碘食物
   C. 高钾食物　　D. 高磷食物
   E. 高蛋白质食物
6. 患者，女，22岁。诊断为甲亢，护士要进行基础代谢率测定，妥当的安排是(　　)
   A. 18时、餐后和静卧
   B. 清晨、空腹和静卧
   C. 16时、静卧
   D. 午间0时、餐后和静卧
   E. 14时、静卧

A_3型题

(7、8题共用题干)

患者，女，27岁。因心悸、多汗，饭量增加却消瘦1个月来院就诊。查体：突眼，甲状腺Ⅱ度肿大，右上极可闻及血管杂音。

7. 初诊时辅助检查最好是(　　)
   A. TT_3、TT_4、TSH测定
   B. T_3抑制试验
   C. TRH兴奋试验
   D. FT_3、FT_4、TSH的测定
   E. TT_3、TT_4、rT_3的测定
8. 如患者被诊断为甲状腺功能亢进症，则最不可能出现的辅助检查是(　　)
   A. TSH↓　　B. TSH↑
   C. TSAb阳性　　D. ^{131}I摄碘率正常
   E. TBG↑

二、实践能力

A_1型题

9. 甲亢突眼的眼部护理内容不包括(　　)
   A. 佩戴有色眼镜
   B. 睡前涂抗生素眼膏
   C. 睡觉或休息时，抬高头部
   D. 多食碘盐
   E. 加盖眼罩防止角膜损伤
10. 甲亢患者重要的体征是(　　)
   A. 甲状腺肿大　　B. 烦躁易怒
   C. 突眼　　D. 紧张焦虑
   E. 腱反射活跃
11. 下述甲亢的临床表现错误的是(　　)
   A. 食欲亢进　　B. 脉压减小
   C. 突眼征　　D. 甲状腺肿大
   E. 心率增快
12. 甲状腺功能亢进症患者不宜饮用下列哪种饮料(　　)
   A. 蜂蜜　　B. 咖啡
   C. 豆浆　　D. 果汁
   E. 牛奶

A_2型题

13. 患者，女，27岁。因心悸、多汗，饭量增加却消瘦1个月来院就诊。查体：突眼，甲状腺Ⅱ度肿大，右上极可闻及血管杂音。在询问病史及体检时，最不可能出现的是(　　)
   A. 手颤　　B. 水冲脉
   C. 多汗　　D. 月经过多
   E. 易怒

14. 患者，女，诊断为甲亢。现需服用抗甲状腺药物治疗，有效后减量，现进入维持期，其疗程一般需要(　　)
A. 3～6个月　　B. 6～9个月
C. 9～12个月　　D. 12～15个月
E. 1.5～2年
15. 患者，女，33岁。拟诊为甲状腺功能亢进症，下列哪项体征不可能出现(　　)
A. 甲状腺肿大　　B. 心动过缓
C. 消瘦　　D. 低热
E. 腱反射活跃
16. 患者，女，41岁。患甲亢2年，在进行患者饮食指导时应指导其限制(　　)
A. 高热量　　B. 高蛋白
C. 高维生素　　D. 高纤维素
E. 富含钾、钙
17. 患者，男，26岁。甲状腺功能亢进，入院查体：甲状腺肿大，血压140/70mmHg，脉搏100次/分。该患者的基础代谢率为(　　)
A. 19%　　B. 29%
C. 39%　　D. 49%
E. 59%
18. 患者，男，41岁。患甲亢3年，下列哪项不符合甲状腺功能亢进症所致甲状腺肿大的特征(　　)
A. 弥漫性对称性肿大
B. 局部触及震颤
C. 质地硬，可触及结节
D. 可随吞咽上下移动
E. 可听到血管杂音
19. 患者，女，26岁。易怒、失眠、心悸、多食、怕热、多汗6个月，确诊为甲亢，该患者代谢率增高的表现不包括(　　)
A. 疲乏无力　　B. 怕热
C. 多汗　　D. 心动过速
E. 神情淡漠
20. 患者，女，23岁。心悸、多食、多汗、怕热、手抖4个月，确诊为甲亢，护士为其进行饮食指导，其原则为(　　)
A. 高热量、高维生素、高蛋白饮食
B. 高热量、高维生素、低优质蛋白饮食
C. 低热量、高蛋白、高维生素饮食
D. 高热量、高钙、低脂肪饮食
E. 高热量、低磷、高脂肪饮食
21. 患者，男，35岁。心悸、多食、多汗、怕热、手抖4个月，确诊为甲亢，目前使用抗甲状腺药物治疗。护士应特别注意观察药物哪种不良反应(　　)
A. 肾功能损害　　B. 肝功能损害
C. 胃肠道反应　　D. 粒细胞减少
E. 药疹

A_3型题

(22～24题共用题干)

患者，女，18岁。患甲亢2年，一直服用丙硫氧嘧啶治疗。最近由于高考失败，突然出现烦躁不安，四肢无力，心悸气短，多汗。入院查体：体温40.2℃，心率150次/分，嗜睡。

22. 该患者可能出现了(　　)
A. 低血糖反应　　B. 甲状腺危象
C. 急性心力衰竭　　D. 酮症酸中毒
E. 急性肺水肿
23. 患者目前首要处理的护理问题是(　　)
A. 营养失调：低于机体需要量　与代谢率增高导致代谢需求大于摄入有关
B. 活动无耐力　与蛋白质分解增加、甲亢性心脏病、肌无力等有关
C. 应对无效　与性格及情绪改变有关
D. 有组织完整性受损的危险　与浸润性突眼有关
E. 体温过高　与机体代谢率增高有关
24. 下列采取的护理措施中错误的是(　　)
A. 将患者安置在安静低温的环境中
B. 使用阿司匹林降温
C. 监测生命体征
D. 持续低流量给氧
E. 避免精神刺激

(25～28题共用题干)

患者，女，45岁。因甲状腺功能亢进症收入院治疗。昨日洗澡受凉出现高热、咳嗽，遵医嘱予以抗炎对症治疗。今晨突然出现烦躁不安、大汗淋漓、恶心、呕吐胃内容物2次，测体温39.2℃，脉搏140次/分，呼吸26次/分，血压130/90mmHg。

25. 出现病情加重的主要诱因是(　　)
A. 水电解质紊乱　　B. 睡眠紊乱
C. 焦虑　　D. 未及时服药
E. 感染
26. 护士应立即采取的护理措施是(　　)
A. 将患者安置在安静低温的环境中
B. 预防和尽快控制感染
C. 坚持治疗，不自行停药

D. 口腔护理
E. 预防压疮

27. 患者病情稳定后，护士指导心理护理，错误的是(　　)
A. 限制患者参加团体活动
B. 向患者家属解释病情
C. 与患者交流鼓励其表达内心感受
D. 指导患者家属勿提供兴奋、刺激的消息
E. 理解同情患者，保持情绪稳定

A_4型题

(28～31题共用题干)

患者，女，20岁。因近1个月脾气暴躁、怕热、多汗、多食、失眠去医院就诊。查体：甲状腺Ⅰ度肿大，两手颤抖，眼球有轻度突出，心率90次/分。实验室检查：FT_3 9.5pmol/L，FT_4 29.2pmol/L，均高于正常水平。

28. 该患者最可能的诊断是(　　)
A. 生理性甲状腺肿
B. 甲状腺功能亢进性心脏病
C. 甲状腺功能亢进症
D. 地方性甲状腺肿
E. 甲状腺癌

29. 该患者的最佳治疗方法是(　　)
A. 手术治疗　B. 放射性^{131}I治疗
C. 普萘洛尔治疗　D. 甲巯咪唑治疗
E. 普萘洛尔治疗

30. 患者治疗期间，应观察的不良反应是(　　)
A. 红细胞减少　B. 粒细胞减少
C. 骨质疏松　D. 声音嘶哑
E. 甲状腺功能低下

31. 患者出现上述不良反应时，正确的护理措施是
A. 给予含铁丰富的饮食
B. 补充甲状腺素
C. 给予含钙丰富的饮食
D. 给予清咽含片
E. 预防感染

第4节 甲状腺功能减退症

一、概述　甲状腺功能减退症(甲减)由各种原因导致的低甲状腺激素(TH)血症或TH抵抗而引起的全身性低代谢综合征。多见于中年女性。

二、分类及病因

1. 原发性甲减
- (1)甲状腺本身疾病所致，约占90%。
- (2)病因
  - 1)自身免疫损伤引起最常见。
  - 2)甲状腺破坏导致，如甲状腺手术切除、放射性^{131}I治疗。
  - 3)碘缺乏导致TH合成减少。
  - 4)使用锂盐、硫脲类抑制TH合成等。

2. 继发性甲减
- (1)垂体或下丘脑疾病导致TSH不足而继发甲状腺功能减退。
- (2)原因：肿瘤、手术、放疗或产后垂体缺血性坏死。

三、临床表现

1. 一般表现
- (1)症状：畏寒、乏力、少汗，体温偏低，食欲减退但体重不减。
- (2)体征：典型黏液性水肿患者表情淡漠，面色苍白，皮肤干燥、粗糙脱屑，颜面、眼睑和手部皮肤水肿，毛发稀疏、眉毛外1/3脱落。

2. 各系统表现
- (1)精神、神经系统：智力低下、嗜睡、精神抑郁等。重症者出现痴呆、幻觉、木僵、昏睡或惊厥。
- (2)心血管系统：心动过缓、心脏增大。久病者易并发冠心病。
- (3)消化系统：厌食、腹胀、便秘等，严重者可出现麻痹性肠梗阻。由于胃酸缺乏或维生素B_{12}吸收不良，可导致缺铁性贫血或恶性贫血。
- (4)内分泌系统：性欲减退，女性患者常有月经过多或不孕。男性患者出现阳萎。
- (5)肌肉与关节：肌肉软弱乏力，寒冷时可有暂时性肌强直、痉挛、疼痛等，偶见重症肌无力。

3. 黏液性水肿昏迷
- (1)见于病情严重者。
- (2)诱因：寒冷、感染、手术、严重躯体疾病、中断TH替代治疗和使用麻醉、镇静剂等。
- (3)表现：嗜睡，体温<35℃，呼吸减慢，心动过缓，血压下降，四肢肌肉松弛，反射减弱或消失，甚至昏迷、休克而危及患者生命。

四、辅助检查

1. 一般检查
   - (1)轻、中度正常细胞性正常色素性贫血。
   - (2)血胆固醇、甘油三酯增高。
2. 甲状腺功能检查
   - (1)血清TSH增高、FT_4降低是诊断本病的必备指标。
   - (2)血清TT_3和FT_3在病重时降低。
   - (3)甲状腺摄^{131}I率降低。
3. TRH兴奋试验
   - (1)血清TSH无增高反应者，提示为垂体性，延迟升高为下丘脑性。
   - (2)如血清TSH已经增高，TRH刺激后更高，提示原发性甲减。
4. 影像学检查　有助于判断病变部位。

五、治疗要点

1. 甲减首选左甲状腺素($L-T_4$)口服替代治疗，永久性甲减者需终身服用。
2. 贫血者补充铁剂、维生素B_{12}、叶酸等。
3. 胃酸低者补充稀盐酸。

六、护理诊断/问题

1. 活动无耐力　与甲状腺激素合成分泌不足有关。
2. 体温过低　与机体基础代谢率降低有关。
3. 有皮肤完整性受损的危险　与皮肤组织营养障碍有关。
4. 潜在并发症：黏液性水肿昏迷。

七、护理措施

1. 一般护理
   - (1)环境：调节室温在22～23℃，加强保暖，避免受凉。
   - (2)饮食：给予高蛋白、高维生素、低钠、低脂肪饮食，多饮水。
   - (3)皮肤：每日观察皮肤有无发红、发绀、起水疱或破损，及时处理，洗澡避免使用肥皂。
2. 便秘护理
   - (1)每天观察患者大便次数、性质、量，及时发现便秘、腹胀、腹痛等表现。
   - (2)指导患者每天定时排便，为卧床患者创造良好的排便环境。
   - (3)鼓励患者每天按摩腹部或散步、慢跑等，以促进胃肠蠕动和引起便意。
   - (4)必要时根据医嘱给予轻泻剂。
3. 病情观察
   - (1)观察神志、生命体征变化及全身黏液性水肿情况，每天记录患者体重。
   - (2)若体温低于35℃、呼吸浅慢、心动过缓、血压降低、嗜睡等，或出现口唇发绀、呼吸深长、喉头水肿等症状，立即通知医师处理。
4. 用药护理
   - (1)指导患者按时服用左甲状腺素片，观察疗效及不良反应。如出现脉搏＞100次/分、心律失常、体重减轻或低血压、心动过缓、体温＜35℃等情况时，及时就诊。
   - (2)替代治疗效果最佳的指标为血TSH恒定在正常范围内，长期替代者宜每6～12个月检测1次。
5. 黏液性水肿昏迷的护理
   - (1)建立静脉通道，配合休克、昏迷的抢救。
   - (2)保持呼吸道通畅、吸氧，必要时配合气管插管或气管切开。
   - (3)监测生命体征和动脉血气分析，记24h出入量。
   - (4)避免局部热敷，以免烫伤或加重循环障碍。

八、健康指导

1. 疾病知识指导
   - (1)解释病因，避免寒冷、感染、手术，使用麻醉剂、镇静剂等诱因。
   - (2)注意个人卫生，冬季保暖，少出入公共场所，预防感染和创伤。
2. 终身替代治疗
   - (1)学会自我监测病情：患者应学会自我监测病情，尤其有心脏病、高血压、肾炎者，应注意调整剂量，不可随意减量和增量。
   - (2)学会识别药物过量征兆。
3. 帮助患者识别黏液性水肿昏迷的征兆。

要点回顾

1. 甲状腺功能减退症的一般表现。
2. 甲状腺功能减退症的患者应使用哪种激素替代治疗?
3. 黏液性水肿昏迷的表现。

模拟试题栏——识破命题思路,提升应试能力

一、专业实务

A_2型题

1. 患者,女,32岁。近1个月来发现乏力、怕冷、反应迟钝。查体:体温35℃,心率60次/分,黏液水肿,血TSH升高,血FT_4降低,既往健康,诊断甲状腺功能减退,原发性甲状腺功能减退最常见的原因是(　　)
   A. 自身免疫
   B. 各种原因导致的甲状腺破坏
   C. 缺碘
   D. 碘摄入过多
   E. 垂体肿瘤

二、实践能力

A_2型题

2. 患者,女,39岁。既往体健,近1个月出现记忆力减退、反应迟钝、乏力、畏寒。住院检查:体温35.6ºC,心率56次/分,黏液水肿,血TSH升高,血FT_4降低,考虑诊断甲状腺功能减退,最主要的依据(　　)
   A. 记忆力减退、反应迟钝
   B. 血TSH升高,血FT_4降低
   C. 乏力、畏寒
   D. 体温35.6℃,心率56次/分
   E. 黏液水肿
3. 患者,女,35岁。因甲亢接受放射性碘治疗。治疗后护士应嘱患者定期复查,以便及早发现(　　)
   A. 甲状腺癌变　　B. 诱发甲状腺危象
   C. 粒细胞减少　　D. 突眼恶化
   E. 永久性甲状腺功能减退

A_3型题

(4、5题共用题干)

患者,女,28岁。近1周出现畏寒、乏力、少言、动作缓慢、食欲减退及记忆减退、反应迟钝。

4. 患者应考虑为(　　)
   A. 甲状腺功能亢进　　B. 单纯性甲状腺肿
   C. 慢性甲状腺炎　　D. 甲状腺功能减退
   E. 亚急性甲状腺炎
5. 诊断为上述疾病后,可使用下列哪种激素替代治疗(　　)
   A. 性激素　　B. 甲状腺素
   C. 肾上腺皮质激素　　D. 促甲状腺素
   E. 升压激素

第5节　库欣综合征

一、概述　库欣(Cushing)综合征是指多种原因导致肾上腺皮质分泌过量糖皮质激素(皮质醇为主)所引起的综合征,以垂体促肾上腺皮质激素(ACTH)分泌亢进所引起者最多见。女性多于男性,20～40岁居多,约占2/3。

二、分类及病因

1. 依赖ACTH的Cushing综合征
   (1)Cushing病:最常见,约占Cushing综合征的70%。即垂体ACTH分泌过多,伴肾上腺皮质增生,多为垂体微腺瘤所致。
   (2)异位ACTH综合征:垂体以外的恶性肿瘤分泌大量ACTH,刺激肾上腺皮质增生。肺癌最常见,其次是胸腺癌、胰腺癌等。

2. 不依赖ACTH的Cushing综合征　肾上腺皮质腺瘤、肾上腺皮质癌、不依赖ACTH的双侧肾上腺小结节或大结节性增生等。

3. 医源性Cushing综合征　由于长期或大量使用ACTH或糖皮质激素等所致。

三、临床表现

1. 代谢紊乱
   (1)脂肪:皮质醇促进脂肪分解和合成,脂肪转移重新分布,形成向心性肥胖的典型表现,如满月脸、水牛背、腹大隆起似球形、四肢相对瘦小。
   (2)蛋白质:皮质醇促进蛋白质分解,抑制蛋白质合成,导致皮肤菲薄,紫纹形成,以臀部外侧、下腹两侧、大腿内外侧等处多见。
   (3)糖:皮质醇促进肝糖原异生,减少外周组织对葡萄糖的利用,拮抗胰岛素,使血糖升高,葡萄糖耐量降低,部分患者继发性糖尿病。

2. 电解质紊乱
- (1)皮质醇有潴钠、排钾作用:可有低血钾、水肿表现。
- (2)皮质醇有排钙作用:可出现骨质疏松、脊椎压缩畸形甚至佝偻病、骨折。

3. 多器官功能障碍
- (1)心血管病变:高血压常见,可并发左心室肥大、心力衰竭和脑卒中。
- (2)血液改变:红细胞和血红蛋白偏高,白细胞及中性粒细胞增多。
- (3)性功能异常:女性患者出现月经减少、不规则或停经,多伴不孕、痤疮等,男性患者可有性欲减退、阴茎缩小、睾丸变软、男性性征改变等。
- (4)神经精神障碍:患者常有不同程度的精神、情绪变化,如情绪不稳定、烦躁、失眠,严重者精神变态,个别可发生偏执狂。
- (5)皮肤色素沉着:异位ACTH综合征者尤为明显。

4. 感染
- (1)肺部感染多见。
- (2)手、脚、指(趾)甲、肛周常出现真菌感染。

四、辅助检查

1. 糖皮质激素分泌异常的检查
- (1)血浆皮质醇:增高且昼夜节律消失,早晨血浆皮质醇浓度高于正常,晚上下降不明显。
- (2)24h尿17-羟皮质类固醇、尿游离皮质醇:升高。

2. 地塞米松抑制试验
- (1)小剂量地塞米松抑制试验:皮质醇不能被抑制到对照值的50%以下,主要用于鉴别单纯性肥胖症。
- (2)大剂量地塞米松抑制试验:能被抑制到对照值的50%以下者病变大多为垂体性;不能被抑制者可能为原发性肾上腺皮质肿瘤或异位ACTH综合征。

3. ACTH兴奋试验
- (1)垂体性Cushing病和异位ACTH综合征者常有反应。
- (2)原发性肾上腺皮质肿瘤者多数无反应。

4. 影像学检查 包括肾上腺超声检查、蝶鞍区断层摄片、CT、MRI。

五、治疗要点

1. Cushing病 手术、放射、药物3种方法。经蝶窦切除垂体微腺瘤,为治疗本病的首选方法。
2. 肾上腺肿瘤 手术治疗根除。
3. 不依赖ACTH的双侧肾上腺小结节或大结节性增生 手术切除后用激素替代治疗。
4. 异位ACTH综合征 根据病情选择手术、化疗和放疗根治。若不能根治,用肾上腺皮质激素合成阻滞药,如双氯苯二氯乙烷、美替拉酮、氨鲁米特等。

六、护理诊断/问题

1. 体像紊乱 与Cushing综合征引起身体外观改变有关。
2. 体液过多 与皮质醇增多引起水钠潴留有关。
3. 有感染的危险 与皮质醇增多导致机体免疫力下降有关。
4. 有受伤的危险 与代谢异常引起钙吸收障碍,导致骨质疏松有关。

七、护理措施

1. 一般护理
- (1)休息与活动
  - 1)重者卧床休息,适当抬高双下肢,有利于静脉回流。
  - 2)轻者可适当活动,防跌倒或碰撞引起骨折。
- (2)饮食护理
  - 1)低钠、高钾、高蛋白、低碳水化合物、低热量饮食。
  - 2)多食含钾高的食物如柑橘类、枇杷、香蕉、南瓜等。
  - 3)避免刺激性食物,忌烟酒。

2. 预防感染
- (1)保持病室适宜的温度、湿度,做好清洁,减少感染机会。
- (2)严格执行无菌操作技术,避免交叉感染。尽量减少侵入性治疗措施。
- (3)加强皮肤、外阴、口腔护理,避免感染、压疮。

3. 病情观察
- (1)注意血压、心率、心律的变化:及时发现高血压、心室肥大、心力衰竭等情况。
- (2)观察体温变化:定期检查血常规,注意有无感染征象。
- (3)每天测量体重的变化:记录24h液体出入量,观察有无糖尿病表现。
- (4)监测电解质和心电图:有无恶心、呕吐、腹胀、乏力、心律失常等低血钾表现。

4. 用药护理
- (1)肾上腺皮质激素合成阻滞药可导致食欲缺乏、恶心、呕吐、嗜睡、共济失调等,应注意观察疗效及不良反应。
- (2)部分药物肝损伤大,应定期检测肝功能。

八、健康指导

1. 告知患者疾病的有关知识,指导患者正确用药并观察药物疗效和不良反应。
2. 适当从事力所能及的活动,以增强患者的自信心和自尊心。
3. 教会患者自我护理,感染、不适当的活动方式可能导致病情加重。

要点回顾

1. 库欣综合征的定义。
2. 依赖ACTH的库欣综合征的主要病因。
3. 库欣综合征的治疗要点。

模拟试题栏——识破命题思路,提升应试能力

一、专业实务

A_1型题

1. 下列内分泌性疾病中属于功能亢进的是(　　)
   A. 尿崩症　　B. 糖尿病
   C. Cushing综合征　　D. 呆小症
   E. 黏液性水肿

A_2型题

2. 患者,男,46岁。诊断为皮质醇增多症,以下临床表现不可能出现的是(　　)
   A. 向心性肥胖　　B. 多血质
   C. 低血钠、高血钾　　D. 糖耐量降低
   E. 高血压

二、实践能力

A_1型题

3. Cushing综合征的典型临床表现不包括(　　)
   A. 低血压
   B. 向心性肥胖、皮肤紫纹
   C. 情绪不稳定,失眠、烦躁
   D. 皮肤变薄,多血质面容
   E. 月经不规律

A_2型题

4. 患者,女, 45岁。确诊为Cushing综合征。下列关于饮食护理的指导错误的是(　　)
   A. 高蛋白　　B. 低碳水化合物
   C. 低钾　　D. 高钙
   E. 低能量
5. 患者,女, 34岁。患者面部及双下肢水肿,背部明显增厚、四肢相对瘦小,皮肤菲薄,体毛增多,下腹两侧、大腿内外侧等处紫纹形成。确诊为Cushing综合征,常见护理诊断一般不包括(　　)
   A. 有感染的危险　　B. 有受伤的危险
   C. 体像紊乱　　D. 体液过多
   E. 潜在并发症:肾衰竭
6. 患者,女, 25岁。因诊断肾病综合征使用糖皮质激素治疗3年。查体:患者面部及双下肢水肿,背部明显增厚、四肢相对瘦小,皮肤菲薄,体毛增多,下腹两侧、大腿内外侧等处紫纹形成。目前患者最主要的护理诊断/问题是(　　)
   A. 体像紊乱　与Cushing综合征引起身体外观改变有关
   B. 体液过多　与皮质醇增多引起水钠潴留有关
   C. 有感染的危险　与机体免疫力下降有关
   D. 有受伤的危险　与代谢异常引起钙吸收障碍,导致骨质疏松有关
   E. 活动无耐力　与蛋白质代谢障碍引起肌肉萎缩有关

第6节 糖尿病

一、概述　糖尿病由多种原因引起胰岛素分泌绝对或相对不足以及靶细胞对胰岛素的敏感性降低,导致体内糖、蛋白质和脂肪代谢异常,以慢性高血糖为突出表现。

二、主要分型及病因

1. 1型糖尿病
- (1)胰岛素依赖型：占糖尿病人群的5%。
- (2)胰岛B细胞破坏引起胰岛素绝对缺乏。
- (3)与遗传、自身免疫、环境因素有关。
- (4)病毒感染是启动胰岛B细胞自身免疫反应的重要因素。
- (5)年轻人多见，多消瘦。易发生酮症酸中毒。98%儿童期糖尿病属于此型。
- (6)需要终身使用胰岛素治疗。

2. 2型糖尿病
- (1)非胰岛素依赖型：占糖尿病人群的95%。
- (2)与胰岛素抵抗和(或)胰岛素分泌相对不足有关。
- (3)主要与遗传有关，有家族发病倾向。
- (4)与人口老龄化、都市化程度、营养因素、肥胖等因素也有关。
- (5)多见于中、老年人。多肥胖。
- (6)易并发慢性并发症。

1型糖尿病

一、临床表现

1. 诱因　多数因感染、饮食不当、情绪激惹等诱发急剧起病。

2. 典型症状　为“三多一少”，即多尿、多饮、多食和体重下降。

3. 酮症酸中毒
- (1)婴幼儿多尿多饮不易察觉，很快可发生脱水和酮症酸中毒。
- (2)约40%患儿首次就诊就表现为酮症酸中毒。是儿童糖尿病急症死亡的主因。
- (3)酮症酸中毒表现
  - 1)“三多一少”基础上，出现恶心、呕吐、腹泻，迅速出现脱水和酸中毒征象。
  - 2)皮肤黏膜干燥，呼气中有酮味，脉搏细速、血压下降，随即可出现嗜睡、昏迷甚至死亡。

二、辅助检查

1. 尿液
- (1)通常分段收集尿液，了解24h内尿糖的动态变化。
- (2)餐前半小时尿糖定性更有助于胰岛素剂量的调整。

2. 血糖
- (1)空腹血糖(FPG)＞7.0mmol/L。
- (2)有典型症状且餐后任意时刻血糖≥11.1mmol/L。

3. 糖耐量试验
- (1)仅用于无明显临床症状、尿糖偶尔阳性而血糖正常或稍高的患儿。
- (2)方法
  - 1)试验当日从0时开始禁食，清晨按1.75g/kg口服葡萄糖，最大量不超过75g。每克加水2.5ml，于3～5min服完。
  - 2)在服糖后30min、60min、120min和180min，分别测定血糖和尿糖。
  - 3)正常儿童：0min、60min、120min血糖水平分别是＜6.2mmol/L、＜10.0mmol/L、＜7.8mmol/L。
  - 4)糖尿病患儿：120min血糖水平＞11.1mmol/L，且胰岛素峰值低下。

4. 糖化血红蛋白　明显高于正常。

5. 血气分析　有助于判断酮症酸中毒。

三、治疗原则

1. 胰岛素替代治疗
- (1)胰岛素替代治疗是治疗1型糖尿病的关键。
- (2)胰岛素的种类、剂量、注射方法都与疗效有关。
- (3)新确诊的患儿，开始治疗时一般用短效胰岛素，0.5～1U/kg，分4次皮下注射。
- (4)根据血糖调整胰岛素用量。

2. 饮食控制
- (1)原则：计划饮食而不是限制饮食。目的是维持正常血糖和保持理想体重。
- (2)方法
  - 1)热量要适合儿童年龄、生长发育和日常活动的需要。
  - 2)每日所需热量为1000＋(年龄×80～100)。

2. 饮食控制
- (2)方法
  - (3)三餐分配原则:每天留出5%作为餐间点心,95%按早餐1/5、中晚餐分别2/5进行分配。
  - (4)营养分配:蛋白质20%、糖类50%、脂肪30%。

3. 运动治疗
- (1)运动增加葡萄糖的利用,利于血糖控制。
- (2)每天坚持适当运动。
- (3)运动时间以进餐1h后,2~3h之间为宜。
- (4)不宜空腹运动,运动后出现低血糖症状时可适当加餐。从总热量中扣除加餐所含热量。

4. 酮症酸中毒治疗
- (1)大量补液
  - 1)是纠正酮症酸中毒的关键治疗。
  - 2)酮症酸中毒时脱水量约为100ml/kg,按此计算补液量。
  - 3)首先补充生理盐水。
  - 4)第一个8h输入总液量的一半。
- (2)小剂量持续静脉滴注速效胰岛素,每2h依据血糖调整剂量。
- (3)见尿补钾。
- (4)纠正酸中毒,pH<7.2时补充5%碳酸氢钠。
- (5)处理并发症:积极抗感染,纠正脱水、休克、心力衰竭等。

四、护理诊断/问题

1. 营养失调:低于机体需要量　与胰岛素缺乏导致代谢紊乱有关。
2. 潜在并发症:酮症酸中毒、低血糖。
3. 有感染的危险　与蛋白质代谢紊乱导致抵抗力下降及酮症酸中毒有关。
4. 知识缺乏　与患儿和家长缺乏糖尿病的知识和技能有关。

五、护理措施

1. 饮食和运动　是治疗糖尿病的基础,严格按照饮食控制和运动治疗原则执行。

2. 胰岛素的使用
- (1)未开封的胰岛素放于冰箱4~8℃冷藏保存,已开封的放在室温不超过28℃的阴凉处,可使用28天。
- (2)采用皮下注射法,宜选择皮肤疏松部位,可选用股前部、腹壁、上臂外侧、臀部等,每次需更换部位,以防皮下脂肪萎缩硬化。
- (3)准确抽吸:使用1ml蓝芯注射器抽药。
- (4)剂型和作用特点
  - 1)按作用起效快慢和维持时间可分:速效、短效、中效、长效和预混胰岛素5类。
  - 2)起效特点:①速效、短效胰岛素主要控制一餐饭后高血糖。②中效胰岛素主要控制两餐饭后高血糖,以第二餐为主。③长效胰岛素无明显作用高峰,主要提供基础水平胰岛素。④预混胰岛素为速效或短效与中效胰岛素的混合制剂。
- (5)吸药顺序:两种胰岛素混合使用时,先抽吸短效胰岛素,再抽吸长效胰岛素。
- (6)预防不良反应
  - 1)防止胰岛素过量:胰岛素过量时,使反调节激素分泌增加,以致午夜至凌晨时血糖骤然升高,发生低血糖,只需减少胰岛素用量即可消除。
  - 2)防止胰岛素不足:用量不足时可发生清晨现象,患儿不发生低血糖,而在清晨5~9时呈现血糖和尿糖增高,可加大晚间胰岛素注射剂量或将注射时间稍往后移即可。
- (7)鼓励和指导患儿及家长独立进行血糖和尿糖的监测。

2型糖尿病

一、临床表现

1. 糖尿　血糖超过肾糖阈,多余的糖随尿排出。

2. "三多一少"
- (1)多尿:尿糖升高,排尿时伴随水分排出,排尿次数和数量明显增加。
- (2)多饮:多尿失水,患者烦渴多饮。
- (3)多食:葡萄糖供能不足,常感饥饿,导致多食。
- (4)体重减轻:葡萄糖供能不足,脂肪、蛋白质被大量消耗,表现为消瘦。

二、并发症

1. 慢性并发症
- （1）感染：以皮肤、泌尿系统多见。疖、痈等皮肤化脓性感染多见，女性常发生真菌性阴道炎。
- （2）血管病变：心、脑、肾等严重并发症是主要致死原因。大、中、小血管及微血管均可受累，可致高血压、冠心病、脑血管意外、肾衰竭、视网膜病变、下肢坏疽等。
- （3）神经病变：以周围神经病变最常见。表现为四肢麻木，感觉过敏或消失等。
- （4）眼部病变：视网膜血管硬化，最终导致视网膜脱离，是失明的主要原因之一。
- （5）糖尿病足：下肢远端神经异常和不同程度的周围血管病变致足部感染、溃疡和（或）深部组织破坏，是截肢和致残的重要原因。

2. 急性并发症
- （1）糖尿病酮症酸中毒
  - 1）2型糖尿病在某些诱因作用下也可发生。多见于1型糖尿病。
  - 2）代谢紊乱加重，使脂肪分解加速，脂肪在肝经氧化产生大量乙酰乙酸、β-羟丁酸和丙酮，统称酮体，导致代谢性酸中毒。
  - 3）诱因：①胰岛素或口服降糖药治疗中断或不适当减量。②感染。③饮食不当。④应激状态：创伤、手术、妊娠和分娩。
  - 4）临床表现：①早期酮症阶段仅有多尿、多饮、疲乏，继之出现畏食、恶心、呕吐、头痛、嗜睡、呼吸深大、呼气中有烂苹果味。②后期出现尿少、皮肤干燥、血压下降、休克、昏迷以致死亡。
  - 5）主要实验室检查：①尿糖、尿酮体强阳性。②血糖、血酮体明显升高。③CO_2结合力降低。
- （2）高血糖高渗状态
  - 1）诱因：感染、急性胃肠炎、胰腺炎、不合理限制水分、使用免疫抑制剂等。
  - 2）临床表现：①先有多尿多饮失水。②随着病程进展逐渐加重，出现神经精神症状，如嗜睡、幻觉、定向障碍、偏瘫、偏盲等，最后陷入昏迷。
  - 3）主要实验室检查：①尿糖强阳性。②血糖明显升高。③无或有轻的酮症。

3. 低血糖
- （1）诊断标准
  - 1）正常人：血糖≤2.8mmol/L，可诊断低血糖。
  - 2）糖尿病患者：血糖≤3.9mmol/L，就属于低血糖范畴。部分患者血糖不低于此值也可出现低血糖症状。
- （2）临床表现
  - 1）疲乏，强烈饥饿感，出冷汗、脉速、恶心呕吐。
  - 2）重者可昏迷甚至死亡。

> **锦囊妙"记"**
>
> 糖尿病临床表现：多吃多喝又多尿，体重减轻两腿乏；视物模糊视力差，瘙痒多汗四肢麻；并发症来更凶险，眼病肾病真可怕；心血管来脑血管，神经病变也不差；一失足来千古恨，足部溃疡勿忘查。

三、辅助检查

1. 血糖
- （1）血糖升高是诊断糖尿病的主要依据，也是判断病情和控制情况的主要指标。
- （2）反映的是瞬间血糖状态。
- （3）结果意义
  - 1）空腹血糖3.9～6.0mmol/L为正常。
  - 2）空腹血糖6.1～6.9mmol/L为空腹血糖受损（IFG）。
  - 3）空腹血糖≥7.0mmol/L应考虑糖尿病。

2. 尿糖　阳性是诊断糖尿病的重要线索。

3. OGTT
- （1）适用范围：血糖高于正常范围但未达到诊断糖尿病标准时，须进行OGTT。
- （2）方法：成人空腹口服葡萄糖75g溶于300ml水中，5min饮完，空腹及开始饮葡萄糖水后2h分别抽血测血糖。
- （3）结果判读
  - 1）餐后2h血糖＜7.7mmol/L为正常糖耐量。
  - 2）餐后2h血糖为7.8～11.0mmol/L，为糖耐量减低（IGT）。
  - 3）餐后2h血糖≥11.1mmol/L应考虑糖尿病。

4. 糖化血红蛋白(GHbA1)测定　可用于反映采血前8～12周血糖水平,用于病情监测。

5. 血浆胰岛素和C肽测定　有助于了解胰岛B细胞功能。

四、诊断标准

糖尿病诊断标准见表7-1。

表7-1　糖尿病的诊断标准(WHO，1999年)

诊断标准	静脉血葡萄糖水平
(1)糖尿病症状+随机血糖　或	≥11.1mmol/L(200mg/dl)
(2)空腹血糖　或	≥7.0mmol/L(126mg/dl)
(3)OGTT　2h血糖	≥11.1mmol/L(200mg/dl)

注:需再测一次予证实,诊断才能成立。随机血糖指不考虑上次用餐时间,一天中任意时间的血糖。

五、治疗要点

1. 饮食治疗
   - (1)原则:以控制总热量为原则,实行低糖、低脂(以不饱和脂肪酸为主)、适当蛋白质饮食。强调定时定量。
   - (2)方法
     - 1)根据性别、身高、年龄计算理想体重。

       理想体重(kg)=身高(cm)-105
     - 2)根据理想体重、体力状态确定每日总热量。①成年人休息状态:25～30kcal/(kg·d)。②轻体力劳动:30～35kcal/(kg·d)。③中体力劳动:35～40kcal/(kg·d)。④重体力劳动:40kcal/(kg·d)以上。
     - 3)营养分配:糖类占总热量的55%～60%,以主食为主;脂肪少于30%;蛋白质15%。
     - 4)三餐分配原则:可根据个人饮食习惯,选择1/5、2/5、2/5或1/3、1/3、1/3。

2. 运动治疗
   - (1)原则:强调因人而异,循序渐进,相对定时、定量,适可而止。
   - (2)运动量的简单计算方法:

     靶心率=170-年龄

3. 药物治疗
   - (1)磺脲类
     - 1)机制:直接刺激胰岛B细胞释放胰岛素。
     - 2)适应证:轻、中度2型糖尿病,尤其是胰岛素水平低或分泌延迟者。

4. 酮症酸中毒治疗　同1型糖尿病。

六、护理诊断/问题

1. 营养失调:高于机体需要量或低于机体需要量　与胰岛素分泌或作用缺陷引起糖、蛋白质、脂肪代谢紊乱有关。
2. 有感染的危险　与营养不良及微循环障碍有关。
3. 知识缺乏:缺乏糖尿病的预防和自我护理知识。
4. 潜在并发症:低血糖反应、酮症酸中毒、非酮症高渗性昏迷。

七、护理措施

1. 一般护理
   - (1)作息规律,根据个人情况适当运动,促进糖的利用。
   - (2)注意个人卫生,预防感染。
   - (3)按时测量体重,以此作为计算饮食热量和观察疗效的参考。
   - (4)必要时记录出入量。

2. 病情观察
   - (1)有无皮肤、泌尿道、肺部等感染,女性有无外阴部瘙痒。
   - (2)有无酮症酸中毒表现。
   - (3)有无低血糖反应。
   - (4)有无周围神经炎表现。

3. 饮食护理
   - (1)严格控制总热量,出现饥饿时,可增加蔬菜、豆制品等副食。
   - (2)严格定时进食,尤其是使用胰岛素时,避免发生低血糖。

4. 用药护理　见表7-2。

表7-2　不同口服降糖药物的作用机制及用药护理

类型	代表药物	作用机制	口服方法	主要适应证	主要不良反应
1）促胰岛素分泌剂：	A. 磺脲类：格列本脲、格列喹酮、格列齐特 B. 非磺脲类：瑞格列奈、那格列奈	刺激胰岛B细胞释放胰岛素	饭前半小时服	轻、中度糖尿病，尤其胰岛素水平较低或分泌延迟者	低血糖、胃肠道反应、肝损害等
2）双胍类	二甲双胍、苯乙双胍	增加外周组织摄取和利用葡萄糖	餐后服如血糖正常，它无降糖作用	最适合超重的或磺脲类继发失效的2型糖尿病	胃肠道反应，最严重反应是乳酸性酸中毒
3）葡萄糖苷酶抑制剂	阿卡波糖、伏格列波糖	抑制小肠α葡萄糖苷酶活性，延缓葡萄糖吸收	与第一口饭同时嚼服	单靠饮食治疗不能满意控制血糖的患者，特别是超重者	腹胀、腹痛、腹泻或便秘
4）胰岛素增敏剂	噻唑烷二酮：罗格列酮	增强靶细胞对胰岛素的敏感性	空腹或进餐时	通过饮食和运动控制血糖不佳的2型糖尿病患者	水肿

5. 糖尿病足的护理
（1）经常检查足部皮肤颜色、温度，若有局部水肿、发红、皮肤破损及足部皮肤感觉异常等，应及时报告医师，并协助处理。
（2）选择舒适的鞋子和袜子，小心修剪趾甲，勿过短或损伤皮肤，勿赤足走路。
（3）每天按摩足部、温水沐足。

6. 低血糖反应的护理
（1）多发生在注射后作用最强的时间或因注射后没有及时进食而发生。
（2）一旦发现，立即抽血进行血糖测定，同时补糖。
1）反应轻者，可用温白糖水冲服。
2）较严重者必须静脉注射50%葡萄糖40ml，几分钟后逐渐清醒，然后再进食，以防再昏迷。

7. 心理护理
（1）因严格控制饮食、长期服用降糖药物及注射胰岛素等，患者可能产生悲观情绪，应加强沟通，增进患者对疾病的认识，以消除悲观心理，提高治疗依从性。
（2）与患者和家属共同商定饮食、运动计划。

八、健康指导

1. 疾病知识指导，加强宣教，提高依从性，帮助患者树立起战胜疾病的信心。

2. 自我监测
（1）学习监测血糖、血压、体重指数的方法。
（2）了解糖尿病各项指标的控制目标。

3. 自我护理
（1）指导患者饮食治疗与运动疗法的方法、生活规律，戒烟酒，注意个人卫生。
（2）使用胰岛素的患者，患者或其家属要掌握正确的注射方法。
（3）患者及家属应熟悉糖尿病常见急、慢性并发症的观察方法及护理知识。
（4）指导患者外出时随身携带健康卡，以便发生紧急情况时及时处理。

4. 定期复诊
（1）每2～3个月复检GHbA1c。
（2）每年定期做眼底、心血管和肾功能检查，尽早发现慢性并发症。

要点回顾

1. 糖尿病患者最常见的并发症、主要死亡原因。
2. 1、2型糖尿病的主要区别。
3. 常用口服降糖药的主要机制及口服方法。
4. 短、长效两种胰岛素混合使用时吸药顺序、主要不良反应。
5. 什么情况要口服葡萄糖耐量试验（OGTT）？

模拟试题栏——识破命题思路，提升应试能力

一、专业实务

A_1型题

1. 以下关于1型糖尿病的说法，错误的是（　　）
   A. 与遗传、自身免疫和环境因素有关
   B. 易发生酮症酸中毒
   C. 多见于40岁以上的成年人
   D. 可产生胰岛素抗体
   E. 依赖胰岛素治疗
2. 对正常血糖无影响的降糖药是（　　）
   A. 胰岛素　　B. 格列本脲
   C. 格列吡嗪　　D. 格列喹酮
   E. 二甲双胍
3. 通过增加外周组织对葡萄糖摄取、抑制糖异生，从而降低血糖的药物是（　　）
   A. 格列波脲　　B. 格列本脲
   C. 二甲双胍　　D. 噻唑烷二酮
   E. α-葡萄糖苷酶抑制剂

A_2型题

4. 患者，男，60岁，农民。2016年诊断为2型糖尿病，坚持服用格列本脲每日3次，每次1粒治疗。很少去医院查血、尿糖。近1个月来乏力明显，下肢出现水肿，血压120/95mmHg。为早期判断有无糖尿病肾病，下列哪项化验最有价值（　　）
   A. 血尿素氮（BUN）
   B. 血肌酐（Cr）
   C. 24h尿蛋白定量
   D. 尿微量白蛋白排泄率（UAER）
   E. 尿肌酐清除率
5. 患者，女，26岁，农民。诊断为1型糖尿病，需要饮食控制，其主要目的是（　　）
   A. 减轻胰岛B细胞负担
   B. 减轻体重，防止肥胖
   C. 减少胰液的分泌
   D. 延缓消化吸收
   E. 减慢肠蠕动
6. 患者，男，48岁。因患胰腺癌入院拟行手术治疗，现空腹血糖7.8mmol/L。术前给予胰岛素注射，其作用是（　　）
   A. 促进蛋白质合成　　B. 利于吻合口愈合
   C. 抑制胰腺分泌　　D. 抑制胰酶活性
   E. 控制血糖

A_3型题

（7、8题共用题干）

患者，女，49岁。近3个月因多饮、多尿、多食，体重下降3.6kg，怀疑糖尿病。

7. 下列哪项指标可协助确诊糖尿病（　　）
   A. 症状＋随机血糖≥7.0mmol/L
   B. 症状＋空腹血糖≥5.0mmol/L
   C. 1h血糖≥11.1mmol/L
   D. 症状＋随机血糖≥7.0mmol/L和空腹血糖≥5.0mmol/L
   E. 症状＋口服葡萄糖耐量试验（OGTT）2h血糖≥11.1mmol/L
8. 用于监测病情、反映近8～12周血糖水平的检查是（　　）
   A. 24h尿糖定量检查
   B. 空腹血糖测定
   C. 糖化血红蛋白（GHbA1）测定
   D. 尿酮体测定
   E. 口服葡萄糖耐量试验（OGTT）

二、实践能力

A_1型题

9. 护士给糖尿病患者进行出院饮食指导时，应告诉患者其每日总热量在三餐中的比例为（　　）
   A. 早餐1/6，剩下的中餐、晚餐各半
   B. 早餐1/5，中餐、晚餐各2/5
   C. 早餐1/4，中餐、晚餐各半
   D. 早餐1/4，中餐1/2、晚餐为1/4
   E. 早餐1/2，剩下的中餐、晚餐各半
10. 糖尿病酮症酸中毒昏迷治疗的主要措施是（　　）
   A. 大量补液加小剂量胰岛素静脉滴注
   B. 迅速补碱
   C. 补钾
   D. 抗休克
   E. 控制高热
11. 糖尿病患者最常见的神经病变是（　　）
   A. 交感神经炎　　B. 迷走神经炎
   C. 周围神经炎　　D. 脑卒中
   E. 内脏感觉神经炎

12. 治疗糖尿病药物拜糖平正确的服药时间是(　　)
A. 空腹服用　B. 饭前1h服用
C. 饭后1h服用　D. 餐时服用
E. 睡前服用

A_2型题

13. 患儿，男，5岁。近来饮水量增多，食量增加，但体重下降，同时倦怠乏力，晚上多次起夜排尿甚至尿床，该患儿最可能的诊断是(　　)
A. 遗尿症　B. 尿崩症
C. 糖尿病　D. 肾小球肾炎
E. 甲状腺功能亢进症

14. 患者，女，70岁。糖尿病病史29年。诉视物不清，胸闷憋气，双腿及足底刺痛，夜间难以入睡多年，近来足趾渐变黑。护士在接诊后立即对其进行评估，发现该患者的并发症不包括(　　)
A. 视网膜病变　B. 冠心病
C. 神经病变　D. 肢端坏疽
E. 足部感染

15. 患者，男，62岁。诊断为2型糖尿病，坚持口服降糖药治疗，血糖控制较好。患者拟计划春游。出发前嘱患者血糖低于哪个值时应注意低血糖的发生(　　)
A. 3.9mmol/L　B. 4.9mmol/L
C. 5.9mmol/L　D. 6.9mmol/L
E. 7.9mmol/L

16. 患者，男，48岁。诊断为糖尿病，患者拟在家中自行检测血糖。护士应告知其餐后2h血糖的正常值是(　　)
A. ＜4.8mmol/L　B. ＜5.8mmol/L
C. ＜6.8mmol/L　D. ＜7.8mmol/L
E. ＜8.8mmol/L

17. 患者，男，64岁。诊断2型糖尿病10年。以下为患者进行糖尿病足预防的健康指导中不妥的是(　　)
A. 每天检查清洁足部
B. 选择透气、柔软的鞋袜
C. 每天坚持适度的运动
D. 足部出现破损可自擦药物
E. 外出不宜穿拖鞋

18. 患者，男，68岁。诊断为2型糖尿病。现为患者进行运动疗法的健康教育，其主要依据不包括(　　)
A. 有利于减轻体重
B. 降低对胰岛素的敏感性
C. 改善血糖代谢紊乱
D. 改善脂代谢紊乱
E. 缓解患者压力和精神紧张

19. 患者，男，18岁。诊断1型糖尿病3年。在内分泌科住院治疗，护士对该患者的饮食进行指导，以下哪项是错误的(　　)
A. 关键在于控制总热量
B. 严格定时进食
C. 少食含纤维素的食物
D. 每周定期测体重一次
E. 严格限制甜食

20. 患者，女，72岁。确诊2型糖尿病5年。下列对患者运动疗法的指导，哪项不正确(　　)
A. 可选择不同的运动方式
B. 要限制活动强度
C. 每周运动3次以上
D. 餐前1h锻炼50～60min
E. 有并发症者不宜进行锻炼

21. 患者，女，66岁。诊断为2型糖尿病，患者口服格列本脲治疗，护士应指导患者服用的时间在(　　)
A. 餐后半小时　B. 餐前半小时
C. 餐后20min　D. 餐前20min
E. 餐前1h

22. 患者，男，19岁。诊断1型糖尿病3年，如患者采用胰岛素治疗，下列哪项措施不妥(　　)
A. 已经开封正在使用的胰岛素，宜放在室温(不超过28℃)下保存
B. 注射部位应经常更换
C. 速效和长效胰岛素合用时应先抽吸长效胰岛素，后抽吸速效胰岛素
D. 经常监测血糖变化，如持续高血糖或血糖波动大，应及时通知医师
E. 剂量必须准确

23. 患者，女，50岁。因视力障碍入院，入院后查空腹血糖为10mmol/L，餐后2h血糖为18mmol/L，该患者最可能是(　　)
A. 老花眼　B. 糖尿病视网膜病变
C. 动脉硬化　D. 黄斑变性
E. 角膜溃疡

24. 患儿，男，10岁。近1年来多饮、多尿、多食，体重下降3.2kg，诊断为1型糖尿病，其治疗的关键是(　　)
A. 饮食治疗　B. 控制体重
C. 运动治疗　D. 胰岛素治疗
E. 口服降糖药

25. 患者，男，58岁。患2型糖尿病5年。在饮食指导中，

其饮食中碳水化合物占总热量的比例为(　　)

A. 10%～20%　　B. 30%～40%
C. 50%～60%　　D. 70%～80%
E. 80%～90%

26. 患者，男，66岁。患2型糖尿病9年，近半年出现双下肢感觉麻木。在对患者进行足部的护理措施中，下列错误的是(　　)
A. 加强足部观察与检查
B. 选取质地柔软、宽松合适、穿着舒适的鞋袜
C. 小心剪趾甲
D. 寒冷季节，静坐时宜盘腿而坐，以利局部肢体保暖
E. 保持足部清洁、干燥

A_3型题

（27、28题共用题干）

患者，男，36岁。患糖尿病10年。昨天因高热，咳嗽，咳黄痰，突然感到极度口渴、畏食、恶心、呼吸加速，呼气有烂苹果味，晚上出现四肢厥冷、脉细速、血压下降，随即意识不清，紧急送医院。

27. 该患者可能出现了(　　)
A. 低血糖反应　　B. 糖尿病酮症酸中毒
C. 乳酸酸中毒　　D. 急性脑血管意外
E. 低血容量性休克

28. 应首先给予该患者的处理措施是(　　)
A. 静脉补充生理盐水
B. 静脉应用呼吸兴奋剂
C. 加大口服降糖药剂量
D. 静脉注射5%葡萄糖溶液
E. 静脉注射10%葡萄糖溶液

（29、30题共用题干）

29. 患者，女，26岁。妊娠7个月。孕期检查发现：尿糖(＋＋＋)，空腹血糖7.8mmol/L，餐后2h血糖16.7mmol/L，诊断为妊娠期糖尿病。该患者最适宜的治疗是(　　)
A. 单纯饮食控制治疗
B. 运动治疗
C. 综合生活方式干预治疗
D. 口服降糖药治疗
E. 胰岛素注射治疗

30. 治疗过程中，患者因情绪波动，出现极度口渴、畏食、恶心、呼吸加速，四肢厥冷、脉细速、血压下降，意识不清，呼气有烂苹果味，为酮症酸中毒，其特殊表现是(　　)
A. 四肢厥冷、脉细速
B. 恶心、呕吐
C. 极度口渴、厌食
D. 呼气有烂苹果味
E. 血压下降，意识不清

（31、32题共用题干）

患者，男，45岁。糖尿病5年，近来因血糖控制不住，自感心前区疼痛入院治疗。遵医嘱给予三餐前速效胰岛素、睡前长效胰岛素的“三短一长”治疗方案。

31. 某日夜间，患者突然感到心悸、出虚汗、全身无力，继而神志恍惚。值班护士首先判断患者可能发生了(　　)
A. 心绞痛　　B. 胰岛素过敏
C. 心律失常　　D. 低血糖反应
E. 高渗性昏迷先兆

32. 患者夜间突然感到心悸、出虚汗、全身无力，继而神志恍惚。此时应首先采取的措施是(　　)
A. 端坐位吸氧
B. 嘱患者立即进食甜食
C. 测血压
D. 测血糖，确认是否发生了低血糖
E. 找专人陪护患者

A_4型题

（33～36题共用题干）

患者，女，50岁，体态肥胖。近3个月饮水及尿量较多，半个月前因胆石症行胆囊切除术，术后伤口不能愈合。因甲状腺功能亢进症收入院治疗。昨日洗澡受凉出现高热、咳嗽，遵医嘱予以抗炎对症治疗。今晨突然出现烦躁不安、大汗淋漓、恶心、呕吐胃内容物2次，测体温39.2℃，脉搏140次/分，呼吸26次/分，血压130/90mmHg。

33. 为确诊是否为糖尿病，最主要的检查是(　　)
A. 空腹血糖测定　　B. 尿糖测定
C. OGTT　　D. 糖化血红蛋白测定
E. 糖化血浆清蛋白测定

34. 该患者经查血糖为15.5mmol/L(280mg/dl)，此时应采取的治疗方法是(　　)
A. 单纯饮食控制
B. 饮食控制＋磺脲类降糖药物
C. 饮食控制＋双胍类降糖药物
D. 饮食控制＋胰岛素治疗
E. 单纯胰岛素治疗

35. 患者近日出现清晨5～9时血糖、尿糖均增高，应该调整治疗为(　　)
A. 加大晚间胰岛素用量

B. 加大早晨胰岛素用量
C. 减少早晨胰岛素用量
D. 减少晚间胰岛素用量
E. 加大运动量

36. 患者因上呼吸道感染，体温39.2℃，食欲减退，恶心、呕吐、腹痛。护理体检：呼吸深大，可闻烂苹果味，皮肤干燥，烦躁和嗜睡交替。监测血糖21.5mmol/L，护士在协助医师进行抢救时，应除外的护理措施是（　　）
A. 迅速建立两条静脉通道
B. 给予低流量持续吸氧
C. 胰岛素应小剂量持续滴注
D. 抢救时将胰岛素加入5%葡萄糖盐液中
E. 监测电解质特别是血钾的改变

第7节　痛　风

一、概述　痛风是慢性嘌呤代谢紊乱和（或）尿酸排泄障碍所致的，以高尿酸血症、反复发作的痛风性关节炎、痛风石、关节畸形、间质性肾炎为特点的异质性代谢性疾病。有家族史，40岁以上男性多见，女性多在围绝经期后发病。

二、分类及病因

1. 原发性痛风
- （1）病因：多有家族遗传史，与肥胖、高血压、血脂异常、动脉粥样硬化、冠心病、糖尿病等关系密切。
- （2）机制
  - 1）尿酸排泄障碍：多数痛风由此导致，是引起高尿酸的主要因素。包括肾小球尿酸滤过减少、肾小管对尿酸的分泌下降和（或）重吸收增加、尿酸盐在泌尿系统结晶沉积等。
  - 2）尿酸生成过多：仅少数由此导致。嘌呤核苷酸代谢酶缺陷和（或）功能异常，引起嘌呤合成增加，导致尿酸水平升高。
  - 3）尿酸盐结晶在骨关节、肾脏和皮下组织沉积，导致痛风性关节炎、痛风肾和痛风石等。

2. 继发性痛风　由肾病、血液病、药物及高嘌呤食物等引起，本节不讨论。

三、临床表现

1. 无症状期　仅有血尿酸持续性或波动性增高，无临床表现。可长达数年甚至终身。

2. 急性关节炎期
- （1）急性关节炎为痛风的首发症状。多于春秋发病。
- （2）起病特点：多在午夜或清晨起病，多呈剧痛。数小时内受累关节红、肿、热、痛和功能障碍。
- （3）受累关节：单侧第一跖趾关节最常见，其余依次为踝、膝、腕、指、肘等。
- （4）病程：初次发作常呈自限性，数日内自行缓解，此时受累关节局部皮肤出现脱屑和瘙痒，为本病特有表现。
- （5）常见诱因：酗酒、过度疲劳、关节受伤、手术、感染、寒冷、摄入高蛋白和高嘌呤食物等。

3. 痛风石及慢性关节炎期
- （1）痛风石是痛风的特征性损害，是由尿酸盐沉积所致。
- （2）痛风石存在于任何关节、肌腱和关节周围组织，导致骨、软骨的破坏及其周围组织的纤维化和变形。表现出关节肿胀、僵硬及畸形，关节功能障碍。常以多关节及远端关节的损害为主。
- （3）痛风石多见于耳郭、跖趾指间和掌指处。
- （4）严重时痛风石突出隆起，该处皮肤发亮、菲薄、容易破溃，排出白色豆渣样尿酸盐结晶，瘘管周围呈慢性肉芽肿，虽不易愈合但甚少感染。

4. 肾病变期
- （1）痛风性肾病：是痛风特征性病理变化之一。可出现蛋白尿、夜尿增多，进而导致高血压、肾衰竭。
- （2）尿酸性肾结石：可出现肾绞痛、血尿等。

四、辅助检查

1. 尿酸
- （1）男性或围绝经期女性＞420μmol/L，绝经前女性＞350μmol/L可确定为高尿酸血症。
- （2）若限制嘌呤饮食5天后，每天尿酸排出量＞3.57mmol/L，提示尿酸生成增多。

2. 滑囊液检查　急性关节炎期行关节腔穿刺，抽取滑囊液，在旋光显微镜下可见白细胞内有针形尿酸盐结晶，为本病确诊依据。

3. 影像学检查　X线、CT、MRI、关节镜检查等有助于发现骨、关节的相关病变或结石影。

五、治疗要点

1. 治疗原则
   - (1)迅速终止急性发作，防止复发。
   - (2)控制高尿酸血症，预防尿酸盐沉积。
   - (3)防止尿酸结石形成及肾功能损害。

2. 急性关节炎期治疗
   - (1)首选秋水仙碱，为控制发作的特效药。具有消炎、止痛作用。
   - (2)非甾体抗炎药，如吲哚美辛、双氯芬酸、美洛昔康、塞来昔布等。
   - (3)上述两类药无效或有禁忌时可用糖皮质激素。

3. 发作间歇期和慢性期
   - (1)促进尿酸排泄：常用药物有苯溴马隆、丙磺舒等。
   - (2)抑制尿酸合成：常用药物为别嘌醇。
   - (3)其他：如保护肾功能、关节体疗、手术剔除较大痛风石。

六、护理诊断/问题

1. 疼痛：关节痛　与尿酸盐结晶、沉积在关节引起炎症反应有关。
2. 躯体活动障碍　与关节受累、关节畸形有关。
3. 知识缺乏：缺乏与痛风有关的饮食知识。

七、护理措施

1. 一般护理
   - (1)休息与活动
     - 1)急性期绝对卧床休息，抬高患肢，避免受累关节负重。
     - 2)病情控制后，鼓励患者适当活动，以不出现疲劳为度。
     - 3)肥胖者应减轻体重。
   - (2)饮食护理
     - 1)饮食原则：控制总热量、限制嘌呤食物、促进尿酸排出、调节饮食方式。
     - 2)严格控制总热量，尤其肥胖患者，总热量限制在1200～1500kcal/d，蛋白质控制在1g/(kg·d)，尽量避免进食蔗糖。
     - 3)避免高嘌呤和高蛋白食物，如动物内脏、鱼虾类、蛤蟹、肉类、菠菜、蘑菇、黄豆、豌豆、浓茶、酵母等。
     - 4)多食碱性食物，如牛奶、鸡蛋、马铃薯、各类蔬菜、柑橘类水果，以使尿液呈碱性，增加尿酸在尿液中的可溶性，促进尿酸排出。
     - 5)鼓励多饮水，液体摄入总量2500～3000ml/d，尿量2000ml/d以上，增加尿酸排泄。为防止尿液浓缩，在临睡前或夜间适量饮水。
     - 6)饮食宜清淡、易消化，忌辛辣和刺激性食物，禁酒。

2. 病情观察
   - (1)观察疼痛部位、性质及发作时间，受累关节有无红、肿、热和功能障碍。
   - (2)有无过度疲劳、寒冷、潮湿、紧张、饮酒、饱餐、脚扭伤等诱发因素。
   - (3)有无痛风石的体征，了解结石的部位及有无症状。
   - (4)观察患者体温变化，监测尿酸变化等。

3. 疼痛护理
   - (1)避免受累关节负重，在病床上安放支被架，以支托盖被，减少患部受压。
   - (2)疼痛缓解72h后方可恢复活动。
   - (3)手、腕或肘关节受累时，可用夹板固定制动，减轻疼痛。
   - (4)遵医嘱冰敷，或25%硫酸镁湿敷，消除关节肿胀和疼痛。

4. 用药护理
   - (1)秋水仙碱，应尽早使用，口服为主。一般口服后6～12h内症状减轻，24～48h内90%患者症状可缓解。
   - (2)苯溴马隆、丙磺舒等促进尿酸排泄，服药时应多饮水，可同时服碳酸氢钠，以碱化尿液，使尿酸不易在尿中形成结晶。

4. 用药护理
- (3)非甾体抗炎药，如吲哚美辛、塞来昔布等，禁止同时服两种以上此类药，症状消退后减量。
- (4)别嘌醇，抑制尿酸合成。不良反应有皮疹、发热、胃肠道反应、肝损害、骨髓抑制等。肾功能不全者遵医嘱剂量减半。
- (5)糖皮质激素：观察疗效，注意"反跳"现象。同时口服秋水仙碱，可防止"反跳"现象。

5. 心理护理
- (1)因疼痛影响进食和睡眠，患者思想负担重，应宣教痛风相关知识，说明饮食与疾病的关系、处理高尿酸血症的方法，帮助患者树立信心。
- (2)鼓励家属情感支持，鼓励患者从事力所能及的工作。

八、健康指导

1. 疾病知识指导
- (1)告知诱因和治疗方法。
- (2)指导定期自我检查有无痛风石等。
- (3)定期复查血尿酸水平，病情变化时及时就诊。

2. 生活指导
- (1)劳逸结合、生活规律，保证充足睡眠。
- (2)按照饮食护理原则安排膳食。
- (3)肥胖者减轻体重。

3. 运动指导
- (1)适度运动，掌握保护关节的技巧和注意事项。
- (2)运动后疼痛超过1～2h，应暂停此项运动。使用大肌群负重，如能用肩部负重者不用手提，能用手臂者不要用手指。
- (3)交替完成轻、重不同的工作，不要长时间持续进行重体力工作。
- (4)经常改变姿势，保持受累关节舒适，若有局部温热和肿胀，尽可能避免其活动。

要点回顾

1. 痛风的首发症状、诊断痛风的主要指标。
2. 治疗痛风性急性关节炎的特效药、促进尿酸排泄的药以及抑制尿酸合成的药分别是什么？
3. 痛风性急性关节炎的主要表现。
4. 痛风患者的饮食护理。

模拟试题栏——识破命题思路，提升应试能力

一、专业实务

A_1型题

1. 痛风发生的关键原因是(　　)
   A. 高尿酸血症　　B. 高脂血症
   C. 类风湿关节炎　　D. 长期用别嘌醇、丙磺舒药
   E. 长期吃柑橘等水果

二、实践能力

A_1型题

2. 控制痛风急性发作的首选药是(　　)
   A. 吲哚美辛　　B. 糖皮质激素
   C. 秋水仙碱　　D. 别嘌醇
   E. 丙磺舒

A_2型题

3. 患者，男，45岁。痛风病史8年。该患者不需要加以限制的食物有(　　)
   A. 豆腐、蘑菇　　B. 土豆、鸡汤
   C. 红酒、牛排　　D. 鸡肝、米饭
   E. 水、空心菜

（范亚平）

第8章 风湿性疾病患者的护理

考点提纲栏——提炼教材精华，突显高频考点

第1节 常见症状护理

一、关节疼痛和肿胀　关节疼痛和肿胀是关节受累常见的首发症状，也是风湿病患者就诊的主要原因。多为关节腔积液或滑膜肥厚所致，是滑膜炎或周围组织炎的体征。

（一）护理评估

1. 健康史
   - （1）询问首次发病时间、特点及发病年龄。
   - （2）有无相关诱发因素，如寒冷、潮湿、日光、感染、药物等。
   - （3）发病后是否影响正常生活。
   - （4）询问既往有无特殊用药，如异烟肼、甲基多巴等。

2. 身体评估
   - （1）关节肿痛特点
     - 1）类风湿关节炎：常累及腕、掌指、近端指间关节等小关节，呈对称性分布，呈持续性疼痛。
     - 2）系统性红斑狼疮：常侵犯四肢关节，以指、腕、膝关节常见，呈对称性多关节炎，疼痛、肿胀，日晒加重。
     - 3）强直性脊柱炎：以骶髂关节、髋关节、膝关节、踝关节受累最为常见，多为不对称性，呈持续性疼痛。
     - 4）风湿性关节痛：多累及膝、髋、踝等大关节，呈游走性。
     - 5）痛风：常累及单侧第一跖趾关节，疼痛较固定、剧烈。
   - （2）评估要点
     - 1）评估关节和脊柱有无疼痛、肿胀、局部发热、活动及功能受限程度、关节畸形状态等。
     - 2）了解疼痛程度，是缓慢还是急骤发作，游走性还是固定疼痛，与活动是否相关。
     - 3）受累部位是大关节还是小关节，是多关节还是单关节，有无晨僵，如何缓解。
     - 4）伴随症状及体征，如乏力、长期低热、皮肤日光过敏等。

3. 心理社会评估
   - （1）因反复持续的关节疼痛、肿胀，病程长且无特效的治疗手段，患者会出现失望、信心不足、焦虑、抑郁，应帮助开导。
   - （2）了解家属对患者的治疗支持程度。

4. 辅助检查　关节X线检查、自身抗体测定、滑液检查等。

（二）护理诊断/问题

1. 慢性疼痛　与关节的炎性反应有关。
2. 焦虑　与疼痛反复发作、病情迁延不愈有关。

（三）护理措施

1. 一般护理
   - （1）急性期关节肿胀，应卧床休息，减少活动。
   - （2）采取舒适体位，保持患侧关节功能位，保证患侧的血液循环。
   - （3）必要时可用石膏托、小夹板固定患侧，避免疼痛部位受压。
   - （4）注意保暖，协助日常生活护理。

2. 疼痛护理
   - （1）疼痛轻者：非药物止痛为主，如松弛术、物理疗法、中医按摩等以分散注意力。
   - （2）疼痛重者：遵医嘱药物止痛。常用非甾体抗炎药，如布洛芬、阿司匹林等。注意观察疗效和不良反应。

3. 心理护理
- (1)及时了解和鼓励患者说出内心感受,增进沟通,帮助患者树立信心。
- (2)教会患者及家属缓解疼痛的方法,如放松训练、音乐疗法等。
- (3)鼓励家属理解、支持和关心患者,予以情感支持。

4. 健康指导
- (1)帮助患者认识疼痛是一种应激状态,应采取积极的态度。
- (2)避免长期使用止痛药产生耐受性、依赖性和成瘾性。
- (3)指导患者采取心理、行为疗法缓解疼痛。

二、皮肤受损　风湿性疾病常见的皮肤损害有皮疹、红斑、水肿、溃疡和皮下结节等,多由血管炎性反应引起。部分患者因寒冷、情绪激动等引起肢端和暴露部位皮肤苍白继而青紫、发红,并伴局部发冷、疼痛和感觉异常等表现,称雷诺现象。

(一)护理评估

1. 健康史
- (1)评估皮肤损害的开始时间、演变过程。
- (2)评估有无光过敏、口眼干燥、胸痛等伴随症状。
- (3)如有雷诺现象,注意评估其诱因、发作频率、范围和持续时间等。

2. 身体状况
- (1)评估生命体征。
- (2)评估皮损的形态、大小及分布。
  - 1)系统性红斑狼疮患者最具特征性的皮肤损害是面部蝶形红斑。
  - 2)类风湿关节炎患者可出现皮下结节,多在肘鹰嘴附近以及枕、跟腱等关节隆突部及受压部位的皮下,结节呈对称分布,大小不一、质硬无压痛。
  - 3)风湿热患者可出现淡红色、中央苍白、环形的红斑,多分布在躯干、肢体的近端,时隐时现,大小不一,压之褪色,不痒。
- (3)评估肢体末梢的颜色和温度,有无甲床瘀斑或肢体、口腔等部位的溃疡。

3. 辅助检查　免疫学检查、皮肤狼疮带试验、肌活检等。

(二)护理诊断/问题　皮肤完整性受损　与血管炎性反应和免疫抑制剂的应用有关。

(三)护理措施

1. 一般护理
- (1)急性期卧床休息,减少活动。
- (2)注意保暖,协助日常生活护理。
- (3)高蛋白、高维生素易消化的饮食,提供组织修复的需要。

2. 病情观察　观察肢体末梢的颜色及温度,有无发冷和感觉异常等。

3. 皮肤护理
- (1)注意避免阳光和紫外线照射,禁忌日光浴。
- (2)避免接触刺激性物品:碱性肥皂、化妆品、染发等。
- (3)避免服用诱发的药物:普鲁卡因胺、肼屈嗪等。
- (4)慢性病,注意正确使用便器等用物,避免皮肤压疮。

4. 用药护理
- (1)非甾体抗炎药:久服可出现胃肠道反应,应在饭后服。
- (2)糖皮质激素:常见不良反应为满月脸、水牛背、消化性溃疡、无菌性骨坏死。
- (3)免疫抑制剂:不良反应是白细胞减少、胃肠道反应、出血性膀胱炎等。

三、关节僵硬与活动受限　关节僵硬与活动受限是指患者晨起或患者没有活动的一段静止时间内,当准备活动时出现的一种关节局部不适、不灵活感,又称为晨僵。轻度的关节僵硬在活动后可减轻或消失,重者需1h至数小时才能缓解。

(一)护理评估

1. 健康史
- (1)询问患者首次发病时间、特点及发病年龄。
- (2)有无相关诱发因素,如饮食、潮湿、寒冷等。
- (3)发病后是否能从事社会工作,有无自理能力受限等。

2. 身体评估
- (1)关节僵硬与活动受限特点
  - 1)典型类风湿关节炎者,晨僵可持续数小时。
  - 2)其他病因所致的关节炎则持续时间较短,如系统性红斑狼疮等。

2\. 身体评估 (2)评估要点
1)评估关节僵硬与活动受限发生的时间、部位、持续时间、缓解方式，关节僵硬与活动的关系，活动受限是突发的还是渐进的。
2)评估僵硬关节的分布，活动受限的程度，有无畸形和功能障碍，僵硬对患者生活的影响，患者以前僵硬的减轻措施是否有效。
3)评估患者皮肤的完整性，耳郭、肩胛、肘、骶骨等骨突处有无发红和组织局部缺血。
4)评估有无血栓性静脉炎、肢体发红、局部肿胀、温度升高、腓肠肌痛等。

3\. 心理社会评估
(1)因患者不能活动或活动受限，患者容易产生紧张、恐惧等不良心理。
(2)了解家属对患者治疗的支持程度。

4\. 辅助检查 必要时进行关节影像学或关节镜检查，可了解关节损害程度。自身抗体测定、肌活检等对病因诊断有帮助。

(二)护理诊断/问题 躯体移动障碍 与关节疼痛、僵硬及关节、肌肉功能障碍等有关。

(三)护理措施

1\. 一般护理
(1)急性期关节肿痛，嘱患者适当限制活动，夜间睡眠时患侧关节保暖。缓解期鼓励患者坚持每天定时进行被动和主动的全关节活动锻炼，并逐步从主动的全关节活动锻炼过渡到功能性的活动，以恢复关节功能，加强肌肉的力量与耐力。活动量以能够忍受为限度。
(2)活动前先进行理疗可改善局部血液循环，使肌肉松弛，并有止痛效果，有利于锻炼。理疗方法有热水袋热敷、红外线、激光、推拿、按摩等。
(3)根据患者活动受限的程度，协助患者洗漱、进食、大小便等，将常用物品放在患者健侧手容易触及的地方，鼓励患者使用健侧手臂从事自我照顾的活动，尽可能帮助患者恢复生活自理能力。

2\. 病情观察及预防并发症
(1)观察出入量和营养状况，注意有无摄入量不足或负氮平衡。
(2)严密观察患病肢体的情况，并做肢体按摩，防止肌肉萎缩。
(3)卧床患者应鼓励有效咳嗽和深呼吸，以防止肺部感染。
(4)加强保护措施，尤其患者活动初期应有人陪伴，防止受伤。
(5)保持肢体功能位，如用枕头、沙袋或夹板保持足背屈曲以防止足下垂。
(6)协助患者定时翻身、适当使用气圈、气垫等抗压力器材，以预防压疮。
(7)采取预防便秘的措施，如保证充分的液体入量，多摄入富含纤维素的食物、多活动，必要时给予缓泻剂。

3\. 心理护理
(1)及时了解和鼓励患者说出内心感受，增进沟通，帮助患者树立信心。
(2)鼓励家属理解、支持和关心患者，予以情感支持。

4\. 健康指导
(1)指导并帮助关节畸形患者使用辅助工具，如拐杖、助行器、轮椅等，使患者既能避免长时间不活动而致关节僵硬，影响功能，又能在活动时掌握安全措施，避免损伤。
(2)告知患者及家属，功能训练是促进功能康复的关键，但要根据病情变化调整方法。
(3)指导患者及家属注意关节部位的保暖，并运用理疗保护关节。

要点回顾 类风湿关节炎与系统性红斑狼疮关节肿痛分别有什么特点？

模拟试题栏——识破命题思路，提升应试能力

一、专业实务

A_1型题

1\. 风湿性疾病是指(　　)
A. 累及关节及周围软组织的一类疾病
B. 嗜碱粒细胞增多的疾病
C. 病毒感染的疾病
D. 血尿酸增高的疾病
E. 过敏疾病

2\. 下列哪项不是风湿性疾病的共同特点(　　)
A. 关节畸形
B. 慢性起病
C. 呈发作与缓解相交替的慢性病程
D. 临床表现个体差异大
E. 治疗效果有较大的个体差异

二、实践能力

A₁型题

3. 晨僵在哪类病因所致关节炎中表现较为突出(　　)
A. 类风湿关节炎　B. 强直性脊柱炎
C. 系统性红斑狼疮　D. 淀粉样变
E. 风湿性关节炎

4. 类风湿关节炎关节疼痛肿胀特点正确的是(　　)
A. 多为不对称性
B. 常累及腕、掌指、近端指间关节
C. 第一跖趾关节疼痛剧烈
D. 多累及膝、髋、踝等大关节
E. 关节疼痛多为游走性

5. 风湿性疾病关节表现下列哪项不常见(　　)
A. 晨僵
B. 关节肿胀
C. 膝关节不能完全伸直
D. 手的掌指关节有桡侧偏斜
E. 关节压痛

第 2 节　系统性红斑狼疮

一、概述　系统性红斑狼疮(SLE)是一种累及全身多系统的自身免疫性疾病。以年轻女性好发，典型症状是面部蝶形红斑，并伴有多脏器的受累。

二、病因　病因尚不清，目前认为与遗传、性激素、环境等有关。

三、发病机制　本病发病可能是具有遗传素质的人，在多种致病因素(感染、药物、阳光中紫外线等)作用下产生多种自身抗体(其中以抗核抗体为重)，引起自身组织发生免疫损伤所致。

四、临床表现

1. 发热　无一定热型，以低、中度热为常见。
2. 皮肤黏膜损害　常见于暴露部位出现对称的皮疹，典型者在双面颊和鼻梁部有蝶形红斑。活动期患者有脱发、口腔溃疡。
3. 关节与肌肉疼痛　关节肿痛常为首发症状，出现在指、腕、膝关节，较少出现关节畸形，肌痛见于50%患者，有时出现肌炎，但很少引起肌肉萎缩。
4. 脏器损害
   - (1)肾损害：几乎所有SLE患者均有肾损害，最终发展至尿毒症为死亡主要原因。
   - (2)部分患者有心、肺、消化系统、血液系统、神经系统受累，中枢神经出现损害常预示病变活动和病情危重。

五、辅助检查

1. 血液检查　血沉增快，部分患者有轻、中度贫血及血小板和白细胞减少。
2. 免疫学检查
   - (1)抗核抗体(ANA)：阳性率高但特异性不高。
   - (2)抗Sm抗体：SLE的标志抗体。
   - (3)抗双链DNA抗体：对确诊SLE和判断狼疮的活动性参考价值大。
   - (4)补体CH_{50}、C_3、C_4：降低，提示狼疮活动。

六、治疗要点

1. 一般治疗(见护理措施)
2. 药物治疗
   - (1)糖皮质激素：是目前治疗SLE的首选药，一般选用泼尼松、甲泼尼龙。
   - (2)非甾体抗炎药：常用的有阿司匹林、吲哚美辛、布洛芬等。
   - (3)免疫抑制剂：一般不单独使用。加用免疫抑制剂有利于更好地控制SLE活动，减少SLE暴发以及减少激素的剂量。常用的有环磷酰胺、硫唑嘌呤。
   - (4)抗疟药：主要治疗盘状狼疮，常用磷酸氯喹。

七、护理诊断/问题

1. 皮肤完整性受损　与疾病所致的血管炎性反应等因素有关。
2. 疼痛　与自身免疫反应有关。
3. 有感染的危险　与免疫功能紊乱、应用激素和免疫抑制剂有关。
4. 焦虑　与病情反复发作、面容毁损及多脏器功能损害有关。
5. 知识缺乏：缺乏相关疾病的自我护理知识。
6. 潜在并发症：慢性肾衰竭等。

八、护理措施

1. 一般护理
   - (1)饮食护理：高蛋白、高维生素易消化的饮食。忌食：芹菜、香菜、无花果、烟熏食品、蘑菇和辛辣食物。戒烟和禁饮咖啡。
   - (2)保持口腔清洁，预防感染：口腔黏膜破损时，漱口后用中药冰硼散或锡类散涂敷溃疡部；细菌性感染用1∶5000呋喃西林溶液漱口，真菌感染用1%~4%碳酸氢钠溶液漱口。
2. 病情观察　观察皮肤黏膜情况，观察受累关节疼痛的性质和程度等。
3. 对症护理
   - (1)缓解关节肌肉疼痛：急性期及疾病活动期卧床休息，采取舒适体位，使关节处于功能位，不要把膝部支起，适当热敷或理疗，使用床上支架支起盖被，避免下肢受压。指导患者掌握放松技巧。
   - (2)皮肤护理
     - 1)避免阳光和紫外线照射，禁忌日光浴。
     - 2)皮损处用清水冲洗，红斑处用30℃左右温水湿敷，每日3次，每次30min，忌用碱性肥皂。
     - 3)避免用化妆品及化学药品。避免染发、卷发及用发胶。
     - 4)脱发患者减少洗头次数，每周用温水洗头2次，边洗边按摩。
4. 药物护理
   - (1)激素类药物：勿擅自停药或减量，以免造成病情"反跳"。
   - (2)非甾体抗炎药：宜饭后服。
   - (3)抗疟药：可引起视网膜退行性病变，应定期查眼底。
5. 心理护理

九、健康教育

1. 介绍本病相关知识，帮助患者树立信心。
2. 指导患者避免诱因。
3. 指导按医嘱用药，避免使用诱发SLE的药物，如普鲁卡因胺、青霉胺和异烟肼等。
4. 定期复查，不适随诊。

锦囊妙"记"

免疫损害多器官，发热皮损蝶形斑，
不能化妆暴日光，关节肿痛肾损伤，
激素首选泼尼松，芹菜香菜食不中，
皮损护理碱忌用，清水冲洗温水敷。

要点回顾

1. 系统性红斑狼疮主要的临床表现有哪些？
2. 系统性红斑狼疮患者的皮肤护理有哪些？

模拟试题栏——识破命题思路，提升应试能力

一、专业实务

A_1型题

1. 系统性红斑狼疮（SLE）患者会产生多种自身抗体，其中尤为重要的是(　　)
   A. 抗单链DNA抗体　B. 抗双链DNA抗体
   C. 抗双链RNA抗体　D. 抗Sm抗体
   E. 抗核抗体（ANA）

A_2型题

2. 患者，女，20岁。面部有蝶形红斑，关节疼痛明显，诊断为系统性红斑狼疮，其皮肤红斑主要是什么原因造成的(　　)
   A. 抗生素不正当使用　B. 长期使用免疫抑制剂
   C. 免疫复合物沉积　D. 青春痤疮
   E. 皮肤过敏
3. 患者，女，34岁。因系统性红斑狼疮入院，使用大剂量甲泼尼龙冲击治疗。用药期间，护士应特别注意观察和预防的是(　　)
   A. 继发感染　B. 骨质疏松
   C. 消化道出血　D. 脱发
   E. 骨髓抑制
4. 患者，女，36岁。因系统性红斑狼疮入院。用药治疗过程中出现胃溃疡发作，考虑可能与下列哪种药物

的不良反应有关(　　)

A. 环磷酰胺　　B. 泼尼松

C. 羟氯喹　　D. 雷公藤总苷

E. 磷酸氯喹

A_3型题

（5、6题共用题干）

患者，女，20岁。面部有蝶形红斑，关节疼痛明显，诊断为系统性红斑狼疮。

5. 护士嘱其避免日光照射，外出穿长袖衣裤，用伞遮阳。原因是(　　)

A. 紫外线可致雌激素作用增强

B. 紫外线直接损害骨髓

C. 紫外线直接破坏细胞

D. 紫外线加重关节滑膜炎

E. 紫外线可增加光的敏感性

6. 实验室检查Hb 75g/L，该病的贫血属于(　　)

A. 正色素贫血　　B. 小细胞低色素贫血

C. 小细胞正色素贫血　　D. 大细胞低色素贫血

E. 大细胞正色素贫血

二、实践能力

A_1型题

7. 系统性红斑狼疮（SLE）患者死亡的主要原因是(　　)

A. 发热　　B. 皮肤黏膜损害

C. 关节疼痛　　D. 肾衰竭

E. 上消化道出血

8. 系统性红斑狼疮（SLE）患者的常见首发症状是(　　)

A. 发热　　B. 蝶形红斑

C. 关节肿痛　　D. 不同程度水肿

E. 高血压

9. 对系统性红斑狼疮患者进行健康指导，以下不正确的是(　　)

A. 常用清水清洗　　B. 进行日光浴

C. 不使用化妆品　　D. 不要直接照射阳光

E. 不用碱性肥皂

A_2型题

10. 患者，女，30岁。四肢关节疼痛6个月，近3个月出现对称性面颊部红斑，反复发作口腔溃疡，诊断为系统性红斑狼疮，以下护理措施不合适的是(　　)

A. 避免辛辣刺激性食物

B. 坚持饭后漱口

C. 少量多餐

D. 优质高蛋白饮食

E. 可以进食无花果、芹菜等食物

11. 患者，女，34岁。因系统性红斑狼疮入院，面部出现明显蝶形红斑。对该患者进行健康指导时，错误的是(　　)

A. 用清水洗脸　　B. 不用碱性肥皂

C. 禁忌日光浴　　D. 可适当使用化妆品

E. 坚持用消毒液漱口

12. 患者，女，32岁。不规则发热伴大小关节疼痛1月余。查体：面部红斑，口腔、鼻腔有溃疡，右膝及左踝关节轻度红肿，有压痛，但无畸形，拟诊为系统性红斑狼疮（SLE），该患者进一步实验室检查，还可能出现以下结果，其中不包括(　　)

A. 血小板减少　　B. 红细胞增多

C. 抗Sm抗体　　D. 补体C_3降低

E. 抗双链DNA抗体

13. 患者，女，26岁。全身关节痛，面部有蝶形红斑，实验室检查：血液抗Sm抗体（＋），确诊为系统性红斑狼疮，近期有脱发现象，对于脱发护理不正确的是(　　)

A. 每日洗头2次

B. 鼓励患者采用适当方法遮盖脱发

C. 避免染发、烫发

D. 洗头时按摩头部

E. 减少洗头次数

14. 患者，女，26岁。四肢无力、双下肢水肿及皮下出血点3个月，查尿蛋白（＋＋），红细胞（＋＋），ANA 1∶320，PLT 61×10^9/L，有光过敏。最可能的诊断是(　　)

A. 系统性红斑狼疮　　B. 慢性肾小球肾炎

C. 急性肾小球肾炎　　D. 多发性肌炎

E. 过敏性紫癜

A_3型题

（15～17题共用题干）

患者，女，35岁。面部有蝶形红斑，被诊断为系统性红斑狼疮15年。近日体温升高，关节红肿疼痛明显，出现蛋白尿、高血压和不同程度水肿，入院治疗。

15. 此患者可能已累及(　　)

A. 关节　　B. 心脏

C. 肺　　D. 肾

E. 膀胱

16. 此患者下列处理不妥的是(　　)

A. 维持激素治疗　　B. 安排在背阳的病室

C. 加强锻炼　　D. 禁用异烟肼

E. 用清水洗脸

17. 因害怕服用激素致体形改变而拒绝用药。她目前应主要解决的护理问题是(　　)

A. 预感性悲哀　B. 药物副作用　E. 战胜疾病信心不足
C. 皮肤完整性受损　D. 知识缺乏

第3节　类风湿关节炎

一、概述　类风湿关节炎（RA）是一种以累及周围多关节为主的多系统、慢性炎症的自身免疫性疾病。女性多见。

二、病因　病因尚无定论，可能与遗传、感染等因素有关。

三、发病机制

1. 尚未完全明确。
2. 某些遗传背景的人，在环境及内分泌等因素影响下，经入侵抗原刺激后产生免疫反应，形成免疫复合物，引起免疫紊乱而发生。
3. 基本病理改变为滑膜炎和血管炎。

四、临床表现

1. 全身表现　起病缓慢，在明显的关节症状前出现乏力、全身不适、发热、食欲缺乏、手足发冷等全身症状。

2. 关节症状　慢性、多发性、对称性、反复发作的四肢小关节炎。
   - （1）晨僵：病变的关节在静止不动后可出现半小时甚至更长时间的僵硬，活动受限，适度活动后逐渐减轻，尤以晨起时最明显，称为晨僵。晨僵的程度和持续时间可作为判断病情活动度的指标。
   - （2）关节疼痛和肿胀：最早出现的关节症状。最常出现在腕、掌指、近端指间关节等小关节；多呈对称性、持续性。
   - （3）关节畸形及功能障碍：多见于较晚期患者。急性发作期出现梭状指。病变后期形成特异性的尺侧偏向、天鹅颈样畸形等，关节活动障碍。

3. 关节外表现
   - （1）类风湿结节：是本病较特异的皮肤表现，无压痛，呈对称分布。其存在表示本病的活动。
   - （2）肺、心、胃肠、肾及神经系统等均可出现受损表现。

五、辅助检查

1. 血液检查　轻、中度贫血；血沉增快是活动性指标。
2. 免疫学检查　类风湿因子（RF）在80%患者中呈阳性，其滴度与本病活动性和严重性成正比。
3. X线检查　以手指和腕关节的X线片最有价值。

六、治疗要点

1. 非甾体抗炎药　可改善症状，但不能控制病情。常用的有阿司匹林（乙酰水杨酸）、吲哚美辛、布洛芬。
2. 慢作用抗风湿药　可改善症状，阻止关节结构破坏。常用的有甲氨蝶呤（MTX）、雷公藤、青霉胺、硫唑嘌呤、环磷酰胺等。
3. 糖皮质激素　常用泼尼松，适用于有关节外症状者。

七、护理诊断/问题

1. 疼痛　与关节炎性反应有关。
2. 自理缺陷　与关节疼痛、功能障碍有关。
3. 预感性悲哀　与关节功能丧失影响生活质量等有关。
4. 个人应对无效　与自理缺陷、疾病迁延等有关。

八、护理措施

1. 一般护理　急性活动期，卧床休息，但不宜绝对卧床。限制受累关节活动，保持功能位，如膝下放一平枕，使膝关节保持伸直位；足下放护足板，避免垂足。症状基本控制后，鼓励患者及早下床活动。活动强度应以患者能耐受为度。

2. 病情观察　主要观察关节疼痛的部位、性质，关节肿胀和活动受限的程度，晨僵的持续时间及其发作前驱症状和伴随症状。

3. 疼痛护理
   - （1）关节肿胀、疼痛剧烈时，遵医嘱给予消炎止痛剂。
   - （2）每日清晨起床时可进行15min温水浴或用热水泡手。

4. 药物护理 用药时间长，药物不良反应多，应指导患者按照医嘱服药。

5. 心理护理

九、健康指导

1. 介绍疾病相关知识，指导患者在疾病缓解期有计划地进行功能锻炼。
2. 避免诱因。
3. 按医嘱用药。
4. 病情变化，及时就诊。

锦妙囊"记"

类风湿关节炎

指指关节梭状形，关节畸形尺侧偏，

晨僵结节较特异，疼痛卧床不绝对。

要点回顾 类风湿关节炎主要的临床表现有哪些？

模拟试题栏——识破命题思路，提升应试能力

一、专业实务

A_1型题

1. 对类风湿关节炎关节病变分期最重要的辅助检查是(　　)
   A. 血液检查　B. 免疫学检查
   C. 关节滑液检查　D. 关节X线检查
   E. B超检查
2. 类风湿关节炎滑膜炎症的活动性指标是(　　)
   A. 血沉增快　B. C反应蛋白增高
   C. 类风湿因子阳性　D. 外周血白细胞增多
   E. 抗Sm抗体阳性

A_2型题

3. 患者，女，38岁。确诊为类风湿关节炎4年，下列对类风湿关节炎的描述不正确的是(　　)
   A. 基本病变是滑膜炎
   B. 不引起脏器损害
   C. 有皮下结节提示病情有活动
   D. 类风湿因子为阳性
   E. 发病与自身免疫有关
4. 患者，男，57岁。因关节疼痛需每日红外线照射一次，在照射过程中患者皮肤呈现紫红色，此时护士应该(　　)
   A. 降低温度，继续照射
   B. 立即停止照射，涂抹凡士林保护皮肤
   C. 停止照射，改用热敷
   D. 停止照射，改用冷敷
   E. 正常现象，继续照射

A_3型题

（5、6题共用题干）

患者，女，38岁。确诊为类风湿关节炎4年，因关节疼痛，医师医嘱：阿司匹林2g，tid，po。

5. 在服用阿司匹林时，护士嘱其饭后服用的目的是(　　)
   A. 避免尿少时析出结晶
   B. 提高药物的疗效
   C. 降低药物的毒性
   D. 减少对肝脏的损害
   E. 减少对消化道的刺激
6. 类风湿关节炎患者的特点是(　　)
   A. 主要侵犯大关节　B. 全身游走性疼痛
   C. 属于单系统性疾病　D. 关节病变呈对称性改变
   E. 发病者男女之比为2∶1

（7～9题共用题干）

患者，女，32岁。对称性全身小关节肿痛反复发作5年，有晨僵，热水浸泡后减轻。辅助检查：类风湿因子阳性。拟诊为类风湿关节炎。

7. 类风湿关节炎的基本病理改变是(　　)
   A. 软组织炎　B. 肌炎
   C. 骨膜炎　D. 滑膜炎
   E. 肌腱炎
8. 关节病变最常出现的部位是(　　)
   A. 肩关节　B. 膝关节
   C. 肘关节　D. 踝关节
   E. 腕、掌关节近端指关节

9. 后期发现患者腕部及踝部出现皮下结节，提示(　　)
A. 出现并发症　B. 病情减轻
C. 已累及内脏　D. 癌变
E. 病情活动

二、实践能力

A_1型题

10. 类风湿关节炎患者在缓解期鼓励进行关节功能锻炼的目的在于(　　)
A. 避免肌肉萎缩、关节失用
B. 保持关节功能位
C. 延缓关节破坏
D. 减少晨僵发生
E. 防止疾病活动

11. 类风湿关节炎患者最早出现的关节表现是(　　)
A. 关节疼痛　B. 关节肿胀
C. 关节畸形　D. 发热
E. 咳嗽

A_2型题

12. 患者，女，38岁。确诊为类风湿关节炎半年，在为预防类风湿关节炎患者发生晨僵而采取的护理措施中，不正确的是(　　)
A. 鼓励多卧床休息
B. 避免长时间不活动关节
C. 晨起后用温水泡僵硬的关节15min
D. 遵医嘱服用抗炎药
E. 睡眠时使用弹力手套保暖

13. 患者，女，38岁。确诊为类风湿关节炎半年，类风湿关节炎活动期最常见的临床变现是(　　)
A. 晨僵　B. 指关节畸形
C. 皮肤出现浅表结节　D. 皮肤有大片出血点
E. 贫血

14. 患者，女，45岁。患类风湿关节炎6年，双侧腕、指关节肿胀畸形，为保持关节的功能，正确的做法是(　　)
A. 腕关节背伸、指关节背伸
B. 腕关节背伸、指关节掌屈
C. 腕关节掌屈、指关节侧屈
D. 腕关节掌屈、指关节背伸
E. 腕关节侧屈、指关节掌屈

15. 患者，女，33岁。诊断为类风湿关节炎3年，对称性全身小关节肿痛反复发作，有晨僵，热水浸泡后减轻。近来发现患者腕部及踝部出现皮下结节，提示(　　)
A. 出现并发症　B. 病情活动
C. 已累及内脏　D. 癌变
E. 病情减轻

16. 患者，女，33岁。患类风湿关节炎3年，该患者最可能被侵犯的关节是(　　)
A. 双手腕关节　B. 双腿踝关节
C. 双腿膝关节　D. 双手掌指关节远端
E. 颞颌关节

17. 患者，女，50岁。双手腕、掌指、肘关节疼痛、肿胀、时轻时重，病程约5年，诊断为类风湿关节炎。患者病情缓解后，最主要的护理措施是(　　)
A. 多休息　B. 关节注意制动
C. 注意保暖　D. 温水泡关节
E. 指导患者进行功能锻炼

18. 某类风湿关节炎患者，有不规则低热，关节肿痛及晨僵，对其护理措施不包括(　　)
A. 观察关节疼痛的部位、性质及晨僵的持续时间
B. 卧床休息，限制受累关节活动
C. 疼痛剧烈时，常规给患者应用泼尼松
D. 每日清晨起床时进行15min温水泡手
E. 指导患者不可随意加、减药量，或者停药

A_3/A_4型题

（19～22题共用题干）

患者，女，35岁。诊断为类风湿关节炎5年，对称性全身小关节肿痛反复发作，有晨僵，热水浸泡后减轻。

19. 治疗类风湿关节炎疼痛选用(　　)
A. 哌替啶　B. 阿司匹林
C. 山莨菪碱　D. 吗啡
E. 对乙酰氨基酚

20. 类风湿关节炎患者服阿司匹林后出现黑便，提示(　　)
A. 食管静脉曲张破裂出血
B. 急性胃黏膜病变出血
C. 胃溃疡出血
D. 反流性食管炎出血
E. 应激性溃疡出血

21. 关节病变进展时以下哪项护理不妥(　　)
A. 保持关节功能位　B. 按摩关节
C. 热水浸泡　D. 红外线理疗
E. 关节完全制动

22. 天气变冷时，对该患者正确的健康指导是(　　)
A. 睡前戴弹力手套　B. 加大手关节的活动量
C. 保持手关节伸展　D. 加大手关节的活动范围
E. 晨起冷敷手关节

（李　春）

第9章 神经系统疾病患者的护理

考点提纲栏——提炼教材精华,突显高频考点

第1节 常见症状护理

一、头痛　头痛是指眉以上至下枕部之间(包括额部、顶部、颞部和枕部)的疼痛。颅内的血管、神经和脑膜,以及颅外的骨膜、血管、头皮、颈肌、韧带等结构受到挤压、牵拉、移位、炎症损害、血管的扩张和痉挛、肌肉的紧张性收缩等均可引起头痛。此外,全身性疾病和神经症也可以导致头痛。

1. 护理评估
   - (1)健康史:评估时应详细询问头痛的部位、性质和程度,头痛的规律如起病的缓急、发作的频率、诱发因素、伴随症状;同时注意询问患者的情绪、睡眠、职业情况以及服药史、头部外伤史、中毒史和家族史。
   - (2)身体评估
     - 1)偏头痛:由颅内外血管舒缩障碍引起,多为一侧颞部搏动性头痛,伴恶心、呕吐,反复发作。头痛发作前先有视觉症状,表现为视物模糊、眼前闪光、暗点等。在暗处休息、睡眠或服用止痛药后可缓解。
     - 2)高颅压性头痛:常为持续性整个头部胀痛,阵发性加剧,伴有喷射状呕吐和视力障碍。
     - 3)颅外局部因素所致头痛:①眼源性头痛,常位于眼眶周围及前额;②耳源性头痛,多表现为单侧颞部持续性或搏动性疼痛,常伴有乳突压痛;③鼻源性头痛常位于前额,多伴有发热、鼻腔脓性分泌物等。
     - 4)紧张性头痛:无固定部位,多表现为持续性闷痛、胀痛,多伴有心悸、失眠、多梦、紧张等症状。

2. 护理诊断/问题　疼痛:头痛　与颅内外血管舒缩功能障碍或颅内占位性病变等因素有关。

3. 护理措施
   - (1)一般护理:头痛剧烈的患者卧床休息,保持环境安静、舒适,光线柔和。告知可能诱发或加重头痛的因素,如紧张、月经来潮、饮酒等。
   - (2)病情观察:观察患者的情绪、表情、生命体征、意识状态、瞳孔变化、头部外伤情况等,若头痛伴有呕吐、视力下降、神志变化、肢体抽搐等多为器质性头痛,应及时处理。
   - (3)对症护理:合理冷敷或热敷。
     - 1)脑血管扩张性头痛采用头部冷敷以收缩血管止痛。
     - 2)肌肉紧张性头痛用热敷及按摩等缓解肌肉痉挛。
     - 3)脑梗死患者头部禁用冷敷以免影响血供。
     - 4)脑出血患者采取冷敷,使头部降温从而减少脑组织耗氧,减轻脑水肿,保护脑细胞。
   - (4)用药护理:防止药物依赖。
   - (5)心理护理:指导患者缓慢深呼吸、听音乐、理疗、按摩等,以松弛身心、转移注意力、提高痛阈。
   - (6)健康指导。

二、意识障碍　个体对周围环境及自身的识别和观察能力出现障碍的一种精神状态。临床上可通过言语反应、对刺激的疼痛反应、瞳孔对光反射、角膜反射等判断意识障碍的程度。

> 锦妙囊"记"：梗死禁冷,出血禁热。

1. 护理评估
- (1)健康史：评估时详细询问患者或知情者，了解患者的发病方式及过程；既往健康状况，如有无高血压、心脏病、内分泌及代谢疾病史，有无受凉、感染、外伤或急性中毒，有无癫痫病史。
- (2)身体评估：判断意识障碍的程度。
  - 1)嗜睡：最轻的意识障碍，表现为病理性倦睡，患者持续睡眠状态，可被唤醒并能正确回答问题，但一旦刺激去除又迅速入睡。
  - 2)意识模糊：又称朦胧状态，较嗜睡深，保持基本的反应和简单的精神活动，但对时间、地点、人物的定向力发生障碍。
  - 3)昏睡：接近不省人事。熟睡状态，不易唤醒。强刺激下可勉强唤醒，但毫无表情，答非所问，很快又入睡。
  - 4)昏迷：最严重的意识障碍。是大脑皮质和皮质下网状结构功能高度抑制的结果。轻度昏迷时对周围事物和声音、强光刺激无反应，仅对强痛刺激有防御反应。生理反射如吞咽、对光、角膜等脑干反射存在。生命体征正常；深度昏迷时全身肌肉松弛，对各种刺激无反应，一切反射消失，呼吸不规则，血压下降，大小便失禁。

2. 护理诊断/问题　意识障碍　与脑部病变、受损、功能障碍有关。

3. 护理措施
- (1)一般护理
  - 1)体位：仰卧位时头偏向一侧，以保持呼吸道通畅。
  - 2)饮食：给予高维生素、高蛋白、高热量饮食，补充足够水分，防止便秘。鼻饲者应定时喂食，保证足够的营养供给；喂食前后抬高床头防止食物反流。
  - 3)大小便护理：了解患者的排便次数、排便性状及排便难易程度，对大小便失禁患者保持会阴部的干燥与清洁。
- (2)病情观察
  - 1)严密监测并记录生命体征及意识、瞳孔变化。
  - 2)有无恶心、呕吐及呕吐物的性状与量。
  - 3)有无消化道出血和脑疝发生。
  - 4)有无呼吸道及泌尿道感染的表现。
- (3)保持呼吸道通畅
  - 1)及时清除口鼻分泌物。
  - 2)肩下垫高，使颈部伸展，防止舌后坠阻塞呼吸道。
  - 3)备好吸痰器，以便及时吸痰，必要时气管切开和使用呼吸机，防止痰液阻塞呼吸道。
- (4)康复护理：对于慢性意识障碍患者，应根据意识障碍的程度和类型，进行相应的意识恢复训练。
  - 1)意识模糊的患者，纠正其概念错误、定向错误、辨色错误、计算错误，提供所熟悉的物品（如照片等），帮助患者恢复记忆力。
  - 2)对嗜睡患者避免各种精神刺激，协助指导完成各种日常生活小事。
- (5)并发症护理
  - 1)对昏迷患者要保持呼吸道通畅，预防窒息。
  - 2)每2～3h翻一次身，同时叩击背部，预防压疮及肺部感染。
  - 3)做好口腔护理，防止口腔感染。
  - 4)做好大小便护理，导尿患者要做好留置尿管的护理，预防尿路感染。
  - 5)昏迷患者慎用热水袋，防止烫伤。
  - 6)谵妄躁动者加床挡，防止坠床和自伤、伤人。
  - 7)有幻觉的患者，要防止走失和伤人毁物。
- (6)心理护理。

三、感觉障碍　机体对各种形式刺激（痛、温度、触、压、位置、振动等）的感知缺失、减退或异常的综合征。

1. 护理评估
- (1)健康史
  - 1)评估时注意患者的意识状态，注意有无认知、情感或意识行为方面的异常，有无智能障碍。
  - 2)询问有无引起感觉障碍的起因，在无任何刺激的情况下是否有麻木感、冷热感、潮湿感、针刺感、振动感、自发性疼痛等。
- (2)身体评估
  - 1)感觉障碍的性质
    - A. 抑制性症状：感觉减退或缺失。
    - B. 刺激性症状：感觉过敏、感觉过度、感觉异常、感觉倒错、疼痛等。

1. 护理评估
  (2)身体评估
    2)感觉障碍的定位诊断
      A. 末梢型感觉障碍：多见于多发性周围神经病等。
      B. 节段型感觉障碍：多见于脊髓节段性病变等。
      C. 传导束型感觉障碍：多见于内囊病变等。

2. 护理诊断/问题 感知觉紊乱 与脑、脊髓病变和周围神经受损有关。

3. 护理措施
  (1)一般护理
    1)对有浅感觉障碍的患者，保持床单整洁，防止感觉障碍部位受压或机械性刺激，慎用热水袋(水温不超过50℃)或冰袋，防烫伤、冷伤。
    2)感觉过敏者，尽量减少不必要的刺激。
    3)感觉异常者避免搔抓，以防皮肤损伤。
    4)对有深感觉障碍的患者，要提供安全的活动环境，避免跌倒及外伤。
  (2)病情观察
    1)观察患者精神状况和合作程度，以判断感知改变及其程度的真实性。
    2)记录感觉障碍的分布范围，注意意识、瞳孔、呼吸、血压等变化。
    3)患者躯体活动能力及皮肤受压情况，预防压疮的发生。
  (3)康复护理
    1)通过拍打、按摩、理疗、针灸、被动运动和各种冷、热、电刺激肢体。
    2)用棉絮丝、毛线等刺激触觉。
    3)用热水、冷水刺激温度觉。
    4)用大头针刺激痛觉。
    5)重视患侧刺激，让患者注视患肢并认真体会其位置、方向及运动感觉。
    6)让患者闭目寻找在不同位置的患肢的不同部位，促进恢复本体感觉。
    7)使用木钉盘训练上肢运动感觉功能。
  (4)健康指导：指导患者及家属掌握知觉训练、起居安全等自我护理技能。

四、运动障碍

运动系统中任何部位受损，都可引起人体运动功能的异常，即运动障碍。可分为瘫痪、不随意运动和共济失调等。

1. 护理评估
  (1)健康史
    1)询问既往有无神经系统的感染、外伤、中毒、肿瘤及血管病变史。
    2)了解相关的家族史。
  (2)身体评估
    1)瘫痪：肌力(骨骼肌的收缩能力)的减弱或丧失。
      A. 瘫痪的程度：肌力常用来判断瘫痪的程度，肌力分6级(表9-1)。
      B. 瘫痪的性质：分为上运动神经元瘫痪和下运动神经元瘫痪。上、下运动神经元瘫痪表现为肌张力的不同。上运动神经元瘫痪亦称中枢性瘫痪、痉挛性瘫痪或硬瘫，表现为肌肉变硬，肢体被动运动时阻力增高。下运动神经元瘫痪亦称周围性瘫痪、松弛性瘫痪或软瘫，表现为肌肉松弛，肢体被动运动阻力小，关节活动范围大。
      C. 瘫痪的类型(图9-1)：据神经系统损害的部位不同可分为以下几类。单瘫：单个肢体不能运动或无力，病变部位在大脑半球、脊髓前角细胞、周围神经或肌肉。偏瘫：一侧面部和肢体瘫痪，常伴瘫痪侧肌张力增高、腱反射亢进、病理征阳性。多见于一侧大脑半球病变，如内囊出血、大脑半球肿瘤、脑梗死等。四肢瘫痪：四肢不能运动或肌力减退，见于高颈段脊髓病变、周围神经病变(吉兰-巴雷综合征)。截瘫：双下肢瘫痪，多见于脊髓胸腰段炎症、外伤、肿瘤引起脊髓横贯性损害。交叉性瘫痪：指病变侧脑神经麻痹和对侧肢体瘫痪，如脑干肿瘤、炎症等。
    2)不随意运动：是不受主观意志支配的，无目的的面、舌、肢体、躯干等骨骼肌的运动。主要见于锥体外系病变。包括震颤、舞蹈样动作扭转痉挛、投掷运动等。
    3)共济失调：指由本体感觉、前庭迷路、小脑系统损害所引起的机体维持平衡和协调不良所产生的临床综合征。临床常见的共济失调可分为小脑性共济失调、大脑性共济失调、脊髓性共济失调。

锦囊妙"记"

一缩，二动，三抬，四阻抗，五正常。

（即一级有主动收缩，二级有水平活动，三级可抬离床面，四级能对抗外界阻力，五级正常肌力）

表9-1　肌力分级

分级	内　　容
0级	肌肉完全麻痹，触诊肌肉完全无收缩力
1级	肌肉有主动收缩力，但不能带动关节活动（可见肌肉轻微收缩）
2级	可以带动关节水平活动，但不能对抗地心引力（肢体能在床上平行移动）
3级	能对抗地心引力做主动关节活动，但不能对抗阻力（肢体可以克服地心吸收力，能抬离床面）
4级	能对抗较大的阻力，但比正常者弱（肢体能做对抗外界阻力的运动）
5级	正常肌力（肌力正常，运动自如）

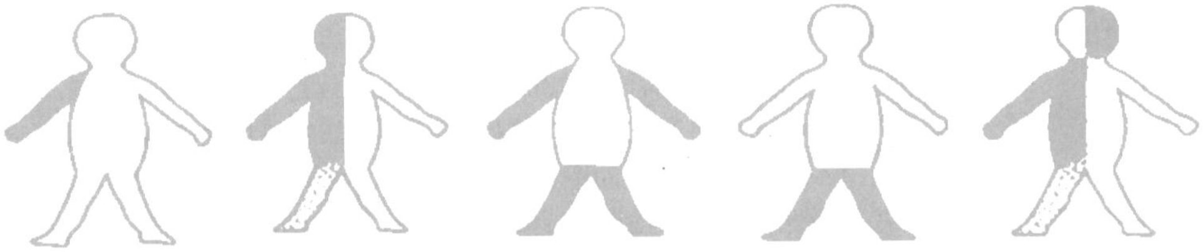

a　b　c　d　e

图9-1　瘫痪的类型

a. 单瘫；b. 偏瘫；c. 四肢瘫；d. 截瘫；e. 交叉性瘫

2. 护理诊断/问题
- （1）躯体移动障碍　与平衡和协调能力降低、瘫痪、肌张力增高等有关。
- （2）有失用综合征的危险　与瘫痪有关。

3. 护理措施
- （1）一般护理
  - 1）根据患者自理能力缺陷的程度，向患者提供生活照顾和帮助。
  - 2）保持床单整洁、干燥。
  - 3）对突出易受压的部位，用气圈或气垫保护，并给予按摩，预防压疮。
  - 4）指导患者保持口腔清洁，早晚间用温水全身擦洗，促进患肢血液循环。
  - 5）指导患者学会使用便器，保持大小便通畅和会阴部清洁。
- （2）体位及变换
  - 1）保持瘫痪肢体于功能位，协助、指导瘫痪患者每2～3h翻身1次。
  - 2）患侧卧位时，肩关节前伸展并外旋，肘关节伸展，前臂旋前，手掌向上放在最高处，患腿伸展，膝关节轻度屈曲。
  - 3）健侧卧位时，患侧上肢向前伸放于枕头上，患侧下肢屈曲并垫小枕，健侧下肢伸直，背部垫小枕。
  - 4）仰卧位为过渡性体位，尽量少用，因受颈牵张性发射和迷路反射的影响，异常反射活动增强。
- （3）病情观察
  - 1）观察患者运动障碍的动态变化。
  - 2）评估患者生活自理能力缺陷的程度。
  - 3）观察有无皮肤受损、发热等并发症的发生。
- （4）重视患侧刺激
  - 1）加强患侧刺激，可以对抗其感觉丧失，避免忽略患侧身体和患侧空间。
  - 2）所有护理工作，如洗漱、进食、测血压、测脉搏等都应在患侧进行。
  - 3）与患者交谈时应握住患侧手，引导偏瘫患者头部转向患侧。
  - 4）避免手的损伤，尽量不在患肢静脉输液，患肢慎用热水袋等。

3. 护理措施
- (5)康复护理
  - 1)肢体康复训练
    - A. 目的:防止长期卧床引起的并发症,最大限度地复原患者的活动能力。
    - B. 原则:被动与主动相结合,床上与床下相结合,肢体功能与其他功能锻炼相结合,合理适度,循序渐进。
    - C. 时间:缺血性脑卒中患者只要意识清楚,生命体征平稳,病情不再发展后48h即可进行;多数脑出血康复可在病后10～14d开始。
  - 2)综合康复指导:根据病情需要,指导患者合理选用针灸、理疗、按摩等辅助治疗,以促进运动功能的恢复,防止肢体挛缩和失用性萎缩。
- (6)安全护理:要防止跌倒,确保安全。
  - 1)床铺要有保护性床挡。
  - 2)走廊、厕所要装扶手。
  - 3)地面要保持平整干燥,防湿防滑。
  - 4)经常使用的物品应置于床头患者伸手可及处。
  - 5)防止烫伤或冷伤。
  - 6)行走不稳者要有人陪伴,防止冷伤。
- (7)心理护理

要点回顾

1. 高颅压性头痛的特点。
2. 意识障碍的类型。如何区分?
3. 肌力分级及判断。

模拟试题栏——识破命题思路,提升应试能力

一、专业实务

A_1型题

1. 意识完全丧失,对各种刺激均无反应,一切反射消失及生命体征不稳定属于意识状态的(　　)
   A. 嗜睡　B. 意识模糊　C. 昏睡　D. 浅昏迷　E. 深昏迷
2. 病变侧脑神经麻痹和对侧肢体运动障碍称为(　　)
   A. 偏瘫　B. 单瘫　C. 截瘫　D. 交叉性瘫痪　E. 局限性瘫痪

A_2型题

3. 患者,女,60岁。晚餐时突发意识障碍入院,判断意识障碍程度以下哪项方法除外(　　)
   A. 脑电图　B. 吞咽反射　C. 角膜反射　D. 言语反应　E. 瞳孔对光反射
4. 患者,男,29岁。因车祸急诊入院。患者意识丧失,无自主动作,压迫眼眶有躲避反应,此时患者的意识障碍属于(　　)
   A. 深昏迷　B. 浅昏迷　C. 嗜睡　D. 昏睡　E. 谵妄

A_3型题

(5、6题共用题干)

患者,女,68岁。脑血栓致右侧肢体瘫痪卧床3年。近日因骶尾部皮肤破损而入院,入院后检查,发现破损处组织发黑,有脓性分泌物与臭味,面积6cm×5cm。

5. 目前患者最主要的护理问题是(　　)
   A. 营养失调　B. 活动无耐力　C. 自理能力缺陷　D. 吞咽功能障碍　E. 皮肤完整性受损
6. 护理措施中正确的是(　　)
   A. 按摩骶尾部　B. 给予高脂低盐饮食　C. 每4h翻身一次　D. 清创后用无菌敷料包扎　E. 晨、晚间用60℃清水床上擦浴

二、实践能力

A_1型题

7. 下列不适用于肢体感觉障碍患者的是(　　)
   A. 使用热水袋　B. 睡于软床上

C. 经常翻身　D. 用乙醇按摩
E. 用温水擦浴

A_2型题

8. 患者，女，59岁。因突发左侧肢体活动无力伴恶心、呕吐及头痛来诊，以脑栓塞收入院。今晨护士进行肌力评估时其左侧肢体可轻微收缩，但不能产生动作。按6级肌力记录法，该患者的肌力为(　　)
A. 0级　B. 1级
C. 2级　D. 4级
E. 5级

9. 患者，男，55岁。因突起意识障碍伴右侧肢体瘫痪入院。查体：呼之不应，压眶有痛苦表情，角膜反射及瞳孔对光反射存在。护士判断该患者意识状态为(　　)
A. 嗜睡　B昏睡
C. 意识模糊　D. 浅昏迷
E. 深昏迷

10. 患者，女，69岁。因脑出血出现右侧偏瘫，右上侧肢体肌力2级，右下肢3级。下列对该患者提供的护理措施中，错误的是(　　)
A. 床铺加保护性床挡
B. 步态不稳，需有人陪同
C. 走廊、厕所要装有扶手
D. 冬季取暖用的电暖器应放置于患者伸手可及处
E. 清除活动范围的障碍物

A_3型题

(11、12题共用题干)

患者，女，75岁。1个月前因急性脑梗死致左侧肢体偏瘫入院，1周前出院。社区护士对其进行访视，发现患者目前意识清晰，血压维持在145/95mmHg左右。左侧肢体偏瘫，右侧肢体肌力好，皮肤完整性好，语言表达部分障碍。目前久卧在床，可在床上独立进餐，现由老伴照顾。

11. 社区护士对该患者及家属进行健康教育时，目前教育内容的侧重点是(　　)
A. 死亡教育　B. 脑梗死的预防
C. 患肢康复锻炼　D. 家庭消毒隔离知识
E. 传染性疾病及老年常见病的预防

12. 首选的健康教育形式是(　　)
A. 提供宣传册
B. 发放视频教育光盘
C. 组织社区病友座谈会
D. 对其进行个别教育
E. 推荐相关健康教育网站

第2节　脑血管疾病

一、概述　脑血管疾病指在脑血管病变或血流障碍的基础上发生的局限性或弥漫性脑功能障碍，又称脑卒中。发病率、致残率、死亡率均高，是人类疾病的三大死亡原因之一。

二、病因

1. 缺血性脑卒中
(1)短暂性脑缺血发作：微栓子反复产生，故可反复一过性发作，24h完全恢复，不留后遗症，称为小卒中。动脉粥样硬化为最常见病因。
(2)脑血栓形成：最常见的脑血管疾病。脑动脉粥样硬化为最常见病因，其他有高血压、高脂血症、糖尿病等。主要诱因是睡眠状态、血压下降、血液黏稠度增加、脱水、心律失常等。
(3)脑栓塞：栓子来源可分为心源性、非心源性和来源不明性三类。心源性最常见。半数以上由风湿性心脏病二尖瓣狭窄合并心房颤动导致。

2. 出血性脑卒中
(1)脑出血：原发性高血压合并动脉硬化为最常见病因。多在白天发病。常因情绪激动、过度活动、饮酒或用力排便，血压急剧升高而发生脑血管破裂。
(2)蛛网膜下隙出血：先天性动脉瘤破裂为最常见病因。其他有脑动静脉畸形、高血压动脉硬化等。常因突然用力、情绪激动、重体力劳动、屏气、便秘、吸烟及酗酒等因素诱发。

三、发病机制

1. 短暂性脑缺血发作(TIA)
(1)微栓子学说：动脉粥样硬化斑块及形成微栓子，造成微栓塞，引起局部缺血。随即栓子自溶，缺血改善。此类TIA抗血小板聚集和稳定斑块治疗最重要。
(2)血流动力学障碍学说：动脉严重狭窄基础上血压波动导致的远端一过性脑供血不足。血压升高、脑灌注恢复时症状缓解。此类TIA升高血压最重要。

2. 脑血栓形成
- (1)存在动脉内膜损伤、破裂等脑血管壁病变基础。
- (2)如有血压下降、血流缓慢及血液黏稠度增加等因素,胆固醇易于沉积于内膜下,可促进脑血栓形成。
- (3)血栓使动脉管腔狭窄或闭塞,导致相应供血区脑供血中断。

3. 脑栓塞
- (1)躯体其他部位的栓子随血液循环入脑所致。
- (2)栓子来源:心源性栓子最常见。

4. 脑出血
- (1)高血压合并小动脉硬化时,血管壁损伤,血流冲击形成小动脉瘤。
- (2)当情绪激动或用力过度时,血压骤然升高而使小动脉瘤破裂出血。
- (3)出血后形成的血肿压迫脑组织,致其水肿、坏死,颅内压升高,严重时形成脑疝而危及生命。

5. 蛛网膜下隙出血
- (1)软脑膜血管破裂,血液流入蛛网膜下隙者称原发性蛛网膜下隙出血。
- (2)主要原因有先天性脑动脉瘤、脑动脉硬化及出血性疾病等,常因用力过度或情绪激动,发生血管破裂所致。

四、临床表现

1. 短暂性脑缺血发作
- (1)颈内动脉及椎动脉系统一过性供血不足,导致供血区的局灶性神经功能障碍,持续数分钟至1h,多在1h内恢复。
- (2)颈内动脉系统TIA常见症状:对侧单肢无力、轻瘫,眼动脉交叉瘫和Horner征交叉瘫为特征性表现。
- (3)椎动脉系统TIA常见症状:眩晕、平衡失调;跌倒发作、短暂性全面遗忘症和双眼视力障碍为特征性表现。
- (4)TIA是缺血性卒中最重要的危险因素。频发TIA是脑梗死的预警信号。

2. 脑血栓形成
- (1)多见于中老年人,部分病例病前有短暂性脑缺血发作史。
- (2)常在睡眠或休息状态发病,逐渐加重,经数小时或数天达高峰。
- (3)神经系统体征决定于脑血管闭塞的部位及梗死范围。常见的有局灶性神经功能缺损的表现,如失语、偏瘫、偏身感觉障碍。
- (4)轻者及时治疗可短期内缓解,不留后遗症;重者出现颅内高压甚至死亡。

3. 脑栓塞
- (1)可发生于任何年龄,以青壮年多见。
- (2)起病急,多在活动中急骤发病,无前驱症状。
- (3)临床表现视栓塞血管的大小和部位而定,严重者起病即为癫痫样发作。
- (4)一般表现为偏瘫、单瘫、偏身麻木、失语等。可有短暂性意识障碍。
- (5)多数患者可查出栓子来源。

4. 脑出血
- (1)常见于50岁以上男性,且有高血压病史者。
- (2)起病急,病前数小时至数天可有头痛、头晕、血压升高等前驱症状。
- (3)常在白天活动中或情绪激动时突然发生。
- (4)全脑症状
  - 1)由脑水肿、颅内压升高所致。突然起病,头痛剧烈,伴呕吐。
  - 2)重者迅速发生意识障碍,伴躁动、抽搐、血压升高、呼吸不规则甚至呕血。
  - 3)若昏迷加深,血压下降,体温升高,心律失常,预示病情危重。
- (5)神经定位体征
  - 1)内囊出血:最常见。表现为"三偏征"。
  - 2)桥脑出血:约占脑出血的10%。表现为迅速出现昏迷、高热、收缩压显著升高,呼吸不规则,瞳孔极度缩小,四肢瘫痪。多于24h内死亡。
  - 3)小脑出血:约占脑出血的10%。表现为突然枕部痛、眩晕、呕吐、步态不稳,可有眼球震颤。
  - 4)脑室出血:占脑出血的3%～5%。多在24h内死亡。

5. 蛛网膜下隙出血
- (1)青壮年多见。起病急骤，常因情绪激动等诱发。
- (2)颅内压增高：剧烈头痛，可持续数日不变。喷射状呕吐。
- (3)脑膜刺激征：为本病最具特征性体征。
- (4)一般意识障碍较轻。
- (5)再出血是最常见的并发症，常因破裂口未修复而诱因仍在所致。

6. 脑血管疾病的鉴别（表9-2）

锦囊妙"记"

脑血栓静，脑出血动。

（脑血栓形成常在睡眠或休息状态发病，脑出血常在白天活动中或情绪激动时突然发生）

表9-2　脑血管病的鉴别

项目	缺血性卒中		出血性卒中	
	脑血栓形成	脑栓塞	脑出血	蛛网膜下隙出血
发病年龄	中老年人	青壮年多见	中老年人	青年、中年、老年
常见病因	动脉粥样硬化	风湿性心脏病	高血压	动脉瘤、血管畸形
TIA史	有	可有	多无	无
发病时状况	安静时	不定	活动及情绪激动时	活动及情绪激动时
发病缓急	较缓（时、日）	急骤（秒、分）	急（分、时）	急（分）
昏迷	多无	多无	多有	少
头痛	无	无	有	剧烈
呕吐	无	无	有	多见
血压	正常	正常	明显高	正常或增高
偏瘫	多见	多见	多见	无
颈强直	无	无	可有	明显
脑脊液	多正常	多正常	压力高、含血	压力高、均匀
CT检查	脑内低密度灶	脑内低密度灶	脑内高密度灶	蛛网膜下隙高密度影

五、辅助检查

1. 血液检查　缺血性卒中时血脂、血液流变学检查可发现血黏稠度增加及血小板聚集性增加。

2. CT检查　最常用。
- (1)脑出血病后立即行CT检查，呈高密度影。
- (2)脑梗死病后24h行CT检查，呈低密度影。
- (3)蛛网膜下隙出血，蛛网膜下隙呈高密度影。

六、急性期治疗要点

1. 短暂性脑缺血发作
- (1)不论何种病因所致，都应视为永久性卒中的重要危险因素，适当治疗。
- (2)病因治疗：减少及预防复发的关键，如控制血压，治疗心律失常，治疗脑动脉炎等。
- (3)药物治疗
  - 1)抗血小板凝集，减少微血栓形成，如阿司匹林、双嘧达莫。
  - 2)频发且无明显抗凝禁忌者，应及早进行抗凝治疗，首选肝素。
  - 3)扩张血管，防止血管痉挛。可选用钙通道阻滞药尼莫地平等。
- (4)手术治疗和血管内介入治疗：颈部大动脉狭窄或闭塞者，可考虑。

2. 脑血栓形成
- (1)早期溶栓
  - 1)目的是尽快恢复缺血区血供。
  - 2)发病后6h内是进行溶栓的最佳时间。
  - 3)常用尿激酶、链激酶、组织纤维蛋白溶酶原激活剂或胰激肽酶等。
- (2)调整血压
  - 1)急性期血压应维持在发病前平时稍高的水平，除非收缩压超过220mmHg，一般不用降压药，以免血压过低、脑血流量不足，加重脑梗死。
  - 2)血压过低，应补液或用升压药物如多巴胺、间羟胺等以升高血压。
- (3)防止脑水肿
  - 1)梗死引起脑水肿，脑水肿又可加重梗死，故应尽早防治脑水肿。
  - 2)若出现意识障碍、颅压增高症状，应立即降颅压治疗。
  - 3)常用20%甘露醇快速静脉滴注。大面积梗死可加用地塞米松。
- (4)抗凝治疗：目的是防止缺血性卒中早期复发。
- (5)血管扩张剂：一般不用，脑水肿基本消退可适当用。大面积脑梗死禁用。
- (6)脑保护治疗
  - 1)降低脑代谢，对急性期有保护作用。
  - 2)若呼吸道条件允许，应尽早配合高压氧治疗。

3. 脑出血
- (1)治疗原则：降颅压、防止再出血、维持生命功能、防治并发症。
- (2)调控血压
  - 1)急性期血压升高为脑出血后颅内压增高的代偿性反应，颅压下降，血压随之下降。因此脑出血急性期一般不应用降压药物降压。
  - 2)当收缩压超过200mmHg或舒张压超过110mmHg时，可给予作用温和的降压药物，如硫酸镁。
  - 3)急性期后血压仍持续过高可系统应用降压药。
- (3)控制脑水肿
  - 1)出血形成的血肿致颅压升高，可致脑疝，故降低颅内压是急性期治疗的重要环节。
  - 2)20%甘露醇快速静脉滴注。病情较平稳可用甘油果糖静脉滴注。
  - 3)静脉注射呋塞米。
- (4)手术治疗
  - 1)大脑半球出血30ml以上和小脑出血10ml以上，均可考虑开颅清除血肿。
  - 2)宜在发病后6～24h内进行。
- (5)尽早康复治疗：病情稳定后尽早进行。

4. 蛛网膜下隙出血
- (1)治疗原则：防止再出血、防治血管痉挛和脑积水，降低死亡率，提高生存质量。
- (2)安静休息：绝对卧床休息4～6周，尽量避免使血压和颅压增高的因素。
- (3)抗纤溶药物
  - 1)为制止出血和防止再出血，主张急性期使用大量止血剂。
  - 2)常用药物：6-氨基己酸、氨甲苯酸、巴曲酶、维生素K_3等。
- (4)防治脑血管痉挛：在起病后4h内开始，口服尼莫地平3周。
- (5)手术治疗：如为脑动脉瘤或脑血管畸形所致，可争取手术根治。

七、护理问题

1. 缺血性脑卒中
- (1)有受伤的危险　与TIA一过性眩晕及失明有关。
- (2)躯体活动障碍　与神经细胞缺血、坏死导致偏瘫有关。
- (3)吞咽障碍　与肢体瘫痪和认知障碍有关。
- (4)语言沟通障碍　与语言中枢功能受损有关。
- (5)有失用综合征的危险　与肢体瘫痪致长期卧床有关。

2. 出血性脑卒中
- (1)急性意识障碍　与脑出血、脑水肿所致大脑功能受损有关。
- (2)躯体活动障碍　与脑出血损伤锥体束导致肢体瘫痪有关。
- (3)感知觉紊乱　与脑出血损伤感觉中枢及感觉传导束有关。
- (4)潜在并发症：脑疝、消化道出血、感染。
- (5)有皮肤完整性受损的危险　与意识障碍和肢体瘫痪致长期卧床有关。
- (6)有失用综合征的危险　与意识和运动障碍及长期卧床有关。

八、护理措施

1. 一般护理（表9-3）

表9-3 脑血管疾病的一般护理

	TIA	脑梗死	脑出血	蛛网膜下隙出血
体位	发作时卧床休息，枕头不宜过高，以15°～20°为宜	急性期绝对卧床休息。禁用冰袋冷敷头部，以免血流减少加重病情	急性期绝对卧床休息2～4周。侧卧位防误吸，抬高床头15°～30°以减轻脑水肿，发病48h内避免搬动	急性期绝对卧床休息4～6周
饮食	低盐低脂	低盐低脂。高蛋白、高纤维素无刺激性饮食。进食后保持坐立30～60min，防止反流。多吃水果蔬菜，保持大便通畅	禁食24～48h，发病3天可鼻饲清淡、易消化、营养丰富的流质。注意少量多餐、温度适宜。防止损伤胃黏膜	低盐低脂

2. 用药护理
- （1）溶栓抗凝
  - 1）应注意监测出凝血时间、凝血酶原时间。
  - 2）观察有无皮肤和消化道出血倾向。
  - 3）出现严重头痛、急性血压升高，考虑颅内出血，立即停药，行CT检查。
- （2）扩血管
  - 1）常用尼莫地平，可有头部胀痛、颜面发红、血压降低等现象。
  - 2）应监测血压变化，注意控制输液滴数（<30滴/分）。
  - 3）指导患者和家属不可随意自行调节输液速度。
- （3）改善微循环
  - 1）常用低分子右旋糖酐。
  - 2）使用前做皮试。
  - 3）密切观察不良反应，可出现发热、皮疹甚至过敏性休克。

3. 脑疝护理
- （1）避免诱因：如用力排便、剧烈咳嗽、快速输液、脱水剂滴速过慢等。
- （2）评估先兆
  - 1）剧烈头痛、喷射状呕吐。
  - 2）躁动不安。
  - 3）血压进行性升高、脉搏缓慢有力、呼吸不规则。
  - 4）双侧瞳孔不等大。
  - 5）意识障碍加重。
- （3）抢救配合
  - 1）保持呼吸道通畅，及时清除呼吸道分泌物，立即吸氧。
  - 2）迅速建立静脉通道，快速脱水、降颅压。
  - 3）备好抢救器材和药物。

4. 上消化道出血护理
- （1）上消化道出血是急性脑血管病的常见并发症。
- （2）出血评估
  - 1）呕血或黑便，应考虑上消化道出血。
  - 2）在上述基础上出现皮肤湿冷、烦躁不安、血压下降、尿少，应考虑出血性休克。
- （3）出血护理
  - 1）安慰患者，消除紧张。环境安静，保证患者休息。
  - 2）遵医嘱应用保护胃黏膜和止血的药物。

5. 康复护理 见本章第1节。

九、健康指导

1. 知识宣教 向患者及家属介绍本病基本知识，指导患者自我调节情绪，保持心情愉快。
2. 生活指导 改变生活习惯，控制体重。饮食宜低盐、低胆固醇、低糖，戒烟酒。低钠，高钾摄入可降低卒中风险。
3. 积极治疗原发病 如治疗高血压、糖尿病、心房颤动、心肌梗死、颈动脉狭窄等，并保持血压稳定。
4. 坚持服药 长期服用阿司匹林，饭后服用，防止血栓形成。血脂异常时及时治疗。
5. 功能锻炼 先在床上练习坐起，能下床后进行步行练习，进一步练习手部精细动作，逐步达到生活自理。
6. 季节变化时，避免血压波动，冬季注意头部保暖。
7. 女性绝经后可用雌激素替代治疗。

要点回顾

1. 脑血栓形成的常见病因、好发人群、起病特点及治疗要点。
2. 脑栓塞最常见的病因。
3. 脑出血的临床表现、确诊首选的检查方法、常见的并发症。

模拟试题栏——识破命题思路，提升应试能力

一、专业实务

A_1型题

1. 脑血栓形成最常见的病因是(　　)
A. 高血压　B. 脑动脉炎
C. 血管外伤　D. 高脂血症
E. 脑动脉粥样硬化

2. 高血压脑出血最好发的部位是(　　)
A. 脑叶　B. 小脑
C. 脑室　D. 脑桥　E. 内囊

A_2型题

3. 患者，男，76岁。由于脑血栓导致左侧肢体偏瘫入院，病情稳定，医嘱二级护理。次日凌晨2时，患者坠床，造成颅内出血，虽经全力抢救，但终因伤势过重死亡，造成该事件的最主要原因是(　　)
A. 没有安排家属陪护
B. 护士没有升起床挡
C. 没有安排专人24h照护
D. 病房环境过于昏暗
E. 护士没有进行健康教育

4. 患者，女，75岁。有高血压病史10年。晨起时感觉肢体麻木，下床时跌倒。护理体检：神志清楚，左侧体肌力1级，口角歪斜。最可能是(　　)
A. 脑出血　B. 脑外伤
C. 脑栓塞　D. 脑血栓形成
E. 蛛网膜下隙出血

5. 患者，男，65岁。有高血压病史7年。在与朋友共进晚餐时，饮白酒1斤左右，回家后突感头痛剧烈、头晕、呕吐、左侧肢体活动不灵，站立、行走不稳，患者出现了(　　)
A. 脑栓塞　B. 脑出血
C. 脑血栓形成　D. 蛛网膜下出血
E. 短暂性脑缺血发作

6. 某男性患者，因神志恍惚、步态蹒跚而被送入院，不久即发生昏迷，体检时发现呼吸困难，脉搏加快，瞳孔缩小，流涎呕吐。为尽快明确昏迷原因，首选辅助检查是(　　)
A. 脑部CT　B. 脑电图
C. 呕吐物鉴定　D. 脑脊液测定
E. 颅脑超声检查

7. 患者，女，59岁。既往有风湿性心脏病病史10年余。夜间睡眠中突起口角歪斜，口齿不清，左上肢无力2天入院。考虑最重要的致病因素为(　　)
A. 高血压　B. 动脉粥样硬化
C. 先天性脑动脉瘤　D. 脑血管畸形
E. 心源性栓子脱落

A_3型题

（8、9题共用题干）

患者，女性，46岁。晚餐后洗衣时突然出现剧烈头痛，恶心、喷射状呕吐，随后意识模糊，被家人送到医院，急行CT检查，图像上呈高密度影，脑膜刺激征阳性，无肢体瘫痪，既往体健。

8. 该病的诊断是(　　)
A. 脑出血　B. 脑血栓
C. 脑梗死　D. 蛛网膜下隙出血
E. 短暂性脑缺血发作

9. 本病最常见的病因为(　　)
A. 纤溶亢进　B. 高血压
C. 血小板减少　D. 凝血机制障碍
E. 先天性脑动脉瘤

A_4型题

（10～13题共用题干）

患者，男，52岁，某大学教授。既往高血压病史8年，因工作繁忙，未能规律服药。最近1个月一直在为研究生答辩而忙碌。昨晚情绪激动后突然晕倒，急诊入院。

10. 若要确诊，最有价值的检查是(　　)
A. 脑血管造影　B. 头颅CT检查
C. 头颅X线检查　D. 头颅超声波检查
E. 脑部放射性核素扫描

11. 目前初步诊断为脑出血，在治疗患者的过程中，处理措施不正确的是(　　)
A. 甘露醇脱水降颅压
B. 头部热敷以促清醒
C. 给患者氧气吸入
D. 头部减少搬动，以免加重出血
E. 应用止血药，阻止脑内继续出血

12. 在治疗患者的过程中，首要的措施是(　　)

A. 中药治疗　　B. 降低血压
C. 抗感染治疗　　D. 控制脑水肿，降低颅内压
E. 应用止血药，阻止脑内继续出血

13. 入院第二天早上9时，患者出现烦躁，时有抽搐，意识障碍，喷射状呕吐。体温37.5℃，脉搏110次/分，呼吸12次/分，不规则，血压120/86mmHg。双侧瞳孔不等大。目前患者可能出现了(　　)
A. 脑疝　　B. 呼吸衰竭
C. 癫痫大发作　　D. 心律失常
E. 脱水剂不良反应

二、实践能力

A_1型题

14. 对于脑出血患者，医嘱给予20%甘露醇静脉滴注，其主要作用是(　　)
A. 保护血管　　B. 降低血压
C. 预防止血　　D. 降低颅内压
E. 营养脑细胞

15. 以下关于脑血管疾病的临床表现，正确的是(　　)
A. 脑出血多在睡眠或安静休息时发病
B. 脑血栓形成多在情绪激动或排便用力时发病
C. 脑血栓形成患者脑膜刺激征一定阳性
D. 脑出血患者一般无意识障碍
E. 蛛网膜下隙出血患者脑膜刺激征阳性，一般无肢体瘫痪

16. 脑出血急性期的处理哪项是错误的(　　)
A. 勤翻身拍背　　B. 控制血压
C. 降低颅内压　　D. 适当使用止血药
E. 抬高头部15°～30°

17. 下列关于脑血管疾病患者的护理措施，错误的是(　　)
A. 脑出血发病24～48h内避免搬动
B. 脑出血患者应取侧卧位，头部稍抬高
C. 脑血栓患者应取平卧位
D. 脑血栓患者头部使用冰袋及冷敷
E. 急性脑出血发病24h内应禁食

A_2型题

18. 患者，女，68岁。高血压病史多年。在活动中突发意识障碍，诊断为脑出血收入院。查体：一侧瞳孔散大、不等圆，提示患者病情为(　　)
A. 脑疝形成　　B. 出血部位靠近眼睛
C. 脑干出血　　D. 动眼神经瘫痪
E. 脑出血量较大

19. 患者，女，56岁。急诊以脑栓塞收入院。入院后护士评估判断患者能经口进食，但存在吞咽困难。为防止因进食所致的误吸或窒息，护士采取的措施不妥的是(　　)
A. 嘱患者使用吸管喝汤
B. 营造安静、舒适的进食环境
C. 嘱患者进餐时不要讲话
D. 进食前注意休息，避免疲劳
E. 进餐后保持坐位半小时以上

20. 患者，男，63岁。吸烟史15年，每日一包。脑出血，经治疗后病情稳定，拟出院。错误的出院指导是(　　)
A. 戒烟　　B. 保证充足睡眠
C. 避免情绪激动　　D. 绝对卧床休息
E. 低盐、低胆固醇饮食

21. 患者，男，58岁。饮酒时发生语言不清、呕吐，随即昏迷，右侧肢体瘫痪；血压230/120mmHg，诊断为脑出血。为防止出血加重，应首先采取的措施是(　　)
A. 止血处理　　B. 保护性约束
C. 降低颅内压　　D. 控制血压
E. 肢体制动

22. 患者，男，65岁。高血压病史12年。2h前看电视时突然跌倒在地，神志不清，急诊入院。查体：浅昏迷，血压150/100mmHg，脉搏64次/分。头颅CT：左侧基底核区高密度影。患者最可能发生了(　　)
A. 脑出血　　B. 高血压脑病
C. 脑梗死　　D. 脑肿瘤
E. 脑脓肿

23. 患者，男，35岁。患感染性心内膜炎。患者住院期间突然出现失语、吞咽困难、瞳孔大小不等，神志模糊，最可能出现的并发症是(　　)
A. 肺栓塞　　B. 肾栓塞
C. 脑栓塞　　D. 脾栓塞
E. 肝栓塞

24. 患者，女，69岁。突发脑梗死住院治疗10天，病情平稳后，出院返回社区。患者伴有脑梗死后的语言障碍，右侧肢体无力，走路步态不稳。社区护士在进行家庭访视时应特别指出，近期应首要注意的问题是(　　)
A. 压疮的预防　　B. 跌倒的预防
C. 抑郁情绪的观察　　D. 肢体功能的康复锻炼
E. 非语言性皮肤沟通技巧的使用

25. 患者，女，48岁。因急性脑出血入院，护士在巡视时发现，患者出现一侧瞳孔散大，呼吸不规则，此时患者有可能出现的并发症是(　　)
A. 呼吸衰竭　　B. 脑疝
C. 癫痫发作　　D. 消化道出血

E. 动眼神经损害

A_3型题

（26、27题共用题干）

患者，男，70岁。高血压病史25年，于家中如厕时突感头晕，随即倒地而送入院，诊断为脑出血。护理体检：昏迷，左侧偏瘫，血压为190/110mmHg。

26. 护士保持患者安静卧床，护理动作轻柔，其目的是（　　）

A. 避免外伤　B. 改善脑缺氧
C. 减轻脑水肿　D. 保持呼吸道通畅
E. 防止颅内压升高

27. 该患者安静卧床的时间应控制至（　　）

A. 2～4周　B. 4～6周
C. 血压平稳　D. 呼吸平稳
E. 神志清醒

（28～30题共用题干）

患者，男，45岁。6h前无明显诱因出现剧烈头痛、枕部疼痛，伴呕吐，无高血压病史。体检：意识清楚。血压轻度升高，颈强直，Kerning征（＋）。脑CT示脑正中裂、大脑外侧和基底池呈高密度影。

28. 首先考虑诊断是（　　）

A. 脑膜炎　B. 脑出血
C. 脑血栓形成　D. 短暂性脑出血发作
E. 蛛网膜下隙出血

29. 该患者目前首要的护理问题是（　　）

A. 疼痛　B. 潜在并发症
C. 生活自理缺陷　D. 恐惧
E. 知识匮乏

30. 对患者的护理措施正确的是（　　）

A. 避免各种使血压和颅内压增高的因素
B. 患者绝对卧床休息1～2周
C. 禁用止痛剂，以免掩盖病情
D. 血压变化不可以作为观察重点
E. 可多次大量放脑脊液，减轻脑膜刺激征

A_4型题

（31～35题共用题干）

患者，女，66岁。在家宴请客人时突然跌倒在地，当时意识清醒，自己从地上爬起，后因左侧肢体无力再次跌倒，并出现大小便失禁。急诊初步诊断为脑血管意外收入神经内科。

31. 病因未明时医生最可能下达的医嘱是（　　）

A. 20%甘露醇快速静脉滴注
B. 5%碳酸氢钠快速静脉滴注
C. 氨甲苯酸加入液体中缓慢静脉滴注
D. 尿激酶加入液体中静脉滴注
E. 尼莫地平注射液缓慢静脉滴注

32. 最优先考虑的辅助检查项目是（　　）

A. CT　B. 脑脊液检查
C. 血脂　D. 脑电图
E. 脑血管造影

33. 经检查，该患者被诊断为右侧基底核区出血。健康史评估时护士最可能获得的病史信息（　　）

A. 高血压　B. 脑动脉瘤
C. 二尖瓣狭窄　D. 脑血管畸形
E. 脑动脉炎

34. 入院第二天凌晨2时，患者头痛加剧，烦躁不安。最可能出现了哪种情况（　　）

A. DIC　B. 肾衰竭
C. 心力衰竭　D. 脑疝
E. 呼吸衰竭

35. 经积极抢救，患者脱离危险。住院3天后，夜班护士发现患者频繁呃逆、下腹不适、口唇干燥。护理体检：体温38 ℃，脉搏110次/分，呼吸22次/分，血压130/85mmHg，肠鸣音8次/分。最可能出现了哪种情况（　　）

A. DIC　B. 肾衰竭
C. 心力衰竭　D. 消化道出血
E. 呼吸衰竭

第3节　癫　痫

一、概述　癫痫是一组由大脑神经元异常放电所致的发作性短暂中枢神经系统功能失常为特征的临床综合征。以突然发生、反复发作为特征。是发作性意识丧失的常见原因。

二、病因（含分类）

1. 特发性癫痫（原发性癫痫）
   - （1）病因未明，未能确定脑内器质性病变。
   - （2）与遗传有密切关系，药物治疗效果较好。
   - （3）多数在儿童或青年期首次发病。

2. 症状性癫痫(继发性癫痫)
- (1)占癫痫的大多数,各个年龄均可发病。
- (2)由脑部器质性病变和代谢性疾病引起。
- (3)药物治疗效果较差。

三、发病机制

1. 大脑神经元异常、过度的同步放电。
- (1)异常放电被局限于某一脑区,表现为局灶性发作。
- (2)异常放电波及双侧脑部,出现全面性癫痫。
- (3)异常放电在边缘系统扩散引起复杂部分性发作。
- (4)异常放电传至丘脑,神经元被抑制出现失神发作。

2. 原因是兴奋过程过盛、抑制过程衰减,破坏了神经细胞膜电位的稳定。

3. 发作前脑内最重要的兴奋性递质谷氨酸和天门冬氨酸显著增加。

四、临床表现

1. 部分性发作　最常见。
- (1)单纯部分性发作:局灶性发作,局部症状为主,无意识障碍。发作一般不超过1min。
- (2)复杂部分性发作:精神运动性发作,占成人癫痫的50%以上。有意识障碍,发作时对外界刺激无反应,以精神症状及自动症为特征。病灶多在颞叶。

2. 全面性发作
- (1)全面性强直-阵挛发作
  - 1)发作前可有瞬间麻木、恐惧或无意识动作等先兆表现。
  - 2)过去称大发作,最常见。
  - 3)分为三期:强直期、阵挛期和痉挛后期。
  - 4)发作开始至意识恢复历时5～10min。醒后常感头痛、头晕、疲乏无力。
- (2)失神发作
  - 1)小发作。意识短暂丧失,持续3～15s。
  - 2)发作和终止均突然,每天发作数次或数十次不等。
  - 3)发作时停止当时活动,呼之不应,事后立即清醒,继续原先活动,对发作无记忆。
  - 4)此类癫痫儿童期起病,青春期前停止发作。
- (3)癫痫持续状态:发作持续30min以上,或连续多次发作。属内科急症。
- (4)强直性发作:全身骨骼肌强直性收缩,持续数秒至数十秒。弥漫性脑损害,儿童睡眠中多见。
- (5)阵挛性发作:重复阵挛性抽动伴意识丧失,持续1min至数分钟。婴幼儿多见。
- (6)肌阵挛发作:快速、短暂、触电样肌肉收缩,可遍及多个肌群。声光刺激诱发。常见于预后较好的特发性癫痫。

五、辅助检查

1. 脑电图检查是诊断癫痫最重要的方法。
2. 血液检查。
3. CT/MRI检查可发现颅内血管畸形和动脉瘤、血管狭窄或闭塞、颅内占位性病变等。

六、治疗要点

1. 癫痫发作时的治疗以预防外伤及其他并发症为原则。
2. 发作间歇期应合理服用抗癫痫药物,用药原则:①长期用药者在完全控制发作后应再服药3～5年,然后再考虑停药。②按医嘱定时定量服药,保证一定的血药浓度。③根据发作类型选择最佳药物。④最好单一药物治疗,如两种以上类型发作同时存在,最多只能用两种药。⑤定时测量血中药物浓度以指导用药。
3. 癫痫持续状态在给氧、防护的同时应迅速制止发作,首先地西泮10～20mg静脉注射,注射速度不超过每分钟2mg,以免抑制呼吸,在监测血药浓度的同时静脉滴入苯妥英钠以控制发作。
4. 对继发性癫痫应积极治疗原发病,对颅内占位性病变首先考虑手术治疗。

七、护理诊断/问题

1. 有窒息的危险　与癫痫发作时意识丧失、喉头痉挛、口腔和支气管分泌物增多有关。
2. 有受伤的危险　与癫痫发作时意识丧失或精神失常、判断障碍有关。
3. 潜在并发症:脑水肿、酸中毒、电解质紊乱。

八、护理措施

1. 一般护理
- (1)环境:创造安全、安静环境,室内光线柔和;床旁桌上不放热水瓶、玻璃杯等危险物品;对有癫痫发作史的患者,要放置指示牌提醒患者家属及医护人员以防发生意外。
- (2)休息:充分休息,注意劳逸结合。
- (3)饮食:清淡饮食,少量多餐,避免辛辣刺激食物,戒烟酒。

2. 病情观察
- (1)密切观察生命体征及意识、瞳孔变化,注意发作过程有无心率增快、血压升高、呼吸减慢或暂停、瞳孔散大、牙关紧闭、大小便失禁等。
- (2)观察并记录发作的类型、频率及持续时间。
- (3)观察发作后患者意识完全恢复的时间,有无疲乏及行为异常。

3. 发作时护理
- (1)保持呼吸道通畅,防止误吸
  - 1)置患者于头低侧卧位或平卧位,头偏向一侧。
  - 2)松开领带和衣扣,解开裤带。
  - 3)取下活动性义齿,及时清除口鼻分泌物。
  - 4)放置压舌板,必要时用舌钳将舌拉出,以防咬伤舌及舌后坠而阻塞呼吸道。
  - 5)癫痫持续状态者插胃管鼻饲,防止误吸。
  - 6)必要时备好床旁吸引器及气管切开包。
- (2)安全护理
  - 1)有前驱症状时立即平卧或陪伴者立即将患者置于平卧位。
  - 2)勿用力按压抽搐的肢体,以免造成骨折和脱臼。
  - 3)将压舌板、纱布等置于患者口腔一侧上下磨牙间,防舌咬伤。
  - 4)极度躁动及癫痫持续状态时需专人床边守护,加用床挡或约束带。

4. 癫痫持续状态的抢救配合　治疗目标为保持稳定的生命体征和进行心肺功能支持,终止持续状态的发作,减少对脑部的损害,去除病因和诱因。
- (1)控制发作:治疗的关键。首选地西泮10～20mg静脉注射,也可选用10%水合氯醛保留灌肠、苯妥英钠静脉注射等。如出现呼吸抑制,则用呼吸兴奋剂。
- (2)对症处理:吸氧、保持呼吸道通畅,必要时行气管切开,对患者进行心电、脑电监测,定时进行血液生化、动脉血气分析等项目的检查,查找诱发癫痫持续状态发生的原因并进行治疗。
- (3)防治并发症:脑水肿者快速静脉滴注甘露醇;预防性应用抗生素控制感染;物理降温;纠正酸碱、电解质平衡紊乱;加强营养支持治疗。

5. 用药护理　常用的抗癫痫药物有苯妥英钠、卡马西平等,餐后服用,可减少胃肠道反应。告知患者抗癫痫药物治疗的原则以及药物疗效与不良反应的观察,指导患者按医嘱合理用药。

6. 心理护理　鼓励患者表达内心感受,指导采取积极的应对方式,配合长期药物治疗。

九、健康指导

1. 预防　避免劳累、睡眠不足、饥饿、饮酒、便秘、情绪激动、声光刺激、惊吓、长时间看电视、妊娠与分娩等诱发因素。

2. 复查
- (1)首次服药后5～7天查血药浓度,每3个月至半年复查一次。
- (2)每月查血常规和每3个月查肝肾功能,动态观察血药浓度和药物不良反应。
- (3)当癫痫发作频繁或症状控制不理想,或出现发热、皮疹时及时就诊。

3. 用药指导　强调按医嘱长期用药的重要性,告知患者切忌突然停药、减药、漏服药或自行停药,以免发展成难治性癫痫和诱发癫痫持续状态。如病情有反复或加重的迹象,应尽快就诊。

4. 安全指导
- (1)外出时随身携带写有姓名、住址、联系电话及疾病诊断的信息卡。
- (2)病情未得到良好控制时,外出要有家属陪伴,佩戴安全帽。
- (3)不应从事攀高、游泳、驾驶等可能危及生命的工作。

5. 婚育指导
- (1)特发性癫痫有家族史的女性患者,婚后不宜生育。
- (2)双方均有癫痫或一方患癫痫、另一方有家族史,不宜婚配。

要点回顾

1. 最常见的癫痫发作类型。有重要诊断价值的检查。
2. 癫痫持续状态的抢救配合。
3. 癫痫患者出院后如何复查,如何指导出院后用药。

模拟试题栏——识破命题思路，提升应试能力

一、专业实务

A_1型题

1. 以下关于癫痫患者药物的治疗，描述错误的是(　　)
   A. 小剂量开始
   B. 最好单一药物治疗
   C. 症状完全控制后及时停药
   D. 根据发作类型选择最佳药物
   E. 定时监测血药浓度以指导用药

A_2型题

2. 患儿，女，3岁。发热1天，体温39℃，伴有轻咳来诊。既往有癫痫病史。门诊就诊过程突然发生惊厥，即刻给予输氧，镇静，此时首选药物是(　　)
   A. 氯丙嗪肌内注射　B. 地西泮静脉注射
   C. 水合氯醛灌肠　D. 苯巴比妥肌内注射
   E. 肾上腺皮质激素静脉注射
3. 患者，男，36岁。因癫痫发作突然跌倒，护士赶到时患者仰卧，意识不清，牙关紧闭，上肢抽搐。首要的急救措施是(　　)
   A. 氧气吸入　B. 人工呼吸
   C. 胸外心脏按压　D. 保持呼吸道通畅
   E. 应用简易呼吸机
4. 患者，女，因患癫痫使用苯妥英钠和卡马西平进行治疗，她问护士有关婚育的问题，护士回答最恰当的是(　　)
   A. 如果你打算要孩子，请医生为您换药
   B. 癫痫妇女一般很难受孕
   C. 在癫痫治愈之前不要考虑孩子的问题
   D. 停药后才能怀孕
   E. 你的孩子不一定存在癫痫的危险
5. 患者，男，26岁。有长期癫痫病史，来院前6h内发作2次，到院后又有一次全身性大发作，历时2min，现处于发作后状态，宜采取的治疗是(　　)
   A. 吗啡静脉注射
   B. 呋塞米10mg静脉注射
   C. 苯妥英钠500mg静脉注射
   D. 苯巴比妥(鲁米那)10mg肌内注射
   E. 苯妥英钠250mg静脉注射5min以上

A_3型题

(6、7题共用题干)

患者，男，12岁。看书时突发神志丧失，手中书本掉落，书本掉落在地上即醒。脑电图示3次/秒棘慢波规律性和对称性发放。

6. 最可能的诊断是(　　)
   A. 复杂部分发作　B. 部分性发作
   C. 杰克逊(Jackson)癫痫
   D. 失神发作　E. 不能分类的癫痫发作
7. 引起该病最可能的病因为(　　)
   A. 高热惊厥　B. 先心病
   C. 智障　D. 营养不良
   E. 脑出血

A_4型题

(8～10题共用题干)

患者，女，25岁。3年来有发作性意识丧失，四肢抽搐，服药不规则。今日凌晨开始又发作，意识一直不清。送入院后又有1次四肢抽搐发作。

8. 首选的治疗药物是(　　)
   A. 地西泮10mg静脉注射
   B. 苯妥英钠0.25g肌内注射
   C. 地西泮20mg肌内注射
   D. 副醛5ml灌肠
   E. 苯巴比妥0.5g肌内注射
9. 患者目前处于下列哪一种状态(　　)
   A. 癫痫持续状态
   B. 癫痫强直-阵挛发作
   C. 单纯部分发作继全面性发作
   D. 复杂部分发作继全面性发作
   E. 癫痫发作后昏睡期
10. 患者发作控制，清醒后应作何种处理(　　)
    A. 调换其他抗癫痫药物
    B. 询问近期服药情况，嘱正规服药
    C. 加大服药剂量，嘱正规服药
    D. 加用另一种抗癫痫药物
    E. 停药观察1周后再考虑用药

二、实践能力

A_1型题

11. 癫痫患者强直-阵挛发作的特征性表现是(　　)
    A. 连续多次发作且有意识障碍
    B. 某种活动突然中断
    C. 意识丧失，全身对称性抽搐
    D. 表情呆滞，肌肉强直
    E. 机械动作持续时间长
12. 以下关于癫痫持续状态的叙述，不正确的是(　　)
    A. 指一次癫痫发作持续30min以上
    B. 连续多次发作癫痫

C. 发作间歇期意识恢复正常
D. 发作间歇期神经功能未恢复正常
E. 大发作在短期内频繁发生，发作间歇期仍有意识障碍

13. 下列对癫痫患者的健康指导内容，错误的是(　　)
A. 开车需有人陪同　B. 适当参加脑力活动
C. 禁用神经兴奋剂　D. 随身携带病情治疗卡
E. 需长期正规用药

A_2型题

14. 患者，男，30岁。突然反复发作四肢强直及阵挛，伴意识障碍，口唇青紫1h，送来急诊尚未终止，以下护理不妥的是(　　)
A. 增设床挡避免坠床　B. 保持呼吸道通畅
C. 酒精湿化吸氧　D. 注意观察生命体征
E. 观察是否有头痛、呕吐等脑水肿征象

15. 某患者，在商场突然倒地，随后出现四肢痉挛性抽搐，牙关紧闭，疑为癫痫发作，以下哪种检查对帮助诊断最有意义(　　)
A. 头部CT　B. 脑电图
C. 脑血管造影　D. 脑磁共振
E. 脑多普勒彩色超声

16. 患者，女，43岁。无诱因突发四肢抽搐，呼吸急促，面色发绀，两眼上翻，口吐白沫，呼之不应。症状持续约3min后，抽搐停止但仍昏迷。家属急送医院救治，医生查体时患者再次出现类似发作。此时不应当(　　)
A. 给予地西泮静脉注射
B. 将患者的头部侧向一边
C. 在患者的上下磨牙间放压舌板
D. 按压患者的肢体以制止抽搐
E. 解开患者的衣领、衣扣和腰带

17. 患儿，女，8岁。因癫痫入院治疗好转后出院。患儿家长的哪项陈述提示对疾病认识不足，需要进一步进行的健康指导是(　　)
A. “我要和学校联系，说明孩子的病情。”
B. “孩子可以参加集体活动，像春游等。”
C. “我会注意监护孩子，不要受外伤。”
D. “我要让孩子适当锻炼，多跑步，游泳。”
E. “孩子在家休息的时候我会安排家人时刻照顾。”

A_3型题

（18～20题共用题干）

患者，女，27岁。突然出现意识丧失，全身抽搐，眼球上翻，瞳孔散大，牙关紧闭，大小便失禁，持续约3min，清醒后对抽搐全无记忆。

18. 根据临床征象，该患者可能为(　　)
A. 癔症　B. 癫痫
C. 精神分裂症　D. 脑血管意外
E. 吉兰-巴雷综合征

19. 对该患者急性发作时的急救处理首先是(　　)
A. 遵医嘱快速给药，控制发作
B. 注意保暖，避免受凉
C. 急诊做CT、脑电图，寻找原因
D. 保持呼吸道通畅，防止窒息
E. 移走身边危险物体，防止受伤

20. 告知该类患者药物治疗不正确的是(　　)
A. 先单药、小剂量治疗，逐渐加量
B. 出现胃肠道反应时，饭后服用可减轻症状
C. 出现严重的肝肾损害、行为改变时，及时复诊
D. 每月查一次血常规，每季查一次肝肾功能
E. 如果漏服，应及时补服

A_4型题

（21～24题共用题干）

患者，女，48岁。20年前分娩时曾有过1次癫痫发作史，之后每年仅发作1～2次，现坚持规律服药。今日下班回家途中突然意识丧失，四肢抽搐，牙关紧闭，心率增快，血压升高，瞳孔散大，持续20s后，肌肉开始出现强直和松弛交替。

21. 对患者病情诊断最有意义的是(　　)
A. 病史　B. 体格检查
C. 脑电图检查　D. 脑部X线检查
E. 脑部多普勒超声检查

22. 护士应该立即为患者提供的护理措施中，不妥的是(　　)
A. 将患者头侧向一边，使唾液流出口外
B. 密切观察抽搐部位、持续时间、间隔时间
C. 测患者口温，以防高热
D. 密切观察意识状态、生命体征和瞳孔的变化
E. 保持呼吸道通畅，防止窒息

23. 医生查体时患者再次出现类似发作，此时不应当(　　)
A. 解开患者的衣领、衣扣和腰带
B. 将患者的头部侧向一边
C. 在患者的上下磨牙间放压舌板
D. 按压患者肢体以制止抽搐
E. 给予地西泮静脉注射

24. 经治疗该患者情况稳定，6个月以来一直未发病，回答患者咨询时，错误的是(　　)
A. 睡眠要充足　B. 饮食宜清淡
C. 心情愉快　D. 注意安全
E. 可以暂停服药

第4节 三叉神经痛

一、概述　三叉神经痛是原因未明的三叉神经分布区短暂的闪电样反复发作性剧痛，但不伴三叉神经功能破坏。

二、病因与发病机制

1. 特发性病因不明。
2. 可能是三叉神经脱髓鞘产生异位冲动或伪突触传递所致。

三、临床表现

1. 40岁以上起病占70%～80%，女性较多，多为一侧发作。
2. 以面部三叉神经分布区突发剧痛为特点。
   - (1)触电、刀割或火烫样剧痛，每次持续数秒至1～2min，来去突然，间歇期完全正常。
   - (2)面颊部、上下颌及舌部疼痛最明显。
   - (3)口角、鼻翼、颊部和舌等处最敏感，轻触即可诱发，称为"触发点"或"扳机点"。
3. 严重者洗脸、刷牙、说话、咀嚼都可诱发。
4. 疼痛可固定累及三叉神经某一分支，以第二、三支多见。
5. 周期性发作，可缓解，但极少自愈。
6. 神经系统检查多无阳性体征。

四、治疗要点　迅速有效止痛是治疗本病的关键。

1. 药物治疗
   - (1)首选药物卡马西平，开始为0.1g，每日2次口服，以后每天增加0.1g，直至疼痛消失，再逐渐减量，最小有效维持量一般为0.6～0.8g/d。
   - (2)其次可选用苯妥英钠、氯硝西泮、氯丙嗪等。
2. 经半月神经节射频电凝治疗。
3. 封闭治疗　服药无效者可行三叉神经纯乙醇封闭治疗。
4. 无效时可考虑三叉神经感觉根部分切断术，止痛效果为目前首选。

五、护理诊断/问题　疼痛：面颊、上下颌及舌疼痛　与三叉神经受损害有关。

六、护理措施

1. 避免诱因
   - (1)减少刺激：保持环境安静、室内光线柔和，避免刺激而产生焦虑，加重疼痛。
   - (2)选择清淡、无刺激饮食，严重者予以流质饮食。
   - (3)指导患者保持心情愉快，生活有规律，适度娱乐。
2. 疼痛护理
   - (1)观察疼痛部位、性质，了解原因和诱因。
   - (2)指导减轻疼痛的方法和技巧，如想象、听音乐、读报等分散注意力。
3. 用药护理
   - (1)按时服药，并将药物副作用向患者说明。
   - (2)卡马西平可致眩晕、嗜睡、恶心等，出现行走不稳、皮疹、白细胞减少时需就医。

七、健康指导

1. 帮助患者及家属掌握本病相关知识和自护方法。减少发作，减轻痛苦。
2. 避免诱因。
3. 合理用药，服用卡马西平期间每1～2个月检查一次肝功能和血常规。

要点回顾

1. 三叉神经痛的特点。
2. 治疗三叉神经痛的关键措施及首选药物。

模拟试题栏——识破命题思路，提升应试能力

一、专业实务

A_2型题

1. 患者，女，35岁。近3周来在刷牙时出现左侧面颊和上牙部疼痛，每次持续1～2min，神经系统检查未发现异常，最可能的诊断是(　　)

A. 鼻窦炎　　B. 牙周炎

C. 面神经炎　　D. 三叉神经痛
E. 混合性头痛

二、实践能力

A型题

2. 患者，女，45岁。既往体健，近日因寒冷突然出现右侧面部剧痛，医院诊断为三叉神经痛，首选的药物是(　　)

A. 地西泮　　B. 新斯的明
C. 卡马西平　　D. 阿司匹林
E. 6-氨基己酸

第 5 节　急性脱髓鞘性多发性神经炎

一、概述

1. 又称吉兰-巴雷综合征(Guillain-Barre syndrome，GBS)。
2. 急性或亚急性起病，病情常在数日至2周达到高峰。
3. 周围神经和神经根脱髓鞘与小血管周围淋巴细胞和巨噬细胞浸润的自身免疫性疾病。
4. 大多可恢复。

二、病因与发病机制

1. 病因不清，多数认为属神经系统的一种迟发性自身免疫性疾病。
   - (1)发病前有呼吸道、肠道感染史。空肠弯曲杆菌最常见。
   - (2)可能与巨细胞病毒、EB病毒、肺炎支原体、HBV和HIV等感染有关。
2. 免疫致病因子可能存在于血液中的抗周围神经髓鞘抗体或对髓鞘有害的细胞因子。
   - (1)分子模拟机制认为病原体某些组分与周围神经组分相似，机体免疫系统发生错误的识别，产生自身免疫性T细胞和自身抗体。
   - (2)继之产生针对周围神经组分的免疫应答，引起周围神经脱髓鞘。
   - (3)主要病变部位在脊神经根、神经节和周围神经。

三、临床表现

1. 以儿童和青壮年多见。病前1～4周多有上呼吸道、消化道感染症状或疫苗接种史。
2. 运动障碍
   - (1)急性或亚急性起病。
   - (2)首发症状为四肢对称性弛缓性瘫痪，通常自双下肢开始，多于数日至2周达到高峰。
   - (3)危重者1～2日内迅速加重，出现四肢完全性瘫、呼吸肌和吞咽肌麻痹，危及生命。
3. 感觉障碍　比运动障碍轻，表现为肢体远端感觉异常和(或)手套袜子型感觉缺失。
4. 脑神经损害　以双侧面瘫多见。
5. 自主神经损害　以心脏损害最常见、最严重，可引起突然死亡。

四、辅助检查

1. 最主要的实验室检查是腰椎穿刺取脑脊液化验。
2. 典型脑脊液改变为蛋白-细胞分离现象，为本病特征性表现。即蛋白质含量明显增高而细胞数正常，通常在第3周最明显。

五、治疗要点

1. 辅助呼吸
   - (1)呼吸肌麻痹是GBS的主要危险，呼吸肌麻痹的抢救是治疗关键。
   - (2)正确使用呼吸机是成功抢救的保证，故应严密观察病情。
2. 病因治疗
   - (1)血浆交换：发病2周内应用，可控制症状、缩短使用呼吸机的时间。
   - (2)免疫球蛋白：大剂量静脉滴注治疗急性病例，效果与血浆交换接近。
   - (3)糖皮质激素：并发症多，目前多已不主张应用。

六、护理诊断/问题

1. 低效性呼吸型态　与呼吸肌麻痹有关。
2. 躯体移动障碍　与四肢肌肉进行性瘫痪有关。
3. 吞咽障碍　与脑神经受损致延髓麻痹、咀嚼肌无力等因素有关。

七、护理措施

1. 一般护理
- (1)急性期卧床休息,重症患者应在重症监护病房治疗。
- (2)病室环境清洁,护士严格执行无菌操作,避免交叉感染。
- (3)给予高蛋白、高维生素、高热量且易消化的食物,补充足够水分。
- (4)吞咽困难者予以鼻饲流质饮食,进食时和进食后30min应抬高床头,防止窒息。

2. 病情观察
- (1)密切观察生命体征,尤其是呼吸。
- (2)指导半坐卧位,保持呼吸道通畅。
- (3)持续低流量吸氧,保持输氧管道通畅。
- (4)掌握使用呼吸机的指征
  - 1)出现呼吸困难、烦躁、大汗、指(趾)甲及口唇发绀。
  - 2)肺活量降至20～25ml/kg体重以下。
  - 3)动脉氧分压低于70mmHg。

3. 运动障碍的护理
- (1)定时翻身、按摩、被动和主动运动,保持瘫痪肢体功能位。
- (2)咽肌瘫痪者应选择适合患者吞咽且营养丰富的食物,发现误吸立即急救。

4. 药物护理
- (1)按医嘱正确给药,注意药物的作用、不良反应。
- (2)某些安眠、镇静药可产生呼吸抑制,告知患者不能轻易使用,以免掩盖或加重病情。

5. 心理护理

八、健康指导

1. 病愈后仍应坚持适当的运动,增强机体抵抗力,避免受凉及感冒。
2. 给予高热量饮食,保证足够的营养。
3. 肢体锻炼应持之以恒,防止肌肉失用性萎缩。
4. 出院后按时服药,并注意药物副作用。

要点回顾

1. 急性脱髓鞘性多发性神经炎的临床表现。
2. 急性脱髓鞘性多发性神经炎的脑脊液特征性表现。

模拟试题栏——识破命题思路,提升应试能力

一、专业实务

A_2型题

1. 患者,女,14岁。因急性脱髓鞘性多发性神经炎入院。腰椎穿刺抽取脑脊液检查出现蛋白-细胞分离现象,该现象往往何时最明显(　　)
   A. 起病后24h　　B. 起病后第1周
   C. 起病后第2周　　D. 起病后第3周
   E. 起病后1个月内

二、实践能力

A_1型题

2. 急性脱髓鞘性多发性神经炎对患儿生命威胁最大的症状是(　　)
   A. 运动障碍　　B. 感觉障碍
   C. 呼吸肌麻痹　　D. 脑神经麻痹
   E. 自主神经功能障碍

3. 患者,男,20岁。因四肢肌肉无力伴感觉障碍入院,医生初步考虑为吉兰-巴雷综合征。以下对该患者的护理措施中,最重要的是(　　)
   A. 注意保持环境安静
   B. 指导半坐卧位
   C. 持续低流量吸氧
   D. 观察呼吸频率、节律及深度的变化
   E. 定时翻身、按摩

第6节　帕金森病

一、概述　帕金森病(PD)又称震颤麻痹,是中老年人常见的神经系统变性疾病。以静止性震颤、运动迟缓、肌强直和姿势步态异常等为主要临床特征。主要病理改变为黑质多巴胺(DA)能神经元变性丢失。

二、病因

1. 年龄老化
   - (1)60岁以上中老年人纹状体DA含量减少。
   - (2)DA神经元功能随年龄增长逐渐减低，与黑质细胞死亡数成正比。
   - (3)黑质细胞减少至15%～80%、纹状体DA递质减少80%以上，出现PD症状。
   - (4)年龄老化只是PD发病的促发因素。生理性老化不足以引起本病。

2. 环境因素　长期接触杀虫剂、除草剂或某些工业化学品等可能是发病的危险因素。

3. 遗传因素　约10%PD患者有家族史。

三、发病机制

- 1. 含色素神经元变性丢失，黑质纹状体DA通路变性。纹状体DA含量显著降低。
- 2. 上述机制造成乙酰胆碱系统功能相对亢进。
- 3. 导致肌张力增高、动作减少等运动症状。

四、临床表现

1. 静止性震颤
   - (1)静止性震颤常为本病首发症状。
   - (2)症状常自一侧上肢开始，逐渐波及同侧下肢及对侧上、下肢，常呈"N"字形进展。
   - (3)静止时震颤明显，精神紧张时加重，随意动作时减轻，入睡后消失。

2. 肌强直
   - (1)铅管样强直：屈肌与伸肌张力同时增高，关节被动运动时始终保持阻力增高。
   - (2)齿轮样强直：肌强直与伴随的震颤叠加，检查时可感觉在均匀阻力中出现断续停顿。

3. 运动迟缓
   - (1)随意动作减少、主动运动减慢。
   - (2)面部表情呆板，常双眼凝视，瞬目少，笑容出现和消失减慢，如同"面具脸"。
   - (3)由于肌张力增高，姿势反射障碍使起床、翻身、步行、变换方向等运动缓慢。
   - (4)手指精细动作如系纽扣或鞋带困难。
   - (5)书写时越写越小，呈现"写字过小症"。

4. 姿势步态异常
   - (1)特殊屈曲体态：由于四肢、躯干和颈部肌强直，头前倾，躯干俯屈，肘关节屈曲，腕关节伸直，前臂内收，髋和膝关节略弯曲。
   - (2)慌张步态：行走时步距缩短，常见碎步、往前冲，越走越快，不能立刻停步。

五、治疗要点　替代治疗与抗胆碱药物治疗为主。

- 1. 抗胆碱能药物　适用于早期轻症患者。协助维持纹状体的递质平衡，对震颤和强直有部分改善。苯海索，1～2mg口服，每日3次。
- 2. 复方多巴制剂　治疗PD最基本、最有效的药物。替代补充脑部DA的缺乏。临床常用左旋多巴。
- 3. DA受体激动剂　能直接激动纹状体，产生与多巴胺相同的作用，如溴隐亭、培高利特。
- 4. 金刚烷胺　促进神经末梢释放DA，并阻止其再吸收，从而使症状减轻。

六、护理诊断/问题

- 1. 躯体活动障碍　与黑质病变、锥体外系功能障碍所致震颤有关。
- 2. 自尊紊乱　与震颤、流涎、面肌强直等身体形象改变有关。
- 3. 语言沟通障碍　与咽喉及面肌强直、运动减少、减慢有关。
- 4. 自理缺陷　与震颤、肌强直、运动减少有关。

七、护理措施

1. 休息与运动
   - (1)疾病早期：鼓励患者积极参与家居活动和社交活动。
   - (2)疾病中期：反复练习起坐动作和走路。
   - (3)疾病晚期：帮助取舒适卧位，全关节被动运动。

2. 饮食护理
   - (1)给予高热量、高维生素、低盐、低脂、低胆固醇、适量优质蛋白(高蛋白饮食摄入可降低左旋多巴的疗效)的易消化饮食。
   - (2)槟榔可降低抗胆碱能药物疗效，应避免食用。
   - (3)必要时鼻饲补充足够营养。

3. 用药护理　观察药效及不良反应。
(1)抗胆碱能药物:口干,唾液、汗液分泌减少,肠鸣音减弱,排尿困难,瞳孔调节功能不良等。青光眼及前列腺肥大者禁用。
(2)金刚烷胺:口渴、失眠、头晕、食欲缺乏等。严重肾病者禁用。
(3)左旋多巴:恶心、呕吐、直立性低血压、幻觉、妄想等,长期服用会出现运动障碍和症状波动等长期治疗综合征。运动障碍亦称"异动症",是舞蹈样或异常不随意运动。症状波动包括"开-关现象"和"剂末恶化"两种。
(4)多巴胺受体激动剂:剂量过大时,可有错觉和幻觉等精神症状及直立性低血压,有精神病史患者禁用。一般从小剂量开始,逐步增加剂量。

4. 安全护理
(1)日常生活:避免拿热水、热汤,谨防烧伤、烫伤。避免登高、用液化灶等危险行为。禁止自行使用利器等危险品。
(2)服药安全:药物代为保管,避免错服或漏服。
(3)衣服口袋放置写有患者姓名、住址和联系电话的安全卡片。

八、健康指导

1. 疾病知识指导
(1)介绍本病知识,告知患者目前无根治的方法,但是可通过药物延缓症状。
(2)通过锻炼预防肢体僵硬。
(3)避免接触杀虫剂、除草剂等,避免服用吩噻嗪类药物。

2. 生活指导
(1)以高热量、高维生素、高纤维素、低盐低脂、适量优质蛋白质饮食为主,戒烟酒。
(2)注意进食安全,避免发生呛咳或窒息。
(3)根据病情合理锻炼,外出有人陪伴,避免发生意外。

3. 用药指导　严格按医嘱服药,教会患者及家属观察药物疗效的方法,出现严重不良反应及时就诊。

4. 照顾者指导
(1)早、中期应鼓励患者坚持肢体功能锻炼,延缓肢体功能衰退。
(2)晚期患者应积极活动全身关节,避免外伤、感染。
(3)关爱、理解患者,注意其生活安全。

要点回顾

1. 帕金森病特征性症状。
2. 帕金森病患者的健康指导。

模拟试题栏——识破命题思路,提升应试能力

一、专业实务

A_1型题

1. 帕金森患者常见的步态是(　　)
A. 剪刀步态　　B. 慌张步态
C. 正常步态　　D. 偏瘫步态
E. 共济失调

二、实践能力

A_1型题

2. 帕金森病特征性症状是(　　)
A. 头痛　　B. 呕吐
C. 意识丧失　　D. 静止性震颤
E. 姿势步态异常

A_2型题

3. 患者,男,75岁。患帕金森病4年。随诊中患者表示现在多以碎步、前冲动作行走,并对此感到害怕。患者进行行走训练时,护士提醒患者应避免(　　)
A. 思想尽量放松　　B. 尽量跨大步
C. 脚尽量抬高　　D. 双臂尽量摆动
E. 将注意力集中于地面

4. 患者,女,72岁,患帕金森病。患者在进行康复训练时,护士要求其关节活动要达到最大范围,其主要的目的是(　　)
A. 防止关节强直　　B. 防止肌肉萎缩
C. 促进血液循环　　D. 提高平衡能力
E. 减轻不主动震颤

(李秋霞)

第10章 精神障碍患者的护理

考点提纲栏——提炼教材精华，突显高频考点

第1节 精神障碍症状学

一、概述

1. 异常的精神活动通过人的外显行为，如言谈、书写、表情、动作行为等表现出来，称为精神症状。

2. 特点
- (1)症状的出现不受患者意识的控制。
- (2)症状一旦出现，难以通过转移令其消失。
- (3)症状的内容与周围客观环境不相称。
- (4)症状会给患者带来不同程度的社会功能损害。

二、常见精神症状

1. 感觉障碍
- (1)感觉过敏
  - 1)对外界一般强度的刺激的感受性增高、感觉阈值降低，如轻微地触摸皮肤时感到疼痛难忍。
  - 2)多见于神经症、围绝经期综合征等。
- (2)感觉减退
  - 1)对外界一般刺激的感受性减低，感觉阈值增高，患者对强烈的刺激感觉轻微或完全不能感知(后者称为感觉缺失)。
  - 2)见于抑郁状态、木僵状态和意识障碍。感觉缺失见于癔症。
- (3)内感性不适
  - 1)躯体内部产生的各种不舒适和(或)难以忍受的异样感觉，如牵拉、挤压、游走、蚁爬感等。性质难以描述，没有明确的局部定位。
  - 2)多见于神经症、精神分裂症、抑郁状态和躯体化障碍。

2. 知觉障碍
- (1)错觉
  - 1)对客观事物歪曲的知觉，临床上多见错听和错视。
  - 2)如患者把输液管错看成蛇，草木皆兵、杯弓蛇影、风声鹤唳等。
- (2)幻觉
  - 1)无中生有，没有这个东西，却认为有这个东西，是一种虚幻的知觉，是临床上很常见且重要的精神病性症状。
  - 2)幻觉根据所涉及的感官分类
    - A. 幻听：最常见、最多见的是言语性幻听，常具有重要的诊断意义，其中评论性幻听、议论性幻听和命令性幻听为诊断精神分裂症的重要症状。有时幻听的内容就是患者心里想的事，患者体验到自己的思想同时变成了言语声，自己和他人均能听到，称为思维化声。
    - B. 幻视：患者看到外界不存在的事物，从单调的光、色、各种形象到人物、景象、场面等。在意识清晰时出现的幻视多见于精神分裂症。
    - C. 幻嗅：患者闻到一些难闻的气味，如腐败的尸体气味、化学物品烧焦味等。常与其他幻觉和妄想结合在一起。
    - D. 幻味：患者尝到食物内有某种特殊的怪味道，因而拒食。常继发被害妄想，主要见于精神分裂症。
    - E. 幻触：也称皮肤与黏膜幻觉。患者感到皮肤或黏膜上有某种异常的感觉，如虫爬感、针刺感等。
    - F. 内脏幻觉：患者对躯体内部某一部位或某一脏器的一种异常知觉体验，如感到肠扭转、心脏穿孔、腹腔内有虫爬行等。常与疑病妄想、虚无妄想或被害妄想伴随出现，多见于精神分裂症及抑郁症。

- 2. 知觉障碍
  - (2)幻觉
    - 3)幻觉按体验的来源分类
      - A. 真性幻觉:患者体验到的幻觉形象鲜明,如同外界客观事物形象一样,存在于外部客观空间,是通过感觉器官而获得的。
      - B. 假性幻觉:幻觉形象不够鲜明生动,产生于患者的主观空间,如脑内、体内。幻觉不是通过感觉器官而获得,如不用耳朵听到肚子里有说话的声音。
  - (3)感知综合障碍
    - 1)患者对客观事物整体的感知是正确的,但对事物的某些个别属性,如形状、大小、位置、距离及颜色等的感知与实际情况不符。
    - 2)常见形式:视物变形症、空间知觉障碍、时间感知综合障碍、非真实感。如患者感觉自己的眼睛一大一小,大的如西瓜,小的如黄豆。
- 3. 思维障碍
  - (1)思维形式障碍
    - 1)联想障碍
      - A. 思维奔逸:指联想速度加快、数量增多、内容丰富生动。患者表现为健谈,说话滔滔不绝,自述脑子反应快,好像机器加了“润滑油”,思维敏捷,说话的主题或易随环境而改变(随境转移),也可有音联或意联。多见于躁狂症。
      - B. 思维迟缓:即联想抑制,联想速度减慢、数量的减少和困难。患者表现为言语缓慢、语量减少,语声甚低,反应迟缓。患者常自觉“脑子迟钝了”。多见于抑郁症。
      - C. 思维贫乏:指联想数量减少,概念与词汇贫乏,脑子空洞无物。患者表现为沉默少语,答话时内容大致切题,但单调空洞或词穷句短,常回答“不知道”“什么也没想”。见于慢性精神分裂症、脑器质性精神障碍及精神发育迟滞。
      - D. 思维散漫:是指患者在意识清晰的情况下,思维的目的性、连贯性和逻辑性障碍。思维活动缺乏主题思想,内容和结构都散漫无序。表现为说话东拉西扯,对问话的回答不切题。
      - E. 思维破裂:指概念之间联想的断裂,建立联想的各种概念内容之间缺乏内在联系。表现为患者的言语或书写内容的句子之间含意互不相关,变成语句堆积,令人不能理解。严重时,言语支离破碎,成了语词杂拌。多见于精神分裂症。
      - F. 病理性赘述:思维活动停滞不前,迂回曲折,联想枝节过多,做不必要的过分详尽的累赘的描述,无法使他讲得扼要一点,一定要按他原来的方式讲完,进行速度缓慢,但最终可以表达其意。见于癫痫、脑器质性及老年性精神障碍。
    - 2)思维逻辑障碍
      - A. 象征性思维:属于概念转换,以无关的具体概念或行动代表某一抽象概念,不经患者解释,旁人无法理解。如某患者经常反穿衣服,以表示自己为“表里合一、心地坦白”。常见于精神分裂症。
      - B. 语词新作:指概念的融合、浓缩及无关概念的拼凑。患者自创一些新的符号、图形、文字或语言并赋予特殊的概念,不经患者本人解释,别人难以弄清其含义。如“犭市”代表狼心狗肺。多见于精神分裂症青春型。
      - C. 逻辑倒错性思维:主要特点为推理缺乏逻辑性,既无前提也无根据,或因果倒置,推理离奇古怪,不可理解。可见于精神分裂症和偏执狂等。
    - 3)异己体验
      - A. 思维的归属性不属于自己,也不受自己控制,是诊断精神分裂症的重要症状。
      - B. 包括思维中断、强制性思维。后者是精神分裂症的核心症状。

3. 思维障碍

(2)思维内容障碍:主要表现为妄想,是一种病理性的歪曲信念,是病态推理和判断。

1)妄想的特征

A. 信念的内容与事实不符,没有客观现实基础,但患者坚信不疑。

B. 妄想内容均涉及患者本人,总是与个人利害有关。

C. 妄想具有个人独特性。

D. 妄想内容因文化背景和个人经历而有所差异,但常有浓厚的时代色彩。

2)按妄想的主要内容归类

A. 被害妄想:是最常见的一种妄想。患者无中生有地坚信周围某些人或某些集团对患者进行打击、陷害、谋害、破坏等不利的活动。患者受妄想的支配可拒食、控告、逃跑或采取自卫、自伤、伤人等行为。主要见于精神分裂症和偏执性精神病。

B. 关系妄想:患者将环境中与他无关的事物都认为是与他有关的,如认为周围人的谈话是在议论他,人们的一举一动都与他有一定关系。常与被害妄想伴随出现,主要见于精神分裂症。

C. 物理影响妄想:又称被控制感。患者觉得他自己的思想、情感和意志行为都受到外界某种力量的控制,而不能自主。是精神分裂症的特征性症状。

D. 夸大妄想:患者认为自己有非凡的才智、至高无上的权力和地位,大量的财富和发明创造,或是名人的后裔。可见于躁狂症和精神分裂症及某些器质性精神病。

E. 罪恶妄想:又称自罪妄想。患者毫无根据地坚信自己犯了严重错误、不可宽恕的罪恶,应受严厉的惩罚,故可坐以待毙或拒食自杀。主要见于抑郁症,也可见于精神分裂症。

F. 疑病妄想:患者毫无根据地坚信自己患了某种严重躯体疾病或不治之症,因而到处求医,即使通过一系列详细检查和多次反复的医学验证都不能纠正。多见于精神分裂症、围绝经期及老年期精神障碍。

G. 钟情妄想:患者坚信自己被异性钟情。因此,患者采取相应的行为去追求对方,即使遭到对方严词拒绝,仍毫不置疑,而认为对方在考验自己对爱情的忠诚,仍反复纠缠不休。主要见于精神分裂症。

H. 嫉妒妄想:患者无中生有地坚信自己的配偶或性伴侣对自己不忠实,另有外遇,为此患者采取多种方法寻觅配偶或性伴侣私通情人的“证据”。

I. 思维被揭露感或被洞悉感:患者觉得自己的思想还未经文字表达就已被人知道,尽管说不清自己是如何被探知的。

4. 注意障碍

(1)注意是指个体的精神活动集中地指向于一定对象的过程,分为主动注意和被动注意。

(2)注意障碍常见表现

1)注意增强:为主动注意的增强。如有妄想的患者,对环境保持高度的警惕,过分地注意别人的一举一动是针对他的;有疑病观念的患者注意增强,指向身体的各种细微变化,过分地注意自己的健康状态。见于神经症、偏执型精神分裂症、围绝经期抑郁症等。

2)注意涣散:为主动注意的不易集中,注意稳定性降低所致。多见于神经衰弱、精神分裂症和儿童多动综合征。

3)注意减退:主动及被动注意兴奋性减弱。注意的广度缩小,注意的稳定性也显著下降。多见于神经衰弱、脑器质性精神障碍及伴有意识障碍时。

4. 注意障碍
- (2)注意障碍常见表现
  - 4)注意转移:主要表现为主动注意不能持久,注意稳定性降低,很容易受外界环境的影响而使注意的对象不断转换。可见于躁狂症。
  - 5)注意狭窄:指注意范围的显著缩小,当注意集中于某一事物时,不能再注意与之有关的其他事物。见于意识障碍或智能障碍患者。

5. 记忆障碍
- (1)记忆包括识记、保持、再认或回忆三个基本过程。
- (2)常见的记忆障碍
  - 1)记忆增强:病态的记忆增强,对病前不能够且不重要的事都能回忆起来。主要见于躁狂症和偏执状态患者。
  - 2)记忆减退:是指记忆的四个基本过程普遍减退,临床上较多见。可见于较严重的痴呆患者,也可见于正常老年人。
  - 3)遗忘:指部分或全部地不能回忆以往的经验。临床常见的有完全性遗忘、部分性遗忘、顺行性遗忘、逆行性遗忘、界限性遗忘。
  - 4)错构:是记忆的错误,对过去曾经历过的事件,在发生的地点、情节,特别是在时间上出现错误回忆,并坚信不疑。多见于痴呆和酒精中毒性精神障碍。
  - 5)虚构:是指由于遗忘,患者以想象的、未曾亲身经历过的事件来填补自身经历的记忆缺损,多见于各种原因引起的痴呆。虚构与近事遗忘、定向障碍同时出现称作柯萨可夫综合征,又称遗忘综合征。多见于慢性酒精中毒性精神障碍、颅脑外伤后所致精神障碍及其他脑器质性精神障碍。

6. 智能障碍
- (1)智能又称智力,是指接受知识、运用知识、解决新问题、形成新概念的能力。
- (2)智能包括观察力、注意力、记忆力、想象力、分析概括能力、判断力、一般常识的保持和计算能力等。
- (3)类型
  - 1)精神发育迟滞:是指先天或围生期或在生长发育成熟以前(18岁以前),由于各种致病因素使大脑发育不良或受阻,智能发育停留在一定的阶段。随着年龄增长其智能明显低于正常的同龄人。
  - 2)痴呆:是一种综合征,是后天获得的智能、记忆和人格的全面受损,并伴有行为精神症状,但没有意识障碍。根据大脑病理变化的性质和所涉及的范围大小的不同,可分为全面性痴呆和部分性痴呆。
    - A. 全面性痴呆:大脑弥散性器质性损害,智能活动的各个方面均受到损害,从而影响患者全部精神活动,常出现人格的改变、定向力障碍及自知力缺乏。可见于阿尔茨海默病和麻痹性痴呆等。
    - B. 部分性痴呆:大脑的病变只侵犯脑的局部,患者只产生记忆力减退,理解力削弱,分析综合困难等,但其人格仍保持良好,定向力完整,有一定的自知力,可见于脑外伤后及血管性痴呆的早期。

7. 定向力障碍
- (1)定向力是指一个人对时间、地点、人物及自身状态的认识能力。前者称为对周围环境的定向力,后者称为自我定向力。
- (2)对环境或自身状况的认识能力丧失或认识错误即称为定向障碍。
- (3)定向力障碍多见于器质性精神病,是意识障碍的一个重要标志。

8. 情感障碍
- (1)情感高涨:情感活动明显增强,表现为不同程度的病态喜悦,自我感觉良好,有与环境不相符的过分的愉快、欢乐。表现为可理解的、带有感染性的情绪高涨,且易引起周围人的共鸣,常见于躁狂症。表现不易理解的、自得其乐的情感高涨状态称为欣快,多见于脑器质性疾病。
- (2)情感低落:患者表情忧愁、唉声叹气、心境苦闷,觉得自己前途灰暗,严重时悲观绝望而出现自杀观念及企图。常伴有思维迟缓、意志行为减少。情感低落是抑郁症的主要症状。
- (3)焦虑:是指在缺乏相应的客观因素情况下,患者表现为顾虑重重、紧张恐惧,以至搓手顿足似有大祸临头,惶惶不可终日,伴有心悸、出汗、手抖、尿频等自主神经功能紊乱症状。多见于焦虑症、恐怖症及围绝经期精神障碍。

8. 情感障碍
(4)情感淡漠:指对外界刺激缺乏相应的情感反应,即使对自身有密切利害关系的事情也如此。患者对周围的事物漠不关心,面部表情呆板,内心体验贫乏。可见于精神分裂症。
(5)情感爆发:是一种在精神因素作用下突然发作的、爆发的情感障碍。患者表现为哭笑无常、叫喊打骂、打人毁物等,有时捶胸顿足、手舞足蹈,有时又满地打滚,整个过程显得杂乱无章。

9. 意志障碍
(1)意志增强:指意志活动增多。在病态情感或妄想的支配下,患者可以持续坚持某些行为,表现出极大的顽固性,如有嫉妒妄想的患者长期对配偶进行跟踪、监视、检查等。
(2)意志减弱:指意志活动的减少。患者表现出动机不足,常与情感淡漠或情感低落有关,缺乏积极主动性及进取心,对周围一切事物无兴趣以致意志消沉,严重时日常生活都懒于料理。常见于抑郁症及慢性精神分裂症。
(3)意志缺乏:指意志活动缺乏。表现为对任何活动都缺乏动机、要求,生活处于被动状态,严重时本能的要求也没有,行为孤僻、退缩,且常伴有情感淡漠和思维贫乏。多见于精神分裂症晚期精神衰退时及痴呆。
(4)木僵:指动作行为和言语活动的完全抑制或减少,并经常保持一种固定姿势。患者不言、不动、面部表情固定,大小便潴留,对刺激缺乏反应,如不予治疗,可维持很长时间。严重的木僵见于精神分裂症,称为紧张性木僵。较轻的木僵可见于严重抑郁症、反应性精神障碍及脑器质性精神障碍。
(5)蜡样屈曲:是在木僵的基础上出现的,患者的肢体任人摆布,即使是不舒服的姿势,也较长时间似蜡塑一样维持不动。患者意识清楚,病好后能回忆。如将患者头部抬高似枕着枕头的姿势,患者头部也可以维持很长时间不落下,称之为"空气枕头",见于精神分裂症紧张型。

10. 自知力缺乏
(1)自知力又称领悟力或内省力,是指患者对自己精神疾病的认识和判断能力。
(2)在临床上一般以精神症状消失,并认识自己的精神症状是病态的,即为自知力恢复。
(3)神经症患者常有自知力,主动就医诉说病情。但精神病患者一般均有不同程度的自知力缺失,他们不承认有精神病,因而拒绝治疗。
(4)临床上将有无自知力及自知力恢复的程度作为判定病情轻重和疾病好转程度的重要指标。自知力完整是精神病病情痊愈的重要指标之一。

要点回顾

1. 精神症状的特点。
2. 思维障碍的分类。

模拟试题栏——识破命题思路,提升应试能力

专业实务

A_1型题

1. 最常见的幻觉为( )
   A. 幻听 B. 幻视
   C. 幻触 D. 幻味
   E. 幻嗅
2. 患者听到脑子里有声音骂自己,称为( )
   A. 思维鸣响 B. 内心被揭露感
   C. 假性幻听 D. 机能性幻听
   E. 真性幻听

A_2型题

3. 患者想上街购物,但未向别人讲,即听到外界有"上街购物去"的言语声。这是( )
   A. 思维被剥夺 B. 思维鸣响
   C. 思维被广播 D. 思维被控制体验
   E. 思维化声
4. 患者,女,35岁。近段时间来怀疑自己丈夫与人有不轨行为,反复检查丈夫的手机、衣服口袋,并派人对进行跟踪。此症状属于( )
   A. 关系妄想 B. 夸大妄想
   C. 被害妄想 D. 嫉妒妄想
   E. 物理影响妄想

A_3/A_4型题

(5~7题共用题干)

患者,男,18岁。性格内向,近2周来表现健谈、说话滔滔不绝,自觉脑子快,好像机器加了"润滑油",无

法安静下来学习，由同学送入医院治疗。

5. 该患者表现的症状是(　　)
A. 思维迟钝　B. 思维奔逸
C. 思维贫乏　D. 思维散漫
E. 思维破裂

6. 该症状属于(　　)
A. 思维形式障碍　B. 思维逻辑障碍
C. 异己体验　D. 语言障碍
E. 思维内容障碍

7. 该症状多见于(　　)
A. 癫痫　B. 精神分裂症
C. 抑郁状态　D. 躁狂症
E. 焦虑症

第2节　精神分裂症

一、概述　精神分裂症是一组病因未明的精神病，多起病于青壮年。常缓慢起病，具有感知、思维、情感、行为等多方面的障碍和精神活动的不协调。一般无意识障碍，智能尚好，有的患者在疾病过程中可出现认知功能损害。自然病程多迁延，呈反复加重或恶化，但部分患者可保持痊愈或基本痊愈状态。

二、病因及发病机制　病因比较复杂，由生物、心理、社会因素交织在一起而共同致病。

1. 生物学因素
- (1)遗传因素：在本病的发生中起重要作用，可能是多基因的遗传。
- (2)神经发育异常
- (3)生化异常
  - 1)多巴胺(DA)假说：认为精神分裂症与中枢DA功能亢进有关。
  - 2)5-HT假说：精神分裂症可能与中枢5-HT功能异常有关。

2. 个性特征　精神分裂症患者病前性格常具有以下特征：主动性差、依赖性强、胆小、犹豫、孤僻、敏感、内倾、害羞、思维缺乏逻辑性、好幻想等，即分裂型人格。

3. 社会心理因素　可以诱发分裂症，但其最终的病程演变常不受先前的心理因素左右。

三、临床表现

1. 感知觉障碍
- (1)幻觉：精神分裂症最突出的感知觉障碍，以幻听最常见，评论幻听和命令性幻听是精神分裂症具有的特征性幻听。
- (2)错觉、感知综合障碍也有可能出现。

2. 思维障碍(主要症状)
- (1)思维形式障碍：可出现思维散漫或破裂、思维中断、思维被夺、思维插入、强制性思维、思维云集、病理性象征性思维、语词新作、思维贫乏、内向性思维等症状。
- (2)思维内容障碍：主要的表现是妄想。以被害妄想、关系妄想、嫉妒妄想、被洞悉感、物理影响妄想、钟情妄想等较为常见。精神分裂症的妄想常具有发生突然，内容离奇，逻辑荒谬的特点。

3. 情感障碍　主要表现为情感迟钝淡漠、情感反应不协调(情感倒错、矛盾情感等)。抑郁与焦虑情绪在精神分裂症患者中也并不少见。

4. 意志行为障碍
- (1)意志减退或缺乏：是精神分裂症的主要症状之一。患者生活懒散，不修边幅，不注意个人卫生，对自己的前途毫不关心、没有任何打算。
- (2)紧张综合征：以患者全身肌张力增高而得名，包括紧张性木僵和紧张性兴奋两种状态，两者可交替出现，是紧张型精神分裂症的主要表现。
- (3)意向倒错：吃一些不能吃的东西或伤害自己的身体。
- (4)怪异行为：如扮鬼脸、幼稚愚蠢的行为，傻笑、脱衣等。

5. 自知力缺乏　患者往往不愿接受治疗。

四、临床分型　根据临床症状群的不同，本病可划分不同的类型。

1. 单纯型　少见，多为青少年起病，病程持续迁延，病情进展缓慢。临床表现以阴性症状(思维贫乏、情感淡漠、意志缺乏、懒散被动等)为主，少有幻觉妄想。治疗和预后差。
2. 青春型　常青年期起病，起病较急。临床表现以思维破裂、零乱，情感幼稚愚蠢和行为的不协调或解体为主，常有本能活动亢进，意向倒错等。可出现生动幻觉，而妄想常片断且内容荒谬多变。
3. 紧张型　目前少见。大多起病于青、中年，起病较急，以紧张综合征为主要临床表现。紧张性兴奋和紧张性木僵常交替出现，亦可单独发生，以木僵为多见。此型预后较好。

4. 偏执型　最常见，多中年起病，缓慢发展。临床表现以大量妄想为主，并且妄想的范围常逐步扩大、泛化。常伴有幻觉，以幻听最常见。如能尽早系统治疗，预后较好。

5. 未定型　又称为混合型，指患者符合诊断标准，但又不符合上述四型中如何一型的一组患者。

除了上述临床分型方法，20世纪80年代初，英国学者提出了精神分裂症阳性症状和阴性症状两个综合征的概念。阳性症状指精神活动异常或亢进，也称为Ⅰ型精神分裂症；阴性症状指精神功能减弱或缺乏，也称为Ⅱ型精神分裂症。

五、治疗原则

1. 药物治疗
   - （1）原则：早期、低剂量起始，逐渐加量、足量、足疗程的"全病程治疗"的原则。一般急性期治疗2个月。巩固期治疗4～6个月。第一次发作维持治疗1～2年，第二次或多次发作维持治疗时间应更长。
   - （2）常用药物
     - 1）第一代（经典药物）：主要为多巴胺受体阻断剂，如氯丙嗪、奋乃静、氟哌啶醇，主要针对阳性症状。
     - 2）第二代（非经典药物）：为多巴胺与5-羟色胺受体平衡拮抗剂，如利培酮、奥氮平、氯氮平、喹硫平等，针对阳性和阴性症状，为一线药物。

2. 对于出现冲动伤人、木僵或亚木僵、拒食、严重抑郁、自杀倾向的患者可以选择无抽搐电休克治疗。

3. 心理治疗　可以改善患者的精神症状、恢复自知力、提高治疗依从性。

4. 行为治疗　有助于纠正患者的某些功能缺陷，提高人际交往技巧。

5. 残留部分阳性症状或阴性症状的患者，需要接受精神康复方面的治疗和训练。

六、护理诊断/问题

1. 有暴力行为危险（对自己或他人）　与情绪不稳定、易激惹、幻觉、妄想、冲动控制能力下降等因素有关。
2. 不合作　与自知力缺乏、违拗、不合作、环境改变、药物不良反应等有关。
3. 思维过程改变　与思维障碍有关。
4. 有受伤的危险　与幻觉、妄想、自伤自杀等因素有关。
5. 营养失调：低于或高于机体需要量　与幻觉、妄想、食欲亢进、木僵状态等因素有关。
6. 部分生活自理缺陷（进食/沐浴/穿衣/如厕）　与精神状态异常、行为紊乱、不合作、行为退缩、意志活动减退等因素有关。
7. 睡眠型态紊乱　与精神症状、警觉性增强、环境改变等因素有关。

七、护理措施

1. 基础护理
   - （1）饮食：保证患者每天的营养摄入量。对拒食、木僵、食欲增加等患者要特别护理，注意防噎食，尤其是老年患者。
   - （2）协作患者建立自理模式，兴奋不合作的患者护理人员要帮助完成晨晚间护理。生活懒散，行为退缩的患者要与患者一起制订生活计划，必要时协助进行。木僵患者要定时为其更衣、沐浴，做好口腔护理和皮肤护理。
   - （3）创造良好的睡眠环境，保证充足的睡眠时间。
   - （4）做好患者的排泄护理：对于便秘的患者，要鼓励患者多活动、多饮水、多吃水果和含粗纤维的蔬菜。

2. 安全护理
   - （1）对重点患者要做到心中有数，尤其要注意那些受幻觉、妄想影响，但思维内容不暴露的患者。发现患者的异常表现，及时阻止，防止意外发生。
   - （2）每30min巡视一次，确保患者安全。对自伤、自杀、伤人、兴奋冲动的患者应安置在重点病室。对有严重自杀倾向的患者设专人护理，24h在护理人员视线范围内活动。对极度兴奋，有可能造成意外的患者必要时要进行保护性约束。
   - （3）加强病房设施安全的管理：办公室、治疗室、饭厅、浴室、杂物间要随时锁门。患者入院、探视、返院后，要认真做好安全检查，防止患者将危险物品带入病房。要在每日扫床时做好床单位的检查，要及时清除危险物品。

3. 康复护理
   - （1）可根据病情指导患者参加各种工娱治疗、行为矫正治疗、音乐治疗等。要经常鼓励患者多与其他病友进行交流，从而增强治疗信心。
   - （2）康复期患者主要以技能训练为主，为回归社会打下基础，可安排患者参加职业技能训练、社交技能训练、家居技能训练等。

八、健康指导

1. 普及分裂症基础知识，能使群众及时发现可疑病例，早日接受诊治。
2. 向患者及家属讲述分裂症的特点、治疗及护理的特点，使其掌握基本的护理技能。
3. 向患者及家属讲述常用抗精神病药的使用方法及不良反应，能及时发现不良反应。
4. 强调全病程干预的重要性，鼓励患者坚持治疗，防止复发，定期复诊。
5. 发动家庭、社会资源，促进患者全面康复（家庭、社会、工作），早日回归社会。

要点回顾

1. 精神分裂症最常见的心境障碍、感知觉障碍。
2. 精神分裂症常用的药物，初次发作时维持治疗时间。
3. 精神分裂症的安全护理。

模拟试题栏——识破命题思路，提升应试能力

一、专业实务

A_1型题

1. 目前认为精神分裂症最重要的致病因素是（　　）
   A. 脑发育异常　B. 遗传因素
   C. 环境因素　D. 生化因素
   E. 心理社会因素
2. 目前认为精神分裂症的遗传方式最可能的是（　　）
   A. 单基因遗传　B. 双基因遗传
   C. 多基因遗传　D. 常染色体显性遗传
   E. 常染色体隐性遗传

A_2型题

3. 患者，女，55岁。因精神分裂症长期住院。患者对女儿表情冷淡，对家里的其他成员及事情不闻不问。平时对周围发生的一切事情也不关心。患者的这种症状可能是（　　）
   A. 欣快　B. 情感淡漠
   C. 情感低落　D. 情感倒错
   E. 表情倒错
4. 某精神分裂症患者回答问题时，基本上说不到点子上，但似乎又都沾点边，令听者抓不到要点，这属于（　　）
   A. 思维贫乏　B. 思维缓慢
   C. 思维破裂　D. 思维奔逸
   E. 思维散漫
5. 患者，男，39岁，公务员。近3个月来无明显原因出现坚信单位有人害他，别人的一举一动都与自己有关，独处时耳朵里可以听到同事在议论自己的声音。患者常感觉自己思想受到电脑的控制，该患者可能的诊断是（　　）
   A. 精神分裂症　B. 抑郁症
   C. 强迫症　D. 躁狂症
   E. 焦虑症

A_3题型

（6、7题共用题干）

患者，男，30岁，其父有精神分裂症史。近3个月以来，敏感多疑，经常怀疑有人在他饭菜里下毒而不敢吃饭，最近一直说外面有人害他，整日不敢出门，不敢睡觉，家属发现异常后将其送入医院。

6. 该患者思维属于（　　）
   A. 关系妄想　B. 夸大妄想
   C. 被害妄想　D. 罪恶妄想
   E. 物理妄想
7. 该患者主要的护理问题是（　　）
   A. 社交障碍　B. 睡眠型态紊乱
   C. 思维过程改变　D. 营养失调
   E. 生活自理能力降低

二、实践能力

A_2型题

8. 患者，男，25岁。患精神分裂症。第3次复发住院治疗后拟于明日出院。护士在对患者进行出院指导时，应首先重点强调的是（　　）
   A. 规律生活　B. 锻炼身体
   C. 加强营养　D. 维持药物治疗
   E. 参与社会工作
9. 患者，男，27岁。精神分裂症首次发作，经药物治疗后症状缓解，自知力部分恢复，患者家属询问医生继续服药的时间是（　　）
   A. 医生指导下长期治疗　B. 医生指导下不少于1年
   C. 医生指导下不少于2年　D. 医生指导下不少于3年
   E. 医生指导下不少于4年
10. 患者，男，26岁，未婚。参加工作后经常无故迟到、早退，对领导的批评置若罔闻。个人生活懒于料

理，严重时吃饭也需督促，因病情日趋严重而被送入院。诊断为精神分裂症单纯型，最佳的药物治疗为(　　)

A. 帕罗西汀　　B. 氯丙嗪
C. 丙咪嗪　　D. 奥氮平
E. 卡马西平

11. 患者，男，29岁。诊断为精神分裂症。近1年来对亲友冷淡，对个人生活不关心，对家里和周围发生的任何事情都表现出无所谓。这些表现属于(　　)

A. 情绪不稳　　B. 情感淡漠
C. 情感低落　　D. 情感倒错
E. 情感破裂

12. 患者，女，28岁。近半年来经常保持一种固定姿势，肢体任人摆布，长时间似蜡塑一样维持不动。这种症状最常见于(　　)

A. 抑郁症　　B. 精神分裂症
C. 癔症　　D. 阿尔兹海默病
E. 强迫症

A_3/A_4型题

(13、14题共用题干)

患者，男。43岁。因失眠、食欲缺乏、凭空闻语3月余，加重1个月来诊，以精神分裂症收入院。患者病前性格内向，多疑。入院时神志清醒，接触差，多问少答。

13. 针对该患者失眠，错误的护理措施是(　　)

A. 白天适当参加娱乐活动
B. 睡前不饮浓茶、咖啡
C. 临睡前排尿
D. 睡前访谈患者
E. 创造良好的睡眠环境

14. 患者住院治疗1个月后，病前好转准备出院。正确的出院指导是(　　)

A. 低盐低脂饮食
B. 鼓励家人照顾患者日常生活
C. 症状消失后可停止药物治疗
D. 鼓励患者增加人际交往，回归社会生活
E. 出院1年后复查

第3节　抑　郁　症

一、概述　抑郁症是一组以显著而持久的心境低落为主要表现的精神障碍，伴有相应的思维和行为改变，有反复发作的倾向，间歇期大都精神活动正常。

二、病因及发病机制

1. 遗传因素　家系调查、双生子调查、寄养子调查均显示遗传因素与抑郁症发病相关。

2. 心理社会因素
- (1)生活事件与环境应激事件：在情感障碍发作前常常会存在应激性生活事件。
- (2)心理学理论：认知理论认为抑郁症患者存在一些认知上的误区，如对生活经历的消极的扭曲体验，消极的自我评价，悲观无助。

三、临床表现　抑郁发作的表现可分为核心症状、心理学伴随症状与躯体伴随症状三个方面。

1. 核心症状　包括情绪低落、兴趣缺乏、乐趣丧失，上述表现常有晨重夕轻的特点。
- (1)情绪低落：患者体验到情绪低，悲伤。情绪的基调是低沉、灰暗的。患者常常诉说自己心情不好，高兴不起来。
- (2)兴趣缺乏：是指患者对各种以前喜爱的活动缺乏兴趣。典型者对任何事物无论好坏都缺乏兴趣，离群，不愿见人。
- (3)乐趣丧失：是指患者无法从生活中体验到快乐，或称为快感缺失。

2. 心理学伴随症状
- (1)焦虑：与抑郁常常伴发，经常是抑郁症的主要症状之一。
- (2)自责自罪：患者对自己既往的一些轻微过失或错误痛加责备，认为自己的一些作为让别人感到失望。
- (3)精神病性症状：主要是妄想或幻觉。内容常常与抑郁心境相协调，如罪恶妄想、无价值妄想等。
- (4)认知功能下降：主要是注意力和记忆力的下降，联想困难或思考能力下降。
- (5)自杀观念和行为：抑郁症患者常常会出现自杀观念及行为，自杀是抑郁症最危险的症状，也是抑郁症常见的死亡原因。
- (6)精神运动性迟滞或激越：精神运动性迟滞是指患者在心理上表现为思维迟缓和思流的缓慢，在行为上表现为运动迟缓，工作效率下降，严重者可以达到木僵的程度。精神运动性激越是指患者思维内容无条理，大脑持续处于紧张状态，在行为上则表现为烦躁不安，紧张激越，有时不能控制自己的行为，但又不知道自己为何烦躁，因此患者可能惶惶不可终日。
- (7)自知力：大部分抑郁症患者自知力完整，主动求医。

3. 躯体伴随症状
- (1)睡眠紊乱：如失眠、早醒、睡眠过多或节律紊乱等。尤其早醒是抑郁症睡眠障碍的重要表现。
- (2)食欲紊乱：常表现为食欲下降伴体重明显减轻。少数患者会出现贪食。
- (3)性欲减退或快感缺失。
- (4)精力丧失：表现为无精打采、疲乏无力、懒惰、不愿见人。
- (5)晨重暮轻：情绪在晨间加重，在下午和夜间则有所减轻。

锦囊妙"记"

抑郁症三低症状：情绪低落、兴趣缺乏、乐趣丧失。
抑郁症三无症状：无希望、无办法、无价值。
抑郁症三自症状：自责、自罪、自杀。

四、治疗原则　高度的安全意识，严防自杀；充分的药物治疗；积极的社会心理干预。

1. 药物治疗
- (1)原则
  - 1)治疗方案个体化。
  - 2)采用足量、足疗程及一般情况下单一用药的原则。
  - 3)一种抗抑郁药只有当足量治疗6～8周后仍无效，方可考虑换药。
- (2)常用抗抑郁药物
  - 1)新型抗抑郁药：选择性5-羟色胺再摄取抑制剂(SSRIs)类：如氟西汀(百忧解)、帕罗西汀、舍曲林等已成为一线药物。这类药物的起效时间需要2～3周。其他新型抗抑郁药物包括万拉法新、米氮平等。
  - 2)三环或四环类抗抑郁药：如丙咪嗪、氯丙咪嗪、多塞平、阿米替林、马普替林等。其中三环类抗抑郁药不良反应较多且较重。

2. 电休克治疗　疗效肯定且见效较药物治疗迅速。对于严重抑郁，伴明显自杀企图者及抑郁性木僵可考虑使用。

3. 心理治疗　常用方法有一般性心理治疗如支持、鼓励、保证、解释、倾听等，认知行为治疗可以对患者的负性认知进行调整。

五、护理诊断/问题

1. 有自杀的危险　与抑郁症的自伤、自杀、自责、自罪等有关。
2. 有暴力行为的危险　与情感低落、悲观绝望、自我评价过低、自罪妄想等有关。
3. 睡眠型态紊乱　与严重抑郁造成入睡困难或早醒有关。
4. 穿着/修饰自理缺陷　与对身体外表兴趣降低或无主见或自觉没价值等有关。
5. 社会交往障碍　与沟通障碍、自我概念紊乱有关。
6. 营养失调：低于机体需要量　与精神压力所致厌食及食欲减退有关。

六、护理措施

1. 一般护理
- (1)保护患者，避免其自伤、自杀行为的发生。
- (2)维持足够的营养、休息和卫生。
- (3)提供适宜的环境以保证睡眠。
- (4)增加患者参与活动的积极性。
- (5)增进及充分利用家庭及社会等支持系统。
- (6)指导患者正确认识和缓解心理社会压力。
- (7)重建或学习适应性应对方法。
- (8)指导患者，使其了解有关抗抑郁药物的知识。

2. 心理护理
- (1)建立良好护患关系，鼓励其诉说自己的痛苦和想法，设法减少患者的负性思考，帮助患者认识这些想法是负性的、消极的，增强其战胜疾病的信心。
- (2)了解患者的兴趣爱好，鼓励其参与有趣味的活动及社交活动，引导患者关注周围及外界的事情。充分利用家庭资源，增进家属对疾病的认识，引导家属共同面对患者问题，调整家庭的适应能力。

3. 对有自伤、自杀倾向患者的护理
- (1)严密观察病情变化及异常言行，抑郁症患者自杀的危险因素包括：
  - 1)严重的抑郁情绪，顽固而持久的睡眠障碍。
  - 2)伴有自罪妄想、严重自责及紧张激越。
  - 3)家庭支持系统缺乏。
  - 4)有抑郁和自杀家族史。
  - 5)有强烈的自杀观念，或曾经有过自杀史。
- (2)及时发现自杀迹象：如写遗书、整理旧物、突然关心他人、了断社会关系，以及收藏药品、刀、绳等自杀工具。
- (3)连续评估自杀危险，对有自杀计划的患者，详细询问其方法、地点、时间，如何获得自杀工具和发生自杀行为的可能性大小。
- (4)一旦发生自杀、自伤，应立即隔离患者，组织实施抢救。

七、健康指导

1. 普及抑郁症知识，使群众早日识别抑郁，及时就诊。
2. 对患者和家属进行健康教育，讲述抑郁症的特点、治疗及护理要点，注意药物的保管。
3. 指导督促患者用药，观察用药反应。
4. 指导家属能及时发现自杀的苗头，积极预防自杀。
5. 指导患者家属如何预防抑郁复发或转相，观察复发或转相的迹象，以便及时治疗。
6. 教育患者正确认识抑郁，增强信心；改变患者不良认知；鼓励患者参加有益社会的活动和娱乐活动。

要点回顾

1. 抑郁症的核心症状。
2. 抑郁症的治疗要点。
3. 抑郁症患者的心理护理。

模拟试题栏——识破命题思路，提升应试能力

一、专业实务

A_1型题

1. 用5-羟色胺再摄取抑制剂治疗抑郁症时，药物的起效时间是开始服药后(　　)
   A. 1周　B. 2周　C. 3周　D. 4周　E. 5周

A_2型题

2. 患者，男，65岁。急性心肌梗死冠脉支架术后1年，在家休养，心情低落，少与人交流，对周围事物不感兴趣。其最可能的心理问题是(　　)
   A. 谵妄　B. 抑郁　C. 焦虑　D. 恐惧　E. 愤怒
3. 护士对忧郁症患者进行健康宣教时，患者表示不耐烦，此时护士的最佳反应是(　　)
   A. "你该认真听讲，不然你的病会更重的。"
   B. "如果你想听，我陪您坐一会儿吧。"
   C. "你这样孤独对你没有好处，这是为你好。"
   D. "不听可不行，护士长会来查的。"
   E. "不想听也行，我把宣传材料放在这里，您一会自己看吧。

A_3/A_4型题

(4、5题共用题干)

患者，女，32岁。在得知自己被确诊为乳腺癌早期时，忍不住躺在床上失声痛哭。这时护士问："你现在觉得怎么样？"但患者一直低头不语，不愿意和护士沟通。之后的几天内，患者情绪很低落，常为一些小事伤心哭泣。

4. 当护士试图和患者沟通时，目前影响护患沟通的核心问题是患者的(　　)
   A. 个性　B. 情绪　C. 能力　D. 态度　E. 生活背景
5. 当患者因沮丧而哭泣时，护士不恰当的沟通行为是(　　)
   A. 制止她哭泣，告诉她要坚强面对
   B. 坐在她身边，轻轻递给她纸巾
   C. 轻轻地握住她的手，默默陪伴她
   D. 在她停止哭泣时，鼓励她说出悲伤的原因
   E. 当她表示想独自一人安静一会儿时，为她提供一个适当的环境

(6、7题共用题干)

患者，女，32岁。近2个月来患者感到情绪低沉，高兴不起来，整日忧心忡忡、愁眉不展、唉声叹气，觉

得自己前途灰暗。

6. 患者的这种症状可能是(　　)

A. 情感低落　　B. 情感淡漠

C. 情感不协调　　D. 情感倒错

E. 表情迟钝

7. 上述症状最常见于(　　)

A. 焦虑症　　B. 神经衰弱

C. 抑郁症　　D. 疑病症

E. 精神分裂症

二、实践能力

A_1型题

8. 下列属于抑郁症患者核心表现的是(　　)

A. 情绪低落　　B. 思想迟缓

C. 情感淡漠　　D. 睡眠障碍

E. 自责自罪

9. 抑郁症患者情绪低落的表现规律是(　　)

A. 晨轻夜重　　B. 晨重夜轻

C. 晨轻夜轻　　D. 晨重夜重

E. 无规律

10. 下列关于重度抑郁患者的健康教育,正确的是(　　)

A. 建议患者以自我心理调整为主、用药为辅

B. 鼓励安静休息,避免声光刺激

C. 生活中回避压力,不要主动挑起对抗

D. 尽量减少社会活动,避免受人关注

E. 坚持服药治疗,不要漏服或者随意停药

A_2型题

11. 抑郁症患者通过下列语言表达自己的低自尊和无价值感,"我太失败了""我什么事情都做不好"等,护士正确的做法是(　　)

A. 指导患者情绪不好时多卧床休息

B. 调动患者积极情绪阻断负性思考

C. 指导患者减少与他人交流

D. 告诉患者生活中比他差的人比比皆是

E. 护士不应给予过度关注

12. 患者,女,28岁。近2年来出现情绪低落,食欲、性欲减退,觉得自己患了不治之症,给家人带来许多麻烦,生不如死。近2周症状加重,诊断为抑郁症,对该患者进行健康评估的重点是(　　)

A. 抑郁心境评估　　B. 自杀行为评估

C. 认知行为评估　　D. 意志活动评估

E. 睡眠质量评估

(13、14题共用题干)

患者,男,66岁。患类风湿关节炎22年,全身关节活动受限,生活部分自理。3天前患者企图自杀被家人发现,及时将其送往医院接受治疗,门诊以中度抑郁症收治入院。

13. 在实施患者的入院护理时,需要避免的做法是(　　)

A. 将患者安排在离护士站近的房间

B. 将患者安排在单人房间

C. 严格检查患者入院携带的物品

D. 向患者介绍主管护士

E. 向患者介绍同病房的其他患者

14. 对患者实施给药护理时,正确的做法是(　　)

A. 将药物放在床头柜上,让患者自行服用

B. 将药物交给家属,让其督促患者服用

C. 将药物混合在患者的食物内,一同服用

D. 护士看护患者服药,确认服下后离开

E. 患者拒绝服药时,应以命令或强制的方式执行

(15、16题共用题干)

患者,男,35岁。因失眠、乏力、少语、少动3个月,加重2周就诊。查体:意识清楚,精神疲倦,消瘦,语音低,情绪低落,诉"不想活了"。诊断为抑郁症收入院。

15. 评估该患者时首先要注意的问题是(　　)

A. 躯体的营养状况　　B. 认知与感知状况

C. 有无自伤、自杀行为　　D. 睡眠与休息状况

E. 注意安慰开导

16. 针对该患者首要的心理护理是(　　)

A. 鼓励患者抒发自己的内心情感

B. 调动患者的积极情绪

C. 帮助患者学习新的应对技巧

D. 与患者建立良好的护患关系

E. 劝阻患者的自杀想法

第4节　焦虑症

一、概述　焦虑症是以持续的显著紧张不安,伴有自主神经功能兴奋和过度警觉为特征的一种慢性焦虑障碍。

二、病因和发病机制

1. 遗传因素　资料显示遗传因素与焦虑障碍的发生有关。

2. 生化因素　研究发现焦虑障碍的发生与NE及5-HT功能障碍有关。

3. 心理因素　行为理论认为焦虑是对某些环境刺激的恐惧而形成的一种条件反射。心理动力学理论认为是童年或少年期被压抑在潜意识中的冲突在成年后被激活,从而形成焦虑。

三、临床表现

1. 广泛性焦虑症 又称慢性焦虑症，是焦虑症最常见的表现形式，常缓慢起病。具有以下表现：
   - （1）焦虑和烦恼：是焦虑症的核心症状，表现为对未来可能发生的、难以预料的某种危险或不幸事件的经常担心。患者终日心烦意乱，坐卧不宁，忧心忡忡。
   - （2）躯体焦虑：表现为运动性不安及多种躯体症状。前者为搓手顿足，来回走动，紧张不安，不能静坐，可见眼睑、面肌或手指震颤，或患者自感战栗。后者可表现为胸骨后压缩感（常见）、肌肉紧张、神经性头痛、自主神经功能紊乱（如心动过速、口干、出汗、皮肤潮红或苍白、尿频等）。
   - （3）觉醒度提高：表现为过分警觉，易受惊吓，对外界刺激敏感；注意力难以集中；难以入睡和易惊醒及易激惹等。
   - （4）其他症状：常合并抑郁、疲劳、强迫、恐惧、人格解体等症状。
2. 惊恐障碍 又称急性焦虑障碍，表现出的症状无器质性基础。具有以下特点：
   - （1）惊恐发作：在日常生活中无特殊的恐惧性处境时，突然感到一种突如其来的惊恐体验，常伴有濒死感或失控感，故常奔走、惊叫等。一般发作突然，10min内达到高潮，往往不超过1h即可自行缓解，患者意识清醒，事后能够回忆。
   - （2）回避及求助行为：在发作时的极度恐惧感使得患者做出各种求助行为。患者在发作期间因为担心再次发作时无人在侧，或发作时被周围人围观的尴尬，而采取明显的回避行为，如不去热闹的地方，不能独处，甚至不愿乘坐公共交通工具。
   - （3）预期焦虑：大多数患者会一直担心是否会再次发作、什么时间会再次发作、下次发作在什么地点等，从而在发作间期表现为紧张不安、担心害怕等明显的焦虑情绪。

四、治疗原则

1. 药物治疗
   - （1）苯二氮䓬类药物：常用的有地西泮、阿普唑仑、氯硝西泮等。注意此类药物具有成瘾性。
   - （2）其他：如丁螺环酮、抗抑郁药、β-肾上腺素受体拮抗药等。
2. 心理治疗
   - （1）心理教育：给患者讲解本病的性质，让患者对本病有足够的认识。
   - （2）认知疗法：包括焦虑控制训练和认知重建。
   - （3）行为疗法：放松训练、系统脱敏法等。

五、护理诊断/问题

1. 焦虑 与患者存在广泛的持久的不安全感、惊恐发作等有关。
2. 恐惧 与担心惊恐的内容出现等有关。
3. 睡眠障碍 与焦虑情绪，担心不好的事情要发生等有关。
4. 舒适的改变 与焦虑情绪所致的神经系统的症状有关。
5. 有营养失调的危险 与焦虑情绪改变正常的饮食习惯和规律有关。
6. 生活自理能力降低 与恐惧、紧张、躯体的不适等影响正常生活有关。

六、护理措施

1. 建立良好的相互信任的护患关系 护士对患者既要尊重、同情、关心，又要保持沉着、宁静、坚定、支持的态度。
2. 改善环境，减少对患者的不良影响，准备好接受治疗的住院环境，尽量排除其他患者的不良干扰，满足患者的合理需求，帮助其尽快适应新的环境，减少压力。
3. 教会患者掌握放松技巧
   - （1）鼓励患者以语言表达的方式疏泄情绪，表达患者的焦虑感受。
   - （2）督导患者进行放松调适。
   - （3）鼓励其多参加工娱治疗活动，从而转移注意力，减轻焦虑情绪。
4. 使患者认识焦虑时所呈现的行为模式。
   - （1）护士要接受患者的病态行为，不加以限制和批评。
   - （2）建立良好的治疗关系，使用说明、解释、分析、推理等方法使患者认识焦虑的本质。
5. 改善其睡眠环境，满足其合理要求，必要时使用药物帮助其渡过难关。

七、健康指导

1. 普及焦虑症的基础知识，使群众能及时发现焦虑症，早日接受专科诊治。
2. 指导患者用药，观察药物不良反应。
3. 使患者能正确认识和对待各种压力，使其掌握缓解压力和紧张焦虑的方法。
4. 鼓励参加社会活动，预防自杀。

要点回顾

1. 焦虑症的核心症状。
2. 焦虑症的两种主要形式。

模拟试题栏——识破命题思路，提升应试能力

一、专业实务

A_1型题

1. 患者在缺乏相应的客观因素下出现惶惶不安、精神紧张、坐立不安的表现，最可能的是(　　)
A. 情绪不稳　B. 易激惹
C. 恐惧　D. 焦虑
E. 情绪高涨

2. 下列关于焦虑症患者的心理护理，不恰当的是(　　)
A. 建立良好的治疗性护患关系
B. 指导患者进行放松训练
C. 鼓励患者倾诉内心感受
D. 关注患者过多躯体不适的主诉
E. 帮助患者认识症状

A_2型题

3. 患者，男，22岁。患肺炎链球菌肺炎入院4天，无家属探视，近2日来咳嗽、胸痛加重。患者情绪激动，入睡困难，坐立不安，对待医生护士态度不耐烦。患者目前最主要的心理问题是(　　)
A. 紧张　B. 恐惧
C. 依赖　D. 焦虑
E. 悲观

4. 患儿，女，4岁。因重症肺炎入住ICU。患儿母亲不吃不喝，在门口来回走动，见到医师或护士就紧紧拉住问个不停。此时，患儿母亲的心理状态是(　　)
A. 抑郁　B. 绝望
C. 躁狂　D. 恐惧
E. 焦虑

5. 患儿，女，3岁。患法洛四联症，择期手术。患儿入院5天来，不让父母离开身边，见到医护人员及陌生人员靠近会躲避，睡眠中常有惊醒。患儿出现上述表现的主要原因是(　　)
A. 对黑暗恐惧　B. 分离性焦虑
C. 对死亡恐惧　D. 对手术焦虑
E. 对医源性限制的焦虑

二、实践能力

A_1型题

6. 下列选项中对焦虑症患者生命安全威胁最大的是(　　)
A. 自杀、自伤倾向　B. 药物不良反应
C. 暴力行为冲动　D. 嗜食
E. 特殊治疗的并发症

7. 焦虑性神经症发作的形式，一种为广泛性焦虑障碍，另一种为(　　)
A. 恐惧症　B. 惊恐发作
C. 强迫症　D. 疑病症
E. 癔症

A_2型题

8. 患者，女，16岁。因焦虑症入院，护理措施中最重要的是(　　)
A. 深入了解引发患者焦虑的来源
B. 鼓励患者描述焦虑的感受
C. 保护患者安全，降低焦虑程度
D. 指导患者认识个人的焦虑行为
E. 护士应与患者保持一定的距离

9. 患者，女，40岁。以广泛性焦虑障碍入院，广泛性焦虑障碍的症状不包括(　　)
A. 坐卧不宁　B. 出汗、心跳加快
C. 尿频、尿急　D. 莫名恐惧
E. 濒死感

A_3/A_4型题

（10～12题共用题干）

患者，男，69岁。2年前被诊断为焦虑症。患者整日处于惶恐不安中，有自杀企图，正服用苯二氮䓬类药物治疗。

10. 常规治疗焦虑症的药物不包括(　　)
A. 地西泮　B. 咪达唑仑
C. 阿普唑仑　D. 劳拉西泮
E. 奋乃静

11. 护士与患者沟通时，下列用语不当的是(　　)
A. “您能谈谈您的焦虑感受吗？”
B. “请您在我的指导下进行放松。”
C. “您是因为胃炎可能癌变才觉得焦虑吗？”
D. “下面我给您介绍一下焦虑症的性质。”
E. “我们可以想一些办法来缓解身心不适。”

12. 针对患者情况，目前最重要的护理措施是(　　)
A. 观察药物不良反应
B. 保护患者安全，降低焦虑程度
C. 改善睡眠环境
D. 深入了解引发患者焦虑的来源
E. 鼓励患者参加工娱治疗活动

第5节 强 迫 症

一、概述　强迫症是以反复出现强迫症状为主要临床表现的一类神经症。其特点是患者意识清晰，明知强迫内容不必要、无意义，且违反自己的意愿，但无法控制。好发于青少年期，患者自知力良好，主动求治。

二、病因

1. 遗传　强迫症状的某些素质是可以遗传的。
2. 神经生化　证据提示5-HT系统功能增高与强迫症发病有关。
3. 脑病理学　强迫症患者可能存在涉及额叶和基底核神经回路的异常。
4. 心理学理论　行为主义理论认为强迫症是一种对特定情境的习惯性反应。弗洛伊德学派认为由于防御机制不能处理好强迫性格形成的焦虑，于是产生强迫症状。

三、临床表现　多在无明显诱因下缓慢起病，其基本症状是强迫观念及强迫行为。

1. 强迫观念——是强迫症的核心症状。
   - (1)强迫思想：患者脑中常反复出现一些令患者厌烦的词或短句，干扰了正常思维过程，但又无法摆脱。
   - (2)强迫怀疑：患者对自己言行的正确性反复产生怀疑，需反复检查核对，明知毫无必要，但又不能摆脱。
   - (3)强迫性穷思竭虑：患者对日常生活中的一些事情或自然现象，寻根究底，反复思索，明知缺乏现实意义，但又不能控制，如反复思考“先有鸡还是先有蛋”。
   - (4)强迫联想：患者脑子里出现一个观念或看到一句话，便不由自主地联想起另一个观念或语句，如看到“温暖”即联想到“寒冷”。
   - (5)强迫回忆：患者不由自主地在意识中反复呈现经过的事件。
   - (6)强迫意向：患者反复体验到一种强烈的内在冲动想要做某种违背自己意愿的事情，明知这样是不对的，也不会去做，但却无法克制内心的冲动，如一看到河就想跳下去。
2. 强迫动作和行为
   - (1)强迫检查：是患者为减轻强迫性怀疑引起的焦虑所采取的措施。
   - (2)强迫清洗：是为了消除对受到脏物、毒物或细菌污染的担心而反复洗手、洗澡或洗衣服等。
   - (3)强迫性仪式动作：是指患者重复出现一些仪式动作，在他人看来是不合理的或可笑的，但却可减轻患者强迫观念引起的焦虑。如每次进门前都要先后退一步，再转一圈。
   - (4)强迫询问：是患者为了消除疑虑或穷思竭虑给患者带来的焦虑，反复要求他人不厌其烦地给予解释或保证。
   - (5)强迫性迟缓：可因仪式动作而行动迟缓，患者常常不感到明显焦虑。

四、治疗原则

1. 药物治疗
   - (1)5-HT再摄取阻滞剂：如氯米帕明、氟西汀最为常用。
   - (2)苯二氮䓬类：如氯硝西泮。
   - (3)一般而言，强迫症药物治疗时间不少于6个月。
2. 心理治疗
   - (1)支持性心理治疗：对患者进行耐心细致的解释和心理教育，使患者了解其疾病的性质，指导患者把注意从强迫症状转移到日常生活、工作和学习及有益的文体活动中去。
   - (2)行为疗法：包括系统脱敏法、暴露疗法、厌恶疗法。

五、护理诊断/问题

1. 焦虑　与强迫症状不可自控有关。
2. 睡眠障碍　与强迫思维和焦虑情绪有关。
3. 社交障碍　与焦虑情绪及强迫症状有关。
4. 有自伤、自杀的危险　与强迫症状导致患者焦虑、抑郁等情绪有关。
5. 有暴力行为的危险　与激惹性增加，以及指向他人的强迫症状等有关。
6. 部分自理能力缺陷　与慢性持续的强迫症状导致生活不合规律有关。

六、护理措施

1. 建立良好的护患关系。
   - (1)关心、理解患者,尽量避免其他患者的不良干扰。
   - (2)满足患者的合理要求。
   - (3)密切观察患者的症状、表现及情绪变化。
   - (4)耐心倾听患者对疾病体验的诉说。

2. 患者共同参与护理计划的制订,感受到被信任、被关注,减少其焦虑情绪和无助感。

3. 以预防法、自我控制法、阳性强化法等行为治疗理论为指导,帮助患者减少和控制症状。

4. 做好安全护理
   - (1)采取相应措施,预防强迫症状行为对患者躯体的损害。
   - (2)若已发生应立即给予制止,并及时处理伤口。
   - (3)掌握患者的心理状况,避免激惹患者,尊重患者的行为模式。
   - (4)对有自杀倾向的患者要严密看护,必要时清除危险物品。

要点回顾

1. 强迫症的最常见的发病年龄和核心症状。
2. 强迫症的治疗原则。

模拟试题栏——识破命题思路,提升应试能力

一、专业实务

A_1型题

1. 强迫症的好发年龄通常为(　　)
   A. 婴幼儿期　B. 童年期
   C. 青少年期　D. 中年期
   E. 老年期

2. 对强迫症的描述不正确的是(　　)
   A. 有意识的自我强迫与反强迫
   B. 使患者感到焦虑和痛苦
   C. 患者体验到观念和冲动源于自我
   D. 强迫观念的内容是异己的,且违反自己的意愿
   E. 患者需极力抵抗,但无法控制

二、实践能力

A_1型题

3. 强迫症患者的人格特点主要为(　　)
   A. 犹豫不决,追求完美
   B. 自我中心,富于幻想
   C. 情感体验肤浅,易感情用事
   D. 违法乱纪,冷酷无情
   E. 情绪不稳,易激惹

A_2型题

4. 患者,女,20岁。在日常生活中会反复检查是否锁门或不停地洗手,这最可能属于哪类疾病的症状(　　)
   A. 强迫症　B. 焦虑症
   C. 自闭症　D. 恐惧症
   E. 抑郁症

5. 患者,男,20岁。自述“在天桥上看到火车开过来,就出现想跳下去自杀的念头”。虽不伴有相应的行动,但却因此感到焦虑、紧张。护士评估时考虑为(　　)
   A. 强迫怀疑　B. 强迫性穷思竭虑
   C. 强迫情绪　D. 强迫意向
   E. 强迫行为

6. 患者,男,18岁。近半年来经常反复思考为什么5加5等于10,明知没有必要,但又无法控制,以致明显影响学习。患者的主要症状为(　　)
   A. 强迫性对立思维　B. 强迫检查
   C. 强迫意向　D. 强迫怀疑
   E. 强迫性穷思竭虑

A_3/A_4型题

(7～10题共用题干)

患者,女,33岁。每次出门时,必先向前走两步,再向后退一步,然后才走出门,否则患者便感到强烈的紧张不安。自感无法控制而就医。

7. 该患者的表现属于(　　)
   A. 强迫意向　B. 强迫检查
   C. 强迫性仪式动作　D. 强迫性迟缓
   E. 强迫怀疑

8. 该患者最佳的治疗方案是(　　)
   A. 药物治疗＋心理治疗　B. 抗精神病药物治疗
   C. 工娱治疗　D. 电休克治疗
   E. 精神分析治疗

9. 治疗此病最常用的药物是(　　)
   A. 碳酸锂　B. 地西泮

C. 氯米帕明　　D. 哌甲酯
E. 多奈哌齐

10. 患者使用氯米帕明的整个治疗时间不短于(　　)

A. 3个月　　B. 4个月
C. 5个月　　D. 6个月
E. 8个月

第6节　癔　　症

一、概述　癔症又称歇斯底里，是由于明显的心理因素作用于易感个体而引起的一组病症。临床主要表现为癔症性精神障碍(又称分离症状)和癔症性躯体障碍(又称转换症状)两大类症状，而这些症状没有器质性病变为基础。

二、病因和发病机制

1. 心理社会因素　社会应激事件的发生是癔症的重要原因。癔症的主要性格特征是情感丰富、自我为中心、容易受暗示、喜欢幻想。
2. 遗传　研究结果颇不一致，但与本病的发生有关。
3. 神经生理学解释　认为意识状态改变是分离(转换)性障碍发病的神经生理学基础。
4. 病理心理学解释　转换泛指通过躯体症状表达心理痛苦的病理心理过程；分离是一种积极的防卫过程，它的作用在于令人感到痛苦的情感和思想从意识中排除掉。

巧妙记"记"

癔症性格特征表现为"四高"：高度暗示性、高度情感性(情感丰富)、高度自我显示性(自我为中心)和高度丰富的幻想。

三、临床表现

1. 解离性障碍又称分离性障碍。
   (1)分离性遗忘：在没有器质性病变或损伤的基础上，突然丧失对某些事件的记忆，被遗忘的事件往往与患者的精神创伤有关，遗忘常具有选择性，也有部分患者表现为丧失全部记忆。
   (2)分离性漫游：患者在觉醒状态下，突然从家中或工作场所出走，到外地以新的身份生活或旅游。患者能自我照顾(如饮食起居)和进行简单的社交接触(如购票，乘车，问路等)，意识范围缩小，历时数十分钟到数天，清醒后对病中经过不能回忆。
   (3)分离性身份障碍：患者表现为两种或两种以上的人格交替出现，不同人格间的转换很突然，常遗忘身份而以另一身份进行日常活动。每种人格都较完整，完全独立，交替出现，互无联系。
   (4)分离性精神病
      1)分离性木僵：呈木僵或亚木僵状态，但姿势、肌张力等无明显异常，数分钟后可缓解。
      2)分离性附体状态：患者意识范围缩小，处于自我封闭状态，常见亡灵、鬼神附体，言谈举止都似被外界力量控制，这个过程是患者不能控制的。
   (5)情感爆发：常在与人争吵、情绪激动时突然发作，意识障碍较轻，表现为哭啼、叫喊、捶胸顿足、撕衣毁物等。其言行有尽情发泄内心愤懑情绪的特点。
   (6)癔症性痴呆：患者有轻度意识模糊，对提问可以理解，但经常给予近似的答案又称Ganser综合征。如2+2=3，鸡有3条腿。
   (7)童样痴呆：精神创伤后突然表现为儿童样的幼稚语言、表情和动作，如把周围人都称呼为"叔叔""阿姨"。
2. 转换性障碍　是指精神刺激引起的情绪反应以躯体症状的形式表现出来，但无相应的器质性损害。
   (1)运动障碍：表现为动作减少、增多或异常运动。较常见为痉挛发作、局部肌肉抽动和阵挛、肢体瘫痪、行走不能等。部分患者可出现言语运动障碍，表现为缄默、失音等。
   (2)感觉障碍：包括感觉过敏、感觉缺失、感觉异常、癔症性失明、癔症性失聪、癔症球(咽部梗阻感、异物感)等。
   (3)抽搐发作：常于情绪激动或受到暗示时突然发生。或缓慢躺倒不语不动，或翻滚扭动，或撕衣揪发、捶胸咬人。

四、治疗原则　暗示治疗是治疗癔症最重要的方法。

1. 早期充分治疗对防止症状反复发作和疾病的慢性化十分重要。
2. 初次发病者，合理解释疾病的性质说明症状与心因和个性特征的关系，配合适当的心理与药物治疗。抽搐发作时紧急处理可使用地西泮。
3. 在暗示治疗之前，要制定好完整、周密的治疗程序，以防治疗失败，增加下一步治疗难度或使病情加重，故治疗须由有一定经验的治疗师实施。
4. 治疗过程中要避免医源性暗示（反复检查、不恰当的提问），避免多人围观和对症状过分关注。

五、护理诊断/问题

1. 有失用综合征的危险　与症状所致躯体器官的功能障碍有关。
2. 部分自理能力缺陷　与出现类似木僵状态、瘫痪、失明及剧烈疼痛等表现有关。
3. 预感性悲哀　与患者自感症状严重，将失去健康或生命有关。
4. 舒适的改变　与躯体某个部位的剧烈疼痛等不适感有关。

六、护理措施

1. 建立良好的护患关系，接纳患者及其症状，要给予恰当的关心和照顾，需耐心倾听患者的诉说和感受。
2. 在患者疑病的相关问题上，医、护一定要保持高度一致，防止医源性的不良影响。
3. 帮助患者寻找与症状出现的相关应激事件，分析这些事件对患者心理的影响；引导患者学会放松、调试心态的方法，减轻焦虑情绪。
4. 保证患者的营养摄入。协助其料理生活，以暗示法逐渐训练其自身的生活能力。
5. 鼓励其多参加工娱治疗活动，转移对躯体的注意力。

七、健康指导

1. 向患者及家属介绍疾病的相关知识，端正家属对患者的态度。
2. 注意营造一个温馨、和谐、民主的家庭气氛，不要给患者施加更大的压力。
3. 对患者非适应性行为经常予以迁就或不适当强化，均不利于康复。

要点回顾

1. 癔症患者的性格特征。
2. 癔症的最主要治疗方法。

模拟试题栏——识破命题思路，提升应试能力

一、专业实务

A_1型题

1. 下列性格特征中最容易导致癔症的是(　　)
   A. 孤僻　　B. 敏感
   C. 固执　　D. 冲动任性
   E. 富于幻想
2. 影响癔症发病最主要的因素是(　　)
   A. 器质性病变　　B. 心理因素
   C. 血型　　D. 年龄
   E. 经济状况
3. 紧急处理癔症患者抽搐发作时常用的药物是(　　)
   A. 地西泮　　B. 氯氮平
   C. 奋乃静　　D. 百忧解
   E. 丙咪嗪

二、实践能力

A_3/A_4型题

（4～6题共用题干）

患者，女，43岁。患者因关窗户而扭伤腰部无法下床活动，每天多数时间卧床，要求家人带自己去检查，骨科医生认为腰扭伤不会导致患者不能下床活动。后其丈夫提出离婚，患者情绪激动不愿意离婚，哭泣，腰部不适加重不能行走，整日卧床，生活不能自理。

4. 患者的症状属于(　　)
   A. 分离性神游症　　B. 分离性运动障碍
   C. 分离性身份障碍　　D. 分离性木僵状态
   E. 其他分离障碍
5. 该患者主要护理问题是(　　)
   A. 自伤的危险　　B. 睡眠型态紊乱

C. 有受伤的危险 D. 个人应对无效
E. 有失用综合征的危险
6. 目前有效的护理措施是( )
A. 尊重患者的行为模式
B. 尽量满足其合理要求
C. 正确认识心理社会压力
D. 重建或学习适应性应对方法
E. 暗示法训练患者自身的生活能力

第7节 睡眠障碍

一、失眠症 个体在有充分睡眠机会和良好睡眠环境的情况下，出现睡眠始动、维持困难或醒得过早，或长期存在睡眠后自觉不能恢复精力或睡眠质量令人不满意，并伴随明显的苦恼或影响到日间的社会及职业功能。

1. 病因
（1）素质性因素：如遗传因素、较高年龄、个性特点等。
（2）诱发因素：如各种生活事件、环境改变、患躯体或精神疾病、药物等。
（3）维持因素：包括失眠→担心与焦虑→失眠的恶性循环、对卧室和床形成负性条件发射、不良睡眠卫生习惯、使用镇静催眠药等使失眠慢性化的心理和行为变化。

2. 临床表现
（1）适应性失眠（急性失眠）：发病与明确的应激相关，病期较短暂，在脱离或适应了特定的应激源后失眠即缓解。
（2）心理生理性失眠：是较高的生理性唤醒水平引起的失眠，伴随清醒时的社会功能下降。
（3）矛盾性失眠：也称睡眠感缺失，患者自觉严重失眠，但没有睡眠异常的客观证据，白天功能受损的程度也和所诉的睡眠缺乏的程度不相符。

3. 治疗原则
（1）心理行为治疗：包括刺激控制、生物反馈、放松疗法、认知行为治疗、反意向控制等。
（2）镇静催眠类药物治疗：包括苯二氮䓬类和非苯二氮䓬类药物，如阿普唑仑、氯硝西泮等，按需间断使用。因有成瘾性，故连续使用一般不宜超过4周。

二、过度嗜睡 个体日间睡眠过度，或反复短暂睡眠发作，或觉醒维持困难的状况，并无法用睡眠时间不足来解释，且影响其社会功能。

1. 病因 常见于发作性睡病，也可见于病情较重的睡眠呼吸障碍、脑炎等躯体疾病和抑郁症、精神分裂症等精 神疾病。

2. 治疗原则 对特发性过度嗜睡尚无特效的治疗方法，但其预后尚好。发作期间可给予中枢兴奋剂如哌甲酯、苯丙胺等，对部分患者可减轻嗜睡对社会功能的影响。

三、异常睡眠

1. 梦魇症 是指在睡眠过程中被噩梦所惊醒，梦境内容通常涉及对生存、安全的恐惧事件，如被怪物追赶、攻击等。此症的显著症状是患者醒后梦境中的恐惧内容能清晰回忆，伴有心跳加快和出汗。

2. 睡惊症 患者表现为在睡眠中突然惊叫、哭喊、骚动或坐起，双目圆睁，表情恐惧，大汗淋漓，呼吸急促，心率加快，有的还伴有重复性机械动作，有定向障碍，对别人的问话、劝慰无反应，历时数分钟而转醒或继续安睡。多发生于儿童，以5～7岁最多见。

3. 睡行症 俗称梦游症，是睡眠和觉醒现象同时存在的一种意识模糊状态。主要表现为患者在睡眠中突然起身下床徘徊，或进食、穿衣出门等，无法交谈。

四、护理诊断/问题

1. 焦虑 与睡眠障碍导致的精神、躯体痛苦有关。
2. 有危险事件发生的可能 与睡眠障碍所致的危险行为及镇静安眠药使用意外有关。
3. 特定知识缺乏 与缺乏疾病知识有关。

五、护理措施

1. 失眠症
（1）使患者养成规律生活和睡眠习惯，入睡前避免过度兴奋。
（2）建立良好的睡眠环境，消除不良刺激。
（3）对由于躯体或精神疾病引起的失眠应积极治疗原发病。
（4）必要时给予镇静安眠药或抗焦虑药。

2. 嗜睡症
（1）注意观察患者的睡眠情况，记录患者的入睡时间，追踪患者的心理反应。
（2）针对患者的心理反应，做好心理护理，指导患者不要从事危险工作，避免发生意外。
（3）注意观察意识状态、抑郁情绪的变化。

六、健康指导

1. 帮助患者建立良好的睡眠习惯，日间多娱乐或参加体育活动，以改善夜间睡眠。
2. 提供良好的睡眠环境，患者入睡前避免参加过度兴奋的活动，睡前用温水泡脚。
3. 指导患者必要时服药改善睡眠。

要点回顾 失眠症的临床表现及最常见的症状。

模拟试题栏——识破命题思路，提升应试能力

实践能力

A_1型题

1. 下列导致睡眠障碍的因素不包括(　　)
   A. 急性应激反应　B. 饮用浓咖啡
   C. 过度担心失眠　D. 睡前进食过多
   E. 安静环境

A_2型题

2. 患者因焦虑症入院，每天晚上总是躺在床上翻来覆去睡不着觉，一直到凌晨。患者的表现属于(　　)
   A. 入睡困难　B. 时醒时睡
   C. 睡眠规律倒置　D. 彻夜不眠
   E. 浅睡眠
3. 患者，女，21岁。因研究生入学考试压力大，近几个月来出现入睡困难，睡眠表浅，多梦早醒，醒后不易入睡，最可能出现了(　　)
   A. 嗜睡症　B. 夜惊症
   C. 睡行症　D. 梦魇症
   E. 失眠症
4. 患者，男，41岁。因工作压力过大出现失眠、焦虑来诊。患者的哪项陈述说明护士需要进一步进行健康指导(　　)
   A. “无论多忙，我都要争取在晚上11点前睡觉”
   B. “每天吃完晚饭出去走走，散散心”
   C. “在家尽可能不去想工作，放松自己”
   D. “睡觉前洗澡”
   E. “睡觉前喝一瓶啤酒有助睡眠”
5. 患者，女，46岁。入院后出现失眠，以下哪项是护士不应采取的措施(　　)
   A. 协助患者进行自我放松
   B. 不因自身工作影响患者休息
   C. 创造良好的睡眠环境
   D. 给予心理支持，缓解患者焦虑
   E. 满足患者的一切要求

第8节 阿尔茨海默病

一、概述　阿尔茨海默病(AD)是一种中枢神经系统原发性退行性变性疾病，主要临床相是痴呆综合征，是老年期痴呆最主要的病因。其病理改变以大脑弥漫性萎缩、并伴有神经元纤维缠结和老年斑为主。

二、病因

1. 遗传因素　研究显示AD与一级和二级亲属的痴呆家族史有关。
2. 社会心理因素　病前性格孤僻，兴趣狭窄，重大不良生活事件等与AD的发病相关。

三、临床表现

1. 记忆障碍　是AD的早期突出症状或核心症状，其特点是近事遗忘先出现。主要累及短时记忆、记忆保存和学习新知识的能力。
2. 视空间和定向障碍　AD的早期症状之一，如常在熟悉的环境或家中迷失方向，时间定向差。
3. 言语障碍　首先出现语义学障碍，表现为找词困难、用词不当或张冠李戴。讲话絮叨，病理性赘述。可以出现阅读和书写困难，进而出现命名困难，最初仅限于少数物品，以后扩展到普通常见的物体命名。
4. 失认和失用　失认是指感觉功能正常，但不能认识或鉴别物体(如不认识镜中自己像)。失用是指理解和运动功能正常，但不能执行运动，表现为不能正确完成系列动作，不能按照指令执行。
5. 智力障碍　表现为全面性智力减退，包括理解、推理、判断、抽象概括和计算等认知功能。
6. 人格改变　往往是疾病的早期症状之一。患者变得孤僻，不主动交往，自私，行为和身份与原来的素质和修养不相符，情绪变得容易波动，易激惹。

7. 进食、睡眠障碍　患者常食欲减退或不知饥饱。患者常出现睡眠节律的紊乱。

8. 精神症状
- (1)错认及幻觉：可出现错认，把照片或镜子中的人错认为真人而与之对话；少数患者出现幻觉，并与之对话。
- (2)妄想：多为非系统的偷窃、被害、贫穷和嫉妒内容。
- (3)情绪障碍：情感淡漠是早期常见的症状。

9. 灾难反应　患者主观意识到自己智力缺损，却极力否认，在应激的状态下产生继发性的激越。如患者用改变话题、开玩笑等方式转移对方注意力来掩饰记忆力减退，一旦被识破或对其生活模式加以干预，如强迫患者如厕或更衣，患者不能忍受而诱发"灾难"反应，即突然而强烈的言语或人身攻击发作。

10. 神经系统症状　多见于晚期患者，如下颌反射，强握反射，口面部不自主动作如吸吮、噘嘴等。

四、心理学检查　诊断有无痴呆及痴呆严重程度的重要方法。

1. 简易智力状况检查（MMSE）。
2. 阿尔茨海默病评定量表（ADAS）。
3. 日常生活能力量表（ADL）。

五、治疗原则

1. 促智药或改善认知功能的药物　包括乙酰胆碱酯酶抑制剂如多奈哌齐（安理申）及促脑代谢药物，如二氢麦角碱。
2. 对症治疗　主要针对痴呆伴发的各种精神症状合理使用抗焦虑药物、抗抑郁药、抗精神病药。

六、护理诊断/问题

1. 有受伤的危险　与患者走失及疾病后期自理能力下降、躯体器官功能障碍有关。
2. 个人应对无效　与精神行为症状及长期治疗导致体貌改变或与家人分离，躯体器官功能障碍有关。
3. 有暴力行为的危险　与精神运动兴奋、幻觉、妄想及情绪行为自控力下降有关。
4. 自理能力缺陷　与意志减退或缺乏、药物不良反应、躯体器官功能障碍有关。
5. 营养失调：低于机体需要量　与因幻觉、妄想而拒食，自理能力下降，躯体器官功能障碍有关。

七、护理措施

1. 基础护理　包括生活护理、维持正常的营养代谢、排泄护理、睡眠护理等。

2. 安全护理
- (1)建立良好的护患关系及提供舒适安全的居住环境。
- (2)不随意变更患者病室内的环境及物品陈设。
- (3)给患者佩戴身份识别卡。
- (4)必要时专人陪护。

3. 症状护理
- (1)鼓励其做力所能及的事，以延缓功能退化。
- (2)观察病情变化，注意并发症的发生。
- (3)帮助患者日常活动和个人卫生料理。
- (4)鼓励患者参加工娱治疗活动。
- (5)积极处理自杀、自伤、走失或攻击行为。

八、健康指导

1. 开展健康教育，普及AD的基础知识，使群众能早日发现AD，及时诊治。
2. 向家属讲述AD的治疗及护理要点，使其掌握基础的护理技能，并注意观察药物的不良反应，预防并发症。
3. 指导家属注意患者安全，防止走失、外伤的发生。
4. 指导家属督促患者进行智力训练、生活自理训练，维持适当的语言及感官刺激。

要点回顾

1. 阿尔兹海默病的主要病理改变。
2. 阿尔兹海默病的首发症状。
3. 阿尔兹海默病患者家属的健康指导。

模拟试题栏——识破命题思路，提升应试能力

一、专业实务

A_1型题

1. 阿尔兹海默病患者最主要的病理改变为(　　)
A. 小脑萎缩　B. 脑室扩大
C. 老年斑　D. 神经元纤维缠结
E. 皮质弥漫性萎缩

A_2型题

2. 患者，男，71岁。诊断为阿尔茨海默病，目前临床最常用的治疗药物是(　　)
A. 抗焦虑药物　B. 抗抑郁药物
C. 抗精神病药物　D. 乙酰胆碱酯酶抑制剂
E. 促脑代谢药物

3. 患者，女，73岁。远记忆受损，智能活动全面减退，外出找不到家门，举动幼稚。难于胜任简单的家务劳动，不能正确回答家人的名字和年龄，饮食不知饥饱，神经系统检查未见明显异常。为诊断该患者，应先选择的检查是(　　)
A. 颅脑CT　B. 脑脊液检查
C. 脑电图　D. 颅脑MRI
E. 阿尔兹海默病评定量表

二、实践能力

A_1型题

4. 阿尔茨海默病的首发症状是(　　)
A. 妄想　B. 人格改变
C. 记忆障碍　D. 语言功能障碍
E. 视空间技能障碍

5. 在护理阿尔茨海默病患者时，不妥的是(　　)
A. 促进患者多料理自己的生活，积极维持自理能力
B. 反复强化训练患者用脑，维持大脑活力
C. 多帮助患者回忆往事，锻炼记忆力
D. 患者回忆出现错误并坚持己见时，要坚持说服其接受正确观点
E. 保证夜间休息，保证充足的睡眠

A_2型题

6. 患者，女，73岁。2年前丈夫病故后，经常独自流泪，近1年来常出现当天发生的事、说过的话和做的事不能记忆，忘记食物放何处，外出时找不到家门，失眠，烦躁不安。根据临床表现，护士评估患者最可能发生了(　　)
A. 老年精神病　B. 抑郁症
C. 大脑慢性缺血改变　D. 早期阿尔茨海默病
E. 脑肿瘤

7. 患者，男，65岁。1年前诊断为阿尔茨海默病，由其老伴照顾。前几日，患者独自外出后未归，后被家人找到。社区护士家庭访视时，注意到其老伴照料患者的过程中采取以下做法，其中不正确的是(　　)
A. 为防止患者走失，老伴不让外出，把他整日关在家里
B. 为防止患者走失，老伴在他衣服上写名字和家中电话
C. 老伴尽量让患者自己刷牙、洗脸、穿衣、吃饭
D. 老伴时常会让患者帮忙做一些家务
E. 为帮助患者记忆，老伴会常和他在一起看过去的生活照片

8. 阿尔茨海默病患者出现下列哪种情况时，护士应高度关注发生走失的危险(　　)
A. 语言啰唆，反复絮叨
B. 情绪高涨，言语激动
C. 情绪紧张，无故攻击他人
D. 四处徘徊，无目的走动
E. 拒绝正确意见，情绪执拗

A_3/A_4型题

（9、10题共用题干）

患者，男，66岁。半年前与儿女一起居住，情绪变得易激惹，性格变得挑剔、自私。近期出现重复购买相同的物品，做饭忘记关火，多次丢失贵重物品等，近期记忆力差，1周前自行外出，找不到回家的路。

9. 该患者的记忆障碍表现为(　　)
A. 记忆丧失　B. 选择性遗忘
C. 近期记忆减退　D. 逆行性遗忘
E. 顺行性遗忘

10. 该患者住院后3天无大便，护士应采取的措施为(　　)
A. 嘱患者多食高维生素食物
B. 嘱患者多饮水
C. 给予缓泻剂
D. 给患者进行腹部热敷
E. 继续观察

（吴东洪）

第11章 损伤、中毒患者的护理

考点提纲栏——提炼教材精华，突显高频考点

第1节 一氧化碳中毒

一、概述　由于人体短期内吸入过量一氧化碳（CO）导致全身组织缺氧，最终发生脑水肿和中毒性脑病。

二、病因

1. 工业中毒。
2. 生活中毒。

三、机制　CO经呼吸道进入血液，与血红蛋白结合形成稳定的碳氧血红蛋白（COHb），而COHb不能携氧，还影响氧合血红蛋白正常解离，此外，CO还可抑制细胞色素氧化酶，直接抑制组织细胞内呼吸。CO中毒时主要引起组织缺氧，脑、心对缺氧最敏感，常最先受损。

四、临床表现

1. 轻度中毒　患者感头痛、头晕、目眩、四肢无力、胸闷、耳鸣、恶心、呕吐、心悸、嗜睡或意识模糊。
2. 中度中毒　除上述症状加重外，其典型体征是口唇呈樱桃红色。神志不清，呼吸困难、脉快、皮肤多汗。
3. 重度中毒　患者出现深昏迷、抽搐、呼吸困难、呼吸浅而快、面色苍白、四肢湿冷、大汗，可有大小便失禁、血压下降。可因发生脑水肿、呼吸循环衰竭而死亡。
4. 迟发性脑病　多在急性中毒后1～2周内发生。是指重度中毒患者意识障碍恢复后，经过2～60天的"假愈期"，可出现迟发性脑病的症状，如精神意识障碍、去大脑皮质状态、帕金森综合征、肢体瘫痪、癫痫、周围神经病变等。昏迷时间超过48h者，迟发性脑病发生率较高。

五、辅助检查

1. 血液碳氧血红蛋白测定
   - （1）轻度中毒血液COHb浓度为10%～20%。
   - （2）中度中毒血液COHb浓度为30%～40%。
   - （3）重度中毒血液COHb浓度为>50%。
2. 脑电图检查　可见缺氧性脑病的波形。

六、治疗要点

1. 立即将患者转移到空气清新处，松解衣服，注意保暖，保持呼吸道通畅。
2. 纠正缺氧
   - （1）轻、中度中毒患者可用面罩或鼻导管高流量吸氧，8～10L/min。
   - （2）严重中毒者给予高压氧治疗，可加速碳氧血红蛋白解离，促进一氧化碳排出。
   - （3）无自主呼吸者应及时人工呼吸，必要时使用呼吸机。
   - （4）对危重病例可考虑换血疗法或血浆置换。
3. 对症治疗
   - （1）控制高热、抽搐：可采用头部降温、亚低温疗法及应用止痉药物。
   - （2）防治脑水肿：及时脱水治疗，用20%甘露醇250ml静脉快速滴注，6～8h一次，也可应用呋塞米、肾上腺皮质激素等药物，降低颅内压，减轻脑水肿。
   - （3）促进脑细胞代谢。
   - （4）防治并发症：急性CO中毒患者苏醒后，应该休息观察2周，以防迟发性脑病和心脏并发症的发生。

七、护理诊断/问题

1. 头痛　与一氧化碳中毒引起脑缺氧、颅内压增高有关。
2. 急性意识障碍：昏迷　与一氧化碳中毒有关。
3. 知识缺乏：缺乏有关疾病的知识。
4. 潜在并发症：迟发型脑病。

八、护理措施

1. 一般护理　保持呼吸道通畅，平卧位头偏向一侧，及时清除口咽分泌物及呕吐物。

2. 病情观察
- （1）密切观察神志变化，定时测量生命体征，记录出入量及危重病记录。
- （2）观察患者有无头痛、喷射性呕吐等颅内压增高征象。
- （3）了解碳氧血红蛋白测定结果。

3. 对症护理
- （1）吸氧
  - 1）迅速吸高浓度（＞60%）高流量氧（8～10L/min），有条件可用高压氧舱治疗。
  - 2）呼吸停止者应做人工呼吸，备好气管切开包及呼吸机。
- （2）高热惊厥
  - 1）遵医嘱给予地西泮静脉或肌内注射。
  - 2）给予物理降温，头带冰帽，体表大血管处放置冰袋。

4. 用药护理
- （1）脑水肿者遵医嘱给予20%甘露醇静脉快速滴注。
- （2）按医嘱静脉滴注ATP、细胞色素C等药物。

5. 恢复期护理　患者清醒后仍要休息2周，可加强肢体锻炼，如被动运动、按摩、针灸，以促进肢体功能恢复。

6. 心理护理

九、健康指导

1. 加强预防CO中毒的宣传。居室内火炉或煤炉要安装烟囱或排风扇，定期开窗通风。
2. 厂矿应加强劳动防护措施，定期测定空气CO浓度。
3. 若有头痛、头晕、恶心等先兆，应立即离开。
4. 进入高浓度CO环境执行任务时，应注意做好防护。

要点回顾　一氧化碳中毒的典型体征、对确诊CO中毒最有价值的指标及最有效的治疗方法。

模拟试题栏——识破命题思路，提升应试能力

一、专业实务

A_1型题

1. CO中毒时，常最先受损的脏器是（　　）

A. 脑　B. 肝　C. 肺　D. 胰　E. 胃

A_2型题

2. 患者，女，65岁。在家中洗澡，1h后被家人发现昏迷不醒急送医院。体查：口唇樱桃红色。对诊断最有意义的检查是（　　）

A. 全血胆碱酯酶活力测定　B. 血气分析　C. 血糖测定　D. 颅脑CT或磁共振　E. 血COHb测定

3. 患者，女，52岁。因煤气中毒5h入院，患者处于深昏迷状态、尿少，血压80/50mmHg，查碳氧血红蛋白浓度50%，该患者病情属于（　　）

A. 重度中毒　B. 轻度中毒　C. 中度中毒　D. 极重度中毒　E. 慢性中毒

二、实践能力

A_1型题

4. 社区开展预防一氧化碳中毒的健康教育，正确的措施是（　　）

A. 使用不带有自动熄火装置的煤灶
B. 煤气淋浴器安装在浴室里
C. 定期检查管道安全
D. 关闭门窗
E. 通气开关可长期开放

A_2型题

5. 患者，男，60岁。在室内生煤火取暖，晨起感到头痛、头晕、视物模糊而摔倒，被他人发现后送至医院。急查血液碳氧血红蛋白试验呈阳性，首要的治疗原则是（　　）

A. 吸氧　B. 注意保暖　C. 保持呼吸道通畅　D. 静脉输液治疗　E. 测量生命体征

6. 患者，女，50岁。冬天在家生煤炉取暖后感到头痛、头晕、视物不清，疑为CO中毒，医护人员赶到后首要的处理措施是（　　）

A. 把患者转移到空气流通处　B. 取平卧位　C. 氧气吸入　D. 建立静脉通路　E. 保持呼吸道通畅

7. 患者，女，38岁。晨起发现其神志不清、皮肤多汗、面色潮红，拨打急救电话120送至医院。血液碳氧血红蛋白

浓度为30%,考虑为煤气中毒。其典型体征是( )
A. 瞳孔缩小 B. 瞳孔扩大
C. 黄疸 D. 血红蛋白尿
E. 口唇呈樱桃红色

A_3型题

(8～10题共用题干)

患者,男,45岁。因煤气中毒5h送医院。查体:深昏迷、抽搐、呼吸困难、呼吸浅而快、面色苍白、四肢湿冷、周身大汗,有大小便失禁、血压下降。

8. 目前患者处于( )
A. 轻度中毒 B. 中度中毒
C. 重度中毒 D. 迟发性脑病
E. 慢性中毒

9. 进一步抢救首先应( )
A. 地塞米松静脉注射 B. 高压氧舱治疗
C. 甘露醇静脉注射 D. 补充高能量液
E. 护脑药物的应用

10. 经高压氧舱治疗神志清醒,全身症状好转,可能有的后遗症是( )
A. 肾功能损害 B. 肝功能损害
C. 记忆力减退 D. 迟发性脑病
E. 肺功能损害

第2节 有机磷农药中毒

一、病因

1. 职业性中毒 多由于生产有机磷农药的生产设备密闭不严或在使用中违反操作规定,防护不完善而造成。
2. 生活性中毒 多由于误服、误用引起;此外还有服毒自杀及谋杀而中毒者。

二、机制

1. 有机磷农药进入人体后与体内胆碱酯酶结合形成磷酰化胆碱酯酶,抑制乙酰胆碱酯酶活性。
2. 磷酰化胆碱酯酶较稳定,且无分解乙酰胆碱能力,从而导致乙酰胆碱积聚。
3. 引起胆碱能神经先兴奋后抑制的一系列症状,严重者昏迷甚至因呼吸衰竭而死亡。

三、临床表现

1. 急性中毒全身损害
   - (1)特点
     - 1)急性中毒发病时间与有机磷农药毒性大小、剂量及侵入途径密切相关。
     - 2)经皮肤吸收中毒,症状常在接触后2～6h内出现。
     - 3)口服中毒可在10min至2h内出现症状。
   - (2)表现
     - 1)毒蕈碱样症状:最早出现。是由副交感神经末梢兴奋所致。表现为平滑肌痉挛及腺体分泌增加。症状为头晕、头痛、多汗、流涎、恶心、呕吐、腹痛、腹泻、瞳孔缩小、支气管分泌物增多、呼吸困难,严重者出现肺水肿。
     - 2)烟碱样症状:是由横纹肌运动神经过度兴奋所致。表现为肌纤维颤动。常先从面部、眼睑、舌肌开始,逐渐发展至全身肌肉抽搐,后期出现肌力减退和瘫痪,可诱发呼吸衰竭。
     - 3)中枢神经系统症状:早期有头晕、头痛等,逐渐出现烦躁不安、抽搐及昏迷。
     - 4)中毒后"反跳":是指急性中毒者经急救好转后,突然出现病情反复,患者可再度陷入昏迷,或出现肺水肿而死亡。原因可能与洗胃及皮肤去除毒物不彻底或过早停药有关。
     - 5)迟发性多发性神经病:是指急性严重中毒症状消失后2～3周,出现下肢瘫痪、四肢肌肉萎缩等症状。
     - 6)中间型综合征:多发生在急性中毒症状缓解后、迟发性神经病发生前,多在急性中毒后1～4天突然发生死亡。
2. 局部损害
   - (1)对硫磷、敌百虫等接触皮肤后可引起过敏性皮炎,皮肤可出现红肿及水疱。
   - (2)眼内溅入有机磷农药可引起结膜充血。

四、辅助检查

1. 全血胆碱酯酶活力(CHE)测定
   - (1)CHE测定是诊断有机磷农药中毒的特异性指标。
   - (2)CHE测定是判断中毒程度、疗效及预后估计的重要依据。
2. 急性有机磷中毒分级
   - (1)轻度中毒:以毒蕈碱样症状为主,CHE降至70%～50%。
   - (2)中度中毒:有毒蕈碱样症状和烟碱样症状,CHE降至30%～50%。
   - (3)重度中毒:除毒蕈碱样症状和烟碱样症状外,出现中枢神经系统受累和呼吸衰竭等症状。CHE降至30%以下。

五、治疗要点

1. 清除毒物
   - (1)立即使患者脱离中毒现场,脱去污染衣物。
   - (2)口服中毒者用清水、2%碳酸氢钠(敌百虫禁用)或1∶5000高锰酸钾溶液(对硫磷忌用)反复进行洗胃,直至洗清无味,再给予硫酸镁导泻。
   - (3)用肥皂水反复清洗污染皮肤、头发和指甲缝隙部位,禁用热水或乙醇擦洗。眼部污染可用2%碳酸氢钠溶液、生理盐水或清水彻底冲洗。

2. 应用解毒药物
   - (1)抗胆碱药
     - 1)最常用药物为阿托品。
     - 2)阿托品使用原则:早期、足量、反复给药,直到毒蕈碱样症状明显好转或出现"阿托品化"表现为止。
     - 3)阿托品化:患者瞳孔较前扩大,颜面潮红、口干、皮肤干燥、肺部湿啰音减少或消失、心率加快等。
     - 4)出现阿托品化时,应减少阿托品剂量或停药。
   - (2)胆碱酯酶复能剂
     - 1)常用药物有碘解磷定、氯解磷定等。
     - 2)能使抑制的胆碱酯酶恢复活性,改善烟碱样症状,促使患者苏醒。
     - 3)对解除烟碱样症状效果差。

3. 对症治疗
   - (1)有机磷中毒的死因主要为呼吸衰竭。
   - (2)及时吸氧、吸痰,保持呼吸道通畅。
   - (3)必要时应用机械辅助呼吸。
   - (4)早期应用抗生素防治感染。
   - (5)及时补液,促进毒物排出,维持水电解质平衡,补充营养。

六、护理诊断/问题

1. 急性意识障碍:昏迷　与有机磷农药中毒有关。
2. 体液不足　与有机磷农药中毒致严重呕吐、腹泻有关。
3. 气体交换受损　与有机磷农药中毒致支气管分泌物过多有关。
4. 有误吸的危险　与严重呕吐、意识障碍有关。
5. 低效性呼吸型态　与有机磷农药中毒致肺水肿、呼吸肌麻痹等有关。
6. 知识缺乏:缺乏有机磷农药使用和管理的有关知识。

七、护理措施

1. 一般护理
   - (1)休息与体位:清醒者可取半卧位,昏迷者头偏一侧。
   - (2)保持呼吸道通畅:及时清除呕吐物及痰液,并备好气管切开包、呼吸机等。
   - (3)吸氧:给予高流量吸氧(4～5L/min)。
2. 病情观察
   - (1)急性有机磷农药中毒,常因肺水肿、脑水肿、呼吸衰竭而死亡。
   - (2)应定时检查和记录生命体征、尿量和意识状态,及时配合抢救。
3. 用药护理
   - (1)遵医嘱定时应用阿托品,注意观察是否达到阿托品化。
   - (2)阿托品中毒:患者瞳孔极度扩大、烦躁不安、意识模糊、谵妄、抽搐、昏迷和尿潴留等,应注意是阿托品中毒表现,及时停药观察,必要时使用毛果芸香碱进行拮抗。
   - (3)忌用抑制呼吸中枢的药物如吗啡、巴比妥类。
4. 心理护理

八、健康指导

1. 介绍本病相关知识。
2. 严格遵守有关毒物的防护和管理制度,加强毒物保管,标记清楚,防止误食。
3. 因自杀中毒者,指导患者学会应对应激源的方法,争取家庭、社会支持。

要点回顾

1. 有机磷中毒患者阿托品化的表现。
2. 有机磷中毒诊断最具特异性指标,最主要的死亡原因。
3. 有机磷中毒患者迅速清除毒物减少吸收的方法。

模拟试题栏——识破命题思路，提升应试能力

一、专业实务

A_1型题

1. 有机磷农药中毒患者的尿液气味呈(　　)
   A. 氨臭味　　B. 烂苹果味
   C. 腥臭味　　D. 蒜臭味
   E. 粪臭味
2. 有机磷农药中毒时，神经递质出现代谢异常的是(　　)
   A. 5-羟色胺　　B. 乙酰胆碱
   C. 多巴胺　　D. 肾上腺素
   E. 去甲肾上腺素

A_2型题

3. 患者，女，45岁。与家人争吵后口服敌敌畏120ml，送往医院急救。遵医嘱阿托品治疗，提示患者已达"阿托品化"的指标是(　　)
   A. 瞳孔直径2mm　　B. 心率60次/分
   C. 肺部湿啰音明显　　D. 皮肤潮湿多汗
   E. 颜面潮红、口干
4. 患者，女，45岁。有机磷农药中毒患者，遵医嘱给予阿托品静脉注射，在给药后患者最可能出现(　　)
   A. 出汗增多　　B. 血压下降
   C. 心率减慢　　D. 口干
   E. 呼吸加快
5. 患儿，男，10岁。约半小时前误服农药，被急送入院，现意识清醒，能准确回答问题，护士首选的处理措施是(　　)
   A. 口服催吐　　B. 漏斗胃管洗胃
   C. 注洗器洗胃　　D. 电动吸引器洗胃
   E. 自动洗胃机洗胃
6. 患者，女，12岁。因误服敌百虫引起农药中毒，双侧瞳孔缩小，呼吸有大蒜味，来门诊后立即洗胃清除毒物，不能用的洗胃液是(　　)
   A. 温开水　　B. 0.9%氯化钠溶液
   C. 碳酸氢钠溶液　　D. 高锰酸钾溶液
   E. 蛋清水

A_3型题

(7～9题共用题干)

患者，男，39岁，果园工人。在使用有机磷农药工作中违反操作规定，出现有机磷中毒症状，头晕、头痛、乏力，支气管分泌物增多、呼吸困难等。

7. 有机磷农药中毒诊断的主要指标是(　　)
   A. 典型症状　　B. 呕吐物
   C. 瞳孔缩小　　D. 意识障碍
   E. 全血胆碱酯酶测定
8. 有机磷农药对人体的毒性主要在于(　　)
   A. 引起急性肾衰竭　　B. 使血液凝固发生障碍
   C. 抑制中枢神经系统　　D. 抑制乙酰胆碱酯酶活力
   E. 增加乙酰胆碱的产生
9. 该中毒患者禁用2%～4%碳酸氢钠溶液洗胃，那毒物可能是(　　)
   A. 乐果　　B. 敌百虫
   C. 敌敌畏　　D. 对硫磷
   E. 马拉硫磷

二、实践能力

A_1型题

10. 有机磷农药中毒患者使用胆碱酯酶复能剂，正确的原则是(　　)
    A. 不与阿托品合用　　B. 应该尽早使用
    C. 应该尽量少用　　D. 只用于轻度中毒
    E. 只用于重度中毒
11. 经皮肤黏膜吸收农药中毒的患者，下列清洗皮肤的措施，错误的是(　　)
    A. 用生理盐水冲洗
    B. 眼部污染，用清水连续冲洗
    C. 用热水擦洗
    D. 用肥皂水反复清洗
    E. 要反复清洗
12. 有机磷中毒患者迟发性神经损害的主要临床表现是(　　)
    A. 下肢瘫痪　　B. 周围神经病变
    C. 下肢感觉异常　　D. 癫痫
    E. 去大脑皮质状态
13. 双侧瞳孔缩小最常见于(　　)
    A. 有机磷农药中毒　　B. 阿托品中毒
    C. 视神经萎缩　　D. 深昏迷患者
    E. 视网膜脱落

A_2型题

14. 患者，男，35岁，果园工人。喷洒农药不慎中毒出现肺水肿，抢救的首要措施是(　　)
    A. 立即洗胃　　B. 静脉滴注碘解磷定
    C. 静脉注射吗啡　　D. 静脉注射地西泮
    E. 静脉注射阿托品
15. 患者，男，45岁，果园工人。在有机磷农药使用过程中违反操作规定，出现恶心、呕吐、多汗、流涎、瞳孔缩小、呼吸困难、大汗、肺水肿、惊厥等症状。全血胆碱酯酶活力降至30%以下，在治疗时使用

阿托品静脉给药，出现颜面潮红、口干症状达到阿托品化。达到阿托品化后，患者仍出现面部、四肢抽搐，为进一步治疗应(　　)

A. 加大阿托品量　B. 使用胆碱酯酶复能剂

C. 肌内注射地西泮　D. 加速输液

E. 按摩面部、四肢

16. 患者，女，50岁。因有机磷中毒住院，表现为头晕、头痛、多汗、流涎、恶心、呕吐、腹痛、腹泻、瞳孔缩小、视物模糊、支气管分泌物增多、呼吸困难等，考虑患者出现毒蕈碱样症状，严重者出现(　　)

A. 肌纤维颤动　B. 共济失调

C. 肺水肿　D. 呼吸肌麻痹

E. 抽搐和昏迷

17. 患者，女，24岁。因失恋，2h前自服敌敌畏150ml。来急诊科时，患者出现肺水肿、惊厥、昏迷等严重症状，导致抢救无效死亡。该患者的可能死亡原因是(　　)

A. 肺部感染　B. 脑水肿

C. 中间综合征　D. 心搏骤停

E. 呼吸衰竭

18. 患者，男，45岁，果园工人。在工作中使用有机磷农药违反安全操作规定，导致中毒，在治疗时使用阿托品静脉给药，出现颜面潮红、口干症状达到阿托品化。达到阿托化品后，患者仍出现面部、四肢抽搐，为进一步治疗应用胆碱能复活剂。使用胆碱酯酶复活剂注射速度过快可造成(　　)

A. 心搏骤停　B. 暂时性呼吸抑制

C. 心律失常　D. 心室颤动

E. 血压降低

A_3/A_4型题

（19、20题共用题干）

19. 患者，女，19岁。因失恋于半小时前口服敌百虫，出现恶心、呕吐、多汗、流涎、瞳孔缩小、呼吸困难、大汗、肌纤维颤动等症状，被家人发现立即送往医院，抢救患者首先采取的措施是(　　)

A. 碘解磷定与阿托品合用

B. 应用碘解磷定

C. 吸氧

D. 彻底洗胃

E. 地西泮肌内注射

20. 按医嘱使用阿托品。当出现阿托品中毒时可采取的治疗措施是(　　)

A. 立即减量　B. 应用毛果芸香碱

C. 对症处理　D. 应用碘解磷定

E. 选用其他抗胆碱药

第3节　镇静催眠药中毒

一、概述　镇静催眠药是中枢神经系统抑制药，具有镇静、催眠作用，小剂量可使人安静或进入嗜睡状态，大剂量可麻醉全身，一次性大量服用可引起急性中毒。

二、病因

1. 过量服用镇静催眠药是中毒的主要原因。
2. 也可见于一次大量静脉给药的医源性中毒。

三、机制

1. 苯二氮䓬类　主要有氯氮䓬、地西泮、阿普唑仑、三唑仑等。这类药与苯二氮䓬受体结合，可以加强γ-氨基丁酸（GABA）与GABA受体结合的亲和力，增强GABA对突触后的抑制能力。
2. 巴比妥类　巴比妥、苯巴比妥、异戊巴比妥、硫喷妥钠等。对中枢神经系统有广泛的抑制作用。抑制作用与剂量有关。
3. 非巴比妥非苯二氮䓬类　水合氯醛、格鲁米特（导眠能）、甲喹酮（安眠酮）等。对中枢神经系统的毒性作用与巴比妥类相似。
4. 吩噻嗪类（抗精神病药）　氯丙嗪、三氟拉嗪等。主要作用于网状结构，抑制中枢神经系统多巴胺受体、脑干血管运动和呕吐中枢，有抗组胺和抗胆碱作用。

四、临床表现

1. 急性中毒
   - （1）苯二氮䓬类中毒：中枢神经系统抑制较轻，主要症状是嗜睡、头晕、言语含糊不清、意识模糊、共济失调。深昏迷和呼吸抑制较少。
   - （2）巴比妥类中毒：症状与剂量有关。
     - 1）轻度中毒：嗜睡、可唤醒，有判断力和定向力障碍、注意力不集中、步态不稳、言语不清、眼球震颤。
     - 2）重度中毒：进行性中枢神经系统抑制，由嗜睡到深昏迷。呼吸抑制由呼吸浅慢到呼吸停止。心血管功能由低血压到休克。体温下降常见。肌张力松弛，腱反射消失。胃肠蠕动减慢。

1. 急性中毒
 - (3)非巴比妥非苯二氮草类中毒:其症状虽与巴比妥类中毒相似,但各有其特点。
   - 1)水合氯醛中毒:可有心律失常、肝肾功能损害。
   - 2)格鲁米特中毒:意识障碍有周期性波动。有抗胆碱能神经症状,如瞳孔散大等。
   - 3)甲喹酮中毒:明显呼吸抑制,锥体束体征如肌张力增强、腱反射亢进、抽搐等。
   - 4)甲丙氨酯中毒:有血压下降。
 - (4)吩噻嗪类中毒:锥体外系反应最常见。
   - 1)帕金森病。
   - 2)静坐不能。
   - 3)急性肌张力障碍反应。

2. 慢性中毒
 - (1)意识障碍和轻躁狂状态:出现一时性躁动不安或意识模糊状态。言语兴奋、欣快、易疲乏,伴有震颤、咬字不清、步态不稳等。
 - (2)智能障碍:记忆力、计算力、理解力均有明显下降,工作学习能力减退。
 - (3)人格变化:患者丧失进取心,对家庭和社会失去责任感。

3. 戒断综合征
 - (1)长期服用大剂量镇静催眠药的患者,突然停药或迅速减少药量时,可发生戒断综合征。
 - (2)主要表现为自主神经兴奋性增高和轻、重症神经精神异常。

五、辅助检查

1. 血、尿、胃液中药物浓度测定,对诊断有参考意义。
2. 血液生化检查。
3. 动脉血气分析。

六、治疗原则

1. 急性中毒的治疗
 - (1)维持昏迷患者重要脏器功能
   - 1)保持气道通畅。
   - 2)维持血压。
   - 3)心脏监护。
   - 4)促进意识恢复:给予葡萄糖、维生素B_1、纳洛酮。
 - (2)迅速清除毒物
   - 1)洗胃:口服中毒者用1∶5000高锰酸钾溶液或清水洗胃。
   - 2)活性炭及泻剂的应用:对各种镇静催眠药有效。
   - 3)碱化利尿:用呋塞米和碱性液,只对长效巴比妥类有效。
   - 4)血液透析、血液灌流:对苯巴比妥和吩噻嗪类中毒有效,危重患者可考虑应用。
 - (3)特效解毒疗法
   - 1)巴比妥类中毒无特效解毒药。
   - 2)氟马西尼是苯二氮草类拮抗剂。
 - (4)对症治疗:吩噻嗪类药物中毒无特效解毒剂,应用利尿和腹膜透析无效。因此,首先要彻底清洗胃肠道。治疗以对症及支持疗法为主。

2. 慢性中毒的治疗原则
 - (1)逐步减少药量并停用镇静催眠药。
 - (2)请精神科医师会诊,进行心理治疗。

3. 戒断综合征 用足量镇静催眠药控制戒断症状,稳定后逐渐减量至停药。

七、护理诊断/问题

1. 清理呼吸道无效 与咳嗽反射减弱或消失、药物对呼吸中枢抑制有关。
2. 组织灌注量改变 与急性中毒致血管扩张有关。
3. 有皮肤完整性受损的危险 与昏迷、皮肤大疱有关。
4. 潜在并发症:肺炎。

八、护理措施

1. 一般护理
 - (1)饮食护理:给予高热量、高蛋白易消化饮食,昏迷者鼻饲,必要时静脉补充营养。
 - (2)保持呼吸道通畅、给氧:定期通风,保持室内空气新鲜,清醒者鼓励咳嗽,昏迷患者及时吸痰,呼吸困难、发绀者给氧,必要时备气管切开包。

2. 密切观察病情
 - (1)观察呼吸:注意有无呼吸困难、窒息等症状并监测动脉血气分析结果。
 - (2)观察神志和生命体征:及早发现休克先兆;记录24h出入量和尿量及尿比重,以了解休克的改善程度。

3. 加强生活护理、防感染
- (1)保持床单清洁、干燥、平整,定时翻身并按摩受压处。
- (2)注意皮肤卫生,定期给予床上擦浴。
- (3)做好口腔护理。

4. 心理护理　稳定情绪,加强疏导和心理支持。

九、健康指导
1. 介绍疾病相关知识。
2. 失眠者宣教导致睡眠紊乱的原因及避免失眠的常识。
3. 对镇静催眠药的使用、保管要严格,防止产生药物依赖。

模拟试题栏——识破命题思路,提升应试能力

一、专业实务

A_2型题

1. 患者,女,50岁。因巴比妥类药物中毒急诊入院,立即给予洗胃,应选择的洗胃溶液是(　　)
A. 高锰酸钾溶液　B. 牛奶
C. 蛋清水　D. 硫酸镁
E. 硫酸铜

二、实践能力

A_2型题

2. 患者,女,39岁。因与家人吵架口服地西泮片,被家人发现时呼之不应,意识昏迷,急诊来院。错误的护理措施是(　　)
A. 立即洗胃　B. 立即催吐
C. 硫酸镁导泻　D. 0.9%生理盐水洗胃
E. 监测生命体征

第4节　酒精中毒

一、概述　酒精中毒是指一次饮酒或酒类饮料过量引起的以中枢神经系统由兴奋转为抑制的状态,严重时甚至危及生命。

二、病因
1. 一次饮酒或酒类饮料过量是主要原因,可引起急性中毒。
2. 长期酗酒者突然停止饮酒或减少酒量后,出现戒断症状。

三、临床表现

1. 急性中毒
- (1)兴奋期
  - 1)血酒精浓度达到11mmol/L。
  - 2)表现为头痛、兴奋、言语增多,情绪不稳、易激怒等。
- (2)共济失调期
  - 1)血酒精浓度达到33mmol/L。
  - 2)表现出明显共济失调,行动笨拙,言语含糊,眼球震颤,视物模糊,复视,步态不稳。
  - 3)血酒精浓度达到43mmol/L,出现恶心、呕吐、困倦。
- (3)昏迷期
  - 1)血酒精浓度升至54mmol/L。
  - 2)表现为昏睡、瞳孔散大、体温降低。
  - 3)血酒精超过87mmol/L,患者陷入深昏迷,呼吸慢而有鼾音,心率快、血压下降,可出现呼吸、循环衰竭。

2. 戒断综合征
- (1)单纯性戒断反应
  - 1)在减少饮酒后6～24h发病。
  - 2)出现震颤、焦虑不安、兴奋、失眠、心动过速、血压升高、大量出汗、恶心、呕吐。
  - 3)多在2～5天内缓解自愈。
- (2)酒精性幻觉反应
  - 1)患者神清,幻觉以幻听为主,也可见幻视、错觉及视物变形。多为迫害妄想。
  - 2)一般可持续3～4周后缓解。
- (3)戒断性惊厥反应
  - 1)往往与单纯性戒断反应同时发生。
  - 2)也可在其后发生癫痫大发作。多数只发作1～2次,每次数分钟。也可数日内多次发作。
- (4)震颤谵妄反应
  - 1)在停止饮酒24～72h后,也可在7～10h后发生。
  - 2)患者精神错乱,全身肌肉出现粗大震颤。谵妄是在意识模糊的情况下出现生动、恐惧的幻视,可有大量出汗、心动过速、血压升高等交感神经兴奋的表现。

3. 慢性中毒 长期酗酒可造成多系统损害。
- (1)神经系统
  - 1)Wernicke脑病：眼部可见眼球震颤、外直肌麻痹。有类似小脑变性的共济失调和步态不稳。精神错乱显示无欲状态，少数有谵妄。
  - 2)Korsakoff综合征：近记忆力严重丧失，时空定向力障碍，对自己的缺点缺乏自知之明，用虚构回答问题。
  - 3)周围神经麻痹：双下肢远端感觉运动减退，跟腱反射消失，手足无力，感觉异常。
- (2)消化系统
  - 1)胃肠道疾病：可有反流性食管炎、胃炎、胃溃疡、胰腺炎等。
  - 2)酒精性肝病：由可逆的脂肪肝、酒精中毒性肝炎转化为肝硬化。
- (3)心血管系统：可有逐渐加重的呼吸困难、心脏增大、心律失常及心功能不全。
- (4)造血系统：贫血、出血。
- (5)呼吸系统：肺炎常见。
- (6)代谢和营养疾病：代谢性酸中毒、电解质紊乱、低血糖等。
- (7)生殖系统：男性性功能低下，女性宫内死胎率增加。胎儿酒精中毒可出现畸形、发育迟缓、智力低下。

四、辅助检查

1. 血清酒精浓度　呼出气体酒精浓度与血清酒精浓度相当。
2. 血气分析、电解质、肝功能。
3. 心电图。

五、治疗要点

1. 急性中毒
   - (1)轻症患者无须治疗，兴奋躁动的患者必要时加以约束。
   - (2)共济失调患者休息，避免活动发生外伤。
   - (3)昏迷者应注意是否同时服用其他药物。重点是维持生命脏器的功能。
     - 1)维持气道通畅：给氧，必要时气管插管。
     - 2)维持循环功能：注意生命体征，静脉输入5%葡萄糖盐水溶液。
     - 3)心电图监测心律失常和心肌损害。
     - 4)保暖，维持正常体温。
     - 5)维持水、电解质和酸碱平衡。
     - 6)保护大脑功能，应用纳洛酮0.4～0.8mg缓慢静脉注射，必要时可重复给药。
   - (4)血液透析
     - 1)严重急性中毒可用血液透析促使体内酒精排出。
     - 2)透析指征：血酒精含量＞108mmol/L。
     - 3)伴酸中毒或同时服用甲醇或可疑药物时。可遵医嘱给予静脉注射50%葡萄糖溶液100ml，肌内注射维生素B_1、B_6。
     - 4)对烦躁不安或过度兴奋者，可用小剂量地西泮。
2. 戒断综合征
   - (1)安静休息，加强营养，补充维生素B_1、B_6。
   - (2)发生低血糖时可遵医嘱静脉注射葡萄糖。
   - (3)重症患者选用地西泮，根据病情每1～2h口服地西泮5～10mg。病情严重者可静脉给药。
   - (4)有癫痫病史者可用苯妥英钠。有幻觉者可用氟哌利多。
3. 慢性中毒
   - (1)Wernicke脑病给予维生素B_1，同时应补充血容量和电解质。
   - (2)Korsakoff综合征治疗同Wernicke脑病。
   - (3)注意加强营养，治疗贫血和肝功能不全。
   - (4)注意防治感染、癫痫发作和震颤谵妄。

六、护理诊断/问题

1. 意识障碍　与酒精作用于中枢神经系统有关。
2. 低效型呼吸型态　与酒精抑制呼吸中枢有关。
3. 组织灌注量改变　与酒精作用于血管运动中枢有关。
4. 知识缺乏：缺乏酒精对人体毒性的认识。
5. 潜在并发症：休克。

七、护理措施

1. 一般护理　注意保暖，平卧位头偏向一侧，及时清除呕吐物及呼吸道分泌物，防止窒息。

2. 催吐　直接刺激患者咽部催吐，使胃内容物呕出，减少酒精的吸收。已有呕吐患者不用。

3. 严密观察病情
- （1）对神志不清患者要观察其神志、瞳孔及生命体征的变化。
- （2）有外伤的患者，要加强意识、瞳孔的观察，必要时行颅脑CT。

4. 用药护理
- （1）按医嘱使用纳洛酮，应注意患者应用纳洛酮后清醒的时间。
- （2）避免用吗啡、氯丙嗪、苯巴比妥类镇静药。

5. 安全防护
- （1）加强巡视，实行保护性约束，防止意外。
- （2）医护人员做好自身防护，避免患者伤医。

6. 心理护理　注意清醒后多与患者沟通交流，及时引导。

八、健康指导

1. 介绍疾病相关知识。
2. 加强营养，避免饮酒。
3. 积极参加有益的活动，保持情绪稳定。

模拟试题栏——识破命题思路，提升应试能力

一、专业实务

A_2型题

1. 患者，男，48岁。昨晚与朋友聚餐，饮白酒约500ml后神志不清，呼吸慢而有鼾音，心率132次/分，血压82/50mmHg，医生建议透析治疗，透析指征是血酒精含量达到(　　)
A. ＞108mmol/L　B. ＜54mmol/L
C. ＞87mmol/L　D. ＜87mmol/L
E. ＜108mmol/L

2. 患者，男，46岁。饮酒史近10年，昨天与朋友一起饮白酒近400ml，出现明显的烦躁不安、过度兴奋状。针对目前患者的情况，可选用的药物是(　　)
A. 小剂量地西泮　B. 吗啡
C. 苯巴比妥类　D. 氯丙嗪
E. 水合氯醛

二、实践能力

A_2型题

3. 患者，男，45岁。因工作应酬醉酒后被送入院，入院时呼吸慢而有鼾音，伴有呕吐，心率128次/分，血压85/55mmHg，血酒精超过87mmol/L。该患者属于急性酒精中毒的(　　)
A. 浅昏迷期　B. 深昏迷期
C. 嗜睡期　D. 共济失调期
E. 兴奋期

4. 患者，男，56岁。饮酒史20余年，每日饮白酒约250ml，近日出现眼球震颤、步态不稳、精神错乱，显示无欲状态，考虑酒精慢性中毒的(　　)
A. Wernicke脑病　B. Korsakoff综合征
C. 周围神经麻痹　D. 震颤谵妄反应
E. 酒精性幻觉反应

5. 患者，男，56岁。饮酒史20余年，每日饮白酒约250ml，近日出现近记忆力严重丧失，时空定向力障碍，考虑酒精慢性中毒的(　　)
A. Wernicke脑病　B. Korsakoff综合征
C. 周围神经麻痹　D. 震颤谵妄反应
E. 酒精性幻觉反应

A_3型题

（6、7题共用题干）

患者，男，25岁。因饮酒后昏迷，抽搐2h急诊入院。患者于3h前饮白酒700ml后逐渐胡言乱语，昏睡，继之昏迷，伴剧烈抽搐，口吐白沫，无双眼上翻，无咬破舌头。

6. 患者最有可能的诊断是(　　)
A. 癫痫　B. 中风
C. 脑水肿　D. 酒精中毒
E. 食物中毒

7. 下列医嘱中，对治疗酒精中毒无效的措施是(　　)
A. 用利尿剂　B. 静脉注射纳洛酮
C. 静脉滴注维生素　D. 静脉滴注电解质
E. 使用抗生素

第5节　中　暑

一、概述　中暑指在暑热天气、湿度大和无风的高温环境下，由于体温调节中枢功能障碍、汗腺功能衰竭和水电解质丧失过多而引起的以中枢神经和(或)心血管功能障碍为主要表现的急性疾病，又称急性热致疾患。

二、病因

1. 高温气候是引起中暑的主要原因。
2. 高温辐射环境(干热)和高温高湿环境(湿热)环境从事体力劳动也易中暑。
3. 诱发中暑因素
   - (1)机体产热增加。
   - (2)散热减少。
   - (3)热适应能力下降。

三、机制

1. 产热大于散热或散热受阻，则热蓄积，产生高热。
2. 高温对人体各系统的影响
   - (1)中枢神经系统：高温对神经系统具有抑制作用，初期使注意力不集中，后期神经系统功能失控，出现谵妄、狂躁，最后深度昏迷。
   - (2)心血管系统：由于散热的需要，皮肤血管扩张，血流重新分配，心排血量增加，心脏负荷加重。
   - (3)呼吸系统：过度换气导致呼吸性碱中毒，且PaO_2并不升高；肺血管内皮由于热损伤会发生急性呼吸窘迫综合征(ARDS)。
   - (4)水、电解质代谢：出汗是高温环境中散热的主要途径，大量出汗常使人体失水和失钠。
   - (5)泌尿系统：出汗多，肾血流量减少和肾小球滤过率下降，尿液浓缩，出现蛋白尿及细胞管型尿，可导致急性肾衰竭。

四、分类与临床表现

1. 先兆中暑　在高温环境下工作一段时间后，出现大汗、口渴、头晕、头痛、注意力不集中、目眩、耳鸣、胸闷、心悸、恶心、四肢无力、体温正常或略升高。
2. 轻度中暑　除上述先兆中暑症状加重外，体温至38℃以上，出现面色潮红、大量出汗、皮肤灼热等表现；或出现面色苍白、四肢湿冷、血压下降、脉搏增快等虚脱表现。如进行及时有效处理，常常于数小时内恢复。
3. 重度中暑
   - (1)热痉挛
     - 1)多见于健康青壮年人。
     - 2)在高温环境下进行剧烈劳动，大量出汗后口渴而饮水过多，盐分补充不足，造成低钠、低氯血症引起肌肉痉挛性、对称性和阵发性疼痛，持续约3min后缓解，常在活动停止后发生。
     - 3)以失盐为主，以腓肠肌痉挛最为多见。
     - 4)体温多正常。
   - (2)热衰竭
     - 1)此型最常见，多见于老年、儿童和慢性疾病患者。
     - 2)大量出汗导致失水、失钠、血容量不足引起周围循环衰竭。
     - 3)表现为多汗、疲乏、无力、眩晕、恶心、呕吐、头痛等。可有明显脱水征，如心动过速、直立性低血压或晕厥。可出现呼吸增快、肌痉挛。
     - 4)体温可轻度升高。
     - 5)热衰竭可以是热痉挛和热射病的中间过程，如不治疗可发展为热射病。
   - (3)热射病
     - 1)热射病是一种致命性急症。
     - 2)外界环境温度增高，机体散热不足或相对不足，汗腺疲劳，引起体温调节中枢功能障碍，致体温急剧增高，持续高热使中枢神经系统的损伤变为不可逆性，同时重要脏器也随之损伤，导致心排血量急剧下降，从而发生循环衰竭。
     - 3)以高热、无汗、意识障碍“三联症”为典型表现。
     - 4)早期受影响的器官依次为脑、肝、肾和心脏。
     - 5)严重者可出现休克、弥散性血管内凝血及肝、肾功能损害甚至昏迷等并发症。

五、治疗要点

1. 迅速降温
   - (1)环境降温：抢救现场必须通风阴凉，有条件者移至空调房并保持室温<20℃或在室内放置冰块等。
   - (2)体表降温：用自来水或温水擦浴，头部、颈两侧、腋窝及腹股沟等大动脉处可置冰袋。循环功能无明显障碍者可给予冷水浴。
   - (3)体内中心降温：可用4～10℃ 5%葡萄糖盐水1000～2000ml静脉滴注，或用4～10℃ 10%葡萄糖盐水1000ml灌肠，也可采用胃管内灌注冷生理盐水降温。
   - (4)药物降温
     - 1)氯丙嗪有抑制体温调节中枢，扩张外周血管，肌肉松弛及降低新陈代谢等作用。
     - 2)纳洛酮有明显降温、促醒、升压等效果。
   - (5)降温后注意事项
     - 1)无论应用何种降温方法，只要待体温降至38℃(肛温)左右即可考虑终止降温，但又不能让体温再度回升。
     - 2)降温时，应维持收缩压在90mmHg以上。
     - 3)密切监测有无心律失常出现。
2. 补充水、电解质
   - (1)热衰竭：纠正血容量不足，补充液体和电解质。
   - (2)热痉挛：给予含盐饮料，必要时可静脉补充生理盐水。
   - (3)热射病：迅速采取各种降温措施，若抢救治疗不及时死亡率高。
3. 纠正酸中毒，防治脑水肿　脱水、酸中毒者应补液纠正酸中毒。
4. 对症治疗
   - (1)抽搐时可肌内注射地西泮10mg或用10%水合氯醛10～20ml保留灌肠。
   - (2)昏迷者应保持呼吸道通畅并给氧，防治感染。
   - (3)出现休克等并发症时，应给予相应治疗。中暑高热伴休克时最适宜的降温措施是动脉快速注射4℃ 5%葡萄糖盐水。

六、护理诊断/问题

1. 体液不足　与水、电解质过度丧失有关。
2. 体温过高　与体温调节功能紊乱、汗腺功能衰竭有关。
3. 疼痛　与电解质丢失过多而补充不足有关。
4. 急性意识障碍　与中暑高热有关。

七、护理措施

1. 一般护理
   - (1)环境降温：以20～25℃为宜，有条件时移至空调房内。
   - (2)饮食护理：以半流质为主，加强营养，保证生理需要。
   - (3)保持呼吸道通畅：昏迷者，头偏向一侧，及时清除口鼻分泌物，吸氧，必要时机械通气。
2. 病情观察　昏迷者应定时测生命体征、观察意识状态等。
3. 对症护理
   - (1)肌痉挛：协助患者按摩局部以减轻疼痛。
   - (2)高热：在大血管处放置冰袋，用冰水或酒精全身擦浴，同时按摩四肢、躯干，防止皮肤血管收缩血流淤滞并利于散热。每10～15min测肛温1次。
   - (3)惊厥：防坠床、舌咬伤，遵医嘱用地西泮。
4. 用药护理　避免输液速度过快，特别是老年人及原有心脏病者。
5. 心理护理

八、健康指导

1. 患者应根据自己的身体状况，选择和调整外出活动的时间。
2. 平时积极锻炼身体，增强体质，积极治疗各种原发病。
3. 盛夏期间做好防暑降温工作。
4. 避免过度劳累，保证充足睡眠。
5. 改善高温作业条件，加强隔热、通风、遮阳等降温措施，供给含盐清凉饮料。

要点回顾

1. 热衰竭的主要发生机制。
2. 热痉挛的主要发生机制。

模拟试题栏——识破命题思路，提升应试能力

一、专业实务

A_1型题

1. 中暑痉挛发生肌肉痉挛最常见的部位是( )
   A. 腹直肌　B. 三角肌
   C. 腓肠肌　D. 上臂肌群
   E. 胸大肌
2. 热痉挛的发病机制是( )
   A. 体内散热下降，热蓄积
   B. 血管扩张，血容量不足
   C. 散热障碍
   D. 大量出汗，体内盐丢失过多
   E. 缺钙

二、实践能力

A_1型题

3. 中暑高热使用氯丙嗪出现以下哪项应及时向医生报告( )
   A. 肛温39℃　B. 心率100次/分
   C. 呼吸25次/分　D. 持续吸氧
   E. BP 80/50mmHg
4. 指导室外建筑工人夏季防中暑不妥的是( )
   A. 注意通风　B. 注意休息
   C. 适当服防暑药　D. 穿深色衣
   E. 饮清凉饮料

A_2型题

5. 患者，男，38岁。夏天在田地劳动时，突然出现头晕、头痛、恶心，继而出现口渴、胸闷、面色苍白、冷汗淋漓、脉搏细速，后晕倒在地，该患者可能发生了( )
   A. 急性心肌梗死　B. 脑血管意外
   C. 中暑　D. 低血糖休克
   E. 农药中毒
6. 患者，女，78岁。身体虚弱，中暑后入院治疗，以下哪种措施对患者预后有决定作用( )
   A. 补充体液　B. 高温环境
   C. 快速降温　D. 取平卧位
   E. 保持呼吸道通畅
7. 患者，男，58岁。烈日下从事田间劳动约1h后，感觉口渴、头晕、胸闷、恶心、四肢无力，紧急送往医院治疗。查体温37.7℃，脉搏98次/分，未发现其他异常，休息约半小时后症状消失。该患者出现上述症状，应首先考虑的原因是( )
   A. 过度劳累　B. 睡眠不足
   C. 高温环境　D. 身体虚弱
   E. 饮食过饱
8. 患者，男，45岁，建筑工人。在夏天进行较长时间室外工作，近日出现全身乏力，体温升高，有时可达40℃以上，并有皮肤干热、无汗、谵妄和抽搐、脉搏加快、血压下降、呼吸浅促等表现。来急诊室就诊，考虑可能是热射病(中暑高热)，首要治疗措施是( )
   A. 降温　B. 吸氧
   C. 抗休克　D. 治疗脑水肿
   E. 纠正水、电解质紊乱
9. 患者，男，46岁。在田间烈日下劳动约4h后，出现全身乏力，体温升高，达40℃以上，并有皮肤干热、无汗、谵妄和抽搐、脉搏加快、血压下降、呼吸浅速等表现，来医院就诊，考虑可能是热射病(中暑高热)。患者的病室应保持室温在( )
   A. 18～20℃　B. 20～22℃
   C. 22～24℃　D. 20～25℃
   E. 18～22℃
10. 患者，男，38岁。炎热夏天，在外连续工作4h，出现头痛、头晕、目眩、耳鸣、口渴、面色苍白、出冷汗等症状，体温37℃，血压90/50mmHg，考虑为( )
    A. 热衰竭　B. 热痉挛
    C. 日射病　D. 热射病
    E. 中暑

A_3型题

(11、12题共用题干)

患者，男，40岁。在田间烈日下劳动约4h后，出现全身乏力，继而体温升高达40℃以上，并有无汗、谵妄和抽搐、脉搏加快、血压下降、呼吸浅速等表现，考虑可能是热射病(中暑高热)。

11. 热射病的"三联征"是指( )
    A. 高热、无汗、意识障碍　B. 高热、烦躁、嗜睡
    C. 高热、灼热、无汗　D. 高热、疲乏、眩晕
    E. 高热、多汗、心动过速
12. 采取物理降温时应暂停降温的肛温是( )
    A. 36℃　B. 36.5℃
    C. 37℃　D. 37.5℃
    E. 38℃

第6节 淹溺

一、概述 淹溺又称溺水，是人淹没于水中，水、泥沙、杂草等堵塞呼吸道，或发生反射性喉痉挛引起窒息。抢救不及时可导致呼吸、心跳停止而死亡。根据淹溺水的性质分为淡水淹溺和海水淹溺。

二、病因 淹溺是意外死亡的常见原因之一。

三、机制 淹溺可分为干性淹溺和湿性淹溺两大类。

1. 干性淹溺 人淹没于水中，因刺激引起喉头、气管发生反射性痉挛导致窒息。呼吸道和肺泡很少或无水吸入。
2. 湿性淹溺 人淹没于水中，喉部肌肉松弛，吸入大量水充塞呼吸道和肺泡发生窒息，患者数秒后神志丧失，发生呼吸、心搏骤停。

四、临床表现

1. 轻者 神志模糊、呼吸表浅，查体肺部可闻及湿性啰音。
2. 重者
   - (1)常出现昏迷，面部青紫、肿胀，球结膜充血，口、鼻充满泡沫或污泥、杂草，四肢冰凉，呼吸和心跳微弱或停止。
   - (2)胃内积水者可见上腹部隆起。
   - (3)部分患者可合并颅脑及四肢损伤。
   - (4)心肺复苏后可出现各种心律失常，心力衰竭和肺水肿，24～48h后可出现脑水肿、急性呼吸窘迫综合征、溶血性贫血、急性肾衰竭或DIC的各种临床表现，肺部感染较常见。

五、辅助检查

1. 血常规 外周血白细胞总数和中性粒细胞增多，红细胞和血红蛋白因血液浓缩和稀释情况不同而有所不同。
2. 生化检查
   - (1)淡水淹溺者，其血钠、钾、氯化物可有轻度降低，有溶血时血钾往往增高。
   - (2)海水淹溺者，其血钙和血镁增高。
3. 动脉血气分析 显示低氧血症和代谢性酸中毒。
4. 胸部X线

六、治疗原则 迅速将患者救离水面，立即恢复有效通气，施行心肺脑复苏，根据病情对症处理。

1. 现场救护
   - (1)迅速将患者救离水面。
   - (2)保持呼吸道通畅：立即清除口、鼻异物，有活动义齿者取出。
   - (3)倒水处理：采用头低脚高的体位将肺内及胃内积水排出。最常用的简单方法是迅速抱起患者的腰部，使其背向上、头下垂，尽快倒出肺、气管内积水。
   - (4)心肺复苏：对呼吸和心跳停止的患者进行心肺复苏术。
   - (5)转运途中救护。
2. 医院内救护
   - (1)维持呼吸功能：加强呼吸道管理，必要时行气管切开，机械辅助呼吸。应用呼吸兴奋剂如洛贝林、尼可刹米等。
   - (2)维持循环功能：监测CVP、动脉压、尿量和呼吸，以判断有无低血容量、心室颤动并有利于掌握输液量和速度。
   - (3)对症处理
     - 1)纠正血容量
       - A. 淡水淹溺血液稀释者：可静脉滴注3%氯化钠溶液500ml，或全血、红细胞以减少因血容量剧增导致的肺水肿和心力衰竭。
       - B. 海水淹溺者：可予5%葡萄糖溶液或低分子右旋糖酐纠正血液浓缩，不宜输生理盐水。
     - 2)肺水肿处理：常吸入含20%～30%乙醇的氧气，去除泡沫，以改善呼吸。同时根据情况选用强心、利尿等药物。
     - 3)防止脑水肿：冰帽头部降温，可静脉滴注20%甘露醇250ml，每天2次，如有抽搐，可用地西泮等镇静药。
     - 4)纠正代谢酸中毒：静脉滴入5%碳酸氢钠150～200ml，以后再根据检测电解质及血气分析结果酌情纠正。

2. 医院内救护
(4)防治感染:合理选择有效抗生素,必要时根据呼吸道分泌物培养药敏试验。
(5)解痉:有支气管痉挛者,可经呼吸道吸入解痉剂或在纠正缺氧的同时慎用氨茶碱。
(6)意识障碍者:可静脉滴注FDP(1,6-二磷酸果糖)、三磷酸腺苷(ATP)、肌苷、辅酶A、细胞色素C等,以促进脑功能恢复。

七、护理诊断/问题

1. 清理呼吸道无效 与大量液体、泥、草进入呼吸道或呼吸道感染等有关。
2. 气体交换受损 与气道阻塞、肺淤血有关。
3. 急性意识障碍 与脑水肿等所致大脑功能受损有关。
4. 恐惧 与病情危重、担心疾病预后有关。
5. 知识缺乏:缺乏溺水的救护知识。
6. 潜在并发症:心力衰竭、急性呼吸窘迫综合征、DIC、急性肾衰竭等。

八、护理措施

1. 一般护理 迅速将患者安置于抢救室,换干的衣裤,注意保暖。给予高流量吸氧,保持呼吸道通畅。建立静脉通道。
2. 输液护理 对淡水淹溺者,应严格控制输液速度。对海水淹溺者出现血液浓缩症状时应及时按医嘱输入5%葡萄糖溶液等,切忌输入生理盐水。
3. 密切观察病情
(1)注意生命体征的变化,每15~30min测1次,并观察意识、瞳孔。
(2)呼吸心跳未恢复者,继续胸外心脏按压。留置导尿,观察尿量,注意是否出现肾衰竭;对于肺水肿者,应给予强心利尿药,预防迟发性肺水肿的发生。
4. 复温和保暖 注意保持室内的温度,使患者体温在较短时间内升至正常。对昏迷患者要做好口腔护理,定时翻身,预防压疮。
5. 心理护理

九、健康指导

1. 水上生产、游乐活动需穿上救生衣。
2. 游泳前先做好准备运动,避免出现头晕、心悸、抽筋等现象。
3. 游泳时间不要过长,以免造成身体过度疲劳和肌肉无力而发生溺水。

要点回顾

1. 淹溺患者的救护原则。
2. 淡水淹溺与海水淹溺患者纠正血容量的溶液选择有什么区别?

模拟试题栏——识破命题思路,提升应试能力

一、专业实务

A_2型题

1. 患儿,男,9岁。不慎溺水,经检查发现该男童意识丧失,自主呼吸停止,颈动脉搏动消失,面部青紫,护士实施抢救时应首先采取的措施是( )
   A. 准备好吸氧装置
   B. 准备开口器打开口腔
   C. 清除口鼻分泌物和异物
   D. 放清洁纱布于男童口中
   E. 将男童双手放于其躯干两侧

二、实践能力

A_2型题

2. 患者,男,16岁。在海边游玩发生淹溺,5min后被救出,呼吸微弱。输液常选用的是( )
   A. 3%氯化钠溶液 B. 血浆
   C. 5%葡萄糖溶液 D. 生理盐水
   E. 5%葡萄糖盐水
3. 患儿,女,12岁。游泳时不幸发生淹溺,救上岸后,急救人员应该给患儿首要的措施是( )
   A. 给予强心药 B. 建立静脉通道
   C. 口对口人工呼吸 D. 胸外心脏按压
   E. 保持呼吸道通畅

A_3型题

(4、5题共用题干)

患儿,男,6岁。游泳溺水后被人救上岸,目击者发现其呼之不应,呼吸心跳均停止。

4. 现场首要的措施是( )
   A. 保持呼吸道通畅 B. 倒水处理

C. 口对口人工呼吸　D. 胸外心脏按压
E. 打120电话

5. 该患者经初步急救呼吸心跳恢复后，转送医院的路途中，护理人员需特别注意(　　)

A. 继续静脉输液　B. 密切观察病情变化
C. 取平卧位　D. 取俯卧位
E. 呼救

第7节　细菌性食物中毒

一、概述　细菌性食物中毒是由进食被细菌或细菌毒素污染的食物而引起的急性中毒性疾病。夏、秋季是多发季节，发病多为群体性，潜伏期短，大约在进食后30min至24h内相继发病。

二、病因　摄入被致病菌或其毒素污染的食物是中毒的主要原因。

1. 沙门菌属　是引起胃肠型食物中毒最常见的病原菌之一。
2. 副溶血性弧菌　主要存在于海鱼、海虾等海产品和食盐腌制的食品中。
3. 金黄色葡萄球菌　引起食物中毒的金黄色葡萄球菌仅限于能产生肠毒素的菌株，包括A、B、C、D、E五个血清型，以A型最常见。
4. 大肠埃希菌
5. 其他　蜡样芽孢杆菌等，可导致胃肠型食物中毒。

三、机制

1. 感染型　病原菌随食物进入肠道，附着于肠黏膜或侵入黏膜下层，引起充血等炎性病理变化，并产生胃肠道症状。被吞噬或杀灭的病原菌释放出内毒素，引起发热及全身症状。

2. 毒素型
(1)肠毒素：某些病原菌产生肠毒素，主要作用于小肠，激活黏膜细胞膜上的腺苷酸环化酶，导致Na^+、水、Cl^-在肠腔滞留而引起腹泻。
(2)神经毒素型：肉毒梭状芽孢杆菌可产生外毒素，是一种强烈的神经毒素，使神经肌肉冲动传递障碍，导致肌肉麻痹和瘫痪。
(3)溶血毒素型：副溶血性弧菌在肠道繁殖并产生溶血毒素，可引起洗肉水样便。

3. 混合型　某些病原菌进入胃肠道，除引起肠黏膜炎性反应，还可产生肠毒素，其两者协同作用产生中毒症状即为混合型。

四、临床表现

1. 潜伏期短
(1)沙门菌感染为4～24h，也可长达2～3天。
(2)副溶血性弧菌感染为6～12h。
(3)金黄色葡萄球菌感染为1～5h。
(4)大肠埃希菌感染为2～20h。

2. 起病急　主要表现为腹痛、腹泻、呕吐等症状。
(1)可表现为上、中腹阵发性或持续性绞痛，上腹部、脐周有轻度压痛，肠鸣音亢进，多伴有恶心、呕吐症状。
(2)严重者可呕出胆汁甚至血液。金黄色葡萄球菌性食物中毒呕吐最严重。
(3)腹泻可每天数次或十数次，常为黄色稀便或黏液便。
(4)剧烈呕吐、腹泻可引发脱水、酸中毒，甚至出现周围循环衰竭。
(5)部分患者可伴畏寒、发热等全身症状。

五、辅助检查　对可疑食物、患者呕吐物、粪便进行细菌培养。查到病原体即可确诊。

六、治疗原则

1. 卧床休息。

2. 饮食
(1)清淡易消化饮食。
(2)注意水和电解质的平衡，有脱水症状要口服补充液体，必要时静脉补充。

3. 根据不同的病原菌选用敏感抗生素
(1)沙门菌感染：用喹诺酮类或氯霉素等。
(2)副溶血性弧菌：选用氯霉素和四环素或喹诺酮类等。
(3)大肠埃希菌：选用阿米卡星等。

4. 对症治疗
(1)腹痛剧烈者:可用解痉剂如阿托品0.5mg肌内注射或口服溴丙胺太林等。
(2)酸中毒:酌情给予5%碳酸氢钠。
(3)伴休克者:抗休克治疗。

七、护理诊断/问题

1. 有体液不足的危险 与细菌及毒素作用于胃肠道黏膜,导致呕吐、腹泻有关。
2. 腹泻 与细菌及毒素导致胃肠型食物中毒有关。
3. 疼痛:腹痛 与胃肠道炎症和功能紊乱有关。
4. 潜在并发症:酸中毒、水及电解质紊乱、休克。

八、护理措施

1. 一般护理 急性期卧床休息,以减少体力消耗。
2. 病情观察
(1)观察呕吐物、大便的性质、量、次数。
(2)观察腹痛的部位、性质及伴随症状。
(3)监测重症患者生命体征变化,观察有无休克征象。
(4)记录24h出入量,监测血液生化检查结果。
3. 对症护理 呕吐者一般不主张止吐处理,腹泻早期不用止泻剂。
4. 用药护理
5. 心理护理

九、健康指导

1. 介绍疾病相关知识。
2. 注意饮食卫生。

要点回顾

1. 引起胃肠型食物中毒最常见的病因。
2. 食物中毒患者的呕吐及腹泻症状如何护理?

模拟试题栏——识破命题思路,提升应试能力

一、专业实务

A_3型题

(1~3题共用题干)

某学校食堂一天中午进食火腿汉堡包、粥、萝卜干,1h后部分学生表现为头痛、头晕、恶心、呕吐、腹痛,继而出现腹泻。个别学生有发热,体温38~40℃。

1. 引起学生食物中毒的病原菌可能是(　　)
   A. 沙门菌　　B. 副溶血性弧菌
   C. 黄曲霉毒素　　D. 变形杆菌
   E. 葡萄球菌肠毒素
2. 引起学生食物中毒的可能食品是(　　)
   A. 火腿汉堡包　　B. 粥
   C. 西红柿炒鸡蛋　　D. 豆腐　　E. 萝卜干
3. 下列辅助检查结果与沙门菌食物中毒无关的是(　　)
   A. 呕吐物培养阳性
   B. 粪便培养阳性
   C. 血清凝集效价递升4倍以上
   D. 一同进食者集体发病
   E. 肥达反应H 1∶160阳性

二、实践能力

A_2型题

4. 某工厂工人,中午在食堂就餐2h后出现腹痛、腹泻、呕吐等症状,送至医院急诊就诊,对可疑食物及患者呕吐物、粪便进行细菌培养,查到病原体为沙门菌感染。首选抗生素为(　　)
   A. 喹诺酮类　　B. 四环素
   C. 阿米卡星　　D. 青霉素
   E. 大环内酯类

A_3型题

(5、6题共用题干)

某施工队10余人,中午在食堂就餐1h后出现腹痛、腹泻、呕吐等症状,呕吐物为中午食用的食物,送至医院就诊。

5. 最有可能的诊断是(　　)
   A. 细菌性食物中毒　　B. 急性胃肠炎
   C. 细菌性痢疾　　D. 胃溃疡
   E. 中暑
6. 针对患者的护理措施,不正确的是(　　)
   A. 注意腹部保暖　　B. 便后及时清洗肛周
   C. 早期不用止泻剂　　D. 呕吐者尽早使用止吐剂
   E. 呕吐严重时可暂禁食

(李　春)

第12章 传染病患者的护理

考点提纲栏——提炼教材精华，突显高频考点

第1节 传染病概述

传染病是由病原微生物（病毒、细菌、立克次氏体、螺旋体等）和寄生虫（原虫和蠕虫）感染人体后产生的有传染性、在一定条件下可造成流行的疾病。

一、感染及免疫

1. 感染
   - （1）感染即传染，是病原体以一定的方式或途径侵入人体后在人体内的一种寄生过程，也是病原体与人体之间相互作用、相互斗争的过程。
   - （2）传染的必备条件：病原体、人、环境。

2. 感染过程的五种表现
   - （1）病原体被清除
     - 1）非特异性防御能力可清除进入人体的病原体，如皮肤黏膜的屏障作用、胃酸的杀菌作用、体液的溶菌作用、组织细胞的吞噬作用。
     - 2）特异性免疫功能，包括主动免疫和被动免疫，也参与病原体的清除。
   - （2）隐性感染
     - 1）隐性感染又称亚临床感染，进入人体的病原体诱导机体产生特异性免疫应答，不引起或只引起轻微的组织损伤，在临床上不显出任何症状、体征甚至生化改变，只有通过免疫学检查才能发现。
     - 2）病原体最终通常被清除，但少数人可能转变为病原携带状态。
     - 3）在传染过程的五种表现中，隐性感染最常见。
   - （3）显性感染
     - 1）显性感染又称临床感染，病原体侵入人体后，不但诱发免疫应答，而且通过病原体本身或机体的变态反应，导致组织损伤，引起病理改变和临床表现。
     - 2）感染过程结束后，不同的传染病获得了不同程度的免疫力。
     - 3）显性感染所占比重最低。五种表现在一定条件下可以相互转化。
   - （4）病原携带状态
     - 1）病原体侵入人体后，人体不出现任何的疾病状态，但能携带并排出病原体。
     - 2）病原携带状态是传染病流行的重要传染源。
   - （5）潜伏性感染
     - 1）病原体感染人体后，机体免疫功能足以将病原体局限化但又不足以将病原体清除，病原体长期潜伏起来，待机体免疫功能下降时引起显性感染。
     - 2）潜伏性感染期间，病原体一般不排出体外，不易成为传染源，这也是与病原携带状态不同之点。

3. 感染过程中病原体的作用
   - （1）病原体侵入人体后能否发病与病原体的致病能力与人体的防御能力有关。
   - （2）病原体的致病能力
     - 1）侵袭力：病原体侵入人体并在体内扩散的能力。
     - 2）毒力：包括内毒素和外毒素。
     - 3）数量：同一传染病，入侵病原体的数量一般与致病能力成正比。不同传染病，引起疾病发生的最低病原体的数量可有较大差异。
     - 4）变异性：病原体受环境、药物、遗传等因素影响，可引起代谢、结构形态、生理特性的变化而产生变异。变异的结果可使病原体的毒力增强或减弱，也可使其逃脱机体的特异性免疫。

- 4. 感染过程中的免疫应答
  - (1)促进病理改变的特异性的变态反应。
  - (2)清除病原体的保护性免疫应答。
    - 1)非特异性免疫
      - A. 天然屏障作用：外屏障是指皮肤、黏膜及其分泌物等；内屏障是指血-脑屏障、胎盘屏障等。
      - B. 吞噬作用：吞噬细胞存在于各种组织，其中中性粒细胞最为重要，细胞内的溶酶体可杀灭被吞噬的病原体。
      - C. 体液因子：存在于体液中的补体、溶菌酶、血管活性肽和各种细胞因子（如白细胞介素、干扰素、TNF）等都可起到清除病原体的作用。
    - 2)特异性免疫
      - A. 细胞免疫：主要通过T淋巴细胞完成。抗原进入机体刺激T淋巴细胞使其致敏，致敏的T淋巴细胞与相应抗原再次相遇时，发生分化增生，并释放多种可溶性活性物质（淋巴因子），可激活并增强巨噬细胞的吞噬作用，并通过细胞毒作用和淋巴因子杀伤病原体及其所寄生的细胞。T淋巴细胞还有调节体液免疫的功能。
      - B. 体液免疫：B淋巴细胞在抗原刺激下产生相应的抗体引起的特异性免疫。抗原进入机体后，刺激B淋巴细胞使其致敏，发生增殖、分化，大多成为浆细胞，产生与相应抗原结合的抗体，即免疫球蛋白，这些免疫球蛋白能中和相应的病原体抗原及其毒性物质。不同抗原刺激产生不同类的抗体，抗体主要作用于细胞外微生物，以及具有促进吞噬、提高杀伤细胞功能及抑制黏附作用等。从化学结构上免疫球蛋白可分为IgA、IgD、IgE、IgG及IgM 5种。

二、传染病流行过程及影响因素

- 1. 流行过程的基本条件
  - (1)传染源
    - 1)患者。
    - 2)隐性感染者。
    - 3)病原携带者。
    - 4)受感染的动物。
  - (2)传播途径
    - 1)呼吸道传播：易感者将含有病原体的空气、飞沫、尘埃等吸入呼吸道而引起感染。
    - 2)消化道传播：易感者食入被病原体污染的食物、水而引起感染。
    - 3)接触性传播
      - A. 直接接触传播是指易感者与传染源直接接触而引起的感染，如性病、狂犬病等。
      - B. 间接接触传播是易感者因接触被传染源排泄物或分泌物所污染的某些无生命的物体而引起的感染。
    - 4)虫媒传播：吸血节肢动物通过叮咬、吸食传染源的血液而传播。
    - 5)血液、体液传播：经输血、使用血液制品或被血液、体液污染的医疗器械引起传播。
    - 6)母婴传播：属于垂直传播，指某些传染病可以通过产前、产中、产后传播。
    - 7)其他传播。
  - (3)易感人群
    - 1)对某种传染病缺乏特异性免疫力的人称为易感者。
    - 2)人工免疫影响流行的周期性。
- 2. 影响流行过程的因素
  - (1)自然因素：主要是地理、气候、生态等。
  - (2)社会因素：包括社会制度、经济状态、生活条件、文化水平等。

三、传染病的特征

- 1. 四大基本特征
  - (1)病原体：有特异性，是传染病最基本的特征。
  - (2)传染性：是传染病与其他感染性疾病的主要区别，也是传染病最主要的特征。可依据传染期隔离患者。

- 1. 四大基本特征
  - (3)流行病学特征
    - 1)流行性
      - A. 散发:某传染病发病率处于该地区常年发病水平。
      - B. 流行:某传染病发病率显著高于该地区常年发病水平3～10倍。
      - C. 大流行:某传染病在一定时间内迅速传播,波及全国各地,甚至超出国界和洲界。
      - D. 暴发流行:某传染病在某一局部地区或集体单位短时间内大量出现。
    - 2)地方性:某传染病由于受地理条件、气候、生活习惯等因素影响,局限在一定地理范围内发生。
    - 3)季节性:某传染病在每年一定季节发病率明显升高的现象。
  - (4)感染后免疫
    - 1)属于特异性、主动、保护性免疫。
    - 2)感染后免疫的持续时间在不同传染病中有很大差异。
    - 3)病毒性传染病感染后免疫持续时间最长,往往保持终身,但也有例外(如流感)。
    - 4)细菌、螺旋体、原虫性传染病的感染后免疫持续时间较短,也有例外(如伤寒)。
    - 5)持续时间短可出现再感染、重复感染。
- 2. 急性传染病的四期经过
  - (1)潜伏期
    - 1)从病原体侵入人体起,至开始出现临床症状为止的时期称为潜伏期。
    - 2)潜伏期的长短随病原体的种类、数量、毒力与机体免疫力的强弱而定。
    - 3)潜伏期短的传染病,流行时往往呈暴发。
  - (2)前驱期
    - 1)从起病到某种传染病的特殊症状出现之前称为前驱期,表现为非特异性症状。
    - 2)许多传染病所共有,一般持续1～3天。
  - (3)症状明显期
    - 1)充分表现某种传染病特有症状和体征。
    - 2)某些传染病可缺如,即顿挫型。
  - (4)恢复期
    - 1)此期机体免疫力增长至一定程度,体内病理生理过程基本终止,临床症状陆续消失。
    - 2)多数痊愈,少数可残余病理改变(如伤寒)或生化改变(如病毒性肝炎)。
    - 3)病原体尚未能被完全清除(如霍乱、细菌性痢疾),可出现再燃、复发。
- 3. 常见症状与体征
  - (1)发热
    - 1)发热为传染病的共同表现。
    - 2)不同传染病其热度与热型又不尽相同。
    - 3)按热度高低可呈低热、中度热、高热和超高热。
    - 4)按热型分为稽留热、弛张热、间歇热、波状热、回归热、不规则热等。
  - (2)皮疹
    - 1)皮疹为传染病特征之一。
    - 2)不同传染病有不同的疹形,包括斑疹、丘疹、斑丘疹、红斑疹、玫瑰疹、瘀点、疱疹、脓疱疹、荨麻疹等。
    - 3)皮疹出现的日期、部位、出疹顺序、皮疹的数目等,各种传染病不完全相同。
  - (3)毒血症状
    - 1)菌血症:细菌在血液中不繁殖。
    - 2)败血症:细菌在血液中繁殖并产生毒素,引起严重的全身感染中毒症状。
    - 3)脓毒血症:机体免疫功能低下、细菌的数量和毒力强时,患者的其他组织和器官发生转移性化脓性病灶。

四、传染病的诊断和治疗

- 1. 传染病的诊断
  - (1)流行病学资料
    - 1)发病地区、发病季节、既往史、接触史、预防接种史。
    - 2)年龄、职业、集体发病史等。
  - (2)临床资料
    - 1)病史资料。
    - 2)体格检查资料。
  - (3)实验室检查
    - 1)常规检查
      - A. 血液、尿液、粪便常规检查。
      - B. 生化检查。

1. 传染病的诊断
 (3)实验室检查
  (2)病原学检查
   A. 直接检出：脑膜炎双球菌、疟原虫、微丝蚴、溶组织阿米巴原虫及包囊、血吸虫卵、螺旋体等病原体可在镜下查到及时确定诊断。
   B. 病原分离培养：依不同疾病取血液、尿液、粪便、脑脊液、骨髓、鼻咽分泌物、渗出液、活检组织等进行培养与分离鉴定。
   C. 免疫学检查：包括特异性抗体检测、特异性抗原检测、免疫标记技术、细胞免疫功能检查等。
   D. 分子生物学检测：如聚合酶链反应技术（PCR）。
   E. 其他检查：如诊断性穿刺、内镜检查、活体组织检查、X线检查、超声波检查、CT等。

2. 传染病的治疗
 (1)一般及支持疗法：包括隔离、支持及加强护理等。
 (2)病原治疗：是治疗传染病的关键，包括使用抗生素、化学制剂、免疫制剂等方法。
 (3)对症治疗。
 (4)中医中药治疗。

五、我国法定传染病种类与管理要求　《中华人民共和国传染病防治法》将传染病分甲、乙、丙三类，共39种。

1. 甲类
 (1)种类：共2种。包括鼠疫、霍乱。
 (2)管理要求
  1)强制管理。
  2)要求城镇2h内、农村6h内上报。

2. 乙类
 (1)种类：共26种。包括传染性非典型肺炎、甲型H1N1流感、艾滋病、病毒性肝炎、脊髓灰质炎、人感染高致病性禽流感、麻疹、流行性出血热、狂犬病、流行性乙型脑炎、登革热、炭疽、细菌性和阿米巴性痢疾、肺结核、伤寒和副伤寒、流行性脑脊髓膜炎、百日咳、白喉、新生儿破伤风、猩红热、布鲁菌病、淋病、梅毒、钩端螺旋体病、血吸虫病、疟疾。
 (2)管理要求
  1)严格管理。
  2)要求城镇12h内、农村24h内上报。
  3)传染性非典型肺炎、肺炭疽、脊髓灰质炎和人感染高致病性禽流感，按甲类传染病处理。

3. 丙类
 (1)种类：共11种。包括流行性感冒、流行性腮腺炎、风疹、急性出血性结膜炎、麻风病、流行性和地方性斑疹伤寒、黑热病、包虫病、丝虫病，除霍乱、细菌性和阿米巴性痢疾、伤寒和副伤寒以外的感染性腹泻病，手足口病。
 (2)管理要求：监测管理。

六、传染病的隔离　隔离是将传染病患者或病原携带者安置在指定的地方，与健康人和非传染性患者分开，便于集中治疗和护理，防止传染和扩散。我国实行以类别为特点的A隔离系统。

1. 隔离制度
 (1)传染病病房必须划清洁区、半污染区及污染区。
 (2)隔离单位应有明显标记。
 (3)各类患者均应在指定的各自范围内活动，不得请假外出。
 (4)按不同病种使用医疗器械，如体温计、叩诊锤、听诊器等。
 (5)住院期间禁止陪护，甲类传染病禁止探视。
 (6)患者出院、转科、死亡，病房应进行终末消毒。
 (7)甲类传染病分泌物、呕吐物、排泄物应严格消毒处理。污染敷料装袋标记后焚烧处理。

2. 隔离种类（A系统）
 (1)呼吸道隔离：蓝色标志，适用于呼吸道传染病，如肺结核、麻疹、白喉、流行性脑脊髓膜炎等。
 (2)消化道隔离：棕色标志，适用于消化道传染病，如病毒性肝炎、伤寒等。
 (3)虫媒隔离：适用于以昆虫为媒介的传染病，如流行性乙型脑炎、疟疾等。
 (4)接触隔离：橙色标志，适用于病原体直接或间接接触皮肤或黏膜而引起的传染病，如炭疽、破伤风、狂犬病等。
 (5)血液/体液隔离：红色标志，适用于病原体经血液、体液传播的传染病，如乙、丙、丁型病毒性肝炎，艾滋病等。

2. 隔离种类（A系统）
- (6)引流物/分泌物隔离：绿色标志，适用于感染后出现化脓性分泌物、引流物而不需严格隔离的患者，如小面积烧伤、眼结膜炎、皮肤伤口感染等。
- (7)结核病隔离：灰色标志，适用于痰结核分枝杆菌阳性、X线证实为活动性结核的各类结核病患者。
- (8)严密隔离：黄色标志，适用于经分泌物、排泄物、呕吐物直接或间接传播的烈性传染病如鼠疫、霍乱甲类传染病及其他按甲类管理的传染病。

七、传染病的预防　传染病控制总方针：预防为主，防治结合。主要包括管理传染源、切断传播途径、保护易感人群。

1. 管理传染源
- (1)患者：必须做到早发现、早诊断、早报告、早隔离、早治疗。
- (2)密切接触者：检疫、密切观察、药物预防或预防接种。
- (3)病原携带者：治疗、教育、调整工作岗位、随访观察。

锦妙囊"记"
针刺伤处理步骤：
一挤二冲三消毒。

2. 切断传播途径
- (1)卫生宣教
  - 1)开展卫生宣教及群众性卫生运动。
  - 2)注意环境卫生，消除四害。
  - 3)注意个人卫生，加强个人防护。
  - 4)正确管理水源及食物，改变不良饮食习惯等。
- (2)消毒
  - 1)预防性消毒：是对疑有传染源的存在或可能被病原体污染的场所和物品所进行的消毒以预防传染病的发生。
  - 2)疫源地消毒：对存在或曾经存在传染病的场所进行的消毒。其目的是杀灭或清除传染源排出的病原体。疫源地消毒又分为终末消毒和随时消毒。终末消毒是指传染病患者出院、转科或死亡后，对患者及其所住的病室与用物进行彻底的消毒，以便杀灭残留在疫源地内各种物体上的病原体。

3. 保护易感人群
- (1)提高非特异性免疫：通过规律生活方式、改善营养、加强体育锻炼等方法。
- (2)提高特异性免疫：包括主动免疫（如接种疫苗、菌苗等）和被动免疫（如接种抗毒素、特异性高价免疫球蛋白等），是预防传染病非常重要的方法。
- (3)药物预防：有些传染病可以通过服用药物预防，如服氯喹预防疟疾。

4. 医护人员针刺伤
- (1)医护人员经血液传播疾病的职业暴露，主要途径是被血液污染的医疗器械刺伤，称为针刺伤。
- (2)最常见的病原体：乙型肝炎病毒、丙型肝炎病毒、艾滋病病毒。
- (3)预防和处理
  - 1)正确预防和处理针刺伤可将其对医护人员的危害降到最低限度。
  - 2)如不慎被乙肝、丙肝、梅毒、艾滋病等污染的尖锐物体划伤刺破，应立即从近心端向远心端挤出伤口血液，禁止局部挤压。然后用肥皂水和清水冲洗。用碘酊和酒精消毒，必要时去外科伤口处理。进行血源性传播疾病的血清学水平基线检查。
  - 3)被乙肝患者血液、体液污染的锐器刺破后，应在24h内抽血检测乙肝抗体，必要时同时抽患者的血液对比，同时注射乙肝免疫高价球蛋白，按1个月、3个月、6个月接种乙肝疫苗。
  - 4)被艾滋病患者的血液、体液污染的锐气刺伤后，应在24h内去预防保健科抽血查HIV抗体，必要时同时抽患者的血液对比，按1个月、3个月、6个月复查，同时预防性口服拉米夫定，每日一片，并通知医院进行登记、上报、追访。

要点回顾

1. 甲类、乙类传染病种类与管理要求。
2. 非特异性免疫与特异性免疫在传染病预防中的作用。
3. 严密隔离的标志及适用范围。
4. 针刺伤的处理。

模拟试题栏——识破命题思路，提升应试能力

一、专业实务

A_1型题

1. 下列属于甲类传染病的疾病是(　　)
   A. 肺结核　　B. 猩红热
   C. 肺炎　　D. 霍乱
   E. 病毒性肝炎
2. 列入乙类传染病，但按甲类传染病管理的是(　　)
   A. 非典型肺炎　　B. 血吸虫病
   C. 肺结核　　D. 百日咳
   E. 疟疾
3. 下列哪项是护士在工作中患血源性传染病的最多见的原因(　　)
   A. 针刺伤　　B. 侵袭性操作
   C. 接触被污染体液　　D. 为污染伤口换药
   E. 接触被污染的衣物
4. 在隔离病区工作护士的下列哪项行为是正确的(　　)
   A. 把口罩挂在胸前
   B. 掀页撕取避污纸
   C. 身着隔离衣进入治疗室
   D. 为患者翻身后用手整理口罩
   E. 护理结核患者后立即更换口罩

A_2型题

5. 患者，男，16岁。2天前出现发热、畏寒、全身肌肉酸疼等症状，并有肺炎表现，昨日确诊为高致病性禽流感。下列哪项表述是正确的(　　)
   A. 按乙类传染病管理　　B. 按甲类传染病管理
   C. 按丙类传染病管理　　D. 属于丙类传染病
   E. 属于甲类传染病
6. 社区护士向社区居民进行肺结核防治健康宣教，可使人体产生对结核菌获得性免疫力的预防措施是(　　)
   A. 进行卡介苗接种　　B. 普及结核病防治知识
   C. 及早发现并治疗患者　　D. 消毒衣物，隔离患者
   E. 加强锻炼，增强体质
7. 医疗机构发现甲类传染病时应当采取下列措施，除了(　　)
   A. 对病原携带者予以隔离治疗
   B. 对疑似患者，确诊前在指定场所隔离治疗
   C. 拒绝隔离治疗者由公安机关协助采取强制隔离治疗措施
   D. 对患者予以隔离治疗
   E. 对医疗机构内的疑似患者的密切接触者，在指定场所进行医学观察
8. 急诊科护士，女，26岁。在抽吸药液的过程中，不慎被安瓿划伤了手指，现场进行伤口处理时，下列哪项不妥(　　)
   A. 用0.5%聚维酮碘消毒伤口，并包扎
   B. 用75%乙醇消毒伤口，并包扎
   C. 从伤口的远心端向近心端挤出伤口血液
   D. 及时填写锐器伤登记表
   E. 用肥皂水彻底清洗伤口
9. 患者，女，52岁。以腹泻急诊入院，确诊为霍乱。因病情严重，最终患者死亡。对此患者的尸体处理正确的是(　　)
   A. 立即火化
   B. 停尸屉内冷藏保存待检
   C. 立即进行卫生处理，就近火化
   D. 上报卫生防疫部门批准后火化
   E. 立即送往偏远地方填埋
10. 感染科护士，女，25岁。给某艾滋病患者拔针时不小心被带有该患者血液的针头刺伤，伤口的即刻处理方法不妥的是(　　)
    A. 局部按压止血
    B. 消毒后包扎伤口
    C. 尽可能挤出损伤处的血液
    D. 及时填写锐器伤登记表
    E. 用肥皂水和流动水冲洗

A_3型题

(11～13题共用题干)

患者，男，42岁。因剧烈腹泻来诊。根据临床症状和查体结果，高度怀疑为霍乱。正在等待实验室检查结果以确定诊断。

11. 此时，护士应对该患者(　　)
    A. 收入本院消化科病房
    B. 在留下联系电话后要求其回家等通知
    C. 在医院门诊等待结果
    D. 在指定场所单独隔离
    E. 要求患者尽快前往市疾病预防控制中心
12. 患者经检查确诊为霍乱，予以隔离治疗。护士在告知其家属患者的隔离期限时，以下哪句是正确的(　　)
    A. 以临床症状消失为准
    B. 根据病原学检查结果确定
    C. 由当地人民政府决定
    D. 由隔离场所的负责人确定

E. 由公安机关决定

13. 最终该患者因治疗无效死亡，应将其尸体立即进行卫生处理并(　　)

A. 送回患者家乡火化　B. 由患者家属自行处理

C. 按规定深埋　D. 石灰池掩埋

E. 就近火化

A_4型题

(14～16题共用题干)

患者，男，31岁。主诉因近日高热、咳嗽伴有头痛、全身酸痛、不适、乏力等就诊，经检查确诊为非典型肺炎并收住院治疗。

14. 接诊护士应将患者安置于(　　)

A. 隔离病房　B. 手术室

C. 普通病房　D. ICU病房

E. 抢救室

15. 应对患者采取(　　)

A. 接触隔离　B. 保护性隔离

C. 呼吸道隔离　D. 消化道隔离

E. 严密隔离

16. 在隔离过程中，错误的护理措施是(　　)

A. 拒绝家属探视

B. 住双人房间

C. 排泄物需严格消毒处理

D. 病室空气消毒每天一次

E. 护士进入病室穿隔离衣

17. 患者病情进一步加重，对其行气管切开术，污染敷料应(　　)

A. 紫外线照射　B. 高压灭菌

C. 焚烧　D. 煮沸

E. 浸泡

二、实践能力

A_1型题

18. 秋冬交替气候剧变之际，预防肺炎发生的重点关注人群是(　　)

A. 有哮喘病史的患者

B. 有冠心病病史的患者

C. 有慢性阻塞性肺疾病的患者

D. 有高血压病史的患者

E. 有糖尿病病史的患者

19. 患者，男，35岁。3个月来发热，乏力，盗汗，食欲缺乏。查体：体重减轻，一般状况尚可。怀疑肺结核。接下来的资料采集不包括(　　)

A. 预防接种史　B. 胸片

C. 接触史　D. 痰培养

E. 肺功能检测

20. 细菌性痢疾患者应采取消化道隔离措施，护士在其病房悬挂的隔离标志颜色应该是(　　)

A. 红　B. 棕

C. 黄　D. 绿

E. 灰

A_2型题

21. 患者，男，50岁。急性上呼吸道感染。护士对其进行有关预防措施指导时，下列说法不妥的是(　　)

A. 避免过度劳累

B. 避免到人多拥挤的场所

C. 保持环境整洁，空气清新

D. 坚持规律体育锻炼

E. 接种疫苗后可产生终生免疫力

22. 患者，女，33岁。干咳伴乏力、低热、夜间盗汗、体重减轻2月余。胸部X线平片：右上肺阴影。疑诊肺结核收入院。应采取的隔离措施是(　　)

A. 消化道隔离　B. 呼吸道隔离

C. 保护性隔离　D. 接触隔离

E. 床边隔离

23. 患者，女，65岁。有慢性阻塞性肺疾病病史。近年来多次在冬季发生肺炎，严重时发展为慢性肺源性心脏病。为减少患病概率，可嘱患者在易发病季节(　　)

A. 注射免疫球蛋白　B. 接种卡介苗

C. 接种流感疫苗　D. 服用抗生素

E. 在家中不要外出

第2节　病毒性肝炎

考点提纲栏——提炼教材精华，突显高频考点

一、概述

1. 病毒性肝炎是由嗜肝病毒引起的，以肝脏损害为主要表现的一类传染病。
2. 主要有甲、乙、丙、丁、戊型病毒性肝炎。
3. 甲型和戊型主要表现为急性肝炎；乙、丙、丁型可为急性肝炎，也可为慢性肝炎。
4. 病程超过6个月为慢性。慢性肝炎可发展为肝硬化，且与肝癌的发生有密切关系。

二、病原学

- 1. 甲型肝炎病毒（HAV）
  - （1）属RNA病毒。
  - （2）感染后在肝细胞内复制，随胆汁经肠道排出体外。
  - （3）对外界抵抗力较强，煮沸5min全部灭活，对紫外线、甲醛敏感。
- 2. 乙型肝炎病毒（HBV）
  - （1）属DNA病毒。
  - （2）完整的HBV
    - 1）包膜：含表面抗原（HBsAg）。
    - 2）核心：含有环状双股DNA、DNA聚合酶（DNAP）、核心抗原（HBcAg）和e抗原（HBeAg），是病毒复制的主体，具有传染性。
  - （3）煮沸10min、高压蒸汽消毒、65℃ 10h、2%戊二醛、0.5%过氧乙酸能灭活。
- 3. 丙型肝炎病毒（HCV）
  - （1）属RNA病毒。
  - （2）煮沸、甲醛溶液、高压蒸汽、紫外线可灭活。
- 4. 丁型肝炎病毒（HDV）
  - （1）属RNA病毒。
  - （2）煮沸、甲醛溶液、高压蒸汽、紫外线可灭活。
  - （3）HDV为缺陷病毒，其复制需要HBsAg的存在，表现为重叠感染。
- 5. 戊型肝炎病毒（HEV）
  - （1）属RNA病毒。
  - （2）煮沸、甲醛溶液、高压蒸汽、紫外线可灭活。

三、流行病学

- 1. 传染源和传播途径
  - （1）主要经粪-口传播途径
    - 1）甲肝、戊肝。
    - 2）污染的水源或食物可引起暴发流行。有季节性。
    - 3）传染源为急性期患者和隐性感染者。
    - 4）传染性最强在发病前2周至起病后1周。
  - （2）主要经血液体液传播途径
    - 1）乙肝、丙肝和丁肝。
    - 2）主要传染源为患者和病毒携带者。
    - 3）乙肝传染性与体内HBV-DNA含量成正比。
    - 4）母婴垂直传播也是乙肝重要的传播途径。
- 2. 易感人群
  - （1）甲肝：抗HAV阴性者。
  - （2）乙肝
    - 1）HBsAb阴性者。
    - 2）高危人群：HBsAg阳性母亲的新生儿、与HBsAg阳性者密切接触、输血、静脉吸毒、医护人员等。
  - （3）丙、丁、戊型肝炎：普遍易感。
- 3. 感染后免疫
  - （1）甲、乙型肝炎感染后免疫力持久。
  - （2）丙、丁、戊型肝炎尚未发现保护性抗体或感染后免疫不持久。

四、临床表现

- 1. 潜伏期
  - （1）甲型肝炎：5～45d，平均30d。
  - （2）乙型肝炎：30～180d，平均70d。
  - （3）丙型肝炎：15～180d，平均50d。
  - （4）丁型肝炎：28～140d，平均30d。
  - （5）戊型肝炎：10～70d，平均40d。
- 2. 急性肝炎
  - （1）急性黄疸型肝炎
    - 1）黄疸前期：平均5～7d。表现为食欲减退、厌油、恶心、呕吐、腹胀、腹泻，同时还伴畏寒、发热、乏力等全身不适。甲、戊型肝炎起病较急，有明显发热等感染症状。乙、丙、丁型肝炎起病较慢，多无发热或发热不明显。
    - 2）黄疸期：可持续2～6周。表现为巩膜皮肤黄染、尿色呈浓茶样、肝大，质软，肝区轻度压痛、叩痛。部分患者轻度脾大。
    - 3）恢复期：可持续1～2个月。表现为上述症状消失，黄疸逐渐消退，肝脾回缩，肝功能恢复正常。
  - （2）急性非黄疸型肝炎：较黄疸型多见。临床症状较轻，主要表现为消化道症状。

3. 慢性肝炎
- (1)病程超过6个月。
- (2)常见乙、丙、丁型肝炎。
- (3)通常无发热，症状类似急性肝炎。
- (4)肝脾大、肝掌、面色灰暗、蜘蛛痣。
- (5)可发展为肝硬化。

4. 重型肝炎
- (1)诱因：多有过度劳累、酗酒、合并其他疾病、合并感染、使用肝损药物等。
- (2)类型
  - 1)急性重型肝炎：起病急，早期即出现重型肝炎表现。2周内可出现肝性脑病、肝脏明显缩小、肝臭等。
  - 2)亚急性重型肝炎：急性黄疸型肝炎起病10天以上，出现重型肝炎临床表现。肝性脑病多出现在疾病的后期，腹水往往较明显。
  - 3)慢性重型肝炎：在慢性肝炎或肝炎肝硬化的基础上发生重型肝炎。
- (3)临床表现
  - 1)进行性加深的黄疸伴严重的消化道症状和极度的乏力。
  - 2)肝脏进行性缩小。
  - 3)出血倾向，凝血酶原活动度（PTA）<40%。
  - 4)迅速出现腹水、肝性脑病、肝肾综合征、肝肺综合征、严重感染等。

5. 淤胆型肝炎
- (1)以肝内胆汁淤积为主要表现。
- (2)自觉症状较轻，黄疸较深，伴有皮肤瘙痒，粪便颜色变浅或灰白色。

6. 肝炎后肝硬化
- (1)在肝炎基础上发展为肝硬化。
- (2)表现为肝功能异常及门静脉高压。

> 锦妙藏"记"
>
> 重型肝炎临床表现：黄热胀呕小血乱。
>
> 黄（黄疸）热（发热）胀（腹胀）呕（呕吐）小（肝缩小）血（出血倾向）乱（肝性脑病）。

五、辅助检查

1. 肝功能检查
- (1)谷丙转氨酶（GPT）
  - 1)GPT是判定肝细胞损害程度的重要指标。
  - 2)急性黄疸型肝炎时常明显升高。
  - 3)慢性肝炎时可持续或反复增高。
  - 4)重型肝炎时因大量肝细胞坏死，出现胆-酶分离现象。
- (2)谷草转氨酶（GOT）：升高。
- (3)胆红素
  - 1)黄疸型肝炎时直接和间接胆红素均升高。
  - 2)淤胆型肝炎时以直接胆红素升高为主。
- (4)凝血酶原活动度（PTA）
  - 1)与肝损程度成反比。
  - 2)重型肝炎PTA<40%，且可反映预后。
- (5)清蛋白与球蛋白：清蛋白下降、球蛋白升高和A/G比例下降，见于慢性肝病。
- (6)血氨：并发肝性脑病可出现升高。

2. 尿胆红素检查
- (1)黄疸型肝炎时尿胆红素及尿胆原均增加。
- (2)淤胆型肝炎时尿胆红素增加，而尿胆原减少或阴性。

3. 肝炎病毒标志物检测
- (1)甲肝
  - 1)血清抗-HAV-IgM：是HAV近期感染的指标，是确诊甲肝的主要标志物。
  - 2)血清抗-HAV-IgG：为保护性抗体，见于甲肝疫苗接种后及既往感染过HAV者。
- (2)乙肝
  - 1)HBsAg与HBsAb：HBsAg阳性见于HBV感染者。HBsAb为保护性抗体，其阳性表示对HBV有免疫力，见于乙型肝炎康复及接种乙型肝炎疫苗者。
  - 2)HBcAg与HBcAb：HBcAg无法检出。HBcAb有2种形式，抗-HBc-IgM阳性多见于急性乙型肝炎及慢性乙型肝炎急性发作；抗-HBc总抗体主要是IgG型抗体，只要感染过HBV，无论病毒是否被清除，此抗体多为阳性。

3. 肝炎病毒标志物检测
- (2)乙肝
  - 3)HBeAg与HBeAb:HBeAg阳性提示HBV复制活跃、传染性强。
  - 4)HBV-DNA和DNAP:反映HBV感染最直接、最特异和最敏感的指标,阳性均提示HBV存在、复制,传染性强。
- (3)丙肝
  - 1)丙肝病毒核糖核酸(HCV-RNA):在病程早期即可出现,治愈后很快消失,是判断疗效的重要标志,但不作为常规检查项目。
  - 2)抗-HCV:HCV感染的标志物。抗-HCV-IgM出现于急性期,治愈后消失。
- (4)丁肝:血清或肝组织中HDAg和(或)HDV-RNA阳性有确诊意义。
- (5)戊肝:常检测抗-HEV-gM和抗-HEV-IgG。

六、治疗要点

1. 治疗原则
- (1)以足够的休息、营养为主,辅以适当的药物。
- (2)避免饮酒、过劳和损害肝脏的药物等。

2. 治疗措施
- (1)隔离
  - 1)甲、戊型肝炎按肠道传染病隔离3~4周。
  - 2)乙、丙、丁型肝炎按血源性传染病及接触传染病隔离。乙、丁型肝炎急性期应隔离到HBsAg转阴。丙型肝炎急性期隔离至病情稳定。
  - 3)乙肝病毒携带者需随诊,不应从事饮食、幼教、医疗等工作;且不能献血。
  - 4)为阻断母婴传播,对新生儿最适应的预防方法是注射乙肝疫苗+高效价乙肝免疫球蛋白。
- (2)药物
  - 1)急性肝炎:主要以支持、对症治疗为主。
  - 2)慢性肝炎:根据患者情况采取抗病毒、调解免疫、保护肝细胞等治疗。
  - 3)重型肝炎:应加强监护,密切观察病情变化。采取促进肝细胞再生,改善肝脏微循环等综合措施。

七、护理诊断/问题

1. 体温过高　与病毒感染有关。
2. 腹泻　与消化功能不良有关。
3. 营养失调:低于机体需要量　与食欲缺乏,恶心、呕吐有关。
4. 舒适的改变:瘙痒　与黄疸有关。
5. 有感染的危险　与慢性疾病,营养不良,免疫力差有关。
6. 意识障碍　与肝性脑病有关。
7. 社交孤立　与传染性疾病被部分人群排斥有关。
8. 潜在的并发症:消化道出血、肝性脑病。

八、护理措施

1. 做好消毒隔离措施
- (1)病房有隔离标记,设立泡手桶、泡器械桶等设施。
- (2)患者餐具要固定,与其他患者的餐具分开消毒。
- (3)患者排泄物要经5%含氯消毒剂消毒后再倾倒。
- (4)单独使用体温计、血压计、听诊器等,隔离解除后应进行终末消毒。
- (5)针刺伤处理
  - 1)医护人员应注意自我保护。
  - 2)一旦出现针刺伤,要挤出伤口的血,并在流动水下边冲边挤。
  - 3)局部消毒。
  - 4)立即注射高效价免疫球蛋白,检查病毒抗原抗体,并于3个月、6个月复查。

2. 休息
- (1)急性肝炎强调早期卧床休息,至隔离期满,症状消失。
- (2)慢性肝炎以动静相结合,症状消失,肝功能正常3个月以上可恢复工作,加强长期随访。
- (3)重症肝炎应绝对卧床休息。

3. 饮食
- (1)肝炎患者均应戒烟和禁饮酒,避免高热高糖饮食。
- (2)急性肝炎给予清淡易消化饮食。
- (3)慢性肝炎适当增加蛋白质饮食。
- (4)慢性肝炎合并肝硬化、血氨偏高者应限制蛋白质摄入。

4. 病情观察
(1)观察有无神经、精神症状,警惕肝性脑病的发生。
(2)观察有无出血倾向,皮肤有无出血点,有无黑便、呕血等。
(3)观察黄疸及水肿的改变。
(4)监测肝功能,重症患者应注意有无胆-酶分离。

5. 皮肤护理
(1)缓解皮肤痒感,可用温水擦拭,穿棉质、宽松、透气衣物。
(2)保护皮肤完整性,避免抓伤。
(3)外用润肤油或乳液防皮肤干裂,选用中性肥皂或浴液清洁皮肤,暂时不用化妆品。
(4)预防感染,保持皮肤清洁。

6. 腹水护理
(1)半卧位。
(2)准确记录24h出入量。
(3)监测体重及腹围。
(4)防止皮肤压疮。
(5)遵医嘱静脉补充白蛋白,补充优质高蛋白饮食。

九、健康指导

1. 正确对待疾病,保持乐观情绪。
2. 生活规律,劳逸结合,恢复期患者可参加散步、体操等轻微体育活动,待体力完全恢复后参加正常工作。
3. 加强营养,适当增加蛋白质摄入,但要避免长期高热量、高脂肪饮食。戒烟酒。
4. 不滥用药物,以免加重肝损害。
5. 实施适当的家庭隔离,如患者的食具、用具和洗漱用品应专用,患者的排泄物、分泌物可用3%含氯石灰消毒后弃去。密切接触者可行预防接种。
6. 定期复查肝功能、病毒血清学指标。

要点回顾

1. 病毒性肝炎的休息与饮食指导。
2. 病毒性肝炎的传染源与传播途径。
3. 乙肝病毒标志物的意义。
4. 病毒性肝炎的隔离原则。

模拟试题栏——识破命题思路,提升应试能力

一、专业实务

A_1型题

1. 对于乙肝病毒标志物,表述不正确的是( )
   A. HBsAg阳性见于乙肝患者
   B. HBsAb是乙肝保护性抗体
   C. HBeAg阳性提示HBV复制活跃
   D. HBV-DNA反映HBV感染最敏感
   E. HBcAb不是乙肝保护性抗体
2. 乙型肝炎患者入院时换下的衣服应( )
   A. 包好后存放　B. 统一焚烧
   C. 消毒后存放　D. 交给家属带回
   E. 消毒后交给患者

A_2型题

3. 感染科某实习护生给某乙肝患者拔针时不小心被带有患者血液的针头刺伤,伤口的即刻处理方法不妥的是( )
   A. 按压止血
   B. 尽可能挤出损伤处的血液
   C. 用肥皂液和流动水冲洗
   D. 消毒后包扎伤口
   E. 用75%乙醇或0.5%聚维酮碘消毒

A_3型题

(4~6题共用题干)

乙型肝炎病毒携带者,女,28岁。足月顺产一男婴。

4. 为阻断母婴垂直传播,对该男婴最适宜的预防措施为( )
   A. 注射乙肝疫苗+高效价乙肝免疫球蛋白
   B. 注射乙肝疫苗+干扰素

C. 注射高效价乙肝免疫球蛋白
D. 注射干扰素＋丙种球蛋白
E. 注射丙种球蛋白＋抗毒素

5. 下列哪种生物制品属于人工被动免疫(　　)
A. 类毒素　　B. 减毒活疫苗
C. 干扰素　　D. 特异性高效价免疫球蛋白
E. 灭活疫苗

6. 护士对这位母亲的健康宣教，下列哪项不妥(　　)
A. 需定期到医院随诊
B. 不应从事饮食、幼教、医疗等工作
C. 不能献血
D. 严格遵守个人卫生
E. 不能母乳喂养

二、实践能力

A_1型题

7. 我国原发性肝癌发病率占全球的55%，与之关系最密切的疾病是(　　)
A. 甲型肝炎　　B. 乙型肝炎
C. 中毒性肝炎　　D. 丁型肝炎
E. 肝棘球蚴病

A_2型题

8. 患者，男，25岁，职员。既往体健，体检时肝功能正常，HBsAb阳性，HBV其他血清病毒标志物均为阴性。因同事中有人患上乙型肝炎，患者很担心自己也患上乙型肝炎，护士应告知患者其此时的状况是(　　)
A. 对乙型肝炎病毒具有免疫力
B. 乙型肝炎但病情稳定
C. 乙型肝炎病毒携带状态
D. 处于乙型肝炎恢复期
E. 乙型肝炎且有传染性

9. 某医务工作者在给一位HBeAg阳性患者采血时，不小心刺破手指，下列哪项处理最为重要(　　)
A. 立即酒精消毒
B. 接种乙肝疫苗
C. 肌内注射高效价乙肝免疫球蛋白
D. 肌内注射高效价乙肝免疫球蛋白，接种乙肝疫苗
E. 定期复查肝功能和HBV-IgM

10. 慢性病毒性肝炎的病程一般超过(　　)
A. 2周　　B. 1个月
C. 2个月　　D. 4个月
E. 6个月

A_3型题

（11～13题共用题干）

患者，男，42岁。10余天来自觉乏力，食欲减退，近1周出现皮肤黄染。查体：重病容，精神萎靡，皮肤、巩膜深度黄染，无肝掌、蜘蛛痣，有腹胀，肝脾未扪及，腹水征阳性，谷丙转氨酶80U/L，白蛋白30g/L，球蛋白35g/L，总胆红素600μmol/L，凝血酶原活动度24%。

11. 该患者的肝炎类型为(　　)
A. 急性重型乙型肝炎　　B. 亚急性重型乙型肝炎
C. 慢性重型乙型肝炎　　D. 急性黄疸乙型肝炎
E. 淤胆型肝炎

12. 对临床判断及预后判断最有价值的是(　　)
A. 总胆红素600μmol/L　　B. 凝血酶原活动度24%
C. 白蛋白30g/L　　D. 腹水征阳性
E. 球蛋白35g/L

13. 目前最主要的护理问题是(　　)
A. 体液过多
B. 活动无耐力
C. 皮肤完整性受损
D. 营养失调：低于机体需要量
E. 潜在并发症：肝性脑病

A_3型题

（14～16题共用题干）

患者，男，40岁。因近2周乏力、食欲减退、上腹不适就诊。查体：皮肤、巩膜黄染，腹平软，无压痛，肝肋下2cm，有轻度触痛，脾未扪及。

14. 为明确诊断首先应检查的项目是(　　)
A. 尿胆红素　　B. 血清胆红素
C. 血清蛋白　　D. 血清谷丙转氨酶
E. 谷氨肽基转移酶

15. 进一步检查，该患者白细胞5.2×10^9/L，中性粒细胞0.48，HBsAg阳性，血清总胆红素119.7μmol/L，1min胆红素68.4μmol/L，GPT 300U/L，ALP 6.4U/L，尿胆红素阳性，尿胆原阳性。考虑该患者可诊断为(　　)
A. 急性黄疸型肝炎　　B. 胆囊炎，胆石症
C. 肝癌　　D. 急性重型肝炎
E. 淤胆型肝炎

16. 假设你是责任护士，准备向患者介绍护理的相关事宜，下述不妥的是(　　)
A. 避免使用损肝药物
B. 目前应卧床休息
C. 使用单独且固定的餐具
D. 饮食宜高蛋白、富含热量
E. 实行血液体液隔离

第3节 艾 滋 病

考点提纲栏——提炼教材精华，突显高频考点

一、概述

1. 艾滋病是获得性免疫缺陷综合征（AIDS）的简称。由人免疫缺陷病毒（HIV）引起。
2. 主要经性接触、血液、母婴传播。传播速度快，发病缓慢。潜伏期较长，数月至15年，平均9年。在不同阶段临床表现呈多种多样。主要是多种机会性感染和肿瘤，病死率极高。主要死因是机会性感染。

二、病原学及发病机制

1. 艾滋病病原体HIV为单链RNA病毒，属反转录病毒科。对外界抵抗力低，对热敏感，56℃ 30min可灭活；25%以上浓度的乙醇、0.2%次氯酸钠和含氯石灰都能将其灭活。
2. HIV侵入人体，特异性侵犯和破坏$CD4^+$T淋巴细胞，导致机体免疫功能严重缺陷。

三、流行病学

1. 传染源
   - （1）患者和HIV无症状携带者是本病传染源，后者尤其重要。
   - （2）HIV存在于血液、精液、子宫和阴道分泌物中，唾液、眼泪和乳汁也含有HIV。
2. 传播途径
   - （1）性接触传播：我国艾滋病最主要的传播途径。
   - （2）血液/体液传播：共用剃须刀、文身、针头意外刺伤、静脉吸毒者共用注射针头等。
   - （3）母婴传播：可经胎盘，也可经产道、哺乳等传播。
3. 易感人群
   - （1）普遍易感。
   - （2）高危人群
     - 1）男性同性恋者。
     - 2）多个性伴侣者。
     - 3）静脉药物依赖者和血制品使用者。
     - 4）父母感染HIV的儿童。

四、临床表现

1. 急性期　初次感染HIV2～4周，常表现为发热。感染初期HIV抗体尚未产生，称为窗口期，已有传染性。感染2～6周，HIV抗体可呈阳性。
2. 无症状期　无任何症状和体征，HIV抗体阳性，即HIV感染者。此期可持续6～8年或更长。
3. 艾滋病期（HIV感染的最终阶段）
   - （1）HIV相关症状
     - 1）持续1个月以上的发热、盗汗、腹泻。
     - 2）体重减轻10%以上。
     - 3）持续性全身淋巴结肿大。
       - A. 除腹股沟淋巴结以外，全身其他部位两处或两处以上淋巴结肿大，直径＞1cm，无压痛，无粘连。
       - B. 持续时间在3个月以上。
   - （2）各种机会性感染及恶性肿瘤
     - 1）呼吸系统：肺孢子菌肺炎最为常见，是本病机会性感染死亡的主要原因。
     - 2）消化系统：白念珠菌、疱疹病毒和巨细胞病毒引起口腔和食管炎症或溃疡最为常见。
     - 3）中枢神经系统：新隐球菌脑膜炎、结核性脑膜炎、弓形虫脑病等。
     - 4）口腔：鹅口疮、舌毛状白斑、复发性口腔溃疡、牙龈炎等。
     - 5）皮肤：带状疱疹、传染性软疣、尖锐湿疣、真菌性皮炎和甲癣。
     - 6）眼部：巨细胞病毒、弓形虫引起视网膜炎，眼部卡波西肉瘤等。

五、辅助检查

1. 血常规检查　不同程度贫血，血小板减少，红细胞沉降率加快，白细胞计数降低。
2. 免疫学检查　$CD4^+$T淋巴细胞进行性下降，$CD4^+/CD8^+$值＜1.0，此检查有助于判断治疗效果及预后。
3. HIV抗体检测　是确定HIV感染最简便、有效的方法。两次阳性可确诊。
4. HIV-RNA的定量检测　既有助于诊断，又可判断治疗效果及预后。

六、治疗原则　目前尚无根治方法。采用抗HIV病毒治疗、预防和治疗机会性感染及对症支持等综合疗法。其中以抗病毒治疗最为关键。

七、护理诊断

1. 有感染的危险　与免疫功能受损有关。
2. 营养失调：低于机体需要量　与慢性腹泻、机会性感染和肿瘤消耗有关。
3. 恐惧　与疾病预后不良、受歧视等有关。

八、护理措施

1. 隔离
   - (1)患者和HIV携带者均应严格执行血液、体液隔离。
   - (2)医护人员在接触患者前后，要认真洗手。遵守无菌操作原则，做好保护性隔离。同时预防针刺伤等医源性感染。
2. 休息与活动
   - (1)急性期和艾滋病期应绝对卧床休息。
   - (2)无症状期可正常工作，但应避免劳累。
3. 饮食　进食高热量、高蛋白、高维生素、易消化食物。
4. 皮肤黏膜　做好口腔、眼、鼻腔、肛周及外阴部护理，以防继发感染。
5. 病情观察
   - (1)观察有无HIV相关症状和各种机会性感染的发生。
   - (2)一旦出现，积极处理。
6. 用药观察
   - (1)目前我国常用核苷类反转录酶抑制剂、非核苷类反转录酶抑制剂、蛋白酶抑制剂、整合酶抑制剂。
   - (2)注意观察疗效和不良反应，定期检测血象。
   - (3)长期用药者注意耐药的发生。
7. 心理护理　注意沟通技巧，有针对性地进行心理疏导，尊重患者人格，鼓励患者正视现实，战胜自我。

九、健康指导

1. 疾病治疗指导
   - (1)各种药物的使用方法、不良反应及长期用药的重要性。
   - (2)指导患者及家属识别机会性感染并采取有效的预防措施。
   - (3)HIV感染者应定期访视及医学观察。每3～6个月做一次临床及免疫学检查，如出现症状应随时就诊，及时治疗。
2. 疾病预防指导
   - (1)进行预防教育，特别是加强性道德教育，洁身自好，并应远离毒品，采取自我防护措施，预防艾滋病传播。
   - (2)血液、排泄物和分泌物应用0.2%次氯酸钠或含氯石灰等消毒。
   - (3)严禁献血、捐献器官和精液。性生活应使用避孕套。
   - (4)已感染HIV的育龄妇女避免妊娠。
   - (5)出现症状并发感染或恶性肿瘤者应住院治疗。
   - (6)加强口腔护理和皮肤清洁，不与他人共用牙刷。

要点回顾

1. 艾滋病的传染源、高危人群与传播途径。
2. 艾滋病病毒携带者的健康指导。
3. 艾滋病的分期。
4. 艾滋病的确诊检查。

模拟试题栏——识破命题思路，提升应试能力

一、专业实务

A_1型题

1. 患者在体检时发现血清抗-HIV阳性，护士在对其进行健康教育指导时不正确的是(　　)

A. 排泄物用含氯石灰消毒
B. 外出时应戴口罩
C. 性生活应使用避孕套
D. 不能和他人共用牙刷

E. 严禁献血

2. 发现HIV抗体阳性,余无不适,进行免疫学检查的建议是(　　)

A. 每3个月检查一次　　B. 每6个月检查一次

C. 每年检查一次　　D. 每3～6个月检查一次

E. 每6到12个月检查一次

A_2型题

3. 患者,女，28岁。患慢性溃疡性结肠炎,检查过程中发现患有艾滋病,对此患者的护理下述哪项不妥(　　)

A. 像对待其他患者一样,一视同仁

B. 尊重患者,注重心理护理

C. 以该患者为例大力宣传艾滋病的知识

D. 认真观察患者病情

E. 鼓励患者积极配合治疗

A_3型题

(4～6题共用题干)

患者,男，62岁。1年前证实血清抗-HIV阳性。1天前热水烫伤左下肢,烫伤局部皮肤有多个水疱,有的水疱破溃流出少量渗液。

4. 对该患者的护理措施正确的是(　　)

A. 限制患者与他人接触

B. 禁止陪护及探视

C. 床头卡上贴隔离标记

D. 告知患者应履行"防止感染他人"的义务

E. 床头柜上放置预防艾滋病的提示牌

5. 腿部渗液污染被套,需要更换被套时,关于护士的操作以下正确的是(　　)

A. 手部皮肤无破损,可不戴手套

B. 血液污染面积少时,可不戴手套

C. 未戴手套时,应避免手部被污染

D. 戴手套操作,脱手套后认真洗手

E. 只要操作时戴手套,操作后不需要洗手

6. 护士为该患者采血后注射器最恰当的处理方法是(　　)

A. 分离针头　　B. 毁灭

C. 回套针帽　　D. 置入锐器盒

E. 放入医疗垃圾袋

二、实践能力

A_1型题

7. 感染艾滋病病毒的女性会将病毒传染给婴儿的途径最正确的是(　　)

A. 妊娠、分娩、亲吻　　B. 哺乳、亲吻、妊娠

C. 妊娠、分娩、搂抱　　D. 搂抱、亲吻、呼吸

E. 妊娠、分娩、哺乳

A_2型题

8. 患者,男，32岁。反复发热、腹泻、体重减轻3个月。检查发现血清抗HIV阳性。护士对患者进行健康史评估时下列内容中最不重要的是

A. 有无静脉吸毒史　　B. 有无出血史

C. 有无吸食大麻史　　D. 性伴侣的情况

E. 有无不洁性行为史

9. 患者,男，26岁。10年前发现血清抗HIV阳性，1个月前无明显诱因出现发热,体温38～38.5℃,咳嗽咳痰,诊断为肺孢子菌肺炎。目前该患者AIDS分期最可能是(　　)

A. 窗口期

B. 急性感染期

C. 无症状期

D. 持续性全身淋巴结肿大期

E. 典型艾滋病期

A_3型题

(10、11题共用题干)

患者,男，38岁。7年前发现血清抗HIV阳性,1周前出现高热伴咳嗽咳痰,诊断为肺孢子菌肺炎入院。

10. 应采取的隔离措施是(　　)

A. 呼吸道隔离　　B. 消化道隔离

C. 接触隔离　　D. 血液体液隔离

E. 虫媒隔离

11. 目前最主要的护理诊断是(　　)

A. 体温过高　　B. 活动无耐力

C. 知识缺乏　　D. 低效性呼吸型态

E. 皮肤完整性受损

A_4型题

(12、13题共用题干)

患者,男，42岁。7年前发现血清抗HIV阳性,近2个月出现无明显原因的头晕、头痛，1天前癫痫发作入院。

12. 目前该患者AIDS分期最可能是(　　)

A. 窗口期　　B. 急性感染期

C. 无症状期　　D. 持续性全身淋巴结肿大期

E. 典型艾滋病期

13. 行鸡尾酒疗法1个月之后,下列对判断疗效最有价值的检查是(　　)

A. HIV抗体检查　　B. HIV抗原检查

C. HIV-RNA定量检测　D. 血常规

E. T细胞绝对值

第4节 细菌性痢疾

考点提纲栏——提炼教材精华，突显高频考点

一、概述

1. 细菌性痢疾简称菌痢，是痢疾杆菌引起的急性肠道传染病。
2. 以直肠、乙状结肠黏膜化脓性溃疡性炎症为主要病理改变。
3. 临床表现以发热、腹痛、腹泻、里急后重感及黏液脓血便为特征。
4. 潜伏期多为1～2天。依据其病程及病情分为急性与慢性。
5. 一般预后良好，但儿童中毒型菌痢预后差，病死率高，主要死因是呼吸衰竭和循环衰竭。

二、病原学及发病机制

1. 痢疾杆菌为肠杆菌科志贺菌属，革兰阴性杆菌。依据抗原结构不同分为4群，即A群（志贺菌群）、B群（福氏菌群）、C群（鲍氏菌群）、D群（宋内菌群）。我国以B群为主。
2. 痢疾杆菌在蔬菜、瓜果及被污染物品上可存活1～3周。但对日光、加热等理化因素耐受差，对一般消毒剂均敏感。
3. 痢疾杆菌经消化道侵入人体后，主要在乙状结肠与直肠黏膜繁殖，引起肠黏膜充血水肿、坏死和溃疡形成。

三、流行病学

1. 传染源
   - （1）患者和带菌者。
   - （2）慢性菌痢、带菌者，因不易被发现，成为更重要的传染源。
2. 传播途径　经粪-口传播。
3. 易感人群　普遍易感，以学龄前儿童多见。
4. 流行特征　全年散发，以夏、秋季多见。

四、临床表现

1. 急性菌痢
   - （1）普通型
     - 1）起病急，畏寒、发热，体温可达39℃以上，继之腹痛、腹泻，开始呈稀便，继则黏液脓血便，里急后重明显。体检可见左下腹压痛及肠鸣音活跃。
     - 2）多于1～2周内康复。
   - （2）轻型
     - 1）一般不发热或有低热，肠道症状轻，黏液稀便，常无脓血，无明显里急后重。
     - 2）易被误诊为肠炎或结肠炎。
   - （3）中毒型
     - 1）特点：①2～7岁体质较好儿童多见。②起病急骤，突然高热，体温达40℃以上，可迅速进展为循环和呼吸衰竭。③肠道症状轻，常需肛拭子或生理盐水灌肠采集大便标本，以发现黏液脓血便。
     - 2）类型：①休克型，较常见，以感染性休克为主要表现。②脑型，最严重，表现为严重脑部症状，如脑水肿、颅内压增高甚至脑疝，出现惊厥、昏迷及中枢性呼吸衰竭。③混合型，以上两型同时或先后存在，预后最为凶险。
2. 慢性菌痢
   - （1）病程超过2个月即为慢性菌痢。
   - （2）多与急性期延误治疗或治疗不当，营养不良，胃酸过低，肠道寄生虫等有关。

五、辅助检查

1. 血常规
   - （1）急性期白细胞总数和中性粒细胞多增加。
   - （2）慢性菌痢常有轻度贫血。
2. 粪便检查
   - （1）镜检：可见大量成堆的白细胞和散在的红细胞，如发现巨噬细胞更有助于诊断。
   - （2）细菌培养
     - 1）痢疾杆菌阳性是确诊依据。
     - 2）应取早期、新鲜、含黏液脓血的粪便，早期多次送检可提高阳性率。

六、治疗要点

1. 急性菌痢
   - （1）以抗菌消炎和对症处理为主。
   - （2）成人首选喹诺酮类抗菌。
   - （3）中毒型菌痢的抢救措施包括纠正休克、应用有效的抗菌药、降温镇静、防治脑水肿和呼吸衰竭。

2. 慢性菌痢
   - （1）根据药敏试验结果，联合应用2种抗菌药物，疗程10～14天。
   - （2）可配合保留灌肠疗法。

七、护理诊断/问题

1. 体温过高　与痢疾杆菌感染有关。
2. 腹泻　与肠道炎症、浅表性溃疡形成导致肠蠕动增强，肠痉挛有关。
3. 有体液不足的危险　与中毒型菌痢导致微循环障碍有关。
4. 潜在并发症：休克、脑疝、呼吸衰竭。

八、护理措施

1. 一般护理
   - （1）休息与体位
     - 1）急性期应卧床休息。
     - 2）中毒型菌痢取平卧或中凹卧位。
   - （2）饮食
     - 1）频繁腹泻者暂禁食，遵医嘱静脉补充水分和热量。
     - 2）急性期以低脂流食为宜，病情好转后改为半流食。
     - 3）慢性菌痢应以高热量、高蛋白、高维生素、易消化饮食为主，少量多餐，避免生冷刺激食物。
   - （3）隔离和消毒
     - 1）按肠道传染病隔离或家中隔离至临床症状消失后1周，或大便正常后隔天1次大便培养，连续3次均为阴性为止。
     - 2）隔离期内对其粪便、呕吐物及污染物严格消毒。

2. 病情观察
   - （1）排便次数、量和性状。
   - （2）监测生命体征、意识、尿量等，警惕循环衰竭、脑疝，一旦出现，立即报告医师并配合抢救。

3. 对症护理
   - （1）腹痛
     - 1）禁食生冷食物。
     - 2）可用热水袋腹部热敷。
     - 3）或遵医嘱用阿托品或颠茄合剂。
   - （2）腹泻
     - 1）急性期禁用止泻剂。
     - 2）便后清洗肛周皮肤，保持清洁干燥。
   - （3）高热
     - 1）采用冰敷、温水擦浴、4℃冷盐水灌肠等物理方法降温。
     - 2）或遵医嘱用阿司匹林等药物降温。

4. 用药护理
   - （1）喹诺酮类药物如环丙沙星、氧氟沙星或诺氟沙星，可出现头痛、腹痛腹泻等胃肠道反应、肾毒性、过敏及粒细胞减少等不良反应。
   - （2）喹诺酮类药物可能会影响婴幼儿骨骼发育，故不宜用于小儿及妊娠妇女。
   - （3）应用阿托品类药物可出现口干、心动过速、尿潴留及视物模糊等反应。

5. 中毒型菌痢的护理
   - （1）绝对卧床休息，专人监护。休克时取中凹卧位。
   - （2）迅速建立静脉通道，遵医嘱立即补充血容量、纠正酸中毒、应用血管活性药物等。若血压逐渐回升并维持收缩压＞90mmHg、脉压＞30mmHg，面色转红、四肢变暖等，表示治疗有效。
   - （3）中枢性呼吸衰竭者应注意保持呼吸道通畅、给氧、降颅压、应用呼吸兴奋剂，必要时气管切开或机械通气。
   - （4）高热惊厥者及时降温、镇静止惊，防止跌伤或舌咬伤。

九、健康指导

1. 宣传讲解菌痢的病原、传播方式、发病特点，改善环境卫生、注意饮食卫生。
2. 急性菌痢应强调休息、饮食、饮水的要求，慢性痢疾应避免饮食不当、腹部受凉、过度疲劳等诱因。
3. 掌握家庭隔离消毒措施及用药注意事项。
4. 及早发现患者和带菌者，并隔离行彻底治疗。对从事饮食行业、托儿所和水源管理等重点行业人群，定期做大便培养，发现带菌者，应立即调离原工作岗位并彻底治疗。做好水源、食物、粪便管理及消灭苍蝇等措施以切断传播途径。

要点回顾

1. 菌痢的流行病学特征。
2. 中毒型菌痢的表现及抢救原则。
3. 菌痢的确诊依据、处理原则。
4. 菌痢的隔离方式、期限及措施。

模拟试题栏——识破命题思路，提升应试能力

一、专业实务

A_1型题

1. 下列不是细菌性痢疾传染源的是(　　)
   A. 急性菌痢患者　B. 慢性菌痢患者
   C. 中毒型菌痢患者　D. 带菌者
   E. 结肠炎患者

A_2型题

2. 患儿，4岁。急性腹泻入院，考虑急性菌痢。下述可帮助确诊的是(　　)
   A. 粪便镜检可见大量成堆的白细胞
   B. 大便培养痢疾杆菌阳性
   C. 白细胞总数增加
   D. 肉眼可见黏液脓血便
   E. 粪便镜检可见散在的红细胞

二、实践能力

A_1型题

3. 成年人患细菌性痢疾时，首选药物推荐(　　)
   A. 氧氟沙星　B. 庆大霉素
   C. 乙酰螺旋霉素　D. 阿莫西林
   E. 灰黄霉素

A_2型题

4. 患儿，5岁半。发热伴腹泻1天，2h前出现嗜睡。查体：体温38 ℃，脉搏160次/分，呼吸22次/分，血压80/50mmHg。神志不清，四肢末端发凉。最重要的治疗措施是(　　)
   A. 补充血容量
   B. 药物降温
   C. 应用洋地黄类药物
   D. 利尿
   E. 选用敏感抗生素

第5节 流行性脑脊髓膜炎

考点提纲栏——提炼教材精华，突显高频考点

一、概述　流行性脑脊髓膜炎简称流脑，是由脑膜炎双球菌引起的急性化脓性脑膜炎。小儿发病率高，经呼吸道传播。潜伏期1～7天，一般2～3天。病情轻重不一，可分为三个临床类型。临床主要特点为起病急，突起高热、头痛、呕吐、皮肤黏膜瘀点或瘀斑及脑膜刺激征。重者可留有后遗症或死亡。

二、病原学及发病机制

1. 脑膜炎双球菌
   (1)属奈瑟菌属，含有自溶酶，且易体外自溶。
   (2)该菌对寒冷、干燥较敏感，对一般消毒剂敏感。
   (3)人是唯一宿主。

2. 机制
   (1)感染脑膜炎双球菌后是否发病取决于机体免疫力。
   (2)机体免疫力低下或细菌毒力较强时，细菌通过飞沫传播自呼吸道入侵，引起菌血症或败血症，细菌释放的内毒素引起全身小血管痉挛、血管内皮损伤，同时破坏血-脑屏障，侵犯脑脊髓膜，导致化脓性炎症。

三、流行病学

1. 传染源
   (1)带菌者和患者。
   (2)从潜伏期末开始至发病10天内具有传染性。
   (3)流行期间人群带菌者可达50%以上，且不易被发现，故带菌者作为传染源的意义更大。

2. 传播途径
- (1)病原菌经咳嗽、喷嚏、说话等由飞沫经呼吸道传播。
- (2)密切接触如同睡、哺乳、怀抱、接吻等途径对2岁以下婴儿传播有重要意义。

3. 易感人群
- (1)普遍易感，儿童多见，尤以6个月至2岁儿童发病率最高。
- (2)感染后可产生持久免疫力。

4. 流行特征　以冬、春季多见。与上呼吸道感染高发有关。

四、临床表现

1. 普通型（多见）
- (1)上呼吸道感染期
  - 1)表现为上呼吸道感染症状，一般持续1～2天，传染性最强。
  - 2)鼻咽拭子培养常可发现病原菌。
- (2)败血症期
  - 1)突起高热、头痛、呕吐、全身乏力酸痛，食欲缺乏及神情淡漠等毒血症症状。
  - 2)特征性表现为皮肤黏膜可见瘀点或瘀斑，严重者可发生皮肤黏膜大片坏死。
  - 3)此期血培养可阳性，瘀斑涂片可找到病原菌。
- (3)脑膜炎期
  - 1)高热及毒血症症状持续，瘀点、瘀斑持续，中枢神经系统症状加重。
  - 2)出现头痛剧烈、呕吐频繁、烦躁不安及惊厥，脑膜刺激征阳性等。
- (4)恢复期
  - 1)体温逐渐降至正常，皮肤黏膜瘀点、瘀斑消失，神经系统表现逐渐好转。
  - 2)一般在1～3周内恢复。

2. 暴发型（少见，病死率高）
- (1)休克型
  - 1)多见于2岁以下婴幼儿。
  - 2)以高热、呕吐、惊厥起病，患儿短时间内全身出现广泛瘀点、瘀斑，且迅速融合成大片或继以大片坏死。
  - 3)循环衰竭是本型的特征，表现为面色苍灰，唇周及指端发绀，四肢厥冷，皮肤呈花纹，脉搏细速，血压下降。
- (2)脑膜脑炎型
  - 1)多见于年长儿。
  - 2)除具有严重的中毒症状外，患者出现明显脑实质受损表现，剧烈头痛、呕吐频繁、烦躁不安，可出现锥体束征及脑膜刺激征，频繁惊厥者可迅速陷入昏迷。
  - 3)重者出现呼吸衰竭、颅内高压甚至脑疝。
- (3)混合型
  - 1)最严重，病死率高达80%。
  - 2)兼有上述两型的临床表现，同时或先后出现。

3. 轻型
- (1)常见于流行后期。
- (2)低热、细小出血点、轻度头痛及呕吐。

五、辅助检查

1. 血常规　白细胞计数明显升高，(10～30)×10^9/L。中性粒细胞80%～90%以上。并发DIC时血小板减少。

2. 脑脊液检查　确诊的重要方法。脑脊液在压力升高，外观混浊。细胞数常达1×10^9/L，以中性粒细胞为主，蛋白显著增高，糖及氯化物含量常降低。

3. 细菌学检查
- (1)涂片检查：包括皮肤瘀点、瘀斑和脑脊液沉淀涂片检查，尤其皮肤瘀点、瘀斑涂片检查常作为快速诊断的依据。
- (2)细菌培养：包括血培养及脑脊液培养，培养出脑膜炎球菌可确诊。标本采集后应于1h内立即送检，避免细菌自溶出现假阴性。

4. 血清学检查　包括特异性抗原及抗体检测。

六、治疗要点

1. 一般治疗
- (1)呼吸道隔离。
- (2)卧床休息，给予流质饮食，昏迷者宜鼻饲，维持水、电解质平衡。
- (3)密切观察病情。保持口腔、皮肤清洁，经常变换体位以防压疮发生。
- (4)必要时给氧。

2. 病原治疗
- (1)尽早、足量使用敏感且易通过血-脑屏障的抗生素。首选青霉素，另外还可选择头孢菌素类、氯霉素等药物。
- (2)暴发型流脑常用大剂量青霉素静脉滴注，以迅速控制败血症。

3. 高热处理
(1)物理降温:酒精擦浴等。
(2)亚冬眠疗法:主要用于高热、频繁惊厥及有明显脑水肿者,可降低脑耗氧量及脑水肿,保护中枢神经系统。

4. 惊厥处理
(1)头痛剧烈者可予镇痛或高渗葡萄糖、20%甘露醇等脱水剂。
(2)脱水剂可减轻脑水肿,降低颅内压,防止脑疝形成。用脱水剂后应适当补液,维持水、电解质平衡。
(3)肾上腺皮质激素:可减轻毒血症,降低颅内压,常用地塞米松静脉滴注。
(4)可用地西泮等镇静剂,或10%水合氯醛灌肠。
(5)亚冬眠疗法。

5. 休克处理
(1)补充有效血容量是纠正休克的重要措施。应积极补液,使用低分子右旋糖酐、平衡盐等。
(2)纠正酸中毒,维持酸碱及电解质平衡。
(3)在补足血容量及血压正常的基础上使用阿托品、山莨菪碱等药物解除血管痉挛。
(4)应用糖皮质激素。
(5)保护重要脏器功能。

6. 抗凝治疗 如皮肤瘀点、瘀斑不断增加,且融合成片,并有血小板明显减少者,应及时应用肝素治疗。

7. 防治呼吸衰竭
(1)在使用脱水剂的同时,注意吸氧,保持呼吸道通畅。
(2)呼吸衰竭者必要时使用呼吸兴奋剂,或气管内插管与气管切开,或用人工呼吸器。

七、护理诊断/问题

1. 体温过高 与脑膜炎双球菌感染有关。
2. 皮肤完整性受损 与皮肤血管内皮受损有关。
3. 组织灌注量改变 与脑膜炎球菌内毒素引起微循环障碍有关。
4. 潜在并发症:休克、脑疝、呼吸衰竭。

八、护理措施

1. 病情观察
(1)严密监测生命体征、意识状态、瞳孔变化。记录出入量。
(2)有无抽搐、惊厥先兆。发现颅内高压、脑疝症状体征时,及时通知医师。

2. 休息和体位
(1)绝对卧床休息,操作集中,少搬动,避免惊厥。
(2)呕吐时头偏向一侧,颅内高压者抬高头部。腰椎穿刺后去枕平卧6h。

3. 呼吸衰竭的护理
(1)保持呼吸道通畅。吸痰、吸氧,备好抢救药品及用物。
(2)出现呼吸衰竭,遵医嘱用呼吸兴奋剂。
(3)若呼吸停止,配合医生抢救。忌压胸进行人工呼吸。

4. 用药护理
(1)使用青霉素时应注意过敏反应。
(2)注意脱水剂应按规定时间输入药物。准确记录出入量,注意观察有无水、电解质紊乱。
(3)应用肝素进行抗凝治疗时应注意用法、剂量、间隔时间,并注意观察有无过敏反应及有无自发性出血。

5. 安全护理
(1)防止发生误吸。
(2)防止发生尿潴留。
(3)防坠床。

6. 皮肤护理
(1)观察瘀点、瘀斑的部位、大小、有无进展或好转。
(2)重点保护瘀点、瘀斑部位的皮肤,避免抓破、擦伤,预防感染。
(3)衣着宽松、柔软,并应保持衣物及床褥干燥、清洁。
(4)保持病室整洁,定时通风,定时空气消毒。

九、健康指导

1. 隔离至体温正常,症状消失后3天,或不少于发病后7天。
2. 流行季节前预防接种脑膜炎奈瑟菌菌苗。
3. 密切接触者应医学观察7天,切断传播途径。可预防性口服磺胺类药物。
4. 有后遗症者,坚持康复训练。

要点回顾

1. 流脑的流行病学特征。
2. 流脑的典型症状，确诊依据和首选抗菌药物。
3. 流脑的隔离要求。

模拟试题栏——识破命题思路，提升应试能力

一、专业实务

A_1型题

1. 暴发型流脑病情危重，死亡率高，患者、家属均可产生焦虑及恐惧心理。护士进行护理时不妥的做法是(　　)
   A. 密切观察患者病情变化
   B. 鼓励患者朋友、家人探视
   C. 镇静，守候在患者床前
   D. 取得患者及家属的信赖
   E. 做好安慰解释工作

A_3型题

(2、3题共用题干)

患儿，5岁。因突然高热、头痛、呕吐1天入院，诊断为流行性脑脊髓膜炎。

2. 该患儿感染此病的途径是(　　)
   A. 母婴传播　B. 呼吸道传播
   C. 消化道传播　D. 血液传播
   E. 蚊虫媒介
3. 通常用下列哪项检查确诊(　　)
   A. 白细胞总数15×10^9/L
   B. 中性粒细胞88%
   C. 脑脊液混浊
   D. 特异性抗体阳性
   E. 血和脑脊液培养发现病原菌

二、实践能力

A_1型题

4. 流行性脑脊髓膜炎患者典型的皮肤黏膜体征是(　　)
   A. 发绀　B. 色素沉着
   C. 白斑　D. 瘀点、瘀斑
   E. 黄疸

A_2型题

5. 患儿，5岁。因突然高热、头痛、呕吐1天入院，诊断为流行性脑脊髓膜炎。可以考虑首选的抗生素是(　　)
   A. 青霉素　B. 乙酰螺旋霉素
   C. 利福平　D. 复方SMZ
   E. 卡那霉素
6. 患儿，5岁。因突然高热、头痛、呕吐1天入院，为确诊是否患了流行性脑脊髓膜炎，需要立即进行血液培养，护士在采集标本时，正确的是(　　)
   A. 采血后6h内送检　B. 采血后12h内送检
   C. 采血后1h内送检　D. 采血后2h内送检
   E. 采血后3h内送检

第6节　流行性乙型脑炎

考点提纲栏——提炼教材精华，突显高频考点

一、概述

1. 流行性乙型脑炎简称乙脑，是由乙脑病毒引起，以脑实质炎症为主要病变的中枢神经系统急性传染病。
2. 潜伏期4～21天，一般为10～15天。典型经过可分四期。
3. 临床表现为高热、意识障碍、惊厥、脑膜刺激征，严重者呼吸衰竭，病死率较高。

二、病原学及发病机制

1. 乙脑病毒属黄病毒属，单股RNA、嗜神经病毒。外界抵抗力较弱，耐低温和干燥，不耐热，对乙醚、酸和一般消毒剂均敏感。
2. 乙脑病毒感染人体后，首先在单核-巨噬细胞内繁殖，入血后形成短暂的病毒血症，呈隐性感染或轻型感染。只有少数情况下病毒通过血-脑屏障进入中枢神经系统，引起脑实质炎症损害。

三、流行病学

1. 传染源　乙脑是人畜共患的自然疫源性疾病。猪是主要传染源和中间宿主。
2. 传播途径　蚊虫为主要传播媒介，国内主要为三带喙库蚊。蚊虫携带病毒可越冬并经卵传代，故是乙脑病毒的长期储存宿主。

3. 易感人群　普遍易感。10岁以下儿童多见。感染后可获持久免疫力。
4. 流行特征　夏、秋季流行，与气温、雨量、蚊虫滋生有关。

四、临床表现

1. 初期　病初3天，为病毒血症期。

2. 极期　持续约7天，全身毒血症状加重，以脑实质受损症状为主。
(1)持续高热：必有表现。体温高达40℃以上。
(2)意识障碍：主要症状。程度不等，嗜睡常为早期特异性表现。昏迷时间越长，预后越差。
(3)惊厥或抽搐：与脑实质炎症、脑水肿、高热有关。
(4)呼吸衰竭：是乙脑最严重的表现及主要死因。主要是中枢性呼吸衰竭，常由于脑实质损害、脑水肿、脑疝等损害呼吸中枢而引起，表现为呼吸表浅及呼吸节律不整，如双吸气、呼吸暂停、潮式呼吸等。
(5)高热、惊厥及呼吸衰竭是乙脑极期的三联症，常互为因果，相互影响。
(6)并发症以支气管肺炎最常见。

3. 恢复期和后遗症期
(1)多数患者进入恢复期于2周内完全恢复。
(2)重症恢复较慢，经治疗多于6个月内恢复。
(3)少数有后遗症。

五、辅助检查

1. 血常规　白细胞计数多在(10～20)×10^9/L，中粒细胞增至80%以上。
2. 脑脊液　无色透明，压力增高。白细胞计数升高，蛋白质轻度增加，糖和氯化物正常。
3. 血清学检查　血及脑脊液中出现特异性IgM抗体是最常用的早期诊断方法。

六、治疗要点

1. 无特效治疗，以对症治疗为主，重点处理好高热、惊厥、呼吸衰竭三关。
2. 对症治疗　退热、控制惊厥或抽搐、纠正呼吸衰竭等。
3. 后期康复训练　包括吞咽、语言、肢体等功能锻炼。
4. 其他　早期用利巴韦林等抗病毒药物有一定疗效。

七、护理诊断/问题

1. 体温过高　与乙脑病毒感染有关。
2. 意识障碍　与脑实质炎症、脑水肿有关。
3. 潜在并发症：脑疝、呼吸衰竭、继发感染等。

八、护理措施

1. 一般护理
(1)休息
1)住院隔离至体温正常。
2)卧床休息，室温控制在30℃以下。
3)昏迷者取头高脚低位，头偏向一侧。
(2)饮食
1)能进食者以清淡流食为宜。
2)昏迷及有吞咽困难者以鼻饲或静脉输液为宜。
3)恢复期逐渐增加高营养、高热量饮食。
(3)昏迷者加强眼、鼻、口腔、皮肤等基础护理。

2. 病情观察
(1)监测生命体征、意识、瞳孔、反射。
(2)及时发现颅内压增高及脑疝的先兆。
(3)观察惊厥发作先兆。
(4)观察血氧饱和度、血气分析及水电解质变化。
(5)观察有无肺部感染及压疮等。

3. 对症护理
(1)高热
1)以物理降温为主，如戴冰帽、擦浴、4℃冷盐水灌肠、大血管处放置冰袋等。高热伴四肢厥冷者禁用冷敷及酒精擦浴。
2)药物降温：可应用解热药，对于高热并频繁抽搐者可采用亚冬眠疗法。
3)控制室温在30℃以下。

3. 对症护理
- (2)惊厥或抽搐
  - 1)及早发现先兆,如烦躁、肢体紧张、眼球上翻、口角抽动等,及时处理。
  - 2)保持呼吸道通畅。取平卧位,头偏向一侧,松解领口,及时吸痰,中流量给氧。
  - 3)使用压舌板或开口器,以防舌后坠阻塞呼吸道。
  - 4)专人守护,设置床挡,防止坠床。
- (3)呼吸衰竭
  - 1)保持呼吸道通畅,给予翻身、拍背、吸痰、雾化吸入、吸氧等。
  - 2)脑水肿者给予头部降温,遵医嘱用脱水剂、糖皮质激素治疗。
  - 3)遵医嘱应用呼吸兴奋剂。
  - 4)监测血气分析。

九、健康指导

1. 宣传防蚊、灭蚊工作。
2. 易感人群接种乙脑疫苗。
3. 对遗留有精神、神经症状后遗症者,应向患者及家属讲述积极治疗的意义,鼓励患者坚持治疗和康复,尽可能使患者的功能障碍于6个月内恢复。
4. 教会家属常用的护理措施,如鼻饲、按摩、肢体功能锻炼及语言训练等方法,促进患者康复。

要点回顾

1. 乙脑的流行病学特征。
2. 乙脑极期的三个主要症状。
3. 在流行病学、诊断、治疗等方面乙脑与流脑的区别。

模拟试题栏——识破命题思路,提升应试能力

一、专业实务

A_1型题

1. 流行性乙型脑炎侵入人体后侵犯的主要系统是( )
   A. 免疫系统　B. 中枢神经系统
   C. 骨骼肌肉系统　D. 呼吸系统
   E. 循环系统

A_2型题

2. 患儿,6岁。因高热、惊厥入院,考虑流行性乙型脑炎。下述哪项可能是导致患儿患病的传染源( )
   A. 乙脑患者　B. 猪
   C. 牛　D. 蚊虫
   E. 隐性感染者
3. 患儿,6岁。因高热、惊厥入院,考虑流行性乙型脑炎。下述哪项检查结果最有诊断价值( )
   A. 白细胞计数15×10^9/L
   B. 中性粒细胞83%
   C. 脑脊液压力增高
   D. 脑脊液中蛋白质轻度增加
   E. 脑脊液中出现特异性IgM抗体

二、实践能力

A_1型题

4. 流行性乙型脑炎极期最严重的三大主要症状为( )
   A. 高热、惊厥、呼吸衰竭
   B. 惊厥、呼吸衰竭、循环衰竭
   C. 高热、意识障碍、呼吸衰竭
   D. 高热、惊厥、循环衰竭
   E. 意识障碍、呼吸衰竭、循环衰竭
5. 流行性乙型脑炎患者常见的护理问题不包括( )
   A. 体温过高　与乙脑病毒感染有关
   B. 意识障碍　与脑实质炎症、脑水肿有关
   C. 潜在并发症:脑疝
   D. 潜在并发症:呼吸衰竭
   E. 皮肤完整性受损

A_2型题

6. 某社区护士拟向社区居民宣传乙脑的预防知识,在强调接种乙脑疫苗的同时,还应动员社区居民重点做好( )
   A. 家禽管理　B. 灭蝇工作
   C. 家畜管理　D. 灭鼠工作
   E. 灭蚊工作

(刘　辉)

第13章 老年保健

考点提纲栏——提炼教材精华，突显高频考点

第1节 老年人的特点

一、生理特点

1. 感官系统
   - (1)视觉
     - 1)晶状体调节功能和聚焦功能逐渐减退，视近物能力下降，近点远移，出现“老视”(远视眼)。
     - 2)晶状体逐步混浊，容易发生白内障。
     - 3)眼对房水重吸收能力降低，眼压升高，易发生青光眼。
     - 4)晶状体对紫外线的吸收增加，对红、绿光的感觉减退。
   - (2)听觉：听力逐渐下降，对话者说话时提高音量，感到刺耳不适，常有高频性耳鸣。
   - (3)味觉：味觉功能减退，对酸甜苦咸的敏感性下降，特别是对咸、甜味感觉显著迟钝。
   - (4)嗅觉：对气味的分辨能力下降，嗅觉功能减退而影响食欲。
   - (5)本体觉：冷、热、痛觉、触觉等反应迟钝。
   - (6)皮肤：皮肤的改变是衰老的最初标志，皮肤暴露部位可见老年斑。
2. 呼吸系统
   - (1)胸廓：胸腔前后径增大，出现桶状胸。
   - (2)呼吸道：分泌物不易咳出，易引起呼吸道感染。
   - (3)肺：肺泡数量减少，肺泡融合，肺泡腔增大，肺泡壁的微血管逐渐减少或部分消失，导致肺的呼吸面积减少，肺活量与最大呼气量减少，换气效率明显降低。
3. 循环系统
   - (1)心脏：心肌收缩力降低，引起心排血量减少。
   - (2)血管：血管外周阻力增加，导致收缩压、脉压增高。
4. 消化系统
   - (1)食管：易引起吞咽困难和食管内食物残留。
   - (2)胃肠道：胃液、胆汁和胰液分泌减少，各种酶的活性降低，胃肠的消化吸收功能减弱，尤其以钙、铁及维生素B_{12}的吸收障碍明显，导致贫血、骨质疏松。
5. 泌尿系统
   - (1)肾脏：肾小球滤过率下降，尿浓缩功能降低。
   - (2)输尿管：张力减弱，可引起逆行感染。
   - (3)膀胱：膀胱残余尿量增多，产生尿频、夜尿量增多、排尿无力或排尿不畅。
   - (4)尿道：逐渐萎缩，排尿速度减慢、排尿无力、不畅，致膀胱残余尿量增加和尿失禁。
6. 内分泌系统
   - (1)甲状腺：腺体缩小，并有纤维化、淋巴细胞浸润和结节化，甲状腺激素分泌减少，从而导致老年人基础代谢率降低，并影响脂类代谢，易使血中胆固醇水平增高。
   - (2)肾上腺：功能减退，肾上腺皮质激素分泌失调，引起物质代谢紊乱、应激反应能力降低。
   - (3)胰腺：胰岛B细胞功能降低，胰岛素受体对胰岛素的敏感性降低，导致糖尿病的发病率增高。
7. 运动系统
   - (1)骨骼：骨质密度降低，骨质疏松、骨脆性增加，易导致骨质疏松症、骨软化症、骨折。
   - (2)关节：关节囊和肌腱韧带变硬，导致关节的灵活性减弱。

二、心理特点

1. 记忆　远期记忆的保持相对比近期记忆的保持要好；再认能力比回忆能力好。
2. 智力　在限定时间内加快学习速度比年轻人难，学习新东西、新事物不如年轻人。
3. 思维变化　记忆力减退，解决问题与创造性思维逻辑推理方面都受到很大影响。
4. 人格变化　与增龄无关。
5. 情感与意志变化　老化过程中情绪相对稳定，老年人能较理智地控制自己的情绪。

三、疾病特点

1. 多种疾病同时存在、病情复杂。
2. 临床症状及体征不典型。
3. 病程长、病情重。
4. 易发生意识障碍。
5. 易发生水、电解质紊乱。

第2节 老年人的日常保健

一、营养与饮食

1. 营养的需求
   - (1)碳水化合物:占总热能的60%～70%,以谷类、薯类为好。
   - (2)蛋白质:占总热能的10%～15%,1.0～1.2g/(kg·d),以鱼、瘦肉、禽、蛋、奶、大豆为好。
   - (3)脂肪:占总热能的20%～25%,每日脂肪摄入量以50g为宜。
   - (4)维生素:每天至少食用5种蔬菜,薯类500g,水果100g。
   - (5)膳食纤维:以30g/d为宜。
   - (6)无机盐和微量元素:主要补充无机盐和微量元素,如钙、铁等。我国营养学会建议老年人每日钙的供给量为800mg。
   - (7)水和电解质:每日饮水1500ml左右,钠小于6g,有高血压、冠心病者不能超过5g。
2. 饮食原则
   - (1)合理选择饮食:摄取食物做到高蛋白质、高维生素、高纤维素、低脂肪、少盐、少油、少糖、少辛辣调味品。
   - (2)食物种类繁多:应注意粗粮和细粮、植物性食物和动物性食物、蔬菜与水果的搭配。
   - (3)食物温度适宜:最适宜的进食温度是10～50℃。
   - (4)科学安排饮食:每日早、中、晚三餐食量的比例最好约为30%、40%、30%,切勿暴饮暴食或过饥过饱。

二、休息与活动

1. 睡眠
   - (1)60～70岁每天睡眠时间应当在8h左右。
   - (2)70～90岁每天睡眠时间大约在9h左右。
   - (3)90岁以上每天睡眠时间以10h左右为宜。
2. 活动
   - (1)活动种类:散步、慢跑和游泳、球类运动、跳舞、太极拳与气功。
   - (2)活动的强度
     - 1)可通过监测心率情况来控制活动量。
     - 2)最简单方便的监测方法:运动后最宜心率(次/分)=170－年龄。身体健壮者则可用:运动后最宜心率(次/分)=180－年龄。

三、跌倒的防护

1. 自身防护措施　在变换体位时,动作不宜过快,以免发生直立性低血压。
2. 居室内外环境及设施安全的要求
   - (1)地面:无积水、平整、防滑、避免打蜡。浴室、厨房的地板要铺设防滑地板砖,浴缸内铺防滑垫。
   - (2)通道:不宜狭窄、不应堆放障碍物。
   - (3)照明:尤其是浴室、卧室等处应保证有充足的照明。
   - (4)卫生间:最好安放扶手,坐便器的高度以45～50cm为宜。
   - (5)床:一般以从床垫上面至地面50cm为宜。

四、老年人用药护理

1. 用药原则
   - (1)少用药,勿滥用药:应遵医嘱用药,尽量减少用药品种,并以小剂量开始服用。
   - (2)注意联合用药:同时服用多种药物,应特别注意药物的配伍禁忌。
   - (3)密切关注用药反应:如出现皮疹、麻疹、低热、哮喘等症状,应及时就医。

2. 常用药物注意事项
- (1)降压药物
  - 1)老年人在服用降压药时,应注意降压要适度,一般以收缩压下降10～30mmHg,舒张压下降10～20mmHg为宜。
  - 2)同时应监测24h动态血压。
  - 3)一般而言,降压药最佳的服用时间为每日7时、15时和19时。
  - 4)睡前不宜服用降压药,以免诱发脑卒中。
- (2)抗生素:服用时注意剂量和疗程。
- (3)胰岛素:服用时注意监测自身血糖、尿糖的变化,以及时调整胰岛素的用量,以免发生低血糖。
- (4)解热镇痛类药:服用时宜采用小剂量,注意监测,避免诱发消化道出血。
- (5)镇静催眠药:服用时宜采用小剂量,且最好几种镇静催眠药交替服用;长期服用时不宜突然停药,以免出现失眠、兴奋、抑郁等问题。

要点回顾

1. 老年人的患病特点。
2. 老年人用药的原则。
3. 老年人运动后最佳心率的计算。

模拟试题栏——识破命题思路,提升应试能力

一、专业实务

A1型题

1. 老年科护士应将科室的温度设置在(　　)
   A. 18～20℃　　B. 20～22℃
   C. 22～24℃　　D. 24～26℃
   E. 26～28℃
2. 下列关于衰老表现的叙述,正确的是(　　)
   A. 老年人的体重随年龄的增加而增加
   B. 老年人的血压随年龄的增加而降低
   C. 老年人的心率随年龄的增加而增加
   D. 老年人生活自理能力随增龄而降低
   E. 老年人眼睛近视程度随增龄而增加
3. 下列说法中,符合老年人用药原则的用药方式是(　　)
   A. 从小剂量开始用药,尽量减少用药种类
   B. 合理选药,足量给药
   C. 首次剂量加倍,进行血药浓度监测
   D. 联合用药,进行血药浓度监测
   E. 足量给药,尽量减少用药种类
4. 护士在收集老年人健康评估资料时,最常见最需要干预的老年人情绪状态是(　　)
   A. 焦虑和抑郁　　B. 害怕和紧张
   C. 拒绝和孤独　　D. 失望和消极
   E. 孤独和消极

A_2型题

5. 患者,女,76岁。患糖尿病。护士告知其在使用胰岛素的过程中,老年糖尿病患者更易发生低血糖的主要原因是(　　)
   A. 对胰岛素敏感导致血糖降低
   B. 肾糖阈降低导致尿糖排出过多
   C. 胃肠功能差导致碳水化合物摄入量减少
   D. 进食不规律导致碳水化合物摄入量减少
   E. 肝功能减退导致对胰岛素灭活能力降低
6. 患者,男,70岁。身体素质良好,每天坚持晨练,其运动后最适宜的心率应在(　　)
   A. 90次/分　　B. 100次/分
   C. 110次/分　　D. 120次/分
   E. 130次/分
7. 患者,男,60岁。身高170cm,体重70kg,每天脂肪的摄入量应不宜超过(　　)
   A. 30g　　B. 40g
   C. 50g　　D. 60g
   E. 70g
8. 患者,女,67岁。近年来明显感到自己的记忆减退,尤其是最近做过的事情。该患者的记忆下降情况属于(　　)
   A. 近期记忆　　B. 远期记忆
   C. 机械记忆　　D. 逻辑记忆
   E. 次级记忆
9. 患者,女,67岁。不知主动进食,不吃水果,不喝水,或只吃饭或只吃菜。常呆坐呆立,从不主动与人交谈,医院诊断为老年性痴呆,现入住老年院。应提供给患者早、中、晚餐的能量分配应分别占总能量的(　　)

A. 10%、20%、30%　B. 30%、40%、30%
C. 30%、30%、40%　D. 40%、40%、30%
E. 40%、30%、30%

二、实践能力

A1型题

10. 以下关于能保证老年人居家安全的照顾方法，正确的是(　　)
A. 冬季房间尽量减少通风时间，避免着凉感染
B. 洗澡时浴室温度不宜过高，以20 ~ 22℃为宜
C. 夜晚入睡时点亮地灯，保证夜间如厕安全
D. 家中行走通道的两侧应摆放家具，便于老人扶持
E. 老年人皮肤感觉下降，使用热水袋保暖时水温应高些

11. 护士在采集老年人健康史时，正确的是(　　)
A. 交谈一般从既往史开始
B. 不宜提问简单的开放性问题
C. 一定要耐心倾听，不要催促
D. 不宜触摸老年人
E. 当老年人主诉远离主题时，不要打断

12. 老年患者随着年龄的增加，记忆能力逐步减退。在询问病史时最容易出现的是(　　)
A. 表述不清　B. 症状隐瞒
C. 记忆不确切　D. 反应迟钝
E. 答非所问

13. 护士对75岁的老年患者进行皮肤状况的评估，下列信息中，表明皮肤存在潜在的问题是(　　)
A. 皮肤皱纹增多　B. 皮肤弹性减弱
C. 皮肤色素沉着增多　D. 皮肤存在硬结
E. 皮肤表面干燥粗糙

A_2型题

14. 患者，女，69岁。高血压病史多年。曾多次发生短时间肢体麻木或眩晕，持续数分钟后恢复正常，发作时曾有跌倒现象。目前最重要的护理措施是(　　)
A. 给予低脂、低盐、低胆固醇饮食
B. 向患者讲解疾病相关知识
C. 安抚患者情绪
D. 指导患者配合，进行有效安全防护
E. 嘱患者戒烟限酒

15. 患者，男，65岁。患有高血压、冠心病2年，护士在为患者进行饮食指导时，应告知每天的食盐摄入量不宜超过(　　)
A. 5g　B. 6g
C. 8g　D. 9g
E. 10g

16. 患者，男，63岁。心力衰竭，自诉午饭活动后即出现呼吸困难、乏力、心悸等症状，该老人的活动原则是(　　)
A. 以卧床休息，限制活动为宜
B. 不限制活动，但应增加午休时间
C. 严格卧床休息
D. 限制重体力活动
E. 绝对卧床休息

17. 患者，女，74岁，体重60kg。喜食清淡食物，厌食肉类食物，为了保证营养，每天蛋白质的摄入量应为(　　)
A. 1g/kg　B. 1.2g/kg
C. 1.5g/kg　D. 2g/kg
E. 2.5g/kg

18. 患者，女，56岁。自退休后，几乎不与朋友联系，对以前热衷的舞蹈也不感兴趣，对外界任何事物均不关心，该患者采用的退休适应方式是(　　)
A. 离退型　B. 防御型
C. 冷漠型　D. 收缩型
E. 重组型

19. 患者，男，68岁。虽已退休多年，但是退而不休，且干劲十足。该老人采用的退休适应方式是(　　)
A. 被动依赖型　B. 防御型
C. 坚持型　D. 寻求援助型
E. 重组型

20. 患者，女，58岁。患高血压3年，出院时，向护士询问服药的方法，正确的回答是(　　)
A. 血压正常后即可停药
B. 短期内将血压将至正常
C. 最好睡前服用
D. 1周测量1次血压
E. 从小剂量开始

（吴东洪）

第14章 中医基础知识

考点提纲栏——提炼教材精华，突显高频考点

一、中医学的基本特点

1. 整体观念　中医认为人体是一个有机的整体，构成人体各个组成部分之间结构不可分割，生理上互相联系，病理上相互影响。

2. 辨证论治
- (1)中医诊断和治疗疾病的基本原则。
- (2)中医对疾病的一种特殊的研究和处理方法，是确定治疗的前提和依据。
- (3)辨证：将四诊(望、闻、问、切)所收集的资料，通过分析、综合，辨清疾病原因、性质、部位和邪正之间的关系，并概括为某种证。
- (4)论治又称施治，是根据辨证的结果，确定相应的诊治方法。

二、中医基础理论　分为阴阳五行、藏象、气血津液、经络、病因与发病、病机、防治原则等七个部分。

1. 阴阳五行学说
- (1)阴阳学说包括阴阳相互对立、阴阳相互依存、阴阳相互消长、阴阳相互转变。
- (2)五行指金、木、水、火、土五种物质取象比类及其运动变化。

2. 藏象
- (1)五脏是指心、肝、脾、肺、肾。
- (2)六腑是指胆、胃、大肠、小肠、膀胱、三焦。
- (3)五脏六腑的关系
  - 1)表里关系。
  - 2)脏为阴，腑为阳，阳为表，阴为里。
  - 3)心与小肠，肺与大肠，脾与胃，肝与胆，肾与膀胱，一脏一腑，一阴一阳，一表一里。

3. 气、血、津液
- (1)精：狭义是指生殖之精，广义泛指一切精微物质，包括气、血、津液和营养物质，称精气。
- (2)气是构成人体和维持人体生命活动的最基本物质。
  - 1)包括元气、宗气、营气、卫气。
  - 2)气的主要功能有推动作用、温煦作用、防御作用、固摄作用、气化作用。
- (3)血是构成人体和维持人体生命活动的物质之一。
  - 1)血的作用：气属阳，血属阴。
  - 2)气能生血、行血、摄血，气为血之帅。
  - 3)血是气的载体，并给气充分的营养，血为气之母。
- (4)津液是机体一切正常水液的总称。
  - 1)包括各脏腑组织器官的内在体液及其正常的分泌物，如胃液、肠液和涕液、泪液等。
  - 2)清而稀薄为津，浊而稠厚为液。

4. 经络　是运行全身血气，联络脏腑枝节，沟通上下内外的通路。经脉为主干，络脉为分支。

5. 病因与发病
- (1)六气六淫
  - 1)风、寒、暑、湿、燥、火是四季气候中的六种表现，正常情况称为六气，是人类生存的条件。
  - 2)太过或不及，非其时而有其气，则可成为致病因素。这种能使人致病的反常气候称为六淫。
  - 3)六淫的致病特点
    - A. 六淫致病多与季节气候、居住环境有关。
    - B. 单独或两种以上致病。
    - C. 发病时相互影响，互相转化。
    - D. 六淫致病多侵犯肌表，或从口鼻而入，故又称外感六淫。
- (2)疫疠
  - 1)疫疠是一类具有强烈传染性的病邪，在中医文献中又有“瘟疫”“疫毒”“异气”等名。
  - 2)疫疠致病特点：发病急骤，病情危重，症状相似，传染性强，易于流行。
- (3)七情
  - 1)七情指喜、怒、悲、思、忧、恐、惊七种情志变化，是机体的精神状态。
  - 2)只有突然、强烈或持久的不良刺激，才会导致疾病发生。
- (4)痰饮
  - 1)痰和饮是水液代谢障碍所形成的产物。
  - 2)一般较稠浊的称为痰，清稀的称为饮。

三、中医辨证方法

1. 中医辨证方法包括八纲辨证、脏腑辨证、六经辨证、卫气营血辨证、三焦辨证。

2. 八纲辨证是运用八纲对病位的深浅、病邪的性质和盛衰、人体正气的强弱等进行概括和分类，从而为施治提供依据的辨证方法。八纲是指表、里、寒、热、虚、实、阴、阳八个辨证纲领

（1）表证
- A. 概念：表证是指六淫邪气从皮毛、口鼻侵入机体时所产生的症候，主要见于外感疾病初期阶段。
- B. 常见证候：恶寒或恶风，发热，头身疼痛，脉浮，苔白，或鼻塞、流清涕、喷嚏、咽喉痒痛等。

（2）里证
- A. 概念：里证是指疾病深入于里（脏腑、气血、骨髓）的一类证候。
- B. 常见证候：无新起恶寒发热，以脏腑症状为主要表现，一般病情较重，病程较长。

（3）半表半里证
- A. 概念：半表半里证是指邪正相搏于表里之间的证侯。
- B. 常见证候：往来寒热、胸胁苦满、心烦喜呕、咽干等。

（4）表证与里证鉴别要点
- A. 审查寒热症状是否突出，舌象、脉象的变化。
- B. 外感病中，发热恶寒同时并见的属表证，发热不恶寒或但寒不热的属里证。
- C. 表证以头身疼痛、鼻塞或喷嚏为主症；里证以内脏证候，如咳嗽、心悸、腹痛等表现为主症。
- D. 里证舌苔多有异常。
- E. 表证多见浮脉，里证多见沉脉。

（5）热证与寒证鉴别要点
- A. 热证恶热喜冷，寒证恶寒喜热。
- B. 热证口渴喜冷饮，寒证口淡不渴。
- C. 热证手足烦热，寒证手足厥冷。
- D. 热证小便短赤、大便燥结，寒证小便清长、大便稀烂。
- E. 热证舌红苔黄，寒证舌淡苔白。
- F. 热证脉洪数，寒证脉沉迟。

（6）虚证与实证鉴别要点
- A. 虚证者体质多虚弱，实证者体质多壮实。
- B. 虚证者疼痛喜按，实证者疼痛拒按。
- C. 虚证者五心烦热，午后微热，实证者蒸蒸壮热。
- D. 虚证者畏寒、得衣近火则减，实证者恶寒、添衣加被不减。
- E. 虚证舌质嫩，苔少或无苔，实证舌质老、苔厚腻。
- F. 虚证脉象沉细无力，实证脉象洪大有力。

四、中医治病八法

中医治病采用的八法分别是汗法、吐法、下法、和法、温法、清法、消法和补法。

五、中药基础知识

1. 中药的性能　又称药性，是中药理论核心，主要包括四气、五味、归经、升降浮沉、毒性等。

2. 中药的四气五味
- （1）四气即寒、热、温、凉四种药性。
- （2）五味指酸、苦、甘、辛、咸五种味道。
  - 1）酸：有收敛、固涩等作用。
  - 2）苦：有泻火、燥湿、通泄、下降等作用。
  - 3）甘：有滋补、和中或缓急的作用。
  - 4）辛：有发散、行气等作用。
  - 5）咸：有软坚、散结等作用。

3. 服药方法
- （1）口服给药：是最主要途径，其效果与剂型、服药时间、剂量及服药的冷热等有关。
- （2）注射给药。
- （3）其他：含漱给药、滴鼻给药、滴眼给药、滴耳给药、皮肤给药、肛门给药。

4. 用药禁忌
- （1）十八反。
- （2）十九畏。

5. 汤剂的煎法
- （1）煎药用具：砂锅、瓦罐最常用。忌用铜铁锅。
- （2）煎药时适量加水：①第一煎加水至超过药面3～5cm为宜。②第二煎加水至超过药面2～3cm为宜。
- （3）煎药时间表（表14-1）。

表14-1　中药煎煮表

	第一煎于沸后煮	第二煎于沸后煮
一般药	30min	25min
解表药	20min	15min
滋补药	60min	50min

要点回顾

1. 何谓中医的四诊、五行、五脏、六腑、六气、七情、八纲。
2. 何谓中药的四气五味。

模拟试题栏——识破命题思路，提升应试能力题

一、专业实务

A_1型题

1. 中医五行学说最基本的概念是(　　)
   A. 生、长、化、收、藏　B. 青、赤、黄、白、黑
   C. 金、木、水、火、土　D. 心、肝、脾、肺、肾
   E. 阴、阳、精、气、血
2. 中医五脏指的是(　　)
   A. 脾、胆、胃、肺、女子胞
   B. 肝、胆、胃、大肠、小肠
   C. 心、肝、脾、肺、膀胱
   D. 心、肝、脾、肺、肾
   E. 心、肝、脾、胆、胃
3. 中医情志指的是(　　)
   A. 怒、喜、思、悲、恐　B. 酸、苦、甘、辛、咸
   C. 木、火、土、金、水　D. 风、土、湿、燥、寒
   E. 青、赤、黄、白、黑
4. 在自然界中中医“五色”是指(　　)
   A. 青、赤、紫、橙、黑　B. 青、赤、黄、白、黑
   C. 赤、橙、黄、绿、紫　D. 蓝、绿、紫、橙、黑
   E. 红、黄、蓝、白、黑

A_2型题

5. 患者，女，29岁。恶寒发热，头痛，无汗，鼻塞流清涕，咳嗽，痰稀色白，苔薄白、脉浮紧。导致本证的病邪是(　　)
   A. 风邪、寒邪　B. 风邪、热邪
   C. 风邪、湿邪　D. 风邪、燥邪
   E. 风邪、暑邪
6. 患者，男，46岁。胃肠热盛，大便秘结，腹满硬痛而拒按，潮热，神昏谵语，但又兼见面色苍白，四肢厥冷，精神萎顿。其病机是(　　)
   A. 虚中夹实　B. 由实转虚
   C. 真实假虚　D. 真虚假实
   E. 实中夹虚
7. 患者，男，56岁。素患眩晕，因情急恼怒而突发头痛、头胀，继则晕厥仆倒，呕血，不省人事，肢体强痉，舌红苔黄，脉弦。其病机是(　　)
   A. 气郁　B. 气逆
   C. 气脱　D. 气陷
   E. 气结
8. 患者，男，35岁。曾发高热，热退而见口鼻、皮肤干燥，形瘦，目陷，唇舌干燥，舌紫绛边有瘀斑、瘀点。其病机是(　　)
   A. 津液不足　B. 津亏血瘀
   C. 津枯血燥　D. 津停气阻
   E. 气阴两亏
9. 患者，女，28岁。两目红肿疼痛，口苦咽干，急躁易怒，此属(　　)
   A. 心的病变　B. 肺的病变
   C. 脾的病变　D. 肝的病变
   E. 肾的病变
10. 患者，男，37岁。腰膝冷痛，形寒肢冷，精神疲惫，小便清长，此属(　　)
    A. 肾阴不足　B. 肾阳不足
    C. 脾阳不足　D. 心血不足
    E. 脾气不足
11. 患者关节游走性疼痛，感受的主要外邪是(　　)
    A. 风　B. 湿
    C. 寒　D. 热
    E. 暑
12. 患者，女，39岁。心悸，头晕目眩，失眠，食少体倦，面色萎黄，此属(　　)
    A. 心脾两虚　B. 心肾不交
    C. 心血不足　D. 肝血不足
    E. 心血瘀阻

二、实践能力

A_1型题

13. 中医理论中，“具有防御作用而运行于脉外之气”被称为(　　)
    A. 元气　B. 营气
    C. 肺气　D. 卫气
    E. 真气
14. 在病情观察中，中医的“四诊”方法是(　　)
    A. 望、触、扣、听　B. 望、触、问、切
    C. 望、闻、问、切　D. 触、摸、按、压
    E. 触、摸、扣、听
15. 在中医五行归类中，人体五官是(　　)

A. 筋、脉、肉、皮毛、骨　B. 筋、脉、肉、气血、髓
C. 目、舌、鼻、唇、耳　D. 目、舌、鼻、唇、喉
E. 目、舌、鼻、口、耳

16. 中医饮食上五味指的是(　　)
A. 酸、苦、甘、辛、咸　B. 酸、苦、甘、甜、涩
C. 酸、苦、麻、辣、涩　D. 甜、辣、苦、涩、咸
E. 甜、辣、苦、酸、辛

17. 中医在诊治疾病的活动中，主要在于(　　)
A. 辨证　B. 辨症
C. 辨病　D. 辨识体征
E. 辨识治疗方法

18. 经常不能获得正常睡眠的病症，中医称之为(　　)
A. 头痛　B. 不寐
C. 痿症　D. 神昏
E. 眩晕

19. 下列不属于中医急重症的是(　　)
A. 高热　B. 神昏
C. 痉症　D. 痿症
E. 血症

A_2型题

20. 患者，男，53岁。有慢性胃炎病史。因暑夏夜晚露宿，天气突变，未及时加被，晨起腹泻两次，继则脘腹疼痛，喜温欲按，口不渴，畏寒肢冷，呕吐，不欲饮食，舌淡苔白，脉沉细。辨证为脾胃虚寒。医生处方为理中汤：干姜9g、党参9g、白术9g、甘草9g，水煎服。服药护理中应除外(　　)
A. 温服汤药
B. 注意保暖
C. 宜进温热饮食，以温中散寒
D. 多进厚腻饮食以滋补脾胃
E. 忌食生冷寒凉之品以防伤脾胃阳气

21. 患者，男，34岁。面色苍白，精神不振，少气懒言，脉细弱。应采用何种方法治疗(　　)
A. 养血　B. 温阳
C. 滋阴　D. 益气
E. 阴阳双补

22. 患者，女，25岁。高热，烦躁，大便不通，腹痛拒按，按之则硬，舌苔黄燥起刺，脉沉实，应采用何种方法治疗(　　)
A. 消法　B. 和法
C. 吐法　D. 清法
E. 下法

23. 患者，男，40岁。患者痰多色白难咯，舌质淡，苔白厚，脉滑，多见于(　　)
A. 肺热壅盛　B. 寒痰阻肺
C. 燥邪犯肺　D. 风热犯肺
E. 肺气虚

24. 患者，男，40岁。高热(39.2℃)，烦躁，面红目赤，腹胀便秘，脉数有力，宜选下列何药(　　)
A. 厚朴　B. 大黄
C. 芒硝　D. 火麻仁
E. 甘遂

25. 患者，女，48岁。近来出现胸闷，呼吸不利，咳嗽鼻塞，无汗等症状，此属于(　　)
A. 肺失通调　B. 肺失肃降
C. 肺气不宣　D. 肺气虚弱
E. 以上皆非

26. 患者，女，48岁。精神委靡，面色晦暗无华，目无光彩，眼球呆滞，反应迟钝，肌肉羸瘦，此为(　　)
A. 少神　B. 失神
C. 假神　D. 神乱
E. 得神

27. 患者，男，50岁。呼吸困难，短促急迫，甚至张口抬肩，鼻煽，难于平卧。应称为(　　)
A. 喘　B. 哮
C. 短气　D. 太息
E. 气粗

28. 患者，女，45岁。自觉怕冷，虽添被加衣，近火取暖但其寒不解。此属(　　)
A. 恶风　B. 伤风
C. 畏寒　D. 战汗
E. 恶寒

29. 患者，女，20岁。恶寒发热，头痛身痛，鼻塞流涕，辨属风寒表证，药物宜(　　)
A. 温服　B. 凉服
C. 热服　D. 不拘时刻服
E. 少量频服

30. 患者，女，35岁。因受凉，出现恶寒重，发热轻，无汗，头身疼痛，鼻塞流清涕，舌苔薄白，脉浮紧。医生为该患者开了3副汤药，护士给患者讲解煎药时间，第一煎、第二煎每副药在沸后各应(　　)
A. 煮30min，煮25min
B. 煮40min，煮20min
C. 煮20min，煮15min
D. 煮60min，煮50min
E. 煮80min，煮30min

（李　凤）

模 拟 试 题

专 业 实 务

A_1型题

1. 采集24小时尿标本时，其正常的采集时间是(　　)
   A. 7时至次日7时　B. 9时至次日9时
   C. 11时至次日9时　D. 19时至次日19时
   E. 23时至次日23时
2. 为男患者导尿时，如图所示，应提起阴茎与腹壁成的角度为(　　)
   A. 15°　B. 30°　C. 45°
   D. 60°　E. 90°

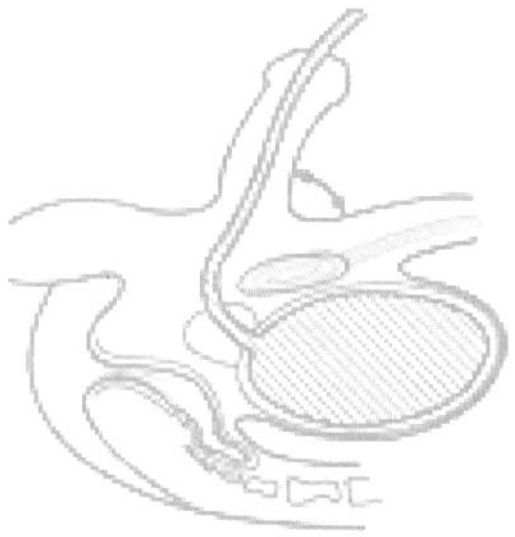

3. 乙醇拭浴时，在头部放置冰袋的目的是(　　)
   A. 控制炎症的扩散　B. 减少脑细胞需氧量
   C. 防止头部充血　D. 减轻局部疼痛
   E. 控制毒素吸收
4. 护理人员由于劳动强度大，负重过度，容易导致(　　)
   A. 化学性损伤　B. 温度性损伤　C. 机械性损伤
   D. 放射性损伤　E. 锐器伤
5. 接种活疫苗时，皮肤消毒用的是(　　)
   A. 70%乙醇　B. 0.5%碘伏　C. 生理盐水
   D. 2%碘酊　E. 95%乙醇
6. 下列关于皮试液1ml含药量的叙述错误的是(　　)
   A. 青霉素500U　B. 链霉素2500U
   C. 破伤风抗毒素150U
   D. 细胞色素C7.5mg　E. 普鲁卡因2.5mg
7. 静脉输液引起急性肺水肿最典型的症状是(　　)
   A. 呼吸困难，两肺可闻及干啰音
   B. 发冷、高热
   C. 发绀，烦躁不安
   D. 咳嗽，咳粉红色泡沫痰
   E. 心前区可闻及响亮的、持续的水泡音
8. 对患者进行健康教育属于(　　)
   A. 依赖性护理措施　B. 独立性护理措施
   C. 协作性护理措施　D. 非独立性护理措施
   E. 辅助性护理措施
9. 中医五脏指的是(　　)
   A. 脾、胆、胃、肺、女子胞　B. 肝、胆、胃、大肠、小肠
   C. 心、肝、脾、肺、膀胱　D. 心、肝、脾、肺、肾
   E. 心、肝、脾、胆、胃
10. 中医在自然界中“五色”是指(　　)
    A. 青、赤、紫、橙、黑　B. 青、赤、黄、白、黑
    C. 赤、橙、黄、绿、紫　D. 蓝、绿、紫、橙、黑
    E. 红、黄、蓝、白、黑
11. 下列细菌感染常见铁锈色痰的是(　　)
    A. 肺炎链球菌　B. 支原体
    C. 铜绿假单胞菌　D. 肺炎克雷伯杆菌
    E. 厌氧菌
12. 导致左心衰竭症状的原因主要是(　　)
    A. 高血压　B. 肺循环淤血　C. 体循环淤血
    D. 循环血量减少　E. 心室重构
13. 消化性溃疡主要致病因素是(　　)
    A. 胆汁反流　B. 精神紧张
    C. 幽门螺杆菌感染　D. 饮食失调
    E. 药物刺激
14. 甲状腺危象的常见诱因有(　　)
    A. 肥胖　B. 感染　C. 出血
    D. 心脏病变　E. 突眼
15. 类风湿关节炎患者体内最常见的自身抗体是(　　)
    A. 抗核抗体　B. 抗单链-DNA抗体
    C. 抗双链-DNA抗体　D. 抗Sm抗体
    E. 类风湿因子
16. 列入乙类传染病，但按甲类传染病管理的是(　　)
    A. 非典型肺炎　B. 血吸虫病　C. 肺结核
    D. 百日咳　E. 疟疾
17. 下列哪项是护士在工作中患血源性传染病最多见的原因(　　)
    A. 针刺伤　B. 侵袭性操作
    C. 接触被污染体液　D. 为污染伤口换药
    E. 接触被污染的衣物

18. 目前认为精神分裂症最重要的致病因素是(　　)
A. 脑发育异常　B. 遗传因素　C. 环境因素
D. 生化因素　E. 心理社会因素

19. 目前认为精神分裂症的遗传方式最可能的是(　　)
A. 单基因遗传　B. 双基因遗传　C. 多基因遗传
D. 常染色体显性遗传　E. 常染色体隐性遗传

20. 成人24小时液体出入量为(　　)
A. 1000～2000ml　B. 1500～2500ml
C. 2000～2500ml　D. 1000～2500ml
E. 2000～3000ml

21. 现场判断成人是否出现心搏骤停时，最主要的方法是触摸图中哪个位置的动脉搏动(　　)
A. A　B. B　C. C
D. D　E. E

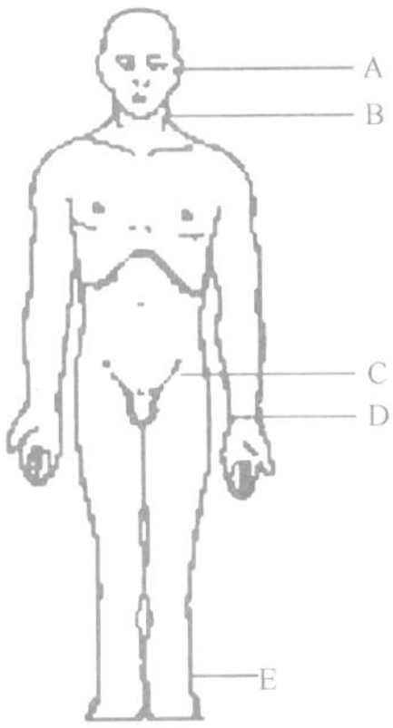

22. 泌尿系恶性肿瘤患者排尿的特点是(　　)
A. 初始血尿　B. 终末血尿
C. 无痛性肉眼血尿　D. 血红蛋白尿
E. 疼痛伴血尿

23. 组成胎膜的是(　　)
A. 真蜕膜和羊膜　B. 底蜕膜和羊膜
C. 绒毛膜和羊膜　D. 包蜕膜和羊膜
E. 绒毛膜和底蜕膜

24. 胎动减少是指胎动2小时少于(　　)
A. 5次　B. 6次　C. 15次
D. 20次　E. 25次

25. 小儿两次生长发育高峰发生于(　　)
A. 婴儿期和幼儿期　B. 幼儿期和学龄前期
C. 婴儿期和青春期　D. 幼儿期和学龄期
E. 学龄前期和学龄期

26. 幼儿期的特点及保健重点是(　　)
A. 生长发育极其旺盛，容易发生营养和消化紊乱
B. 智能发育迅速，应重视促进语言与大运动能力的发展
C. 来自母体抗体减少，抗感染能力弱，易患各种传染病
D. 应按计划免疫程序完成基础免疫
E. 加强教育，注意培养学习习惯

27. 属于护士执业根本准则的义务是(　　)
A. 具有紧急救治患者的义务
B. 具有依法进行临床护理的义务
C. 具有正确查对、执行医嘱的义务
D. 具有保护患者隐私的义务
E. 具有积极参加公共卫生应急事件救护的义务

28. 护士首次执业注册应当自通过护士执业资格考试之日起多长时间内提出执业注册申请(　　)
A. 30天内　B. 1年内　C. 2年内
D. 3年内　E. 5年内

29. 在护理实践中，尊重原则主要是指尊重患者的(　　)
A. 健康　B. 家属　C. 个体差异
D. 自主性　E. 疾病

30. 在护理实践中，护士有权拒绝执行医嘱的情形是(　　)
A. 护理程序太烦琐
B. 医嘱中需要监测的生理指标太多
C. 需要额外的劳动和付出
D. 费用太高
E. 医嘱有错误

A_2型题

31. 患者，男，49岁，工程师。因间断干咳2个月，近2周出现咳嗽加剧，痰中带血，无发热、寒战等症状来院就诊。查体：T 36.5℃，P 72次/分，R 18次/分，BP 120/80mmHg，浅表未扪及淋巴结，高度怀疑肺癌收入院进一步诊治。护士在收集患者病史资料时，最重要的信息是(　　)
A. 吸烟史　B. 用药史　C. 婚育史
D. 营养状况　E. 心理状态

32. 患者，女，30岁。自行排便1次，灌肠后又排便3次，在体温单上正确的记录是(　　)
A. 1^3/E　B. 1^E/3　C. 3^1/E
D. 1/E　E. 4^3/E

33. 患者，男，71岁。突发脑梗死住院治疗18天，病情稳定后出院，返回社区。患者伴有脑梗死后的语言障碍、右侧肢体无力、走路步态不稳等。社区护士在进行家庭访视时应特别指出，近期患者应首要注意的问题是(　　)
A. 压疮的预防　B. 跌倒的预防

C. 肢体功能的康复锻炼　D. 抑郁情绪的观察
E. 非语言性皮肤沟通技巧的使用

34. 患者，女，18岁。鼻翼一侧有一脓疱，护士指导患者不可使用热疗促进该脓疱吸收，该区感染禁用热疗是为了防止(　　)
A. 加重病情　B. 加重局部出血
C. 掩盖病情，难以确诊　D. 造成颅内感染或败血症
E. 导致面部皮肤烫伤

35. 患者，女，65岁。患风湿性关节炎，每天用红外线照射局部20分钟。照射中患者局部皮肤出现桃红色均匀红斑，说明(　　)
A. 照射剂量过小　B. 照射剂量过大
C. 照射剂量合适　D. 应立即停止照射
E. 应延长照射时间

36. 某肿瘤病区护士，遵医嘱为患者静脉注射化疗药物，其在抽吸化疗药物时，药液量不应超过注射器容量的(　　)
A. 1/4　B. 3/4　C. 1/3
D. 2/3　E. 1/2

37. 患者，男，46岁。脑外伤，在全麻下行颅内探查术。术后的床单位应是(　　)
A. 麻醉床，床中部和床上部各铺一橡胶单、中单
B. 暂空床，床中部和床上部各铺一橡胶单、中单
C. 暂空床，床中部和床尾部各铺一橡胶单、中单
D. 麻醉床，床中部和床尾部各铺一橡胶单、中单
E. 备用床，床中部和床上部各铺一橡胶单、中单

38. 患者，男，72岁。因外伤性休克急诊入院，入院后病区护士首先应(　　)
A. 填写有关表格和各种卡片
B. 通知医生，配合抢救，测量生命体征
C. 询问病史，评估发病过程
D. 通知营养室，准备膳食
E. 介绍同病室病友互相认识

39. 患者，女，38岁。车祸导致面部开放性伤口，经清创缝合后，暂时入院观察应采取的体位是(　　)
A. 膝胸位　B. 俯卧位　C. 半坐卧位
D. 侧卧位　E. 仰卧位

40. 患者，女，66岁。因肝硬化腹水住院。护士巡视病房时发现患者思维及语言不连贯，对人物定向力出现障碍，躁动不安，并有幻觉出现。该患者的意识状态属于(　　)
A. 嗜睡　B. 意识模糊　C. 昏睡
D. 浅昏迷　E. 深昏迷

41. 患儿，女，1岁。因细菌性肺炎入院，目前患儿烦躁不安、呼吸困难。医嘱：吸氧。适宜该患儿的吸氧方式为(　　)
A. 单侧鼻导管法　B. 面罩法　C. 头罩法
D. 漏斗法　E. 鼻塞法

42. 患者，男，62岁。因肺炎入院。护士为患者行口腔护理，发现其有活动义齿。护士对患者进行健康教育，正确的是(　　)
A. 义齿取下后应用冷水冲洗干净
B. 义齿取下后应用热水冲洗干净
C. 义齿取下后应用乙醇冲洗干净
D. 义齿暂时不用，应浸泡于热水中
E. 义齿暂时不用，应浸泡于乙醇中

43. 患者，女，76岁。患扩张型心肌病伴慢性右心衰竭7年，长期卧床。皮肤护理时，应着重预防压疮发生的部位是(　　)
A. 肩胛部　B. 枕部　C. 腰骶部
D. 胫前部　E. 足踝部

44. 患者，女，46岁。急性胆囊炎术后第3天，护士为其进行晚间护理，内容正确的是(　　)
A. 发放口服药物
B. 经常巡视病房，了解患者睡眠情况
C. 协助患者排便，收集标本
D. 协助患者进食
E. 整理病室，开窗通风

45. 患者，女，51岁。因胃部不适来医院就诊，经检查确诊为胃癌，患者获悉病情后，精神呆滞，多次要求家人带其到其他医院检查确认，此时患者的心理反应为(　　)
A. 否认期　B. 愤怒期　C. 协议期
D. 忧郁期　E. 接受期

46. 患者，男，30岁。因脑外伤后昏迷入院，护士根据医嘱对患者进行鼻饲，在插胃管的过程中，如图所示，这样做的目的是(　　)
A. 减少患者痛苦　B. 避免损伤食管黏膜
C. 增大咽喉部通道的弧度
D. 避免患者恶心、呕吐　E. 使咽喉部肌肉放松

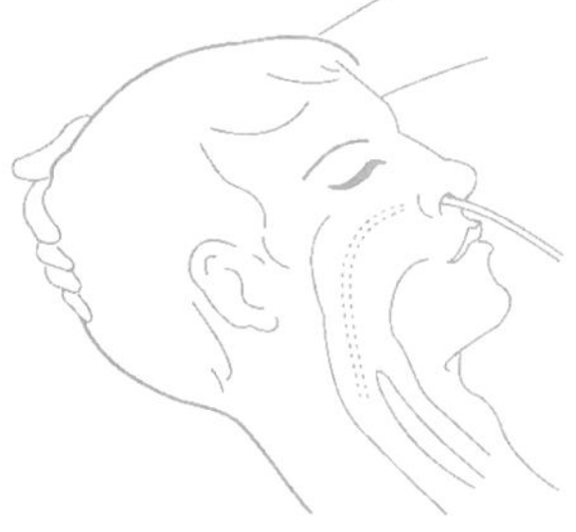

47. 患者，女，54岁。因急性消化性溃疡入院检查。为进一步检查有无消化道出血，需做潜血试验，试验前3天患者适宜的食谱是(　　)
A. 芹菜炒猪肝、丝瓜、榨菜肉丝汤
B. 甜椒炒肉丝、豆腐干、蘑菇汤
C. 鱼、菠菜、豆腐汤
D. 鲶鱼、烧豆腐、粉丝、冬瓜汤
E. 红烧肉、西红柿、鸡蛋、蛋汤

48. 患者，女，68岁。因急性左心衰竭入院，护士按医嘱记录出入量，在记录的过程中，正确的是(　　)
A. 每日记录的起止时间为8时至次日8时
B. 每日记录的起止时间为7时至次日7时
C. 20时，作12小时小结
D. 次日7时，作12小时小结
E. 全天的记录均用蓝色笔书写

49. 患者，女，78岁。因脑卒中入院3周，目前患者意识不清，骶尾部皮肤发红，大小为4cm×4cm，无破损。患者的压疮处于(　　)
A. 淤血红润期　B. 炎性浸润期　C. 浅度溃疡期
D. 深度溃疡期　E. 坏死溃疡期

50. 患者，男，41岁。因肺炎收入院，持续发热2日，每日口腔温度波动在39.3～40.0℃，并伴有脉搏、呼吸明显增快，该患者的热型属于(　　)
A. 间歇热　B. 弛张热　C. 波浪热
D. 稽留热　E. 不规则热

51. 患者，男，84岁。右侧肢体偏瘫，昏迷，呼吸微弱，大便失禁。护士为其测量生命体征的正确方法是(　　)
A. 测口温、左上肢血压和脉搏
B. 测右腋温、右上肢血压和脉搏
C. 测左腋温、右上肢血压和脉搏
D. 看胸部起伏观察呼吸，测左上肢血压和脉搏
E. 置少许棉花于患者鼻孔前观察呼吸，测左上肢血压和脉搏

52. 患者，男，74岁。进行性呼吸困难3年，尿闭2小时，门诊以"急性尿潴留、前列腺增生"收入院。护士为其进行留置导尿，如图所示，导尿管终点应保留的部位是(　　)
A. ①　B. ②　C. ③
D. ④　E. ⑤

53. 患儿，女，5岁。因肺炎入院，体温39.8℃，医嘱为该患儿灌肠降温。灌肠时插入肛管的深度是(　　)
A. 2.5～3cm　B. 4～7cm　C. 7～10cm
D. 10～15cm　E. 15～18cm

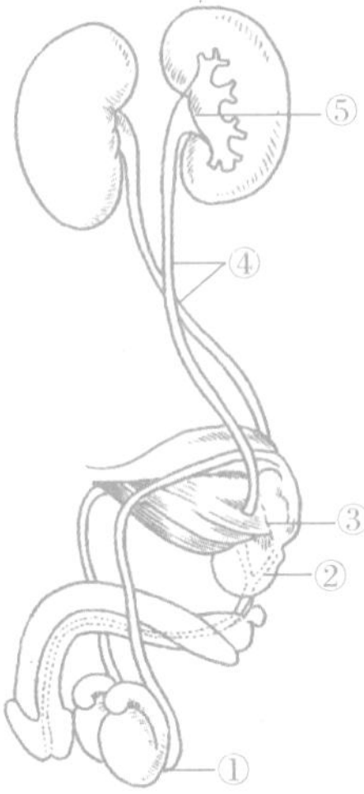

54. 患者，男，79岁。患冠心病。将每日服用的氨氯地平、阿司匹林、辛伐他汀、硝酸甘油和普萘洛尔置于透明的塑料分药盒中，责任护士发现后立即告知患者有一种药物不宜放入此药盒中，这种药物是(　　)
A. 氨氯地平　B. 阿司匹林　C. 辛伐他汀
D. 硝酸甘油　E. 普萘洛尔

55. 患者，女，27岁。有习惯性流产史。现妊娠8周，医嘱给予黄体酮肌内注射。护士正确的操作是(　　)
A. 乙醇消毒皮肤　B. 消毒范围3cm
C. 选择粗长针头注射　D. 进针角度45°
E. 见回血后方可推药

56. 患者，女，19岁。因结核病需肌内注射链霉素。患者取侧卧位时，正确的体位是(　　)
A. 下腿伸直，上腿稍弯曲
B. 上腿伸直，下腿稍弯曲
C. 双膝向腹部弯曲
D. 两腿弯曲　E. 两腿伸直

57. 患者，男，67岁。吸烟史32年，诊断肺癌，需静脉注射化疗药物，护士正确的操作方法是(　　)
A. 先注射少量止痛药物，后注入化疗药物
B. 将化疗药物充分稀释后直接注入
C. 注入少量0.9%氯化钠溶液，确认针头在血管内，再注入化疗药物
D. 推注化疗药物速度要快，以缩短药物刺激的时间
E. 选择短而粗的针头，以便于推药，减少刺激

58. 患者，男，55岁。在田间劳作时不慎割伤左手，伤口较深，医嘱予注射TAT。护士为其进行皮试，20分钟后观察结果为局部皮丘红肿，硬结大于1.5cm，红晕超过4cm，并有伪足，痒感。护士为其采

取脱敏注射法，正确的注射方法为(　　)
A. 将TAT稀释，分2次注射
B. 将TAT分成4等份，分次注射
C. 将TAT分4次逐渐增加剂量注射
D. 待患者痒感消失后再注射
E. 分3次平均稀释，肌内注射

59. 患者，女，56岁。急性阑尾炎术后，输液1500ml，50滴/分，从8时开始滴注，输液滴系数为15，估计何时可滴完(　　)
A. 13时10分　B. 14时30分　C. 15时30分
D. 16时20分　E. 17时30分

60. 患者，女，64岁。静脉输注红霉素3天后出现注射侧肢体穿刺部位皮肤红肿、灼热、触痛。该患者可能发生了(　　)
A. 过敏反应　B. 肺水肿　C. 空气栓塞
D. 发热反应　E. 静脉炎

61. 患者，男，50岁。因呕吐、腹泻入院，心电图Q-T间期延长，ST段水平压低，T波倒置，U波增高，最可能的病因是(　　)
A. 高钾血症　B. 低钾血症　C. 高钙血症
D. 低钙血症　E. 洋地黄中毒

62. 患者，男，23岁。活动后出现口唇发绀，听诊闻及心尖部舒张期低调的隆隆样杂音，考虑为风湿性心脏病。最具有诊断价值的检查是(　　)
A. 超声心动图　B. X线检查　C. 心电图
D. 血常规检查　E. 心肌标志物检查

63. 脑出血患者临终状态的瞳孔表现是(　　)
A. 一侧瞳孔缩小，对光反射迟钝
B. 一侧瞳孔放大，对光反射迟钝
C. 一侧瞳孔散大，对光反射消失
D. 双侧瞳孔大小多变，对光反射迟钝
E. 双侧瞳孔散大，对光反射消失

64. 患者，女，70岁。慢性支气管炎病史30年。1周前感冒后再次出现咳嗽、咳痰，痰白质黏，伴有呼吸困难、乏力。以"慢性支气管炎合并慢性阻塞性肺气肿入院治疗。指导患者加强腹式呼吸的原因是(　　)
A. 有利于痰液排出　B. 增加肺泡张力
C. 借助腹肌进行呼吸
D. 使呼吸阻力减低，增加肺泡通气量
E. 间接增加肋间肌活动

65. 患者，男，36岁。平素体健。淋雨后发热、咳嗽2天，右上腹痛伴气急、恶心1天。为明确诊断，应进行的检查是(　　)
A. 血常规　B. 血细胞涂片　C. 血气分析
D. 痰涂片或培养　E. 肺功能测定

66. 患者，女，50岁。因高血压3年，反复来医院就诊，始终不理解自己为什么会得上高血压，护士给其进行健康教育时，讲解高血压的发病因素，不包括的因素是(　　)
A. 遗传因素　B. 年龄增大　C. 体重超重
D. 自身免疫缺陷　E. 脑力活动过于紧张

67. 患者，男，60岁。因胸痛就诊，既往有心绞痛10年。鉴别急性心肌梗死与心绞痛，心电图的主要区别是(　　)
A. ST段抬高　B. ST段压低　C. T波倒置
D. T波低平　E. 出现异常深而宽的Q波

68. 患者，男，36岁。上腹部间歇规律性疼痛2年，疼痛呈烧灼样，多于进餐后半小时发作，持续1小时左右缓解，劳累时易发作。为了确诊，应首选的检查方法是(　　)
A. 幽门螺杆菌检查　B. 胃镜检查
C. 胃液分析　D. X线钡餐检查
E. B超检查

69. 患者，男，67岁。右上腹部胀痛不适持续已2周，食欲减退，体重下降，当他向护士咨询时，应建议他做下列哪项检查最有价值(　　)
A. 腹部B超或CT　B. 大便潜血试验
C. X线钡剂检查　D. 胃液分析
E. 纤维胃镜检查

70. 患者，男，35岁。饱餐酗酒后2小时，上腹部持续性剧痛并向左肩、腰背部放射，伴恶心、呕吐，12小时后来院急诊。目前最有助于诊断的检查是(　　)
A. 血常规　B. 腹腔穿刺
C. 血、尿淀粉酶　D. 胸、腹部平片
E. 腹部B超检查

71. 患者，男，51岁。1周来晨起眼睑水肿，排尿不适，尿色发红，血压偏高，疑为肾小球肾炎，进一步明确肾功能情况，需采血查尿素氮。正确的做法是(　　)
A. 采集量一般为10ml　B. 用抗凝试管
C. 从输液针头处取血　D. 采血前可进高蛋白饮食
E. 采血前需禁食

72. 患者，女，25岁，已婚。尿频、尿急、尿痛2天，高热39.2℃，诊断为急性肾盂肾炎。该患者做尿常规检查，结果可能是(　　)
A. 血尿　B. 蛋白尿　C. 脓尿
D. 管型尿　E. 低比重尿

73. 患者，女，28岁。贫血外貌，下肢有紫癜，无其他部位出血。血常规：Hb 80g/L，血小板减少。应首选的检查项目是(　　)
A. 抗核抗体　B. 出血时间　C. 骨髓穿刺
D. 凝血时间　E. 血肌酐

74. 患者，女，18岁。因双侧甲状腺肿大住院。甲状腺扫描可见弥漫性甲状腺肿，均匀分布。医生诊断为单纯性甲状腺肿，支持该诊断的实验室检查结果是(　　)
A. T_3、T_4升高，TSH降低
B. T_3、T_4降低，TSH升高
C. T_3、T_4升高，TSH正常
D. T_3、T_4降低，TSH正常
E. T_3、T_4正常，TSH正常

75. 患者，女，40岁。因头昏、失眠、易烦躁3个月来诊。查体：身高155cm，体重70kg，血压165/90mmHg，向心性肥胖，面如满月，颜面呈现暗红色，怀疑是Cushing病。Cushing病最常见的病因是(　　)
A. 垂体微腺瘤　B. 双侧肾上腺腺瘤
C. 双侧肾上腺结节　D. 一侧肾上腺瘤
E. 异位ACTH综合征

76. 患者，男，65岁。主因右侧肢体活动不便4小时入院，患者神志清楚，有高血压及糖尿病病史，曾有过短暂性脑缺血发作史，右侧肢体肌力为2级。确诊最有价值的辅助检查是(　　)
A. 头颅CT或MRI　B. 肌电图　C. 腰椎穿刺
D. 脑血管造影　E. 颈部血管超声

77. 患者，男，30岁。因突然头痛、呕吐，脑膜刺激征阳性入院，初步诊断为蛛网膜下隙出血，病因诊断主要依靠(　　)
A. 脑脊液检查　B. CT检查　C. MRI检查
D. 脑血管造影　E. 脑超声检查

78. 患者，男，50岁。高血压病史18年，上班时出现头晕、头痛，血压180/100mmHg，同事将其送往医院治疗，不久症状好转，诊断为短暂性脑缺血发作，这种发作最常见的病因是(　　)
A. 情绪激动　B. 高血压　C. 吸烟
D. 饮酒　E. 动脉粥样硬化

79. 患者，女，55岁。因精神分裂症长期住院。患者对女儿比较冷淡，对家里的其他成员及事情不闻不问。平时对周围发生的一切事情也不关心。患者的这种症状可能是(　　)
A. 欣快　B. 情感淡漠　C. 情感低落
D. 情感倒错　E. 表情倒错

80. 某精神分裂症患者回答问题时，基本上说不到点子上，但似乎又都沾点边，令听者抓不到要点，这属于(　　)
A. 思维贫乏　B. 思维缓慢　C. 思维破裂
D. 思维奔逸　E. 思维散漫

81. 社区护士向社区居民进行肺结核防治健康宣教，可使人体产生对结核菌获得性免疫力的预防措施是(　　)
A. 进行卡介苗接种　B. 普及结核病防治知识
C. 及早发现并治疗患者　D. 消毒衣物，隔离患者
E. 加强锻炼，增强体质

82. 患者，男，42岁。因剧烈腹泻来诊。根据临床症状和查体结果，高度怀疑为霍乱。正在等待实验室检查结果以确定诊断。此时，护士应对该患者(　　)
A. 收入本院消化科病房
B. 在留下联系电话后要求其回家等通知
C. 在医院门诊等待结果
D. 在指定场所单独隔离
E. 要求患者尽快前往市疾病预防控制中心

83. 患者，男，62岁。1年前证实血清抗-HIV阳性。1天前热水烫伤左下肢，烫伤局部皮肤多个水疱，有的水疱破溃流出少量渗液。腿部渗液污染被套，需要更换被套时，护士的下列操作正确的是(　　)
A. 手部皮肤无破损，可不戴手套
B. 血液污染面积少时，可不戴手套
C. 未戴手套时，应避免手部被污染
D. 戴手套操作，脱手套后认真洗手
E. 只要操作时戴手套，操作后无须洗手

84. 患儿，6岁。因高热、惊厥入院，考虑为流行性乙型脑炎。下述哪项可能是导致患儿患病的传染源(　　)
A. 乙脑患者　B. 猪　C. 牛
D. 蚊虫　E. 隐性感染者

85. 患者，男，34岁。左足麻木、疼痛，诊断为血栓闭塞性脉管炎。为促进患肢侧支循环建立，指导其作患肢运动(Buerger运动)，正确的是(　　)
A. 患肢先抬高30°，维持2～3分钟
B. 患肢再下垂5～6分钟
C. 辅以足部旋转、伸屈运动
D. 患肢再放平休息3分钟
E. 每次重复10回，每日练习1次

86. 患者，男，34岁。在火灾中吸入毒气后出现呼吸困难，鼻导管吸氧未见好转。入院后动脉血气分析显示：PaO_2 50mmHg，$PaCO_2$ 55mmHg。X线：双肺可

见密度增高的大片状阴影。临床诊断为急性呼吸窘迫综合征。对该患者诊断和病情判断最有重要意义的辅助检查是(　　)

A. 心电图　　B. 血流动力学监测

C. 呼吸功能检测　　D. X线检查

E. 血气分析

87. 患者,男,25岁。因胆囊结石、胆囊炎收入院,拟行胆囊摘除。术前2晚,夜班护士发现其入睡困难,夜间常醒来,且多次询问护士做手术有无危险和后遗症,对于该患者目前的情况,正确的护理问题是(　　)

A. 睡眠型态紊乱　与入睡困难,夜间常醒有关

B. 睡眠型态紊乱　与环境的改变有关

C. 睡眠型态紊乱　与护士夜间巡视有关

D. 睡眠型态紊乱　与即将手术,心理负担过重有关

E. 睡眠型态紊乱　与生理功能改变有关

88. 患者,女,45岁。因乳腺癌入院。查体:左乳房外侧肿块,直径3.5cm,质硬,可推动,同侧腋窝可触及散在的肿大淋巴结,该患者乳腺癌的临床分期为(　　)

A. 一期　　B. 二期　　C. 三期

D. 四期　　E. 五期

89. 患者,女,38岁。因患急性蜂窝织炎,应用抗生素治疗,选择抗生素最理想的依据是(　　)

A. 感染发生部位　　B. 感染的严重程度

C. 药物敏感试验结果　D. 患者的抵抗力

E. 病菌的类型

90. 患者,女,46岁。因地震房屋倒塌,2天后被救出,急诊收入院,诊断为股骨骨折合并急性肾衰竭,其导致肾衰竭的可能原因为(　　)

A. 组织坏死　　B. 肌肉坏死　　C. 失血

D. 挤压伤　　E. 骨折

91. 患者,男,43岁。车祸致脑外伤3小时,入院后出现脑疝征兆,立即输入20%甘露醇溶液,其目的是(　　)

A. 降低血压　　B. 升高血压　　C. 降低颅内压

D. 升高颅内压　E. 增加血容量

92. 患者,女,34岁。患原发性甲状腺功能亢进。清晨起床前脉率110次/分,血压140/80mmHg,该患者的基础代谢率为(　　)

A. 30%　　B. 50%　　C. 59%

D. 69%　　E. 72%

93. 患者,女,31岁。车祸造成损伤性血胸,来院后立即为其行胸腔闭式引流术。在术后观察中,引流量为多少时提示患者有进行性血胸的可能(　　)

A. 30ml/h　　B. 50ml/h　　C. 100ml/h

D. 150ml/h　　E. 200ml/h

94. 患者,男,14岁。因外伤致腕关节肿胀、疼痛,疑有桡骨远端骨折,下列哪项检查是最可靠的诊断依据(　　)

A. 局部畸形　　B. 局部剧烈疼痛

C. 骨擦音　　D. X线摄片

E. 活动障碍

95. 患者,女,45岁。因继发性痛经逐渐加重10年就诊。双侧卵巢囊性增大,考虑子宫内膜异位症。既能诊断又能治疗该疾病的最佳方法是(　　)

A. 双合诊　　B. 三合诊　　C. 腹腔镜

D. CA125　　E. 盆腔B超

96. 患者,女,28岁。分娩时行会阴侧切,分娩后用25%硫酸镁湿敷,护士在操作过程中应特别注意的是(　　)

A. 热敷前皮肤涂凡士林　B. 保持合适的水温

C. 敷料拧至不滴水为止　D. 严格执行无菌操作

E. 操作完毕后及时更换敷料

97. 患者,女,35岁,已婚。主诉近日白带增多,外阴瘙痒伴灼痛1周。妇科检查:阴道内多量灰白泡沫状分泌物,阴道壁散在红斑点。有助于诊断的检查是(　　)

A. 阴道分泌物涂片检查　B. 宫颈刮片

C. 盆腔B超　　D. 诊断性刮宫

E. 阴道镜检查

98. 患者,女,32岁。因双胎妊娠行剖宫产娩出两活婴,新生儿因轻度窒息转儿科治疗。该产妇因患有活动性乙型肝炎,护士告知需要退奶,产后第2日值班护士查房时发现产妇情绪低落,其可能的原因不包括(　　)

A. 母婴分离　　B. 手术后疲劳

C. 生产过程中缩宫素的使用

D. 产妇体内雌、孕激素水平急剧下降

E. 家属对新生儿的高度关注引起的失落感

99. 患者,女,30岁。孕前基础血压为120/80mmHg,孕30周时出现下肢水肿,头痛、头晕,血压150/100mmHg,蛋白尿(+),诊断为妊娠期高血压疾病,本病基本的病理生理变化是(　　)

A. 底蜕膜出血　　B. 全身小血管痉挛

C. 水钠潴留　　D. 内分泌功能失调

E. 肾小管重吸收功能降低

100. 患者,女,31岁。葡萄胎清宫术后出院,随访内容不正确的是(　　)

A. 定期测hCG

B. 避孕宜用宫内节育器

C. 妇科检查
D. 有无咳嗽、咯血及阴道流血
E. 胸部X线检查

101. 患者，女，40岁。患有子宫肌瘤。引起经量增多与经期延长最密切的因素是(　　)
A. 肌瘤的生长部位　B. 肌瘤的数目
C. 肌瘤的大小　D. 患者的年龄
E. 肌瘤的变性

102. 患者，女，50岁。入院行卵巢癌根治术。术前1日护士为其所做的准备工作中不包括(　　)
A. 灌肠　B. 导尿　C. 备血
D. 血皮　E. 皮试

103. 明明，男，足月新生儿。出生后第5天出现双侧乳房肿大，正确的处理是(　　)
A. 送儿科急诊
B. 挤压乳房，观察是否有分泌物
C. 抗感染治疗　D. 双侧冷敷
E. 不予处理

104. 6个月婴儿，体重7.5kg，有湿疹，生后不久即开始腹泻，5～7次/日，进乳良好，精神状态良好，大便检查未见异常，应考虑为(　　)
A. 婴儿腹泻（轻型）B. 迁延性腹泻
C. 生理性腹泻　D. 病毒性肠炎
E. 真菌性肠炎

105. 6个月男婴，3天来高热，咳嗽，精神委靡，纳差，时有呕吐，大便稀，每日3～4次，周围血WBC 20×10^9/L。查体：烦躁不安，气促，面色苍白，皮肤可见猩红热样皮疹，两肺可闻中小湿啰音。医生诊断为小儿肺炎，引起该肺炎最可能的病原体是(　　)
A. 腺病毒　B. 肺炎支原体
C. 金黄色葡萄球菌　D. 肺炎链球菌
E. 呼吸道合胞体病毒

106. 患儿，1岁。生后6个月起逐渐出现青紫，哭闹后加重，胸骨左缘第2～4肋间闻及Ⅲ级收缩期杂音，诊断为法洛四联症。其青紫程度主要取决于(　　)
A. 肺动脉狭窄程度　B. 主动脉骑跨
C. 房间隔缺损　D. 室间隔缺损
E. 贫血程度

107. 1岁患儿，逐渐苍白2个月，肝肋下2.5cm，脾肋下0.5cm，Hb 80g/L，RBC 3×10^{12}/L，RBC中央淡染区扩大，诊断为缺铁性贫血。以下哪项不是缺铁性贫血的原因(　　)
A. 早产
B. 母孕期严重缺铁性贫血
C. 生长发育过快
D. 接触阳光少，影响铁的吸收
E. 双胎

108. 患儿，男，8岁。2周前患扁桃体炎。近日眼睑水肿，尿少，有肉眼血尿，BP 135/90mmHg，诊断为急性肾小球肾炎，与本病关系密切的病史为(　　)
A. 1天来腹痛　B. 2天来腹泻
C. 2周前腰部外伤　D. 2周前扁桃体炎
E. 2个月前尿路感染

109. 某护理专业毕业生，申请护士执业注册，应提供在教学医院或综合医院完成临床护理实习至少多长时间的证明(　　)
A. 3个月　B. 6个月　C. 8个月
D. 10个月　E. 1年

110. 某医院因护士严重短缺，聘用了3名临时护士，其中一名护士的护士执业证书有效期已届满；另一名护士刚大学毕业，已通过护士执业资格考试，还没注册；第三名护士刚从外省调入本省工作，有护士执业证书。该医院的行为属于(　　)
A. 正常行为　B. 错误行为　C. 不良行为
D. 过失行为　E. 违法行为

111. 某病区护士，在发药时不慎将3床患者的止咳糖浆发给了5床患者。护士发现工作失误后，应立即向谁汇报(　　)
A. 主班护士　B. 值班医生　C. 病区护士长
D. 科护士长　E. 护理部主任

112. 某三级甲等医院ICU，共有10张床位，按照国家卫生和计划生育委员会对ICU护士与床位比的要求，该科室配备护士人数应不少于(　　)
A. 10名　B. 15名　C. 20名
D. 25名　E. 30名

113. 某病区实习护士，下班后在医院门口遇到在另一病区实习的同班同学，并跟该同学说：“告诉你，今天某明星入住我们病房了，你想不想知道他什么情况？我带你去看看。”其同学正确的回答是(　　)
A. “我们去病房说吧，这里是公共场所，不适合讨论病情。”
B. “你简单跟我说说病情好了，我现在不能去看。”
C. “请不要跟我说这些，你不能透露这些消息。”
D. “真的啊，她为什么住院？你现在带我去看看。”
E. “告诉我床号，明天我自己去看。”

114. 患者，女，30岁。因乳腺炎发热来院急诊。进入急诊室后，患者发现接诊医生为男性，于是向护士

提出“不能接受男医生治疗，要求更换女医生”。此时护士应(　　)
A. 要求患者家属做好患者的思想工作，接受该男医生治疗
B. 让患者向急诊科主任提出申请
C. 拒绝患者的要求
D. 要求患者等待，直至患者改变想法
E. 尽可能为患者更换女医生

115. 患者，男，48岁。诊断：胃癌，行胃大部分切除术后第3天，护士到床边给患者及其家属进行健康教育。此时，影响护患沟通效果的隐秘性因素是(　　)
A. 沟通过程中有其他人员在场
B. 沟通者双方距离较远
C. 沟通者一方情绪悲哀
D. 患者伤口疼痛
E. 沟通环境阴暗、有异味

116. 患者，男，68岁，退休教师。患有高血压8年，需经常住院治疗。护士与该患者相处时，适宜采取的护患关系模式是(　　)
A. 主动-被动型　B. 指导-合作型
C. 部分补偿系统　D. 全补偿系统
E. 共同参与型

117. 患者，女，57岁。因呕吐、腹泻急诊入院，需进行静脉输液治疗。护士为该患者执行操作时，用语不当的是(　　)
A. “今天您呕吐、腹泻了多次，我等一会儿给您输液，补充水分和电解质。”
B. “您快点儿去卫生间，回来马上就要给您输液了！”
C. “现在给您输液，请问您叫什么名字？”
D. “等会给您扎针时，有什么不舒服，请您告诉我。”
E. “输液的滴速已经给您调节好了，请您不要自行调节、改变滴速。”

118. 患儿，男，3岁。因急性淋巴细胞白血病入院。在与患儿沟通时，护士始终采用半蹲姿势与其交谈。此种做法主要是应用了沟通技巧的(　　)
A. 触摸　B. 倾听　C. 沉默
D. 目光沟通　E. 语言沟通

119. 某护士，拟为5床患者执行留置导尿术，用治疗车将备好的全部操作用物推至患者病床旁。该护士推治疗车的方法不正确的是(　　)
A. 双手扶住车缘两侧
B. 站在治疗车后，与治疗车保持一定的距离
C. 两臂均匀用力，把稳方向
D. 抬头、挺胸、收腹、直背，躯干略向后倾
E. 重心集中于前臂，使车平稳地行进或停放

120. 某护士，准备好做青霉素过敏试验的物品，放于治疗盘内，持治疗盘前往病室为患者执行皮内注射操作。护士双手持治疗盘时，肘关节屈曲的角度为(　　)
A. 10°　B. 20°　C. 40°
D. 60°　E. 90°

A_3型题

（121～124题共用题干）

某手术室护士，在手术中传递器械时，不慎被缝针刺破手套，并刺伤手指。

121. 护士的处理方法不妥的是(　　)
A. 先用流动水冲洗，再用70%乙醇消毒
B. 立即包扎伤口，止血，再继续工作
C. 从伤口的远心端向近心端挤压
D. 报告科室护士长
E. 填写登记表，上报主管部门

122. 该护士用流动水冲洗伤口的时间是(　　)
A. 2分钟　B. 5分钟　C. 10分钟
D. 15分钟　E. 20分钟

123. 该护士所受的职业损伤属于(　　)
A. 化学性损伤　B. 温度性损伤　C. 锐器伤
D. 放射性损伤　E. 机械性损伤

124. 手术中处理锐利器械的方法，正确的是(　　)
A. 手术刀、缝针等锐器用弯盘传递
B. 徒手传递手术刀、缝针
C. 使用后的针头需双手回套针帽
D. 用双手分离使用后的针头与注射器
E. 用手直接回收使用后的针头、刀片

（125、126题共用题干）

患者，男，20岁。身体健康，于清晨空腹到血站要求献血。

125. 血站护士应向其说明，每次献血量最多不得超过(　　)
A. 200ml　B. 300ml　C. 400ml
D. 500ml　E. 600ml

126. 献血结束，护士告知其下一次献血的间隔时间至少为(　　)
A. 1个月　B. 3个月　C. 6个月
D. 9个月　E. 12个月

（127、128题共用题干）

患者，男，40岁。进餐时不慎吞下鱼刺，刺伤咽部，自行在家处理不当导致喉头水肿、呼吸困难，被家人

送至医院急诊科。

127. 急诊值班护士以下处理，不妥的是(　　)

A. 立即通知医师　B. 给予患者吸氧

C. 做好护理文件记录　D. 给予患者半坐卧位

E. 做好准备，等待医师到场，配合实施抢救

128. 护士在抢救结束后要及时据实补记抢救记录和护理病历，时间为(　　)

A. 2小时内　B. 3小时内　C. 4小时内

D. 5小时内　E. 6小时内

（129、130题共用题干）

某病区护士在巡视病房时，与患者甲进行交谈，当谈到住院费用的问题时，该患者情绪激动，愤愤不满。

129. 此时，为了缓解该患者的情绪，护士可采用的交谈技巧为(　　)

A. 提问　B. 核实　C. 倾听

D. 阐释　E. 沉默

130. 在与患者的进一步交谈中，护士处理不当的是(　　)

A. 选择适宜的环境

B. 帮助患者取舒适体位

C. 及时更正患者不正确的观念

D. 对患者的诉说做出及时反馈

E. 认真倾听患者诉说

A_4型题

（131～133题共用题干）

患者，女，42岁。因肺部感染入院。医嘱行链霉素皮试。皮试3分钟后患者突然出现呼吸困难，脉搏细弱，面色苍白，血压80/55mmHg，意识丧失。

131. 该患者最可能发生了(　　)

A. 全身炎性反应　B. 晕针

C. 呼吸道过敏反应　D. 过敏性休克

E. 皮肤组织过敏反应

132. 护士应立即采取的措施是(　　)

A. 通知家属　B. 报告护士长

C. 行心肺复苏术　D. 将患者送入抢救室

E. 就地抢救，使患者平卧，报告医生

133. 抢救过敏性休克的首选药物是(　　)

A. 缓慢推注10% 葡萄糖酸钙

B. 缓慢推注5% 葡萄糖酸钙

C. 皮下注射盐酸肾上腺素

D. 肌内注射地塞米松

E. 静脉注射氢化可的松

（134～138题共用题干）

患者，男，58岁。因慢性阻塞性肺气肿住院治疗。今晨9时开始静脉输入5%葡萄糖溶液500ml及0.9%氯化钠溶液500ml，自行调节滴速为70滴/分。10时护士巡视病房，发现患者咳嗽、呼吸急促、大汗淋漓、咳粉红色泡沫痰。

134. 根据上述临床表现，患者可能发生了(　　)

A. 发热反应　B. 过敏反应　C. 急性肺水肿

D. 细菌污染反应　E. 空气栓塞

135. 护士首先应采取的措施是(　　)

A. 立即通知医生　B. 协助患者坐起，两腿下垂

C. 给患者吸氧　D. 安慰患者

E. 立即停止输液

136. 护士应协助患者采取(　　)

A. 半坐卧位　B. 端坐卧位　C. 中凹卧位

D. 左侧卧位　E. 头低足高位

137. 为减轻患者呼吸困难的症状，护士可采用乙醇湿化加压给氧，选用乙醇浓度为(　　)

A. 60%～70%　B. 50%～60%　C. 40%～50%

D. 30%～40%　E. 20%～30%

138. 给氧时，护士应选择的吸氧流量为(　　)

A. 1～2L/min　B. 3～4L/min　C. 5～6L/min

D. 6～8L/min　E. 9～10L/min

实践能力

A_1型题

1. 中暑患者需要用多少度的溶液灌肠降温(　　)

A. 0℃　B. 3℃　C. 4℃

D. 28℃　E. 39℃

2. 护士为患者抽血检查血型，应选用哪种试管(　　)

A. 深红色　B. 黄色　C. 蓝色

D. 紫色　E. 黑色

3. 慢性肺源性心脏病，肺、心功能失代偿期最突出的表现是(　　)

A. 休克　B. 出血　C. 昏迷

D. 呼吸衰竭　E. 心力衰竭

4. 肺性脑病不能采用高浓度吸氧，主要是因为(　　)

A. 缺氧不是主要因素

B. 可引起氧中毒

C. 可解除颈动脉窦的兴奋性

D. 促使二氧化碳排出过快

E. 诱发代谢性碱中毒

5. 主动脉瓣狭窄最重要的体征是(　　)

A. 细迟脉

B. 主动脉瓣区响亮、粗糙的收缩期吹风样杂音

C. 主动脉瓣第二听诊区响亮、粗糙的收缩期吹风样杂音

D. 主动脉瓣区舒张早期叹气样杂音

E. 主动脉瓣第二听诊区舒张早期叹气样杂音

6. 关于室性期前收缩的心电图表现,叙述正确的是(　　)

A. 有提前出现的宽大畸形的QRS波

B. 室性融合波

C. QRS波群前出现倒P波

D. 代偿间歇不完全

E. T波与QRS主波方向相同

7. 胃溃疡患者典型的疼痛规律是(　　)

A. 疼痛—进食—缓解　B. 进食—疼痛—缓解

C. 疼痛—禁食—疼痛　D. 疼痛—便意—便后缓解

E. 便意—疼痛—便后缓解

8. 肝硬化患者禁食油炸、粗纤维食物是为了(　　)

A. 严格限制钠的摄入

B. 预防损伤食管黏膜而出血

C. 减少肠道氨的吸收

D. 减轻肝脏解毒功能

E. 抑制假性神经递质

9. 慢性肾衰竭最早的表现是(　　)

A. 尿量减少　B. 疲乏无力　C. 食欲减退

D. 贫血　E. 血压升高

10. 急性型再生障碍性贫血早期最突出的表现是(　　)

A. 出血和感染　B. 进行性贫血

C. 进行性消瘦　D. 肝、脾、淋巴结大

E. 黄疸

11. 糖尿病最基本的治疗措施是(　　)

A. 饮食治疗　B. 口服降糖药物治疗

C. 胰岛素治疗　D. 合适的体育锻炼

E. 胰岛细胞移植

12. 关于癫痫患者长期服药的描述,正确的是(　　)

A. 服药量要大　B. 采用顿服法

C. 症状控制后及时停药

D. 最好单一药物治疗　E. 根据病情随时增减药量

13. 焦虑性神经症发作的形式,一种为广泛性焦虑障碍,另一种为(　　)

A. 恐惧症　B. 惊恐发作　C. 强迫症

D. 疑病症　E. 癔症

14. 下列关于重度抑郁患者的健康教育,正确的是(　　)

A. 建议患者自我心理调整为主、用药为辅

B. 鼓励安静休息,避免声光刺激

C. 生活中回避压力,不要主动挑起对抗

D. 尽量减少社会活动,避免受人关注

E. 坚持服药治疗,不要漏服或者随意停药

15. 感染艾滋病病毒的妇女会将病毒传染给婴儿的途径,最正确的是(　　)

A. 妊娠、分娩、亲吻　B. 哺乳、亲吻、妊娠

C. 妊娠、分娩、搂抱　D. 搂抱、亲吻、呼吸

E. 妊娠、分娩、哺乳

16. 患者,男,35岁。3个月来发热,乏力,盗汗,食欲缺乏。查体:体重减轻,一般状况尚可。怀疑肺结核。接下来的资料采集不包括(　　)

A. 预防接种史　B. 胸片　C. 接触史

D. 痰培养　E. 肺功能检测

17. 急性阑尾炎最典型的症状是(　　)

A. 转移性脐周疼痛　B. 固定的脐周疼痛

C. 固定的右下腹痛　D. 转移性右下腹痛

E. 剑突下刀割样疼痛

18. 关于门静脉高压症的术后护理,下列错误的是(　　)

A. 定期监测生命体征

B. 观察腹腔引流液的性质及颜色

C. 分流手术后取高半坐卧位

D. 卧床1周

E. 观察患者有无意识改变

19. 抗休克最基本的治疗措施是(　　)

A. 应用血管活性药物　B. 扩充血容量

C. 纠正酸中毒　D. 使用抗生素

E. 给予强心药

20. 预防胃大部切除术后倾倒综合征的措施中下列错误的是(　　)

A. 少食多餐　B. 宜进高糖、低蛋白饮食

C. 宜进低糖、高蛋白饮食

D. 避免过咸、过甜、过浓流质饮食

E. 餐后平卧10～20分钟

21. 产检项目中能够反映胎儿生长发育状况最重要的指标是(　　)

A. 孕妇体重　B. 宫高与腹围　C. 胎方位

D. 胎动　E. 胎心率

22. 关于子宫颈癌的叙述,正确的是(　　)

A. 多为鳞癌与腺癌,以腺癌为主

B. 病变多发于子宫颈外口处

C. 转移途径以直接蔓延和淋巴转移为主，血性转移极少见
D. 宫颈原位癌不属于宫颈上皮内瘤样病变
E. 可表现为菜花型、浸润型、溃疡型三种类型

23. 葡萄胎患者术后避孕的最佳方法是(　　)
A. 针剂避孕药　B. 宫内节育器避孕
C. 口服避孕药　D. 皮下埋植法
E. 阴茎套、阴道隔膜

24. 放置宫内节育器的时间是在月经干净后(　　)
A. 第11日　B. 第10日　C. 第9日
D. 第8日　E. 第7日

25. 为心跳、呼吸骤停患儿实施心肺复苏时最关键的是(　　)
A. 大声呼救　B. 口对口人工呼吸
C. 清理呼吸道　D. 心脏按压
E. 心电监护

26. 新生儿颅内出血不适宜的措施是(　　)
A. 保持安静，尽量避免惊扰
B. 早期使用甘露醇以降低颅内压
C. 烦躁不安、惊厥时可用镇静剂
D. 可使用维生素K_1控制出血
E. 神经细胞营养药

27. 患儿，女，未成熟儿。进行护理时，下列措施错误的是(　　)
A. 母乳喂养　B. 注意保暖，防止烫伤
C. 保持呼吸道通畅，以防窒息
D. 持续高浓度氧气吸入，维持有效呼吸
E. 严格执行消毒隔离制度，防止交叉感染

28. 新生儿寒冷损伤综合征复温的原则为(　　)
A. 逐步升温，循序渐进
B. 供给足够液量，帮助复温
C. 立即升温，使体温迅速达到正常
D. 立即放入34℃暖箱，逐步升温
E. 保证体温每小时升高1℃

29. 患者，女，45岁。干咳伴乏力、低热、夜间虚汗、体重减轻2月余。X线胸片示右上肺阴影。疑诊肺结核，遂收住入院。应采取的隔离措施是(　　)
A. 消化道隔离　B. 呼吸道隔离　C. 保护性隔离
D. 接触隔离　E. 床边隔离

30. 患者，女，57岁。因胃癌收入院。今晨在全麻下行胃大部切除术，手术过程顺利，患者安返病房。患者术后留置尿管3天，为防止发生尿路感染，最重要的护理措施是(　　)
A. 严密观察尿量　B. 严格限制饮水
C. 每日行膀胱冲洗2次　D. 每日更换集尿袋2次
E. 每日尿道口护理2次

31. 患者，女，31岁。以急性肾小球肾炎入院，医嘱做爱迪计数检查，护士应准备的防腐剂是(　　)
A. 10%甲醛　B. 40%甲醛　C. 浓盐酸
D. 0.5%～1%甲苯　E. 1%～2%甲苯

32. 患者，男，59岁。1周来体温持续在39～40℃，护理查体：面色潮红，呼吸急促，口唇轻度发绀，意识清楚。为明确诊断，需查心肌酶、红细胞沉降率及血培养。注入容器的先后顺序是(　　)
A. 抗凝试管、干燥试管、血培养瓶
B. 干燥试管、血培养瓶、抗凝试管
C. 干燥试管、抗凝试管、血培养瓶
D. 血培养瓶、干燥试管、抗凝试管
E. 血培养瓶、抗凝试管、干燥试管

33. 患者，男，32岁。高热39.3℃，医嘱给予冰袋物理降温。冰袋正确放置的位置是(　　)
A. 前额　B. 颞下　C. 枕部
D. 颈前颌下　E. 足底

34. 患者，女，31岁。肛瘘手术后行热水坐浴，应控制时间为(　　)
A. 5～10分钟　B. 10～15分钟　C. 15～20分钟
D. 20～30分钟　E. 30～40分钟

35. 患者，女，79岁。诊断为肝性脑病入院，目前处于昏迷状态，下列护理措施错误的是(　　)
A. 给予舒适体位
B. 使用床挡防止坠床
C. 口腔护理预防口腔感染
D. 长期留置尿管，以防尿液浸湿皮肤
E. 定时翻身防止压疮

36. 患者，男，76岁。4年前诊断为肺心病，近日因感冒后呼吸困难加重入院，护士对该患者所采取的氧疗方式正确的是(　　)
A. 间歇高流量给氧　B. 间歇低流量给氧
C. 持续高流量给氧　D. 持续低流量给氧
E. 高压给氧

37. 患儿，女，6岁。约半小时前误服农药，被急送入院，现意识清醒，能准确回答问题，护士首选的处理方法是(　　)
A. 口服催吐　B. 注洗器洗胃
C. 漏斗胃管洗胃　D. 电动吸引器洗胃
E. 自动洗胃机洗胃

38. 患者，男，65岁。高血压病史10余年，晚餐后突然出现剧烈头痛、呕吐，随即昏迷，急诊入院。医生决

定立即进行手术，术前医嘱：阿托品 0.5mg H St。护士接到该医嘱首先应做的是(　　)

A. 即刻给患者皮下注射阿托品0.5mg
B. 将医嘱转抄至长期治疗单上
C. 将医嘱转抄至临时治疗单上
D. 即刻给患者肌内注射阿托品0.5mg
E. 将医嘱转抄至病室交班报告上

39. 患者，女，45岁。患甲状腺功能亢进症5年，医嘱行^{131}I治疗，护士指导该患者在服药期间应禁食的食物有(　　)

A. 芹菜　B. 紫菜　C. 白菜
D. 西兰花　E. 西红柿

40. 患者，女，25岁。尿频、尿急、尿痛伴有低热，间歇性发作持续8个月，以“慢性尿路感染”在门诊应用抗生素治疗，需进行尿细菌培养检查，应嘱患者停用抗生素(　　)

A. 1天　B. 2天　C. 3天
D. 4天　E. 5天

41. 患者，男，40岁。1个月前诊断为急性心包炎，近两周呼吸困难严重。心率加快。查体发现患者有奇脉。奇脉的表现是(　　)

A. 脉搏搏动呈吸气性显著减弱，呼气时消失
B. 脉搏搏动呈吸气性显著消失，呼气时减弱
C. 脉搏搏动呈呼气性显著减弱或消失，吸气时减弱或有停顿
D. 脉搏搏动呈呼气性显著减弱或消失，吸气时又复原
E. 脉搏搏动呈吸气性显著减弱或消失，呼气时又复原

42. 患者，男，36岁，平素体健。淋雨后发热、咳嗽2天，右侧胸痛伴咳嗽，咳少量铁锈色痰。体检：神志清楚，体温40℃，血压100/78mmHg，心率100次/分。胸部X线检查示右下肺叶大片模糊阴影。首选的治疗药物是(　　)

A. 头孢他啶　B. 青霉素　C. 解热镇痛药
D. 胃肠道解痉剂　E. 庆大霉素

43. 患者，女，65岁。慢性支气管炎病史20余年，近半年来呼吸困难加重，下肢水肿，诊断为慢性肺心病。血气分析：$PaO_2$52mmHg，$PaCO_2$64mmHg。给患者氧疗时应采取(　　)

A. 立即吸入高浓度氧
B. 短期给氧
C. 低浓度、低流量持续给氧
D. 低浓度、低流量间断给氧
E. 高流量给氧

44. 患者，男，67岁。慢性肺气肿病史30多年，2周前感冒，后出现发热、咳嗽，咳大量黏液脓痰，近3日来咳嗽无力，痰不易咳出，气急、发绀。最主要的护理诊断是(　　)

A. 气体交换受损　B. 清理呼吸道无效
C. 有窒息的危险　D. 呼吸型态紊乱
E. 恐惧

45. 患者，男，50岁。因高血压3年，血压控制不好，来医院就诊，护士给其进行健康教育时，讲解原发性高血压最严重的并发症是(　　)

A. 脑出血　B. 充血性心力衰竭
C. 肾衰竭　D. 冠心病
E. 糖尿病

46. 患者，男，66岁。胸痛2小时，诊断为急性心肌梗死，给予急诊溶栓治疗，下列对直接诊断冠脉再通最有价值的是(　　)

A. 胸痛2小时内基本消失
B. 出现心律失常
C. 心电图抬高ST段回降＞50%
D. 血清心肌酶峰值提前
E. 冠脉造影示闭塞动脉再通

47. 患者，女，50岁。因高血压3年，血压控制不好，来医院就诊，护士给其进行健康教育时，讲解原发性高血压治疗的目的是(　　)

A. 降低颅内压　B. 预防和延缓并发症的发生
C. 明确高血压的原因　D. 减轻体重
E. 推迟动脉硬化

48. 患者，男，52岁。有胃溃疡病史。近日来上腹部疼痛加剧，医嘱做粪便潜血试验，患者应该吃哪一组菜谱(　　)

A. 卷心菜、五香牛肉　B. 菠菜、红烧青鱼
C. 茭白、鸡蛋　D. 油豆腐、鸡血汤
E. 青菜、炒猪肝

49. 患者，女，42岁。间断发作性下腹部疼痛伴腹泻2年，每天排便3～4次，为脓血便，常有里急后重，排便后疼痛缓解。该患者最有可能的诊断是(　　)

A. 慢性腹泻　B. 阿米巴肝脓肿
C. 肠结核　D. 肠息肉
E. 溃疡性结肠炎

50. 患者，男，56岁。肝硬化病史6年，近1周出现腹胀，尿量减少。查体：神清，精神尚好，心肺未见异常，腹部呈蛙腹，移动性浊音阳性。双下肢水肿明显。该患者目前最主要的护理诊断为(　　)

A. 体液过多 与肝功能减退，门静脉高压引起水钠潴留有关
B. 焦虑 与担心疾病的程度有关
C. 潜在并发症：上消化道出血、肝性脑病
D. 活动无耐力 与肝功能减退有关
E. 有感染的危险 与病程长、免疫功能下降有关

51. 患者，女，32岁。因双侧腰部酸痛，尿频、尿急、尿痛7天就诊。查体：T 39℃，双肾叩击痛（++）。尿常规：蛋白（+），脓细胞（+++），红细胞（+），考虑（ ）
A. 急性肾炎 B. 急性膀胱炎 C. 肾结核
D. 急性肾盂肾炎 E. 慢性肾盂肾炎

52. 某尿毒症患者，头晕、嗜睡，定向力障碍，内生肌酐清除率25mmol/L，BUN 50mmol/L，最佳治疗饮食方案是（ ）
A. 低热量、高蛋白、高维生素
B. 高热量、高维生素、高糖
C. 高热量、高蛋白、高维生素
D. 高蛋白、低磷、低钙
E. 高热量、优质低蛋白、高维生素

53. 患者，女，30岁。诊断特发性血小板减少性紫癜。血常规显示红细胞3.6×10^{12}/L，血红蛋白90g/L，白细胞6.8×10^{9}/L，血小板15×10^{9}/L，该患者最大的危险是（ ）
A. 贫血 B. 继发感染 C. 颅内出血
D. 心力衰竭 E. 牙龈出血

54. 某患者，突然发热，体检贫血貌。实验室检查：外周血全血细胞减少，网织红细胞明显减少；骨髓象提示骨髓增生低下。最可能的诊断是（ ）
A. 白血病 B. 再生障碍性贫血
C. 缺铁性贫血 D. 溶血性贫血
E. 巨幼细胞性贫血

55. 患者，女，23岁。患甲亢半年，服用甲硫氧嘧啶治疗，此药的作用机制是（ ）
A. 抑制甲状腺激素合成
B. 抑制抗原抗体反应
C. 抑制甲状腺激素释放
D. 使甲状腺激素分泌降低
E. 降低外周组织对甲状腺激素反应

56. 患者，女，60岁。因视力障碍收入院，查空腹血糖10mmol/L，餐后血糖18mmol/L，该患者可能是（ ）
A. 花眼 B. 糖尿病视网膜病变
C. 动脉硬化 D. 黄斑变性 E. 角膜溃疡

57. 患者，男，60岁。患关节炎2年，初期为腕掌指关节疼痛，后有膝关节疼痛，最近两手指在掌指关节处偏向尺侧形成关节活动障碍，影响患者的日常生活，查C反应蛋白升高，说明目前疾病处在（ ）
A. 康复期 B. 稳定期 C. 活动期
D. 比较轻微阶段 E. 非常严重阶段

58. 患者，女，66岁。高血压病史15年，糖尿病10年，早晨起床时突然发现右侧肢体无力，说话不流利，逐渐加重2日。查体：神志清楚，血压正常，混合性失语，右侧鼻唇沟浅，伸舌右偏，饮水自右侧口角漏出，右侧上下肢肌力0级，肌张力低，腱反射低下，右下肢病理征阳性，最可能的诊断是（ ）
A. 脑膜炎 B. 脑栓塞 C. 脑血栓形成
D. 脑出血 E. 蛛网膜下隙出血

59. 患者，男，65岁。颅内压升高，医嘱给予输注20%甘露醇250ml，输注时间至多（ ）
A. 10分钟 B. 30分钟 C. 60分钟
D. 90分钟 E. 120分钟

60. 患者，男，28岁。原有癫痫大发作史，今晨起有多次抽搐发作。间歇期意识模糊，两便失禁，中午来院急诊，紧急处理措施是（ ）
A. 鼻饲抗癫痫药 B. 静脉注射地西泮
C. 肌内注射苯巴比妥 D. 0.1%水和氯醛保留灌肠
E. 20%甘露醇静脉滴注

61. 患者，男，25岁。患精神分裂症。第3次复发住院治疗后拟于明日出院。护士在对患者进行出院指导时，应首先重点强调的是（ ）
A. 规律生活 B. 锻炼身体 C. 加强营养
D. 维持药物治疗 E. 参与社会工作

62. 患者，男，27岁。精神分裂症首次发作，经药物治疗后症状缓解，自知力部分恢复，患者家属询问医生继续服药的时间是（ ）
A. 医生指导下长期治疗
B. 医生指导下不少于1年
C. 医生指导下不少于2年
D. 医生指导下不少于3年
E. 医生指导下不少于4年

63. 患儿，5岁。因突然高热、头痛、呕吐1天入院，诊断为流行性脑脊髓膜炎。可以考虑首选的抗生素是（ ）
A. 青霉素 B. 乙酰螺旋霉素
C. 利福平 D. 复方SMZ E. 卡那霉素

64. 患儿，5岁半。发热伴腹泻1天，2小时前出现嗜睡。查

体:T 38℃, P 160次/分, R 22次/分, BP 80/50mmHg。神志不清,四肢末端发凉。最重要的治疗措施是(　　)

A. 补充血容量　　B. 药物降温
C. 应用洋地黄类药物　D. 利尿
E. 选用敏感抗生素

65. 患者,男,70岁。2天前因急性阑尾炎行阑尾切除术,现诉腹胀,未排气、排便,下列护理措施错误的是(　　)
A. 评估患者腹胀情况
B. 给予阿托品肌内注射
C. 鼓励患者床上多翻身
D. 必要时给予肛管排气
E. 鼓励患者下地活动

66. 患者,男,45岁。肝硬化致门静脉高压症,其饮食护理错误的是(　　)
A. 分流术后高蛋白饮食
B. 有食管静脉曲张者,无渣半流质饮食
C. 高糖低脂饮食
D. 有腹水者,控制入水量
E. 大出血者禁食

67. 患者,男,47岁。全麻下行肺癌根治术后,患者尚未清醒,此时最重要的护理是(　　)
A. 注意保暖　　B. 保持呼吸道通畅
C. 静脉输液　　D. 心电监护
E. 保持胸腔引流通畅

68. 患者,男,42岁。左下肢发冷、小腿抽痛、足趾麻木1年余。1周前出现左足趾持续性疼痛难忍,夜间尤甚,以血栓闭塞性脉管炎收入院。下述错误的护理措施是(　　)
A. 患肢保暖　　B. 使用止痛药物
C. 应用低分子右旋糖酐
D. 热水泡脚　　E. 应用高压氧治疗

69. 某腹膜炎患者,术后第5天, T 38℃,排便次数增多,里急后重,黏液血便,应考虑(　　)
A. 细菌性痢疾　B. 合并肠炎　C. 膈下脓肿
D. 肠粘连　　E. 盆腔脓肿

70. 患儿,男, 5岁。不慎溺水,检查发现该男童面部青紫,意识丧失,自主呼吸停止,颈动脉搏动消失。两名护士实施抢救时,按压与呼吸的比例是(　　)
A. 15 : 1　　B. 15 : 2　　C. 30 : 2
D. 5 : 1　　E. 5 : 2

71. 患者,男, 40岁。消化性溃疡9年余,赴酒宴后剧烈腹痛,迅速波及全腹,考虑并发急性穿孔。非手术及术前治疗时最重要的护理措施是(　　)
A. 禁饮食　　B. 有效的胃肠减压
C. 取半卧位　　D. 按医嘱及时使用抗生素
E. 输液维持体液平衡

72. 患者,男, 26岁。疝修补术后3小时出现烦躁不安,手术切口处敷料渗血,此时值班护士首先应采取的措施是(　　)
A. 监测生命体征　　B. 观察瞳孔
C. 观察皮肤受压情况
D. 查看患者病历　　E. 查看四肢活动情况

73. 患者,女, 26岁。初产后28天,急性乳腺炎入院。预防乳腺炎,不正确的指导措施是(　　)
A. 经常温水清洗乳头
B. 每次哺乳后用乙醇消毒乳头
C. 避免乳汁淤积
D. 养成良好的喂奶习惯
E. 防止乳头皲裂

74. 患者,女, 21岁。鼻翼旁有一小疖肿,发红,想自行挤破。这时护士应告诉患者这样做的主要危险是可能导致(　　)
A. 颜面部感染　　B. 眼球内感染
C. 上颌窦炎　　D. 颅内海绵状静脉窦炎
E. 鼻炎

75. 患者,女, 25岁。右小腿有损伤后的肉芽创面,色淡红,触之不易出血。换药时应选用的湿敷药液是(　　)
A. 等渗盐水　　B. 0.02%呋喃西林溶液
C. 0.1%依沙吖啶溶液　D. 含氯石灰硼酸溶液
E. 5%氯化钠溶液

76. 患者,男, 56岁。肺癌,给予化疗。输注化疗药物前建立静脉通路,首选的溶液为(　　)
A. 5%葡萄糖氧化钠溶液
B. 5%葡萄糖溶液　C. 10%葡萄糖溶液
D. 生理盐水　　E. 5%碳酸氢钠溶液

77. 晚期肾癌患者常伴有明显的营养不良,其最主要原因是(　　)
A. 长期低热和继发感染
B. 恶心、呕吐和消化不良
C. 贫血和低蛋白血症
D. 血尿和肿瘤消耗
E. 高血压和慢性疼痛

78. 患儿,女, 8岁。寒战、高热3小时,左下肢活动受限。左胫骨上段剧痛,且有深压痛。血白细胞计数 21×10^9/L,中性粒细胞0.93。X线检查未见异常。

3天前有左膝部碰伤史。该患儿可能是(　　)
A. 左膝化脓性关节炎 B. 急性血源性骨髓炎
C. 急性蜂窝织炎 D. 膝关节结核
E. 创伤性关节炎

79. 患者，男，40岁。急性肠梗阻，继发等渗性脱水。下述情况与患者不符的是(　　)
A. 口渴 B. 尿少 C. 黏膜干燥
D. 血压下降 E. 血清钠150mmol/L

80. 患者，男，32岁。硬脊膜外阻滞麻醉下行腹股沟疝修补术。术中患者突然意识不清、血压下降、呼吸急速，随之迅速出现昏迷、呼吸停止，应考虑(　　)
A. 局麻药毒性反应 B. 全脊髓麻醉
C. 局麻药过敏反应 D. 镇痛药中毒反应
E. 低血压

81. 患者，男，48岁。因消化道大出血致急性肾衰竭，测得前一日尿量为200ml，呕吐量为250 ml。估计今日补液量约为(　　)
A. 550ml B. 750ml C. 1000ml
D. 1500ml E. 2000ml

82. 患者，男，25岁。既往体健，因急性阑尾炎穿孔继发腹膜炎，下述哪项处置不妥(　　)
A. 急诊手术治疗 B. 进流质饮食
C. 观察有无休克症状 D. 应用抗生素
E. 取半卧位

83. 患者，男，45岁。因消化性溃疡行胃大部切除术。术后第1天除生命体征外，护士最应重点观察的是(　　)
A. 神志 B. 尿量 C. 胃管引流情况
D. 大便情况 E. 肠鸣音

84. 患者，女，55岁。因左侧乳房内单发无痛性肿块而入院，入院后确诊左侧乳腺癌一期，行乳腺癌改良根治术，下列哪项措施能预防术后皮下积液(　　)
A. 半卧位 B. 引流管持续负压吸引
C. 早期肢体活动 D. 抬高同侧上肢
E. 局部沙袋压迫

85. 患者，男，58岁。因颈部蜂窝织炎入院，医嘱予局部切开引流。护士应注重观察呼吸，预防并及时发现(　　)
A. 窒息 B. 肺不张 C. 全身感染
D. 吞咽困难 E. 化脓性海绵状静脉窦炎

86. 患者，女，70岁。今日下楼时不慎致踝关节扭伤1小时来院就诊，目前应进行的处理措施是(　　)
A. 热敷 B. 冷敷 C. 冷、热敷交替
D. 热水足浴 E. 按摩推拿

87. 患者，男，48岁。因肝区胀痛、消瘦，经检查诊断为肝癌。在沟通中，患者的哪项表述提示其处于震惊否认期(　　)
A. "我身体一直很好，是不是因为酒喝得太多了？"
B. "我能吃能睡，怎么可能得了癌症呢？再查查吧！"
C. "上有老，下有小，这一病怎么办啊？"
D. "你知道哪家医院治疗肝癌水平高吗？"
E. "你们去忙吧，让我一个人待着。"

88. 患者，男，28岁。颅脑外伤术后脑水肿，给予20%甘露醇250ml静脉滴注。最佳的输液速度是(　　)
A. 40滴/分 B. 60滴/分 C. 70滴/分
D. 100滴/分 E. 120滴/分

89. 患者，男，30岁。因反复上腹痛1年半加重3天入院。护士夜间巡视时，患者诉上腹痛加剧，大汗淋漓。此时护士应采取的最有意义的措施是(　　)
A. 取半卧位 B. 遵医嘱使用止痛剂
C. 检查腹部体征 D. 针灸或去热散
E. 多饮水以补充体液

90. 患者，男，45岁。胸部被撞伤1小时入院。自觉左胸痛，面色发绀，呼吸急促，左胸部出现反常呼吸运动。最重要的护理评估内容是(　　)
A. 血压 B. 体温 C. 呼吸
D. 脉搏 E. 意识

91. 患者，男，53岁。急性化脓性阑尾炎，阑尾切除术后1天。护士指导患者下床活动，其最主要目的是(　　)
A. 有利于伤口愈合 B. 预防血栓性静脉炎
C. 预防肺不张 D. 防止肠粘连
E. 预防压疮

92. 患者，男，66 岁。诊断为原发性肝癌，行肝叶切除术后第3 天，出现表情淡漠、嗜睡、黄疸等，应考虑(　　)
A. 胆汁性腹膜炎 B. 膈下脓肿
C. 肝性脑病 D. 内出血
E. 休克

93. 肾癌根治术后，腹膜后引流管的正常拔出时间是术后(　　)
A. 7天 B. 1天 C. 2～3周
D. 4～5天 E. 2～3天

94. 患者，男，46岁。因尺骨骨折行前臂石膏绷带包扎，1小时后自觉手指剧痛，护士观察见手指发凉、发绀，不能自主活动。首先考虑是(　　)
A. 室内温度过低 B. 石膏绷带包扎过紧

C. 神经损伤　　D. 体位不当
E. 静脉损伤

95. 患者，男，45岁。下肢静脉曲张，拟行大隐静脉剥脱术，术后防止深静脉血栓形成的主要护理是(　　)
A. 严格无菌操作　　B. 绷带包扎患肢
C. 抬高患肢　　D. 防止伤口渗血
E. 早期进行患肢运动

A_2型题

96. 患者，女，29岁。孕2产0，孕37周，前置胎盘入院。现有少量阴道流血，孕妇担心胎儿安危会产生的心理问题是(　　)
A. 无助感　　B. 恐惧　　C. 悲哀
D. 自尊低下　　E. 倦怠

97. 患者，女，30岁。孕1产0，孕37周，羊水过多行羊膜腔穿刺术后，该孕妇腹部放置沙袋的目的是(　　)
A. 减轻疼痛　　B. 减少出血　　C. 预防休克
D. 预防血栓形成　　E. 预防感染

98. 某妇女，27岁。孕1产0。妊娠38周，腹部触诊：宫底可触及圆而硬的胎儿部分，腹部右侧凹凸不平，左侧相对平坦，胎心音在脐上左侧听得最清楚，该孕妇的胎儿胎位最可能是(　　)
A. 枕左前位　　B. 枕右前位　　C. 骶左前位
D. 骶右前位　　E. 肩右前位

99. 患者，女，26岁。停经52日，阴道点滴流血2日，伴轻度下腹阵发性疼痛，尿妊娠试验(＋)。查体：宫口闭，子宫如孕7周大小。最可能的诊断是(　　)
A. 先兆流产　　B. 难免流产　　C. 不全流产
D. 稽留流产　　E. 习惯性流产

100. 某新生儿出生时全身青紫，四肢伸展，无呼吸，心率80次/分，用洗耳球插鼻有皱眉动作，该新生儿Apgar评分是(　　)
A. 0分　　B. 1分　　C. 2分
D. 3分　　E. 4分

101. 某妇女，28岁。孕1产0，平素月经规律，末次月经为2016年1月6日，其预产期是(　　)
A. 2016年9月6日　　B. 2016年9月13日
C. 2016年10月6日　　D. 2016年10月13日
E. 2017年1月6日

102. 患者，女，50岁。孕3产1，主诉腰骶部酸痛，有下坠感。妇检：患者平卧向下屏气用力时子宫颈脱出阴道口，子宫体仍在阴道内，其子宫脱垂为(　　)
A. Ⅰ度轻型　　B. Ⅰ度重型　　C. Ⅱ度轻型
D. Ⅱ度重型　　E. Ⅲ度

103. 患者，女，32岁。痛经2年，呈进行性加重。查体：子宫后倾固定，子宫后壁触及3个痛性结节，给予达那唑治疗，目前最重要的护理措施是(　　)
A. 保持心情愉快　　B. 避免剧烈
C. 湿热敷下腹部　　D. 指导规范用药
E. 给予清淡饮食

104. 患者，女，55岁。因绝经5年后出现阴道不规则流血入院，经检查诊断为子宫内膜癌。患者咨询本病最常用的治疗方案，护士正确的回答是(　　)
A. 化疗　　B. 手术治疗　　C. 中药治疗
D. 放疗　　E. 放化疗结合

105. 患者，女，32岁。因白带增多伴下腹坠痛2个月就诊，诊断为宫颈柱状上皮异位，2日前行宫颈锥形切除术，护士指导患者禁止性生活及盆浴的时间应是(　　)
A. 1个月　　B. 2个月　　C. 3个月
D. 4个月　　E. 5个月

106. 患者，女，45岁。宫颈癌根治术后第12日。护士在拔尿管前开始关闭尿管，定期开放，以训练膀胱功能，开放尿管的时间为(　　)
A. 每小时1次　　B. 每2小时1次　　C. 每3小时1次
D. 每4小时1次　　E. 每5小时1次

107. 患者，女，52岁。外阴瘙痒5年。双侧大、小阴唇及其外周皮肤充血肿胀，局部呈片状湿疹样变，阴道分泌物无异常。医嘱高锰酸钾溶液坐浴，其浓度应是(　　)
A. 1∶20　　B. 1∶100　　C. 1∶500
D. 1∶1000　　E. 1∶5000

108. 一小儿在非医院场所突然发生惊厥，在就地抢救措施中错误的是(　　)
A. 立即抱着患儿急送医院
B. 针刺或指压人中穴
C. 松解衣服领口
D. 去枕仰卧位，头偏向一侧
E. 保持安静，不能摇晃

109. 患儿，女，2岁。体重10kg，身高82cm，腹壁皮下脂肪厚度在0.7cm，皮肤稍苍白，身长尚正常。分析该患儿的营养评价是(　　)
A. 营养中等　　B. 重度营养不良
C. 中度营养不良　　D. 轻度营养不良
E. 营养良好

110. 患儿，女，9个月。发热、咳嗽3天。查体：体温37.8℃，呼吸45次/分，心率130次/分，口周发绀，鼻翼翕动，两肺听诊有细湿啰音。护士应为该患儿行

鼻导管吸氧，吸氧的流量和浓度分别为（　　）

A. 0.5～1L/min，＜40%　B. 1～2L/min，＜40%

C. 1～2L/min，＜50%　D. 2～4L/min，＜40%

E. 2～4L/min，＜50%

111. 患儿，男，3岁。体质差，反复患呼吸道感染。体检发现胸骨左缘第2～3肋间闻及Ⅱ～Ⅲ级收缩期杂音，肺动脉瓣区第二心音亢进，伴固定性分裂。最可能的诊断是（　　）

A. 房间隔缺损　B. 室间隔缺损

C. 动脉导管未闭　D. 法洛四联症

E. 右位心

112. 患儿，10个月，出生后反复患呼吸道感染。3天前发热、咳嗽，今日出现气促、烦躁不安。查体：T 38.6℃，R 68次/分，HR 182次/分，胸骨左缘第3～4肋间闻及Ⅳ级收缩期杂音，肺动脉瓣区第二心音亢进，肝肋下3cm，双下肢轻度水肿。最可能的诊断为（　　）

A. 室间隔缺损

B. 室间隔缺损合并肺炎

C. 室间隔缺损合并心力衰竭

D. 室间隔缺损合并肺炎和心力衰竭

E. 室间隔缺损合并亚急性心内膜炎

113. 对化脓性脑膜炎患儿的处理，正确的是（　　）

A. 保持安静，头侧位以防窒息

B. 硬脑膜下穿刺时应侧卧位，固定头部

C. 重症患儿输液速度宜快，防止休克

D. 颅内压高时应适量放出脑脊液

E. 硬脑膜下积液者可穿刺放液，每次不少于30ml

114. 患儿，女，3岁。因发热3天，出疹1天入院，入院诊断为麻疹，该病早期诊断的临床依据是（　　）

A. 发热3～4天后耳后出疹

B. 接触麻疹患儿后发热

C. 高热及耳后、淋巴结肿大

D. 口腔有麻疹黏膜斑

E. 未按时接种麻疹疫苗

115. 患儿，女，8岁。确诊水痘，现处于出疹期，自述皮疹瘙痒难忍。下列护理措施正确的是（　　）

A. 指导其可隔衣物挠抓皮疹患处

B. 皮疹完全消退前不可洗澡，以防感染

C. 局部可涂抹地塞米松霜

D. 遵医嘱口服抗组胺药物

E. 皮疹处不可涂抹炉甘石洗剂

116. 患儿，8个月。生后6个月内生长发育好，近2个月呆滞，面黄，诊断为营养性巨幼红细胞性贫血，其血象变化正确的是（　　）

A. 白细胞增高　B. 网织红细胞增高

C. 血小板增高

D. 血红蛋白下降较红细胞下降明显

E. 血涂片红细胞大小不均，大细胞为主，中央淡染区不明显

117. 患儿，3岁。因惊厥反复发作入院，为防止该患儿惊厥时外伤，以下处理错误的是（　　）

A. 将纱布放在患儿的手中

B. 移开床上一切硬物

C. 用约束带捆绑四肢

D. 床边设置防护栏

E. 压舌板裹纱布置上下磨牙之间

118. 患儿，女，10个月。因发热、咳嗽3天，病情加重来诊。查体：患儿烦躁不安，气促，口唇发绀。体温39℃，脉搏180次/分。肺部可闻及较多细湿啰音，心音低钝，肝肋下3cm。对该患儿的护理错误的是（　　）

A. 面罩给氧　B. 置患儿于半卧位

C. 避免各种刺激　D. 加快输液速度

E. 备好抢救药品

119. 患儿，女，6个月。体温 37.9℃，呛奶，咳嗽，有痰，咳不出，出现面色发绀，呼吸急促，双肺可闻及散在干、湿啰音，护士应首先采取的措施是（　　）

A. 降温　B. 止咳　C. 吸痰

D. 吸氧　E. 控制感染

（120～122题共用题干）

患者，男，68岁。因突然心前区持续剧烈疼痛2小时伴冷汗就医。心电图示Ⅱ、Ⅲ、aVF三个导联上显示大Q波，ST段抬高呈现弓背向上的单向曲线。

120. 本病可确诊为（　　）

A. 急性心肌梗死　B. 急性胰腺炎

C. 带状疱疹　D. 急性胸膜炎

E. 自发性气胸

121. 本例患者应收住（　　）

A. 普通病房　B. 干部病房

C. ICU（重症监护病房）

D. CCU（心电监护病房）

E. 急诊留观

122. 此患者在住院后的当天，心电图显示室性期前收缩每分钟20次，且出现R on T现象，问预后如何（　　）

A. 是好转征兆　B. 提示应绝对卧床

C. 即将休克　D. 即将心衰

E. 可诱发恶性心律失常

（123、124题共用题干）

王先生患肝硬化5年，中午因饮食不当突然出现呕血，伴神志恍惚、心悸，四肢厥冷，无尿，脉搏128次/分，血压10.7/7.3kPa（80/55mmHg），血红蛋白80g/L。

123. 根据上述情景判断其出血量为（　　）

A. 300～500ml　B. 500～800ml

C. 800～1000ml　D. 1000～1 500ml

E. ＞1500ml

124. 王先生出血后易诱发（　　）

A. 窒息　B. 猝死　C. 肝性脑病

D. 肾衰竭　E. 电解质紊乱

（125、126题共用题干）

患者，男，40岁。近日来上腹部疼痛不适反复发作，2小时前在睡眠中突感上腹刀割样剧痛，继之波及全腹。既往有十二指肠溃疡病史。根据临床表现和辅助检查结果，拟诊为十二指肠穿孔。

125. 肠穿孔的重要诊断依据为（　　）

A. 既往病史　B. 腹膜炎和腹水体征

C. B超示腹腔液性暗区

D. X线示膈下游离气体

E. 患者自觉症状

126. 该患者先试行非手术治疗，其措施不包括（　　）

A. 禁食　B. 胃肠减压　C. 静脉补液

D. 腹腔引流　E. 应用抗生素

A_3型题

（127、128共用题干）

患者，女，25岁。孕8周，患先天性心脏病，妊娠后表现为一般体力活动受限制，活动后出现心悸、轻度气短，休息时无症状。

127. 患者现在很紧张，询问是否能继续妊娠。护士告诉她能否妊娠的依据主要是（　　）

A. 年龄　B. 心功能分级　C. 胎儿大小

D. 心脏病种类　E. 病变发生部位

128. 患者整个妊娠期心脏负担最重的时期是（　　）

A. 孕12周内　B. 孕24～26周　C. 孕28～30周

D. 孕32～34周　E. 孕30～32周

（129、130题共用题干）

患儿，7个月，早产，生后牛乳喂养，未加辅食。因面色苍白、精神委靡1个月收入院。查体：嗜睡，肝脾大，血红蛋白66g/L，红细胞2.5×10^{12}/L，血涂片：红细胞体积小，中央淡染区扩大，诊断为营养性缺铁性贫血。

129. 主要的治疗措施是（　　）

A. 肌内注射维生素B_{12}　B. 口服叶酸

C. 口服铁剂　D. 输血

E. 口服维生素C

130. 药物治疗的同时，首要的护理措施是（　　）

A. 多晒太阳　B. 添加含铁丰富的辅食

C. 体格锻炼　D. 预防感染

E. 供给氧气

（131～133题共用题干）

患者，男，80岁。有慢性支气管炎病史20年。1周前受凉后再次出现咳嗽、咳痰，痰白质黏，伴有呼吸困难、胸闷、乏力。以慢性支气管炎合并慢性阻塞性肺气肿入院治疗。

131. 患者最可能出现的并发症是（　　）

A. 心力衰竭　B. 上消化道出血

C. 急性肾衰竭　D. 呼吸衰竭

E. DIC

132. 患者最主要的护理问题是（　　）

A. 体液过多　B. 清理呼吸道无效

C. 生活自理能力缺陷

D. 营养失调：低于机体需要量

E. 肺脓肿

133．氧疗时，护理措施正确的是（　　）

A. 间断吸氧　B. 持续低流量吸氧

C. 高流量吸氧　D. 高浓度吸氧

E. 乙醇湿化吸氧

（134～136题共用题干）

患者，男，30岁。发现右侧腹股沟区肿块1年，渐增大，平卧后肿块可消失。今弯腰搬重物时突感右下腹疼痛，伴呕吐2次，2小时后来院。查体：右下腹压痛，肠鸣音12～14次/分，右腹股沟区有一梨形肿块，约7cm×4cm×3cm，有明显压痛，不能回纳，局部皮肤无红肿。

134. 最可能的诊断是（　　）

A. 右侧腹股沟斜疝

B. 右侧可复性腹股沟斜疝

C. 右侧难复性腹股沟斜疝

D. 右侧嵌顿性腹股沟斜疝

E. 右侧绞窄性腹股沟斜疝

135. 此时最合适的处理是（　　）

A. 抗生素静脉滴注　B. 使用解痉镇痛药

C. 急症手术　D. 胃肠减压

E. 手法复位

136. 如果疝嵌顿时间过长，可能发生（　　）

A. 腹腔脓肿　B. 疝内容物缺血坏死

C. 脓毒血症　D. 水电解质紊乱

E. 休克

参考答案

第1章

第1节

1～2 CE

第2节

1～5 EDABD

第3节

1～5 EEBEC　6～10 CDACC　11～15 DDDDB
16～20 DBCEA　21～25 EBBCE　26～29 BCCD

第4节

1～5 AACDA　6～10 DBBDB　11～15 BEBDC
16～20 ADBEA　21～25 ADDBC　26～27 DD

第5节

1～5 BABBB　6～7 BB

第6节

1～5 CDBEE　6～7 AC

第7节

1～4 EEBD

第2章

第1节

1～5 CACEA　6～9 AEED

第2节

1～5 BACCE　6～9 ACEA

第3节

1～5 CCDDD　6～10 ECEEA　11～15 DDCDB
16 C

第4节

1～5 AAAAD　6～9 AAEA

第5节

1～5 DBABB　6～10 CBCCA　11～15 ADBEC
16～17 EC

第6节

1～5 EDADD　6～10 BBABB　11～15 CCACE
16～18 CED

第7节

1～5 AACAB　6～9 DCCE

第8节

1～5 CABEC　6～10 BBECB　11～14 CBEB

第9节

1～5 BDDCC　6～10 DCEDC　11～14 DEDD

第10节

1～5 DCACD　6～10 CAEED　11～15 ADCDD

第11节

1～5 DBABE　6～9 AEBD

第3章

第1节

1～5 CDCDC　6 D

第2节

1～5 ABBCB　6～10 EBEAD　11～15 EBEEA
16～18 DBB

第3节

1～5 EBDCE　6～10 EDDCC　11～15 DEBAD
16～20 BDBCD

第4节

1～5 AACEA　6～10 AABCB　11～15 BDAAC
16～17 CD

第5节

1～5 DDDDE　6～10 BBADA　11～15 CBECE
16～20 DEBCC　21～25 CDCBE　26 D

第6节

1～5 DBEDA　6～10 ECABA　11～15 EACAC
16～20 ABDAA　21～22 DD

第7节

1～5 DACAE　6 C

第8节

1～5 CDBCC　6～9 DBBA

第9节

1～4 CABD

第4章

第1节

1～5 EDBAD　6 A

第2节

1～5 BCBAD

第3节

1～5 EBAEC　6～10 BBDEA　11～15 DCCCE
16～20 EEDAB

第4节

1～5 DBBAE　6～10 CACDA　11～15 ECCCC
16～20 ECBEB　21 C

第5节

1～5 BDCED　6～10 ADECB　11～15 AAACA
16～17 EC

第6节

1～5 CCBCA　6～10 CEDCD　11 C

第7节

1～5 EDEEC　6～10 BBACD　11～15 CBCDD

16～17 EE

第8节

1～5 ACCCB

第9节

1～4 CADB

第10节

1～5 DBADD　6～10 EDCAA　11～14 DCCA

第5章

第1节

1～3 ABD

第2节

1～5 BCCBC　6～10 DAEEC　11～15 CDCAE

16～18 BAA

第3节

1～5 DEDEA　6～10 BABBE　11～15 DBADD

16～20 EDCAA

第4节

1～5 AAABD　6～10 ACBBE　11～15 BBAED

16～18 DDE

第5节

1～5 DBCBB　6～10 ABAEB

第6节

1～5 CCCED　6～10 EDAEC　11～15 ECBDD

16～20 BCADA　21 B

第6章

第1节

1～5 DCECC　6～9 BAEA

第2节

1～5 BDECB　6～10 CACDD　11 C

第3节

1～5 CAACB　6～10 ABAEE　11～13 DACC

第4节

1～5 DDBBE　6～10 EAEEC　11～12 BE

第5节

1～5 CEBCC　6～10 DDBDE　11～15 DEDBA

16～17 BC

第6节

1～2 AE

第7节

1～5 ABAEB

第7章

第1节

1～4 DDAE

第2节

1～4 BBBB

第3节

1～5 EAABB　6～10 BDBDA　11～15 BBDEB

16～20 DECEA　21～25 DBEBE　26～30 AACDB

31 E

第4节

1～5 ABEDB

第5节

1～5 CCACE　6 A

第6节

1～5 CECDA　6～10 EECBA　11～15 CDCEA

16～20 DDBCD　21～25 BCBDC　26～30 DBAAD

31～35 DDADA　36 D

第7节

1～3 ACE

第8章

第1节

1～5 AAABD

第2节

1～5 ECCBE　6～10 ADABE　11～15 DBAAD

16～17 CD

第3节

1～5 DABBE　6～10 DDEEA　11～15 AAABB

16～20 AECBB　21～22 EA

第9章

第1节

1～5 EDABE　6～10 DABDD　11～12 CD

第2节

1～5 EEBDB　6～10 AEDEB　11～15 BDADE

16～20 ADAAD　21～25 DACBB　26～30 EAEAA

31～35 AAADD

第3节

1～5 CBDCE　6～10 DAAAB　11～15 CCACB

16～20 DDBEE　21～24 CCDE

第4节

1～2 DC

第5节

1～3 DCD

第6节

1～4 BDEA

第10章

第1节

1～5 ACEDB　6～7 AD

第2节

1～5 BCBEA　6～10 CCDBD　11～14 BBDD

第3节

1～5 BBBBA　6～10 ACABE　11～15 BBBDC
16 E

第4节

1～5 DDDEB　6～10 ABBEE　11～12 CB

第5节

1～5 CDAAD　6～10 ECACD

第6节

1～5 EBABE　6 E

第7节

1～5 EAEEE

第8节

1～5 EDECD　6～10 DADCC

第11章

第1节

1～5 AEACA　6～10 AECBD

第2节

1～5 DBEDA　6～10 CEDBB　11～15 CAAEB
16～20 CEBDB

第3节

1～2 AB

第4节

1～5 AABAB　6～7 DE

第5节

1～5 CDEDC　6～10 ACADA　11～12 AE

第6节

1～5 CCEDB

第7节

1～5 AAEAA　6 D

第12章

第1节

1～5 DAAEB　6～10 ABCCA　11～15 DBEAE
16～20 BCCEB　21～23 EBA

第2节

1～5 ACAAD　6～10 EBADE　11～15 ABADA
16 D

第3节

1～5 BDCDD　6～10 BEBED　11～13 AEC

第4节

1～4 EBAA

第5节

1～5 BBEDA　6 C

第6节

1～5 BBEAE　6 E

第13章

第2节

1～5 CDAEE　6～10 BCABC　11～15 CCDDA
16～20 ABCCE

第14章

第1节

1～5 CDABA　6～10 CBBDB　11～15 AADAE
16～20 AABDD　21～25 DEBBC　26～30 BAECC

模拟试题

专业实务

1～5 ADCCA　6～10 DDBDB　11～15 ABCBE
16～20 AABCC　21～25 BCCBC　26～30 BBDDE
31～35 AABDC　36～40 BABCB　41～45 CACBA
46～50 CDBAD　51～55 ECBDC　56～60 BCCCE
63～65 EDDDB　66～70 DEBAC　71～75 ECCEA
76～80 ADECB　81～85 ADDBE　86～90 DDBCD
91～95 CCEDC　96～100 DACBB　101～105 ABECC
106～110 ADDCE　111～115 CDCEA　116～120 EBDDE
121～125 CCCAC　126～130 CEEEC　131～135 DECCE
136～138 BED

实践能力

1～5 CDDCB　6～10 ABBCA　11～15 ADBAE
16～20 EDCBB　21～25 BCEEC　26～30 BDABE
31～35 BEACD　38～40 DAABE　41～45 EBCBA
46～50 EBCEA　51～55 DECBA　56～60 BCCBB
61～65 DBAAB　66～70 ABDEB　71～75 BABDE
76～80 DDBEB　81～85 CBCBA　86～90 BBECC
91～95 DCABE　96～100 BCCAC　101～105 DCDBB
106～110 DEADA　111～115 ADADD　116～120 ECDCA
120～125 DEECB　126～130 DDDBD　131～135 CBDBB
136～138 DEB